Chronic Care – Wissenschaft und Praxis

Daniela Schmitz · Manfred Fiedler ·
Heike Becker · Simone Hatebur ·
Jan-Hendrik Ortloff
Hrsg.

Chronic Care – Wissenschaft und Praxis

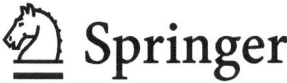

Hrsg.
Daniela Schmitz
Department für Humanmedizin
Universität Witten/Herdecke
Witten, Deutschland

Manfred Fiedler
Department für Humanmedizin
Universität Witten/Herdecke
Witten, Deutschland

Heike Becker
Fakultät für Gesundheit
Witten/Herdecke University
Witten, Deutschland

Simone Hatebur
Fakultät für Gesundheit
Witten/Herdecke University
Witten, Deutschland

Jan-Hendrik Ortloff
Fakultät für Gesundheit
Witten/Herdecke University
Witten, Deutschland

ISBN 978-3-662-68414-6   ISBN 978-3-662-68415-3 (eBook)
https://doi.org/10.1007/978-3-662-68415-3

Die Deutsche Nationalbibliothek verzeichnet diese Publikation in der Deutschen Nationalbibliografie; detaillierte bibliografische Daten sind im Internet über https://portal.dnb.de abrufbar.

© Der/die Herausgeber bzw. der/die Autor(en), exklusiv lizenziert an Springer-Verlag GmbH, DE, ein Teil von Springer Nature 2024
Das Werk einschließlich aller seiner Teile ist urheberrechtlich geschützt. Jede Verwertung, die nicht ausdrücklich vom Urheberrechtsgesetz zugelassen ist, bedarf der vorherigen Zustimmung des Verlags. Das gilt insbesondere für Vervielfältigungen, Bearbeitungen, Übersetzungen, Mikroverfilmungen und die Einspeicherung und Verarbeitung in elektronischen Systemen.
Die Wiedergabe von allgemein beschreibenden Bezeichnungen, Marken, Unternehmensnamen etc. in diesem Werk bedeutet nicht, dass diese frei durch jedermann benutzt werden dürfen. Die Berechtigung zur Benutzung unterliegt, auch ohne gesonderten Hinweis hierzu, den Regeln des Markenrechts. Die Rechte des jeweiligen Zeicheninhabers sind zu beachten.
Der Verlag, die Autoren und die Herausgeber gehen davon aus, dass die Angaben und Informationen in diesem Werk zum Zeitpunkt der Veröffentlichung vollständig und korrekt sind. Weder der Verlag noch die Autoren oder die Herausgeber übernehmen, ausdrücklich oder implizit, Gewähr für den Inhalt des Werkes, etwaige Fehler oder Äußerungen. Der Verlag bleibt im Hinblick auf geografische Zuordnungen und Gebietsbezeichnungen in veröffentlichten Karten und Institutionsadressen neutral.

Planung/Lektorat: Renate Scheddin
Springer ist ein Imprint der eingetragenen Gesellschaft Springer-Verlag GmbH, DE und ist ein Teil von Springer Nature.
Die Anschrift der Gesellschaft ist: Heidelberger Platz 3, 14197 Berlin, Germany

Wenn Sie dieses Produkt entsorgen, geben Sie das Papier bitte zum Recycling.

Inhaltsverzeichnis

Teil I Einführung

1 Wozu ein Handbuch Chronic Care? 3
Daniela Schmitz, Manfred Fiedler, Heike Becker, Simone Hatebur und Jan-Hendrik Ortloff
   1.1 Idee und Hintergrund des Handbuchs 3
   1.2 Chronic Care und gesellschaftliche Entwicklungstrends 4
   1.3 Zielsetzung und Zielgruppe dieses Handbuchs 5
   1.4 Kurzer Überblick über die Beiträge des Handbuchs 6

2 Was ist Chronic Care? Perspektiven aus Wissenschaft, Forschung, Lehre und Praxis 9
Manfred Fiedler, Simone Hatebur und Daniela Schmitz
   2.1 Zum Care-Begriff 9
   2.2 Chronic Care – begrifflich-konzeptionelle Annäherungen 10
   2.3 Versorgungssetting und Versorgungsarrangement bei chronischen Erkrankungen 13
   Weiterführende Literatur 14

3 Transdisziplinarität – Chronic Care als Transdisziplin 15
Manfred Fiedler und Daniela Schmitz
   3.1 Hintergrund – Problemstellung 15
   3.2 Zu Begrifflichkeiten der Disziplinarität 16
   3.3 Inter- und Transdisziplinarität als Methode 18
   3.4 Transdisziplinarität als wissenschaftliche Kompetenz 19
   3.5 Transdisziplinarität als wissenschaftliche Struktur 19
   3.6 Chronic Care als Transdisziplin? 20
   Literatur 20

4 Chronic Care als multiprofessionelles Praxisfeld mit berufsspezifischen Zugängen 23
Daniela Schmitz, Heike Becker und Manfred Fiedler
4.1 Verständnis multiprofessioneller Zusammenarbeit 23
4.2 Aushandlung und Überwindung von Grenzen eines gemeinsamen Handelns 24
4.3 Professionsspezifische Sprache und Kategorien der Problemzuordnung und -bearbeitung. 26
4.4 Common Ground als Ziel gemeinsamen Handelns 27
Literatur. 27

Teil II Personenebene: medizinische Aspekte, Theorien zu Krankheit, Krankheitserleben, Krankheitsbewältigung und Konzepte der Praxis

5 Morphologie chronischer Erkrankungen 31
Martin Haas
5.1 Die genetisch determinierte Verlaufsform 31
5.2 Die Initialerkrankung mit ondulierendem Verlauf 33
5.3 Die chronisch degenerative Verlaufsform 34
5.4 Frailty 35
5.5 Degenerative Erkrankungen der Organe und Skelettsysteme 36

6 Prävalenz chronischer Erkrankungen 39
Detmar Jobst, Klaus Weckbecker und Eva Münster
6.1 Chronische Krankheiten und Prävalenz – Grundbegriffe 39
6.2 Prävalenz chronischer Krankheiten 41
6.3 Zur Bedeutung hoher Prävalenzen chronischer Krankheiten. 43
6.4 Fazit 47
Literatur. 47

7 Ätiologie chronischer Krankheiten 49
Detmar Jobst, Klaus Weckbecker und Eva Münster
7.1 Ursachen-Cluster 50
7.2 Herz-Kreislauf-Erkrankungen 51
7.3 Chronische Gelenkschmerzen 53
7.4 Chronische virale Entzündungen 54
7.5 Chronische metabolische Störungen 55
7.6 Chronische Bronchitis/COPD (chronisch obstruktive Lungenerkrankung) 56
7.7 Chronische Krankheiten mit unbekannter oder vermuteter Ätiologie 57
7.8 Ätiologie chronischer Erkrankungen, Resümee 57
Literatur. 58

8	**Das Kauorgan und chronische Erkrankungen**	59
	Jochen Jackowski und Korbinian Benz	
	8.1 Einleitung	59
	8.2 Mundgesundheit und chronische Erkrankungen	60
	8.3 Oralchirurgie und chronische Erkrankungen	65
	8.4 Interaktion Polypharmazie und orale Gesundheit	66
	8.5 Polypharmazie	66
	8.6 Interaktionen von Pharmaka und Konsequenzen für einen oralchirurgischen Eingriff	67
	8.7 Therapiestrategien im Kontext von Polypharmazie und Oralchirurgie	69
	Literatur	70
9	**Multimorbidität und chronische Erkrankungen**	75
	Jan-Hendrik Ortloff und Daniela Schmitz	
	9.1 Das Phänomen multimorbider und chronischer Erkrankungen	76
	9.1.1 Begriffsbestimmung Multimorbidität	76
	9.1.2 Formen von Multimorbidität	77
	9.1.3 Einflussfaktoren auf Multimorbidität	78
	9.2 Messung von Multimorbidität	79
	9.3 Multimorbidität als soziale Herausforderung	80
	9.3.1 Forschung	80
	9.3.2 Hospitalisierung	81
	9.3.3 Lebensqualität	81
	9.3.4 Pflegebedürftigkeit	82
	9.4 Anforderungen an das multiprofessionelle Versorgungsteam	82
	9.5 Lösungsansätze für die Versorgung multimorbider Menschen	83
	Literatur	84
10	**Auswirkungen chronischer Erkrankungen**	87
	Jan-Hendrik Ortloff	
	10.1 Einflussfaktoren auf chronische Erkrankungen	87
	10.1.1 Krankheitslast	88
	10.1.2 Gesundheit und Lebensqualität	89
	10.1.3 Risikofaktoren	90
	10.2 Auswirkungen auf Haupt- und Nebendiagnosen	91
	10.3 Die Relevanz bio-psycho-sozialer Perspektiven	93
	10.4 Das bio-psycho-soziale Modell	94
	10.5 Faktoren für eine bio-psycho-soziale Gesundheitsinfrastruktur	95
	Literatur	96

11 Verlaufskurven chronischer Erkrankungen als gemeinsames Orientierungsmodell für eine multiprofessionelle Versorgungspraxis... 99
Ulrike Höhmann
- 11.1 Chronische Krankheit als Herausforderung für eine abgestimmte Versorgung... 99
- 11.2 Ein multiprofessioneller Orientierungsrahmen als Common Ground für Chronic Care... 100
- 11.3 Das Konzept der Verlaufskurven als beispielhafter Common Ground für Chronic Care... 102
  - 11.3.1 Die Attribute chronischer Erkrankungen... 103
  - 11.3.2 Inhaltliche Bewältigungsarbeiten... 104
  - 11.3.3 Phasenhaftigkeit von Verläufen... 106
- 11.4 Fazit: Die inhaltliche Ausrichtung der multiprofessionell abgestimmten Versorgungspraxis... 107
- 11.5 Grundprinzipien einer Umsetzung... 108
- Literatur... 109

12 Somatische Theorien von Krankheit und Krankheitsbewältigung... 111
Sarah Weller und Christine Thomas
- 12.1 Einordnung somatischer Krankheitstheorien... 111
- 12.2 Modelle der somatischen Entstehung und Bewältigung von Krankheit... 112
  - 12.2.1 Biomedizinisches Krankheitsmodell... 112
  - 12.2.2 Risikofaktorenmodell... 114
- 12.3 Resümee... 115
- Literatur... 116

13 Soziologische Perspektiven auf die soziale Konstruktion von Krankheit und die Implikationen für das Erleben und die Behandlung von Krankheit... 117
Werner Vogd
- 13.1 Soziologischer Perspektiven auf Krankheit... 117
- 13.2 Krankenbehandlung ist immer auch symbolische Heilung... 120
- 13.3 Spezifische Relationen bei chronischen Krankheiten... 120
- 13.4 Abschließende Bemerkungen... 121
- Literatur... 122

14 Psychologische und psychosomatische Ansätze auf Krankheit... 123
Michaela Zupanic
- 14.1 Subjektives Befinden und Erleben von Krankheit... 123
- 14.2 Psychologische Krankheitsmodelle... 124
  - 14.2.1 Verhaltensmodelle... 124
  - 14.2.2 Psychobiologische Modelle... 125

		14.2.3	Psychodynamische Modelle.	126
		14.2.4	Sozialpsychologische Modelle.	127
	14.3	Krankheitsbewältigung		127
	Literatur.			128

15 Mensch-Umwelt-Beziehungen im Kontext von Krankheit ... 129
Julia Kirch

	15.1	Mensch und Umwelt in Interaktion	129
	15.2	Der Mensch als Maß der Planung	130
	15.3	Die Passung von Mensch und Raum	131
	15.4	Architektur als Medizin?	132
	15.5	Vulnerabilität als Chance	133
	15.6	Aktuelle Bedarfe	133
	Literatur.		134

16 Social Determinants of Health und chronische Krankheiten ... 135
Manfred Fiedler

	16.1	Soziale Hintergründe von Krankheit	135
	16.2	Das konzeptionelle Verständnis von Social Determinants of Health (SDH).	136
	16.3	Gegenstandsbereiche sozialer Determinanten	136
	16.4	Handlungsfelder.	139
	Literatur.		141

17 Professionelle Ansätze im Umgang mit subjektivem Krankheitserleben ... 143
Heike Becker

	17.1	Subjektives Krankheitserleben mit Bezug zur Lebenswelt		143
	17.2	Person-zentrierter Ansatz nach Kitwood		144
		17.2.1	Zugangswege zur subjektiven Welt einer Person mit Demenz ...	144
		17.2.2	Kitwood-Blume	145
	17.3	Drei Welten Konzept nach Held.		145
	17.4	Validation nach Feil		146
	17.5	Fazit		147
	Literatur.			148

18 Salutogenese, Resilienz, Coping. ... 149
Heike Becker und Jan-Hendrik Ortloff

	18.1	Salutogenese, Resilienz und Coping		149
		18.1.1	Salutogenese	150
		18.1.2	Resilienz.	151
		18.1.3	Coping	152
	18.2	Resümee.		153
	Literatur.			154

19 Gesundheitskompetenzen ... 155
Simone Hatebur, Jan-Hendrik Ortloff und Heike Becker
- 19.1 Health Literacy/Gesundheitskompetenz ... 155
- 19.2 Nationale Gesundheitskompetenz ... 156
- 19.3 Praxistransfer ... 157
- 19.4 Fazit ... 159
- Literatur ... 159

20 Setting spezifische Versorgung: Anschlussfähigkeit als Herausforderung ... 161
Ulrike Höhmann
- 20.1 Setting spezifische Versorgung ... 161
- 20.2 Der Reduktionismus des übergreifenden bio- und akutmedizinischen Versorgungsparadigmas ... 162
- 20.3 Versäulte Leistungen durch den Programmcharakter der Versorgung ... 163
- 20.4 Erschwerte Bedarfsgerechtigkeit durch ein konditionales Regelverständnis ... 164
- 20.5 Gemeinsame Herausforderungen für Gesundheits- und Nicht-Gesundheitsberufe ... 165
- Literatur ... 166

21 Person- und Patient-Centeredness als Versorgungskonzepte ... 167
Helen Güther und Heike Baranzke
- 21.1 Personsein ... 167
  - 21.1.1 Das Problem der Depersonalisierung ... 168
  - 21.1.2 Menschenrechtlicher vs. interessenethischer Personbegriff ... 169
- 21.2 Die Versorgungskonzepte der Person- und Patient-Centeredness ... 170
- 21.3 Person-Centered Care (PCC) bei herausforderndem Verhalten ... 172
  - 21.3.1 Person-Centered-Care in der Kritik ... 173
- 21.4 Fallarbeit ... 174
- Literatur ... 176

22 Palliativ und End of Life Care als Versorgungskonzepte ... 177
Christine Dunger
- 22.1 Grundgedanken von Palliative Care ... 177
- 22.2 Allgemeine und spezialisierte Palliative Care ... 178
- 22.3 Krankheits- und Therapieverlauf ... 180
- 22.4 Begleitung zwischen Versorgungsauftrag und existenziellen Herausforderungen ... 181
  - 22.4.1 Symptomlinderung ... 182
  - 22.4.2 Individuelle Aspekte des Erlebens und Diversität am Lebensende ... 183
- Literatur ... 183

23 Emergency und Critical Care als Konzepte der Versorgung 185
Hans Lemke
- 23.1 Einführung 185
- 23.2 Die notfallmedizinische Entwicklung in den letzten Jahrzehnten 186
- 23.3 Strukturierte Versorgungsabläufe am Beispiel Traumaversorgung 187
- 23.4 Der geriatrische Patient 190
- 23.5 Ausblick 192
- Literatur 192

24 Pharmakotherapie, Polypharmazie und Adhärenz 195
Daniel Diehl
- 24.1 Polypharmazie – Entwicklung des Begriffs 195
- 24.2 Epidemiologie 196
- 24.3 Ursachen unangemessener Polypharmazie 197
- 24.4 Folgen unangemessener Polypharmazie 199
- 24.5 Polypharmazie und Adhärenz 202
- 24.6 Strategien zur Verbesserung der Adhärenz 203
- Literatur 205

25 Technische Unterstützungssysteme in der individuellen Versorgung 207
Beate Radzey
- 25.1 Was sind technische Unterstützungssysteme in der individuellen Versorgung? 207
- 25.2 Smart Home und technische Assistenzsysteme – ein vernetztes Zuhause 208
- 25.3 Monitoring und Rehabilitation: Sicherheit und Versorgung im Fokus ... 208
- 25.4 Schleppender Einsatz technischer Unterstützungssysteme 209
- 25.5 Hemmnisse für einen Technikeinsatz 209
  - 25.5.1 Technische und organisatorische Unzulänglichkeiten 209
  - 25.5.2 Fehlende Nachweise der Wirksamkeit 209
- 25.6 Nutzer:innen im Fokus: Akzeptanz und Wirksamkeit 210
- 25.7 Nutzungsorientierte Entwicklung und das Setting im Blick 210
- 25.8 Weiterer Fokus: Beratung, Schulung und Implementierung 211
- 25.9 Immer Mitdenken: Ethische und datenschutzrechtliche Bewertung 211
- Literatur 211

26 Was wäre, wenn? Social Design als Kompetenzerweiterung in interdisziplinären Teams im Kontext von Chronic Care 213
Diana Cürlis und Carolin Schreiber
- 26.1 Design und Chronic Care – passt das? 213
- 26.2 Social Design: Gestaltung im Kontext gesellschaftlicher Herausforderungen 214
- 26.3 Demenz Dinge – Partizipative Gestaltung mit Menschen mit Demenz 215

	26.4	Interdisziplinäres Studierenden-Semesterprojekt *Palliative Care und Design* 217
	26.5	Potenziale von Social Design im Kontext von Chronic Care 219
	Literatur. 220	

27 Digitale Assistenzsysteme für die Versorgung chronisch kranker Personen 221
Peter Rasche, Theresa Sophie Busse, Ina Carola Otte und Horst Christian Vollmar
- 27.1 Assistenzsysteme 222
- 27.2 Ambient Assisted Living 222
   - 27.2.1 Geschichtliche Einordnung des Begriffs für den deutschsprachigen Raum 223
   - 27.2.2 Aktuelle Trends rund um den Begriff *Ambient Assisted Living* 223
- 27.3 Digital Health. 224
   - 27.3.1 Digital Health im häuslichen Setting 224
   - 27.3.2 Digital Health im klinischen Setting und der stationären Langzeitversorgung 225
- 27.4 Ethische, rechtliche und soziale Aspekte rund um Assistenzsysteme 226
- 27.5 Finanzierung von Assistenzsystemen. 227
- 27.6 Akzeptanz von Assistenzsystemen. 227
- 27.7 Partizipative Entwicklung von Assistenzsystemen 228
- 27.8 Zusammenfassung 228
- Literatur. 229

Teil III Organisationsebene Chronic Care: Grundlegende Aspekte, institutionelle Formen der Versorgung und selbstbestimmtes Leben

28 Migration und Chronic Care 233
Patrick Brzoska und Yüce Yilmaz-Aslan
- 28.1 Hintergrund 233
- 28.2 Die Gesundheit von Menschen mit Migrationshintergrund in Deutschland 234
- 28.3 Nutzung und Outcomes von Versorgungsangeboten 235
- 28.4 Barrieren in der Versorgung. 235
- 28.5 Nachhaltige Umsetzung einer nutzerorientierten Versorgung unter Berücksichtigung intersektionaler Unterschiede 236
- 28.6 Schlussfolgerungen 237
- Literatur. 238

29 Transkulturalität, Kulturadäquanz, Kultursensibilität, Kulturkompetenz in der Gesundheitsversorgung ... 239
Heike Becker und Manfred Fiedler
- 29.1 Kulturbegriff ... 239
- 29.2 Zum Verständnis von Kultur und Kultursensibilität im gesundheitswissenschaftlichen Diskurs ... 240
- 29.3 Kultursensibilität (Cultural Sensitivity), Kulturkompetenz (Cultural Competency) oder kulturelle Angemessenheit (Cultural Equity) – Zur Differenzierung von Konzepten in der Gesundheitsversorgung ... 242
- Literatur ... 243

30 Gegliederte Versorgung: Prävention – Kuration – Rehabilitation – Langzeitversorgung ... 245
Manfred Fiedler
- 30.1 Begriffsbestimmung ... 245
- 30.2 Gegliederte Versorgung zwischen horizontaler und vertikaler Gliederung ... 246
- 30.3 Versorgungsbereiche in der gegliederten Versorgung ... 247
- 30.4 Chronisch kranke Menschen im System der gegliederten Versorgung ... 250
- Literatur ... 251

31 Schnittstellen und Transitionen in der Versorgung chronisch kranker Menschen ... 253
Daniela Schmitz, Simone Hatebur und Manfred Fiedler
- 31.1 Definition, Entstehung und Wirkung von Schnittstellen ... 253
- 31.2 Konzept der Schnittstellenanalyse ... 256
- 31.3 Umgang mit Schnittstellen und Lösungsansätze ... 259
  - 31.3.1 Strategien im Umgang mit Schnittstellen ... 259
  - 31.3.2 Kooperative Versorgungsformen ... 260
- 31.4 Beispiel: Schnittstellen in der Rehabilitation ... 261
- Literatur ... 262

32 Personalentwicklung und Personalbedarf unter Berücksichtigung der Versorgung chronisch kranker Menschen ... 265
Manfred Fiedler
- 32.1 Gesundheitsversorgung und Personalentwicklung ... 265
- 32.2 Zum Verständnis von Personalentwicklung ... 266
- 32.3 Anforderungen und Kompetenzen ... 273
- 32.4 Personelle Anforderungen an die Versorgung chronisch kranker Menschen ... 274
- Literatur ... 274

33 Interprofessionelles Handeln und Kompetenzen für interprofessionelle Zusammenarbeit.. 277
Daniela Schmitz und Jan-Hendrik Ortloff
    33.1   Formen von Interprofessionalität................................. 277
    33.2   Frameworks und Kompetenzen zur interprofessionellen Zusammenarbeit... 279
    33.3   Förderliche und hinderliche Bedingungen für interprofessionelle Zusammenarbeit... 281
    33.4   Interprofessionelle Praxis in großen Teams....................... 282
    Literatur.. 283

34 Wissensmanagement in multiprofessionellen Versorgungsprozessen...... 285
Daniela Schmitz und Jan-Hendrik Ortloff
    34.1   Wissen, Wissensmanagement und Wissenstransfer.................. 285
        34.1.1   Formen des Wissens.................................... 285
        34.1.2   Ansatzpunkte für organisationales Wissensmanagement...... 286
        34.1.3   Transfer von Wissen.................................... 287
    34.2   Relevanz von Wissenstransfer in der multiprofessionellen Versorgung... 288
    34.3   Methoden für die Umsetzung von Wissenstransfer.................. 289
    34.4   Voraussetzungen und Hindernisse für die Umsetzung von Wissenstransfer... 290
    34.5   Dokumentation als konkretes Anwendungsfeld für Wissensmanagement... 290
    Literatur.. 292

35 Settingspezifische Prozessplanung und Organisationsentwicklung........ 293
Manfred Fiedler
    35.1   Zur Notwendigkeit von Organisationsentwicklung.................. 293
    35.2   Besonderheiten der Organisation von Gesundheitsbetrieben.......... 294
    35.3   Grundsätze der Organisationsentwicklung......................... 294
    35.4   Die Bedeutung von OE in Gesundheitseinrichtungen................ 297
    Literatur.. 299

36 Konzepte der Digitalisierung aus der Perspektive der Organisation....... 301
Wolfgang Deiters und Sven Meister
    36.1   Digitalisierung in Organisationen................................ 302
    36.2   Gesundheitsorganisationen als Expert:innenorganisationen: Der ‚Faktor Mensch' in Zeiten digitaler Transformation...................... 303
    36.3   Digitalisierung in verschiedenen Gesundheitsorganisationen.......... 304
        36.3.1   Digitaler Reifegrad: Status quo Messung der Digitalisierung... 305
        36.3.2   Krankenhaus.. 305

	36.3.3	Arztpraxis	306
	36.3.4	Pflegeeinrichtung	307
	36.3.5	Therapeutische Einrichtung	308
36.4	Die Stärke der Einzelorganisation liegt im Zusammenspiel mit der Gesamtheit der Gesundheitsorganisationen		309
36.5	Ausblick		311
	Literatur		312

37 Normalität und Gleichheit im selbstbestimmten Leben mit chronischen Erkrankungen ... 315
Helen Güther und Manfred Fiedler

- 37.1 Normalität und (Un)Gleichheit ... 316
  - 37.1.1 Chronische Krankheit als Abweichung von der Norm (Diskriminierungserfahrungen) ... 316
- 37.2 Soziale Konstruktion von Normalität und Abweichung ... 317
  - 37.2.1 Stigmatisierung – zwischen sozialer und personaler Identität (Erving Goffman) ... 317
  - 37.2.2 Disziplinierung des Körpers (Michel Foucault) ... 319
  - 37.2.3 Habitus und soziale Ungleichheit (Pierre Bourdieu) ... 321
- 37.3 Förderung von Gleichheit durch Selbstbestimmung ... 322
  - 37.3.1 Cultural Change ... 322
  - 37.3.2 Habitussensibilität ... 323
- Literatur ... 324

38 Chronische Krankheit – eine familiale Angelegenheit ... 325
Christiane Knecht

- 38.1 Familie(n) heute ... 325
- 38.2 Leben in einer Familie mit chronischer Krankheit ... 326
- 38.3 Familienzentrierung – Perspektiven für Deutschland ... 328
- Literatur ... 329

39 Selbstbestimmtes Leben in der Häuslichkeit: Vielfalt Wohnformen ... 331
Kirstin Schütz

- 39.1 Selbstbestimmtes Leben in der Häuslichkeit ... 331
- 39.2 Aushandlung des Versorgungsarrangements ... 332
- 39.3 Vielfalt Wohnformen ... 332
- 39.4 Wohnbedingungen sind entscheidend für Lebensqualität ... 333
- 39.5 Zahlen auf dem Prüfstand ... 334
- 39.6 Häuslichkeit neu denken ... 334
- 39.7 Demografischer Wandel – Wege zu neuen Wohnformen ... 335
- Literatur ... 336

40 Haushaltsbezogene Dienstleistungen für ein selbstbestimmtes Leben 337
Ulrike Pfannes und Pirjo Susanne Schack
- 40.1 Hintergrund 338
- 40.2 Die Bedeutung haushaltsbezogener Dienstleistungen 338
- 40.3 Charakteristika von Haushaltsarbeit und Möglichkeiten und Grenzen der Vergabe 338
  - 40.3.1 Arbeit im Haushalt: Führung und Ausführung 339
  - 40.3.2 Ordnungsprinzipien in Haushalten und Barrieren für die Inanspruchnahme von haushaltsbezogenen Dienstleistungen ... 339
  - 40.3.3 Anforderungen an haushaltsbezogene Dienstleistungen 340
- 40.4 Partizipation und Selbstbestimmung durch hauswirtschaftliche Betreuung 340
- 40.5 Der Markt für haushaltsbezogene Dienstleistungen 340
  - 40.5.1 Haushaltsbezogene Dienstleistungen – Typen von Anbietern ... 341
  - 40.5.2 Haushalte in der Rolle von Arbeitgebern oder als Auftraggeber eines Dienstleistungsunternehmens 341
  - 40.5.3 Finanzierung von haushaltsbezogenen Dienstleistungen 342
- 40.6 Qualität bei haushaltsbezogenen Dienstleistungen 342
- 40.7 Versorgungsarrangements 343
- 40.8 Professionsübergreifende Ansätze der Zusammenarbeit 344
- 40.9 Fazit und Schlussbetrachtung 344
- Literatur.. 344

Teil IV Systemebene Chronic Care: Rahmenbedingungen, Ökonomie des Gesundheitswesen, Community und Public Health Care, Digital Health als gesellschaftliche Innovation

41 Grundzüge des Sozialrechts in der Gesundheitsversorgung 351
Manfred Fiedler
- 41.1 Sozialrecht und soziale Gleichheit............................... 351
- 41.2 Zum Sozialstaatsprinzip....................................... 352
- 41.3 Sozialrecht und soziale Gerechtigkeit 353
- 41.4 Konzepte sozialer Sicherung 354
- 41.5 Grundlegende Prinzipien des Sozialrechts......................... 355
- 41.6 Absicherung des Krankheitsrisikos in Deutschland 356
- 41.7 Leistungsrecht 358
- 41.8 Versorgungsanforderungen bei chronischer Erkrankung 359
- Literatur.. 360

42 Die gesetzliche Betreuung nach dem Betreuungsgesetz 363
Kirsten Balcerzak und Manfred Fiedler
- 42.1 Betreuungsrecht... 363
- 42.2 Voraussetzungen... 364

42.3	Chronische Erkrankungen im Betreuungsrecht	365
42.4	Einwilligungsvorbehalt	366
42.5	Ärztliche Maßnahmen	366
42.6	Freiheitsentziehende Unterbringung und freiheitsentziehende Maßnahmen	367
Literatur		368

43 Organisationsformen des Gesundheitssystems ... 369
Manfred Fiedler

43.1	Organisation des Gesundheitssystem und Gesundheitsversorgung	369
43.2	Absicherung des Krankheitsrisikos	370
43.3	Die Sicherstellung der Versorgung	372
43.4	Anforderungen an eine Chronic Care orientierte Organisation der Versorgung	374
Literatur		374

44 Konzepte der Gesundheitspolitik zur Versorgung chronisch kranker Menschen ... 375
Manfred Fiedler

44.1	Grundlagen der Gesundheitspolitik	375
44.2	Politik der Absicherung des Krankheitsrisikos am Beispiel Deutschlands	376
44.3	Kostendämpfung und Marktordnungspolitik	378
44.4	Herausforderungen	379
Literatur		380

45 Einführung in die Ökonomie des Gesundheitswesens ... 381
Manfred Fiedler

45.1	Worum geht es bei der Wissenschaft der Wirtschaft	381
45.2	Zentrale Grundbegriffe	382
	45.2.1 Bedarf – Bedürfnis	382
	45.2.2 Nachfrage und Angebot	382
45.3	Marktökonomie versus Nicht-Marktökonomie im Gesundheitswesen	383
45.4	Die besonderen Bedingungen der Nachfrage nach Gesundheitsleistungen	383
45.5	Consumerism und angebotsinduzierte Nachfrage	384
45.6	Grundsätze der Vergütung von Gesundheitsleistungen	385
Literatur		387

46 Grundsätze der Betriebslehre der Einrichtungen zur Versorgung chronisch kranker Menschen............ 389
Manfred Fiedler
- 46.1 Betriebstypenlehre............ 389
- 46.2 Betriebe in der Gesundheitsversorgung............ 390
- 46.3 Zur Gesundheitsleistung............ 392
- 46.4 Internalisierung und Externalisierung............ 395
- 46.5 Grundsätze einer gesellschaftsbezogenen Rechnungslegung............ 396
- 46.6 Der Nutzen der Betriebstypendiskussion für die Gesundheitsversorgung............ 398
- Literatur............ 399

47 Methoden der gesundheitssystemischen Evaluation und Gesundheitsindikatoren............ 401
Dennis Häckl und Tobias Schäffer
- 47.1 Hintergrund und Einordnung............ 401
- 47.2 Ziele und Einsatzbereiche............ 402
  - 47.2.1 Bewertung von einzelnen Dimensionen von Gesundheitsleistungen............ 402
  - 47.2.2 Unterstützung von Gesundheitspolitik und -reformen............ 403
- 47.3 Methoden der gesundheitsökonomischen Evaluation und Gesundheitsindikatoren............ 404
  - 47.3.1 ‚Klassische' Gesundheitsökonomische Evaluationen............ 404
  - 47.3.2 Health Technology Assessment (HTA)............ 405
  - 47.3.3 Gesundheitsindikatoren............ 406
  - 47.3.4 Qualitätsindikatoren............ 410
- 47.4 Herausforderungen und Limitationen............ 410
- Literatur............ 411

48 Public Health – Bedarfslagen und zukunftsweisende Angebote mit Blick auf Community Health Nursing und Digitalisierung............ 413
Lisa Luft und Frank Weidner
- 48.1 Meilensteine von der ‚Sozialhygiene' zu ‚New Public Health'............ 413
- 48.2 Public Health im Wissenschaftsgefüge............ 415
- 48.3 Public Health und Community Health Nursing............ 417
- 48.4 Digital Public Health............ 418
- 48.5 Ausblick............ 420
- Literatur............ 420

49 Community Health Care: Beteiligte, Konzepte und bedarfsgerechte Leistungsentwicklung 423
Manfred Fiedler
- 49.1 Die Kommune als Ort der Versorgung 423
- 49.2 Das Konzept der kommunalbasierten Versorgung 424
- 49.3 Die Kommune als Akteurin in der Versorgung 425
- 49.4 Primärversorgung und Community Health Care 426
- 49.5 Konzepte kommunaler Gesundheitspolitik 427
- 49.6 Zusammenfassung 428
- Literatur 428

50 Gesund(heitsgerecht)e Städte: Zugänge zu Teilhabe und Partizipation im Quartier 429
Christian Bleck
- 50.1 Hintergrund 429
- 50.2 Gesunde und gesundheitsgerechte Städte 430
- 50.3 Teilhabe und Partizipation in gesund(heitsgerecht)en Städte auf der Ebene des Quartiers sowie die Rollen der Kommune und Sozialer Arbeit 432
  - 50.3.1 Quartier als Nahraum 432
  - 50.3.2 Teilhabe und Partizipation 433
  - 50.3.3 Zur Rolle der Kommune 433
  - 50.3.4 Zur Rolle Sozialer Arbeit 435
- 50.4 Fazit 437
- Literatur 438

51 Öffentliche Gesundheitskrisen und Public Health Emergency Preparedness 441
Manfred Fiedler und Hans Lemke
- 51.1 Zur Gesundheitskrise 441
- 51.2 Inzidentelle Gesundheitskrisen 443
  - 51.2.1 Großschadensereignisse 443
  - 51.2.2 Infektionswellen – Massenanfall von Infizierten (MAnI) ... 444
- 51.3 Immanente Gesundheitskrisen 444
- 51.4 Konzept des Preparedness 445
  - 51.4.1 Theoretische Hintergründe 445
  - 51.4.2 Praktische Umsetzung 446
- 51.5 Menschen mit chronischen Erkrankungen in der Gesundheitskrise? ... 447
- Literatur 447

52 One Health – Umwelt und Gesundheit im Kontext von chronischen Krankheiten 449
Daniela Schmitz und Simone Hatebur
52.1 Definition & Entstehungshintergrund 449
52.2 Elemente & Prinzipien.. 451
52.3 Chronisch kranke Menschen im One Health Konzept............... 452
52.4 Handlungsfelder One Health und Chronic Care 452
  52.4.1 Hitzeprävention 452
  52.4.2 Zoonosen und Pandemien 453
  52.4.3 Ernährung.. 453
  52.4.4 Energie & Versorgungsystem............................. 454
Literatur.. 455

53 Status-Quo und Entwicklungslinien digitaler Gesundheit 457
Sven Meister und Felix Hoffmann
53.1 Status quo der Digitalisierung und Einfluss des gesellschaftlichen Wandels 458
  53.1.1 Von digital zu Digitalisierung bis hin zum digitalen Wandel... 458
  53.1.2 Status quo im Gesundheitswesen......................... 459
  53.1.3 VUCA und BANI als Kontrapunkte einer nicht-reaktiven Strategie.. 459
53.2 Purpose-Orientierung für eine zukunftsorientierte digitale Gesundheitsversorgung 461
  53.2.1 Purpose Economy 461
  53.2.2 Gestaltung von Purpose-Unternehmen im Gesundheitswesen 462
  53.2.3 Purpose:Health e.V..................................... 464
  53.2.4 Purpose-orientierte Gesundheitsversorgung und Chronic Care 464
53.3 Ausblick.. 465
Literatur.. 466

54 Ethische Aspekte des Einsatzes technischer Systeme bei vulnerablen Personen 469
Arne Manzeschke und Galia Assadi
54.1 Digitalisierte Lebenswelten – Digitalisierte Sorge 470
54.2 Zum gedanklichen Ort der Ethik – Was muss man wissen, um ethisch zu urteilen? 471
54.3 Zum Verhältnis von Menschen und Maschinen – Rollen und Relationen... 472

54.4		Der Mensch als vulnerables Wesen	474
	54.4.1	Vulnerabilität als Störfaktor	475
	54.4.2	Vulnerabilität als anthropologische Konstante	475
54.5		Ethik und Vulnerabilität – Wie kann und soll Technik einen verantwortungsvollen Umgang mit Vulnerabilität ermöglichen?	476
54.6		Technik als Antwort auf die Erkenntnis der Vulnerabilität	477
		Literatur	478

55 Instrumente zur Evaluation der Nützlichkeit und Wirksamkeit digitaler Technologien ... 479
Patrizia Held und Ulrike Lindwedel

55.1	Hintergrund – Problemstellung	479
55.2	Instrumente zur Bewertung der Nützlichkeit	480
55.3	Instrumente zur Evaluation der Wirksamkeit	482
55.4	Zusammenfassung und Fazit	483
	Literatur	484

Teil V Implementierung von Chronic Care

56 Implementierung transdisziplinärer didaktischer Konzepte ... 487
Daniela Schmitz und Jan-Hendrik Ortloff

56.1	Grundzüge einer transdisziplinären und transprofessionellen Didaktik	487
56.2	Rahmenbedingungen für transdisziplinäre didaktische Konzepte	488
56.3	Konzeption transdisziplinärer didaktischer Konzepte	489
56.4	Leitfragen zur Implementierung transdisziplinärer didaktischer Konzepte	490
	Literatur	492

57 Forschungsgeleitete Ansätze einer Chronic Care Science ... 493
Manfred Fiedler, Simone Hatebur und Daniela Schmitz

57.1		Herausforderungen der Versorgungsforschung bei chronischen Erkrankungen	494
57.2		Inter-/transdisziplinares Forschungsverständnis	494
57.3		Ethnografische Forschungsansätze bei Menschen mit chronischen Krankheiten	496
	57.3.1	Living Labs – Reallabore	496
	57.3.2	Partizipative Forschung	497
	57.3.3	Krankheitsverlaufs und lebensphasenbezogene Forschung	498
	57.3.4	Cultural Approach	498
		Literatur	499

58 Praxisgeleitete Herausforderungen in der Chronic Care Practice......... 501
Manfred Fiedler und Jan-Hendrik Ortloff
    58.1   Sicherung der würdevollen Versorgung und Fachkräftemangel 501
    58.2   Veränderung der multiprofessionellen und interinstitutionellen
             Zusammenarbeit – Arbeitsteilung zwischen Tradition und
             kohärenten Versorgungsbedarfen................................ 503
    58.3   Adäquate Rahmenbedingungen für die Versorgung 504
    Literatur.. 505

Stichwortverzeichnis 507

Herausgeber- und Autorenverzeichnis

Über die Herausgeberinnen und Herausgeber

Heike Becker, M.A., Dipl.-Soz. Päd. FH Heike Becker ist pharmazeutisch-technische Assistentin (PTA), Diplom- Sozialpädagogin (FH), Master of Arts, Lehrende für besondere Aufgaben an der Hochschule Düsseldorf sowie wissenschaftliche Mitarbeiterin und Promovendin an der Universität Witten/Herdecke. Von 2011 bis 2022 war sie als wissenschaftliche Mitarbeiterin an der Hochschule Düsseldorf im Praxisreferat tätig darüber hinaus arbeitet sie seit 2019 als wissenschaftliche Mitarbeiterin an der Universität Witten/Herdecke. Seit 2023 ist sie außerdem Lehrende für besondere Aufgaben an der Hochschule Düsseldorf. Ihre Schwerpunkte sind: Methoden der Sozialen Arbeit mit dem Fokus auf multiprofessionelle Ansätze in der innovativen Seniorenarbeit und Sozialmedizin.

Manfred Fiedler, Dipl. rer. soc. Manfred Fiedler ist wissenschaftlicher Mitarbeiter am Department für Humanmedizin der Universität Witten/Herdecke. Seit Jahren forscht und lehrt er im Schwerpunkt Multiprofessionelle Versorgung von Menschen mit Demenz und chronischen Einschränkungen. Er ist Diplomsozialwissenschaftler mit Schwerpunkten im Bereich Gesundheitsökonomie und Betriebslehre sowie Sozialpolitik. Über lange Zeit hat e in leitender Position in unterschiedlichen Kontexten in Verbänden und Betrieben der Gesundheitsversorgung, vor allem Krankenhäusern, gearbeitet. Fachliche Schwerpunkte liegen daher in der interdisziplinären Lehre, aber auch in der interprofessionellen Zusammenarbeit im Gesundheitswesen sowie schließlich im Wissenschaft-Praxis-Transfers.

Simone Hatebur, M. Sc. Simone Hatebur ist Orthoptistin und arbeitete im stationären und ambulanten Setting. Sie studierte interprofessionelle Gesundheitsversorgung sowie Versorgungsforschung und Implementierungswissenschaften (M.Sc.). Anschließend sammelte sie Erfahrungen im Qualitäts- und Risikomanagement in einem Krankenhaus der Maximalversorgung. Seit 2021 ist sie wissenschaftliche Mitarbeiterin an der Juniorprofessur für Digitale und Innovative Lehr und Lernformen in der multiprofessionellen Gesundheitsversorgung sowie Promovendin am Lehrstuhl für die Ausbildung personaler und interpersonaler Kompetenzen im Gesundheitswesen an der Universität Witten/Herdecke.

Ihre Schwerpunkte sind: (ärztliche) Gesprächsführung, multiprofessionelle Zusammenarbeit von Gesundheits- und Nicht-Gesundheitsberufen, Patient Empowerment.

Jan-Hendrik Ortloff, M.A. Jan-Hendrik Ortloff ist Ergotherapeut und Fachtherapeut für Demenzen mit jahrelanger Praxiserfahrung in der Beratung und Unterstützung von Menschen mit chronischen Erkrankungen der klinischen Fachrichtungen Geriatrie und Psychiatrie. Seit 2018 ist er Lehrbeauftragter an der DIPLOMA-Hochschule mit den Themenschwerpunkten: konzeptionelle Gesundheitsförderung und Prävention, Clinical Reasoning und Evidenzbasierte Praxis. An der Universität Witten/Herdecke arbeitet er zudem seit 2021 als wissenschaftlicher Mitarbeiter in der interprofessionellen Ausbildung und Kompetenzentwicklung von Gesundheitsfachberufen. Innerhalb eines Forschungsprojektes des Bundesministeriums für Bildung und Forschung promoviert er über die Einflussfaktoren neuer didaktischer Lehr- und Lernkonzepte zur Inklusion der Komplementärmedizin.

Jun.-Prof. Dr. Phil Daniela Schmitz, Dipl.-Päd. Daniela Schmitz studierte Diplom Erziehungswissenschaft mit dem Schwerpunkt Sozialpädagogik und promovierte an der TU Dortmund an der Fakultät für Erziehungswissenschaft und Soziologie zu Altersbildern im intergenerationalen Wissenstransfer. Begleitende zur Promotion arbeitete sie als wissenschaftliche Mitarbeiterin an der TU Dortmund zunächst in der Technikdidaktik und danach in der Hochschuldidaktik. Nach der Promotion wechselte sie als wissenschaftliche Mitarbeiterin an den Lehrstuhl für Multiprofessionelle Versorgung chronisch Kranker, Fakultät für Gesundheit der UW/H. Seit 2021 Juniorprofessur für Innovative und Digitale Lehr- und Lernformen in der Multiprofessionellen Gesundheitsversorgung, Fakultät für Gesundheit, Department für Humanmedizin, Universität Witten/Herdecke. Leitung des Masterstudiengangs „Multiprofessionelle Versorgung von Menschen mit Demenz und chronischen Einschränkungen" Arbeitsschwerpunkte: multiprofessionelles Lehren und Lernen, Strategien des Common Groundings in multiprofessionellen Lerngruppen sowie Möglichkeiten und Grenzen des digitalen Lernens in diesem Feld.

Über die Autorinnen und Autoren

Dr. Galia Assadi Galia Assadi studierte Soziale Arbeit und Soziologie und promovierte in Philosophie zum modernen Verantwortungsbegriff. Sie ist wissenschaftliche Mitarbeiterin an der Evangelischen Hochschule Nürnberg und ihre Forschungsgebiete liegen im Bereich der Medizinethik sowie der Ethik der Mensch-Technik-Relation.

Kirsten Balcerzak, B.Sc., M.Sc. Kirsten Balcerzak hat ihren Bachelorabschluss im Fach Sozialwissenschaften sowie ihren Masterabschluss im Fach Klinische Gerontopsychologie abgeschlossen. Sie arbeitet im Sozialdienst einer Psychiatrie und hat berufsbegleitend die Weiterbildung zur Systemischen Beraterin (SG-zertifiziert) absolviert. Im Rahmen einer Selbsthilfegruppe engagiert sie sich ehrenamtlich für Angehörige von Menschen mit Demenz.

Dr. Heike Baranzke Heike Baranzke ist Ethikerin und katholische Theologin an der Bergischen Universität Wuppertal. Von 2016–2019 entwickelte, koordinierte und beforschte sie zusammen mit Dr. Helen Güther das DFG-Forschungsprojekts Habitus in der stationären Langzeitpflege von Menschen mit Demenz (HALT).

Dr. med. dent. Korbinian Benz, MHBA Er ist in freier Zahnarztpraxis tätiger Fachzahnarzt für Oralchirurgie, ist Fakultätsmitglied der Fakultät für Gesundheit der Universität Witten/Herdecke und Teil der Abteilung für Zahnärztliche Chirurgie und Poliklinische Ambulanz (Leitung: Univ.-Prof. Dr. Jochen Jackowski) am Department für Zahn-, Mund- und Kieferheilkunde. Schwerpunkte seiner klinischen und wissenschaftlichen Tätigkeiten sind die oralchirurgische und oralmedizinische Versorgung von Patient:Innen mit komplexen systemischen Erkrankungen und Patient:Innen mit Seltenen Erkrankungen.

Prof. Dr. phil. Christian Bleck Christian Bleck ist Dipl. Sozialarbeiter, Professor für Wissenschaft Soziale Arbeit an der Hochschule Düsseldorf. Mitgründer und Sprecher der Fachgruppe „Soziale Arbeit in Kontexten des Alter(n)s" der Deutschen Gesellschaft für Soziale Arbeit. Arbeitsschwerpunkte: Soziale Arbeit mit alten Menschen; Sozialraumorientierung und Teilhabeförderung in der Altenhilfe; Sozialräumliche Handlungsforschung, Evaluations- und Wirkungsforschung in der Sozialen Arbeit.

Prof. Dr. PH Patrick Brzoska, MSc, EMPH Patrick Brzoska ist Inhaber des Lehrstuhls für Versorgungsforschung an der Fakultät für Gesundheit der Universität Witten/Herdecke. Seine Schwerpunkte in Forschung und Lehre umfassen den Umgang mit Diversität in der Gesundheitsversorgung, Rehabilitationsforschung, International Public Health, Epidemiologie und quantitative Forschungsmethoden.

Dr. rer. medic. Theresa Sophie Busse, RN Theresa Sophie Busse ist als Gesundheitswissenschaftlerin in der Abteilung für Allgemeinmedizin, Medizinische Fakultät, der Ruhr-Universität Bochum beschäftigt. Ihr Forschungsschwerpunkt ist die Schnittstelle von Digitalisierung und Palliativversorgung mit Fokus auf partizipative Entwicklung.

Dipl.-Des. Diana Cürlis Diana Cürlis ist Design Researcherin und forscht im Kontext von Social Design und gesellschaftlichen Fragestellungen. Ihr aktueller Fokus liegt auf partizipativer Gestaltung mit Menschen mit kognitiven Einschränkungen.

Prof. Dr. Wolfgang Deiters Wolfgang Deiters hat eine Professur für Gesundheitstechnologien an der Hochschule für Gesundheit in Bochum. Dort hat er u. a. einen Studiengang zu Gesundheitsdaten und Digitalisierung mit initiiert. In Nebentätigkeit engagiert er sich am Fraunhofer ISST in Dortmund.

Daniel Diehl Daniel Diehl ist Oberarzt am Lehrstuhl für Parodontologie sowie Postdoktorand am Lehrstuhl für Pharmakologie der Universität Witten/Herdecke, wo er unter anderem Alterszahnmedizin, Parodontologie und Pharmakologie unterrichtet. Sein Forschungsschwerpunkt sind posttranslationale Modifikationen bei Entzündungserkrankungen.

Christine Dunger, Ph.D. Christine Dunger ist stellvertretende Studiengangsleitung im Ph.D. Nursing & Allied Health Sciences am Institut für Pflegewissenschaft und -praxis der Paracelsus Medizinischen Universität Salzburg und wissenschaftliche Mitarbeiterin am Lehrstuhl für Sozialphilosophie und Ethik im Gesundheitswesen der Universität Witten/ Herdecke.

Dr. Helen Güther Helen Güther ist Heilpädagogin, Gesundheits- und Pflegewissenschaftlerin. Sie wurde am Lehrstuhl für Gerontologische Pflege (PTHV) promoviert und entwickelte, koordinierte und beforschte zusammen mit Dr. Heike Baranzke das DFG-Forschungsprojekt Habitus in der stationären Langzeitpflege von Menschen mit Demenz (HALT). Seit 2018 ist sie als wissenschaftliche Mitarbeiterin im Studiengang „Multiprofessionelle Versorgung von Menschen mit Demenz und chronischen Einschränkungen" an der UW/H tätig.

Dr. med. Martin Haas Martin Haas ist Direktor der Medizinischen Klinik im Klinikum Westfalen, Standort Lütgendortmund. Facharzt für Innere Medizin, Geriatrie, Diabetologie. Chefarzt der Geriatrischen Abteilung, Leiter der Alterstraumatologie mit 3 zertifizierten unfallchirurgischen Abteilungen.

Jun.-Prof. Dr. Dennis Häckl Dennis Häckl ist Juniorprofessor für Health Economics and Management an der Wirtschaftswissenschaftlichen Fakultät der Universität Leipzig sowie Gründer und Direktor des WIG2 Instituts in Leipzig. Er promovierte an der HHL Leipzig Graduate School of Management und forschte und lehrte anschließend an der Technischen Universität Dresden. Im Rahmen seiner Forschung beschäftigt er sich mit der Finanzierung des Gesundheitswesens sowie der ökonomischen Bedeutung von Zivilisationskrankheiten.

Patrizia Held, M. Sc. Patrizia Held ist wissenschaftliche Mitarbeiterin am Institut Mensch, Technik und Teilhabe der Hochschule Furtwangen mit einem gesundheitswissenschaftlichen Hintergrund. Ihre Forschungsschwerpunkte umfassen den Technikeinsatz in der Pflege sowie die nutzenden-orientierte und partizipative Forschung.

Prof. Dr. Felix Hoffmann Felix Hoffmann ist Initiator und Vorsitzender des Netzwerks Purpose:Health e.V. Nach seiner Weiterbildung zum Facharzt für Orthopädie und Unfallchirurgie wechselte er seinen Tätigkeitsschwerpunkt und arbeitet seit einigen Jahren in der Unternehmensentwicklung verschiedener Krankenhäuser. Aktuell ist er Professor für Digital Health an der APOLLON Hochschule in Bremen.

Prof. Dr. Ulrike Höhmann Ulrike Höhmann, Universität Witten-Herdecke, Fakultät für Gesundheit, bis 2020 Lehrstuhl für Multiprofessionelle Versorgung chronisch kranker Menschen. Forschung und Expertisen seit 1993: pflegebezogene und multiprofessionelle Versorgungskonzepte chronisch Kranker, Professionalisierung der Pflege- und Gesundheitsberufe, Personal- und Organisationsentwicklung in Einrichtungen des Gesundheitswesens, partizipative Praxisentwicklung, Politikberatung.

Univ.-Prof. Dr. med. dent. Jochen Jackowski Er ist Fachzahnarzt für Oralchirurgie, ist Lehrstuhlinhaber und Leiter der Abteilung für Zahnärztliche Chirurgie und Poliklinische Ambulanz am Department für Zahn-, Mund- und Kieferheilkunde der Fakultät für Gesundheit der Universität Witten/Herdecke. Schwerpunkte seiner klinischen und wissenschaftlichen Tätigkeiten sind die oralchirurgische und oralmedizinische Versorgung von Patient:Innen mit komplexen systemischen Erkrankungen (akut oder chronisch) und Patient:Innen mit Seltenen Erkrankungen.

Prof. Dr. med. Detmar Jobst Detmar Jobst ist Lehrbeauftragter am Lehrstuhl für Allgemeinmedizin I und Interprofessionelle Versorgung des Instituts für Allgemeinmedizin und Ambulante Gesundheitsversorgung der Universität Witten/Herdecke.

Dr.-Ing. Julia Kirch In ihrem Praxis-Postdoc verbindet Julia Kirch Praxiserfahrung und Forschung im Krankenhausbau. Dabei ist sie im Architekturbüro alsh sander.hofrichter architekten und an der Frankfurt University of Applied Sciences tätig. Bevor sie bei alsh architekten die Unternehmenskommunikation leitete, promovierte sie an der TU Dresden über Demenzsensible Krankenhausarchitektur.

Prof. Christiane Knecht, Ph.D. Christiane Knecht ist Professorin für Akutpflege an der FH Münster, Krankenschwester und Pflegewissenschaftlerin. Nach ihrem Diplom- und Masterstudium hat sie im Forschungskolleg „Familiengesundheit im Lebensverlauf" an der Universität Witten/Herdecke promoviert, bevor sie nach einer Vertretungsprofessur dort als Professorin an die Ev. Hochschule Bochum RWL gewechselt ist. Forschungsschwerpunkte: Familienzentrierte Pflege, Akutpflege, Advanced Nursing Practice.

Hans Lemke Arzt für Unfallchirurgie, Notfall- und Intensivmedizin. Leitender Arzt des Zentrums für Schwerbrandverletzte und der Zentralen Notaufnahme im überregionalen Traumazentrum des Klinikums Dortmund. Gleichzeitig über 20 Jahre Ärztlicher Leiter des Rettungsdienstes der Stadt Dortmund und Sprecher des Bundesverbandes ÄLRD e.V. im TraumaNetzwerk-Beirat der DGU. Seit 01.07.2020 berentet.

Ulrike Lindwedel, M.Sc. Ulrike Lindwedel ist wissenschaftliche Mitarbeiterin am Institut Mensch, Technik und Teilhabe der Hochschule Furtwangen. Sie ist Pflege- und Gesundheitswissenschaftlerin. Ihre Forschungsschwerpunkte umfassen den Technikeinsatz in der Pflege sowie die Versorgung von Menschen mit Demenz im nationalen und internationalen Kontext.

Prof. Dr. Lisa Luft Lisa Luft ist Gesundheits- und Krankenpflegerin, Diplom-Pflegewirtin und M.Sc. Public Health. Sie wurde 2022 an der Philosophisch-Theologischen Hochschule Vallendar mit einer Arbeit zu metaphorischen Konzepten von Altenpflegenden im Bereich Pflegewissenschaft promoviert. Sie ist seit 2012 in vielfältigen pflegebezogenen Forschungsprojekten tätig und hat derzeit eine Vertretungsprofessur an der Frankfurt University of Applied Sciences inne.

Prof. Dr. theol. habil. Arne Manzeschke Arne Manzeschke ist seit 2012 Professor für Anthropologie und Ethik für Gesundheitsberufe an der Ev. Hochschule Nürnberg. 2012 Leitung des BMBF-Projektes MEESTAR; 2017–2020 Leiter des Projkts „ComplexEthics – ethische Orientierung in komplexen digitalen Welten" (gefördert vom BMBF), 2021–2024 Leitung des Teilclusters ‚Digitalisierte Lebenswelten' im Rahmen des BMBF geförderten Clusters „Integrierte Forschung".

Prof. Dr. Sven Meister Sven Meister ist Inhaber des Lehrstuhls für Gesundheitsinformatik an der Universität Witten/Herdecke. Weiterhin ist er an das Fraunhofer ISST, Abteilung Gesundheitswesen affiliiert. Er ist im Beirat verschiedener Health Start-Ups sowie im Vorstand verschiedener Vereine mit Gesundheitsbezug.

Prof. Dr. oec. troph. Eva Münster, MPH postgrad. Eva Münster ist Inhaberin der Professur für Allgemeinmedizinische Versorgungsforschung in vulnerablen Bevölkerungsgruppen am Lehrstuhl für Allgemeinmedizin I und Interprofessionelle Versorgung des Instituts für Allgemeinmedizin und Ambulante Gesundheitsversorgung der Universität Witten/Herdecke.

Prof. Dr. sc. med. Ina Carola Otte Ina Carola Otte ist Versorgungsforscherin mit fachlichen Wurzeln in der Soziologie und Medizinethik. Im Rahmen ihrer Juniorprofessur für Versorgungsforschung an der Abteilung für Allgemeinmedizin der Ruhr-Universität Bochum interessiert sie vor allem das Potenzial digitaler Innovationen für die Gesundheit und Selbstbestimmtheit älterer Menschen.

Prof. Dr. Ulrike Pfannes Ulrike Pfannes studierte und promovierte an der Universität Gießen im Studiengang Haushalts- und Ernährungswissenschaften. Im Anschluss arbeitete sie in Leitungspositionen in verschiedenen sozialen Einrichtungen. Seit 2007 lehrt und forscht sie an der Hochschule für Angewandte Wissenschaften in Hamburg im Feld Versorgung und Verpflegung.

Dr. Beate Radzey Die promovierte Haushaltsökonomin leitet LANDaufwärts einen Unternehmensbereich der Vinzenz von Paul gGmbH. Seit vielen Jahren befasst sie sich mit den Unterstützungspotenzialen technischer Hilfen und Assistenzsystemen insbesondere in der Begleitung von Menschen mit Demenz.

Prof. Dr.-Ing. Dr. rer. medic. Peter Rasche Peter Rasche ist Professor für Digital Health an der Hochschule Niederrhein. Sein Forschungsschwerpunkt ist die digitale Transformation des Gesundheitswesens mit einem Schwerpunkt in mobilen Endgeräten.

Tobias Schäffer, M.Sc. Tobias Schäffer ist wissenschaftlicher Mitarbeiter und Doktorand am Lehrstuhl für Health Economics and Management der Universität Leipzig und hat mehrjährige Erfahrung in der gesundheitspolitischen Beratung. Aktuell forscht er zur datengetriebenen, objektiven Messung der Lebensqualität.

Prof. Dr. Pirjo Susanne Schack Pirjo Susanne Schack studierte und promovierte an der Universität Gießen Oecotrophologie mit Schwerpunkt Haushaltswissenschaft. Seit 2012 lehrt und forscht sie an der FH Münster und leitet das Kompetenzzentrum Haushaltswissenschaft. Inhaltliche Schwerpunkte sind haushaltsbezogene Dienstleistungen und Nachhaltigkeit in sozialen Einrichtungen.

Prof. Carolin Schreiber Carolin Schreiber ist Diplom Designerin und Professorin an der Münster School of Design u. a. für Social (Product) Design. Als Gastprofessorin der Folkwang Universität der Künste in Essen, war sie u. a. im Projekt Demenz Dinge für die gestalterisch-wissenschaftliche Leitung zuständig.

Kirstin Schütz, M.A. Kirstin Schütz ist Gesundheitswissenschaftlerin mit dem Schwerpunkt Multiprofessionelle Versorgung von Menschen mit Demenz und chronischen Einschränkungen. Sie ist unter anderem in den Bereichen sozialrechtliche Beratung und Projektkoordination beim Landesverband der Deutschen Rheuma-Liga NRW e.V. tätig.

PD Dr. Christine Thomas Sie ist Neurologin, Psychiaterin und Geriaterin, hat sich zu Delir und Demenz an der Universität Münster im Fach Psychiatrie und Psychotherapie habilitiert. Seit April 2014 ist sie ärztliche Direktorin der Klinik für Psychiatrie und Psychotherapie für Ältere am Klinikum Stuttgart und lehrt in Tübingen. Sie ist im Vorstand der European Delirium Association und der Deutschen Gesellschaft für Gerontopsychiatrie und Psychotherapie aktiv und führte gemeinsam mit Prof. G. Eschweiler, Tübingen die größte europäische Delirpräventionsstudie (PAWEL) erfolgreich durch.

Prof. Dr. med. Horst Christian Vollmar, MPH Horst Christian Vollmar, MPH, leitet die Abteilung für Allgemeinmedizin (AM RUB) an der Ruhr-Universität Bochum. Seine Forschungsschwerpunkte liegen in der digitalen Transformation des Gesundheitswesens, Alterskrankheiten wie der Demenz sowie der Implementierungs- und Versorgungsforschung.

Prof. Dr. med. Klaus Weckbecker Klaus Weckbecker ist Inhaber des Lehrstuhls für Allgemeinmedizin I und Interprofessionelle Versorgung am Institut für Allgemeinmedizin und Ambulante Gesundheitsversorgung der Universität Witten/Herdecke (Direktor).

Prof. Dr. Werner Vogd Werner Vogd ist Professor für Soziologie an der Fakultät für Gesundheit der Universität Witten/Herdecke. Schwerpunkte u. a.: Systemtheorie und rekonstruktive Sozialforschung, Organisation und Entscheidungsprozesse, Krankenhausforschung, soziologische Perspektiven auf (Psycho-)Therapie.

Univ.-Prof. Dr. Frank Weidner Frank Weidner hat die kommissarische Leitung des Instituts für Pflegewissenschaft der Universität Koblenz, Direktor des Deutschen Instituts für angewandte Pflegeforschung e.V. DIP) in Köln inne.

Sarah Weller, B.A., M.Sc. Sarah Weller ist Sozialarbeiterin (B.A.) und Gerontologin (M.Sc.) am Klinikum Stuttgart, Klinik für Psychiatrie und Psychotherapie für Ältere. Sie verfügt sowohl über eine langjährige sozialpsychiatrische Erfahrung durch den direkten Kontakt mit Patienten und Angehörigen als auch über eine umfängliche Fachexpertise in den Themenfeldern Gesundheit bzw. psychische Erkrankungen im Alter sowie Delir und Lebensqualität, die sie in ihrer jüngst an der Universität Heidelberg eingereichten Dissertation vertieft hat.

Dr. PH Yüce Yilmaz-Aslan, Dipl.-Soz., Dipl.-Päd. Sie ist wissenschaftliche Mitarbeiterin am Lehrstuhl für Versorgungsforschung an der Fakultät für Gesundheit der Universität Witten/Herdecke. Ihre Schwerpunkte in Forschung und Lehre umfassen die Themenfelder Diversität und Gesundheit, chronische Erkrankungen, Pflege und Rehabilitation sowie qualitative Forschungsmethoden.

Jun.-Prof. Dr. Michaela Zupanic Sie ist Psychologin für Interprofessionelle und kollaborative Didaktik in Medizin- und Gesundheitsberufen an der Fakultät für Gesundheit, Department für Humanmedizin, Universität Witten/Herdecke. Ihre Forschungsschwerpunkte sind die Entwicklung der Berufsidentität im Kontext interprofessioneller Praxisanforderungen, die Entscheidungsfindung in den Auswahlverfahren der Humanmedizin, Psychologie und Zahnmedizin sowie die digitale Transformation in den Health Sciences.

Teil I

Einführung

Wozu ein Handbuch Chronic Care?

Daniela Schmitz, Manfred Fiedler, Heike Becker, Simone Hatebur und Jan-Hendrik Ortloff

Inhaltsverzeichnis

1.1 Idee und Hintergrund des Handbuchs 3
1.2 Chronic Care und gesellschaftliche Entwicklungstrends 4
1.3 Zielsetzung und Zielgruppe dieses Handbuchs 5
1.4 Kurzer Überblick über die Beiträge des Handbuchs 6

1.1 Idee und Hintergrund des Handbuchs

Sehr geehrte Leserinnen und Leser, wir freuen uns, dass Sie dieses Buch zur Hand genommen haben. Die Idee für dieses Buch, die Grundlagen der Versorgung chronisch kranker Menschen erstmalig umfassend multiperspektivisch darzustellen, entstand aus unserer Lehr- und Forschungspraxis. Mit dem Begriff Chronic Care, der sich nur unzureichend ins Deutsche übersetzen lässt, kann die inhaltliche Ausrichtung am besten folgendermaßen umschrieben werden: *chronic* steht für die Versorgung chronisch kranker, oft multimorbider

---

D. Schmitz (✉) · M. Fiedler
Department für Humanmedizin, Universität Witten/Herdecke, Witten, Deutschland
E-Mail: daniela.schmitz@uni-wh.de; manfred.fiedler@uni-wh.de

H. Becker · S. Hatebur · J.-H. Ortloff
Fakultät für Gesundheit, Witten/Herdecke University, Witten, Deutschland
E-Mail: heike.becker@uni-wh.de; simone.hatebur@uni-wh.de; jan-hendrik.ortloff@uni-wh.de

© Der/die Autor(en), exklusiv lizenziert an Springer-Verlag GmbH, DE, ein Teil von Springer Nature 2024
D. Schmitz et al. (Hrsg.), *Chronic Care – Wissenschaft und Praxis*,
https://doi.org/10.1007/978-3-662-68415-3_1

älterer Menschen und all den sich ergebenden Aufgaben und Konsequenzen einer adäquaten Versorgung; *care* verdeutlicht, dass unterschiedliche Berufsgruppen angesprochen sind, mit ihrem Wissen und ihren Fähigkeiten entsprechende Beiträge zu leisten.

In der Hochschullehre haben, wir in unserem aus unterschiedlichen Fachdisziplinen bestehendem Team, mehrjährige Erfahrungen zur Versorgung chronisch kranker Menschen und multiprofessionellen Lerngruppen gesammelt und die mannigfaltigen Mehrwerte des gemeinsamen Lernens und Perspektivwechsels erfahren. Auch in der Forschung zeigt sich die Notwendigkeit, über die eigene Disziplin hinauszudenken. Diese Erfahrungswerte trugen zur Idee bei, Versorgungsfragen transdisziplinär zu denken und zu veröffentlichen.

Der inhaltliche Schwerpunkt des Handbuchs umfasst daher Herausforderungen der Versorgung chronisch kranker Menschen aus interinstitutionellen und transdisziplinären Zugängen, die versuchen, Lösungsansätze einzelner Disziplinen sektorenübergreifend zu integrieren und lösungsorientiert zu erörtern. Jede am Versorgungsprozess beteiligte Berufsgruppe findet daher Anknüpfungspunkte über das eigene disziplinäre Wissen hinaus, zum einen als wissenschaftsbasiertes Praxisfeld und zum anderen als praxisnahes Feld der Versorgungsforschung. So sind selbstverständlich nicht nur Gesundheitsberufe angesprochen, sondern auch Nicht-Gesundheitsberufe, die in Kontexten arbeiten, in denen sie politische, rechtliche, ökonomische und andere Rahmenbedingungen der Versorgung (mit-)gestalten.

1.2 Chronic Care und gesellschaftliche Entwicklungstrends

Chronische Erkrankungen sind und bleiben die Herausforderung unseres Gesundheitswesens. Das liegt zum einen an der kontinuierlich steigenden Lebenserwartung der Bevölkerung sowie zum anderen an den Weiterentwicklungen von diagnostischen und therapeutischen Möglichkeiten des Gesundheitssystems. Für die/den Einzelne:n bedeutet dies, dass mehr oder minder lange Phasen des Lebens durch eine oder mehrere andauernde Erkrankungen beeinflusst werden, die in unterschiedlich starker Weise Einfluss auf die Bewältigung des Alltagshandelns und der Alltagserfahrungen nehmen. Damit Betroffene in allen gesellschaftlichen Bereichen teilhaben können, ist ein umfassenderes Verständnis von Krankheit erforderlich, dass über eine organzentrierte Sichtweise hinaus auch soziale und umweltbezogene Faktoren mit einbezieht. Zudem wird durch präventive Angebote versucht, Begleit- und Folgeerkrankungen zu minimieren und die Resilienz (siehe Beitrag 18) zu stärken. All das wird durch unterschiedliche Berufsgruppen geleistet, welche jedoch durch ein abnehmendes Potenzial an Fachkräften in der Versorgung zunehmend schrumpfen. Insbesondere in Medizin und Pflege sind etwa die Hälfte der aktuell Berufstätigen über 50 Jahre alt. Demgegenüber steht eine wachsende Zahl chronisch kranker sowie pflegebedürftiger Menschen mit komplexen Bedarfslagen, die multimorbide sind und oder erschwerende Nebendiagnosen haben. Aktuelle Statistiken dazu sind jeweils im Informationssystem Gesundheitsberichterstattung des Bundes (GBE) des statistischen Bundesamts abrufbar.

Die Covid-19 Pandemie hat zudem weitere Perspektiven und Desiderate in der Versorgung chronisch kranker Menschen deutlich gemacht. Dies sind aus der Perspektive der Betroffenen neue chronische Beeinträchtigungen wie z. B. Long Covid oder die Zunahme psychischer Erkrankungen. Des Weiteren zeichnete sich eine Unterversorgung chronischer Einschränkungen bzw. virulenter akuter Erkrankungen mit Chronifizierungspotenzial in der Pandemie ab. Angesichts von gesellschaftlichen Krisenzeiten und darüber hinaus, bedarf es daher in besonderem Maße der Berücksichtigung chronisch kranker Menschen in der Gesundheitsversorgung.

1.3 Zielsetzung und Zielgruppe dieses Handbuchs

Unser Anliegen als Herausgeberteam ist es, die multidisziplinären Zugänge zur Versorgung chronisch kranker Menschen jenseits monodisziplinärer Grenzen gebündelt in einem Handbuch zur Verfügung zu stellen, um so Einblicke in die wissenschaftlichen Grundlagen und praktischen Fragestellungen der Versorgung von Menschen mit chronischen Erkrankungen zu geben. Ziel dabei ist es, sowohl die Perspektiven der Praxis zu berücksichtigen als auch diese wissenschaftlich einzuordnen und handhabbar zu machen. Über dieses Handbuch wird zudem eine gemeinsame Wissensbasis für die an der Versorgung beteiligten Berufsgruppen hergestellt, welche die Grundlage für die Zusammenarbeit und Verständigung darstellen kann. Das dahinterliegende Ziel ist die Anschlussfähigkeit für alle direkt und indirekt an der Versorgung und Versorgungsgestaltung beteiligten Disziplinen.

Die Zielgruppe ist daher breit und offen, prinzipiell Jede und Jeder, die oder der einen Beitrag zu Chronic Care leisten will – in Wissenschaft und Praxis: Wissenschaftler:innen, Lehrende und Lernende im Fachgebiet der Chronic Care Wissenschaften und deren Bezugswissenschaften z. B. Medizin, Pflegewissenschaft, Therapiewissenschaften, aber auch weitere Bezugswissenschaften wie Soziale Arbeit, Soziologie, Psychologie, Rechts-, Politik-, Betriebs- und Kulturwissenschaften, sowie schließlich Praktiker:innen im Feld der Versorgung von und Versorgungsplanung für Menschen mit chronischen Erkrankungen.

Die zunehmende Bedeutung chronischer Einschränkungen für die Gestaltung der Gesundheitsversorgung verlangt einerseits eine fachgebietsübergreifende Perspektive, andererseits einen multiprofessionellen Kontext der Versorgungsangebote bei der Versorgung von chronisch eingeschränkten Menschen. Die Bedeutung chronischer Erkrankungen liegt in den alltagsweltlichen Bezügen, die sowohl die Gestaltungsdimension von Versorgungsangeboten als auch die unmittelbaren Praxisinterventionen bestimmen. Die lebens- bzw. alltagsweltlichen Bezüge von Chronic Care verlangen die Stärkung interinstitutioneller sowie interprofessioneller Kooperationen. Als Anknüpfungspunkte für die unterschiedlichen Zielgruppen dienen die diesem Handbuch zugrunde liegenden Gliederungsperspektiven: erstens die Personenebene, zweitens die Ebene von Organisationen und drittens einem gesamtgesellschaftlichen Blickwinkel (Erläuterungen der Ebenen in Beitrag 02). Durch diesen in sich konsistenten Aufbau lässt sich das Handbuch als ein inhaltlich aufeinander aufbauendes Fachbuch nutzen. Die strikte modulare Gliederung ermöglicht die Nutzung als Nachschlagewerk für die Praxis und als interdisziplinäres, lehr- und lernunterstützendes Fachbuch. Je nach Kontext werden im Handbuch unterschiedliche Begriffe verwendet, so zum Beispiel Patient:innen in medizinischen Kontexten, Klient:innen in Beratungsbezügen und Leistungsempfänger:innen in Kontexten mit ökonomischem Bezug. Für die Orientierung in transdisziplinären Feldern ist eine korrekte Verwendung der Begriffe zentral und hilft den Lesenden zur richtigen Einordnung von Phänomenen.

1.4 Kurzer Überblick über die Beiträge des Handbuchs

Das Handbuch ist in fünf wesentliche Abschnitte gegliedert: den einleitenden Beiträgen, den Beiträgen aus der Handlungsebene der Personen, Beiträgen aus der Perspektive der leistungserbringenden Organisationen, Beiträgen zur Systemebene sowie abschließenden Beiträge zu Aspekten der Implementierung von Chronic Care.

Zu Anfang wird in den vier einleitenden Beiträgen Chronic Care aus der Perspektive der Wissenschaft, Forschung, Lehre und Praxis beleuchtet. Zunächst wird der Begriff näher bestimmt und zu angrenzenden Konzepten abgegrenzt. Darauf aufbauend werden transdisziplinäre Zugang erläutert sowie Hinweise auf die Erfordernisse multiprofessioneller Zusammenarbeit aufgezeigt.

Den ersten inhaltlichen Schwerpunkt stellt die Personenebene dar, die sich in medizinische, theoretische und konzeptionelle Ansätze der Versorgung aus der Perspektive der betroffenen Person und ihrer Angehörigen gliedert. Grundsätzliches Wissen zur Entstehung, Ursache, Verlauf und Auswirkung chronischer Erkrankungen wird aus medizinischer Perspektive dargestellt. Theoretische Bezüge stammen aus zentralen Bezugswissenschaften und liefern soziologische, sozialwissenschaftliche, psychologische und umweltbezogene Erklärungsansätze für das Leben mit chronischen Erkrankungen. Konzepte für die Praxis stammen ebenfalls aus unterschiedlichen Bezugsdisziplinen und geben praktische Hinweise für eine personen- und patientenzentrierte Versorgung beispielsweise aus technischer Perspektive.

Die Organisationsebene als zweiter inhaltlicher Schwerpunkt führt grundlegende Aspekte aus der Perspektive versorgender Organisationen zusammen. Neben Fragen zur Migrations- und Kultursensibilität spielen strukturelle Gesichtspunkte der gegliederten Versorgung und dadurch entstandener Schnittstellen eine Rolle. Daran folgen Beiträge zu Fragestellungen institutioneller Formen der Versorgung an, welche die Entwicklung von Personal, Kompetenzen, Wissen und der Organisation selbst sowie digitale Prozesse behandeln. Letztendlich schließen sich Perspektiven selbstbestimmten Lebens an, wie dieses mit chronischer Erkrankung möglich ist und unterstützend begleitet werden kann.

Den dritten inhaltlichen Schwerpunkt bildet die Systemebene. Diese geht zunächst auf sozialrechtliche und gesundheitspolitische Rahmenbedingungen ein und erläutert ökonomische Aspekte der Organisation des Gesundheitswesens. Weiterhin werden Ansätze von Public Health Care und Community Health Care mit Blick auf die Versorgung chronisch kranker Menschen dargestellt. Abgerundet wird diese Perspektive durch Einblicke in das Themenfeld digital Health als gesellschaftliche Innovation. Die drei abschließenden Beiträge des Handbuches befassen sich mit Hinweisen zur Implementierung von Chronic Care in Lehre, Forschung und Praxis. Feststehende Begriffe sowie Funktionsbezeichnungen, bei denen nicht die geschlechtsspezifische Person im Vordergrund steht, werden aufgrund der Nachvollziehbarkeit vom Gendern ausgenommen.

Was ist Chronic Care? Perspektiven aus Wissenschaft, Forschung, Lehre und Praxis

Manfred Fiedler, Simone Hatebur und Daniela Schmitz

Inhaltsverzeichnis

2.1	Zum Care-Begriff	9
2.2	Chronic Care – begrifflich-konzeptionelle Annäherungen	10
2.3	Versorgungssetting und Versorgungsarrangement bei chronischen Erkrankungen	13
	Weiterführende Literatur	14

2.1 Zum Care-Begriff

Das lateinische Wort *curare* ist sowohl Herkunft für das englische Wort *cure* (heilen), als auch für *care* (pflegen, kümmern). Mit diesem etymologischen Hintergrund lässt sich der Care-Begriff fachlich der Gesundheitsversorgung zuordnen, wobei er in Form der Sorgearbeit auch in anderen Feldern der sozialen Betreuung und Versorgung Bedeutung hat.

In der deutschen Übersetzung wird er häufig als *pflegen* übersetzt, wobei der deutsche Begriff *Pflege* im jüngeren gesundheitsfachlichen Verständnis meist mit dem Pflegeberuf und damit pflegefachlichen Tätigkeiten assoziiert wird, was dem eigentlichen Wortsinn

---

M. Fiedler (✉) · D. Schmitz
Department für Humanmedizin, Universität Witten/Herdecke, Witten, Deutschland
E-Mail: manfred.fiedler@uni-wh.de; daniela.schmitz@uni-wh.de

S. Hatebur
Fakultät für Gesundheit, Witten/Herdecke University, Witten, Deutschland
E-Mail: simone.hatebur@uni-wh.de

© Der/die Autor(en), exklusiv lizenziert an Springer-Verlag GmbH, DE, ein Teil von Springer Nature 2024
D. Schmitz et al. (Hrsg.), *Chronic Care – Wissenschaft und Praxis*,
https://doi.org/10.1007/978-3-662-68415-3_2

des Care-Begriffs nicht gerecht wird. Im englischsprachigen Kontext findet sich die fachsprachliche Differenzierung zwischen *Care* als umfassendes, in diesem Verständnis fachlich übergreifendes und damit multiprofessionelles Konzept gesundheitlicher Versorgung wieder, während *Nursing* als pflegefachliches Konzept gesundheitlicher Versorgung verstanden wird.

Deutlich wird dies bei der Differenzierung zwischen *Public Health Care* und *Public Health Nursing* (siehe Beitrag 48). Während ersteres bereits zur Mitte des 19. Jahrhunderts in Deutschland als Öffentliche Gesundheitspflege als eine bevölkerungsbezogene Praxiswissenschaft zur Gesundheitssicherung, insbesondere bei übertragbaren Erkrankungen, entstand, entwickelte sich Public Health Nursing um 1900 in den USA, als ein pflegefachlich geleitetes Konzept zur Sicherung der gesundheitlichen Versorgung von unterversorgten Bevölkerungsgruppen bzw. Stadtteilen.

Im Deutschen zeichnen sich über den Pflegebegriff sprachliche Unschärfen in Hinsicht auf das bezogene Spektrum des Gegenstands der Versorgung ab. Deswegen wird für allgemeine gesundheitliche Versorgungskonzepte der Care-Begriff benutzt, um ein in der Praxis sowohl berufsgruppenübergreifendes als auch – in Lehre und Forschung – fachgebietsübergreifendes Verständnis der Konzepte und Methoden der (gesundheitlichen) Versorgung zum Ausdruck zu bringen.

2.2 Chronic Care – begrifflich-konzeptionelle Annäherungen

Chronic Care bezeichnet die umfassende Versorgung von Menschen mit andauernden (persistenten) körperlichen, geistigen oder seelischen Einschränkungen oder Gefährdungen, die zu einem dauerhaften Hilfe- und Unterstützungsbedarf führen (können). Sie beinhaltet alle Aspekte der Versorgung, von der Krankheitsverhütung, der Krankheitsbehandlung, der Gesundheitssicherung und -wiederherstellung, über die alltagsbegleitende Versorgung und Betreuung bis hin zur Teilhabesicherung und (Re-)Inklusion.

Wann von einer *chronischen Erkrankung* gesprochen wird, ist in der Fachdiskussion nicht so eindeutig, wie es der allgemeine Sprachgebrauch vermuten lässt, sodass eine begriffliche Einordnung benötigt wird. Im Folgenden sollen daher kontextuelle Faktoren, die mit einer chronischen Erkrankung bzw. Einschränkung verbunden sind, expliziert und diskutiert werden.

- Dauerhaftigkeit – Unheilbarkeit

Einer der scheinbar besonders klaren Eigenschaften einer chronischen Erkrankung ist das Kriterium der Dauerhaftigkeit, dann meistens verknüpft mit der Unheilbarkeit. In diesem Verständnis sprechen wir also dann von einer chronischen Erkrankung, wenn diese unheilbar und damit einen lebenslangen Verlauf hat. Unschärfen ergeben sich bei dieser Betrachtung bei akuten Erkrankungen, die innerhalb eines kurzen bis mittleren Zeitraums im klinischen oder in zeitlicher Nähe zum klinischen Kontext zum Tode führen. Deshalb wird die Dauerhaftigkeit häufig mit einer Mindestdauer zwischen drei oder sechs Monaten beschrieben, die eine Erkrankung wenigstens andauert. Damit wird aber auch das Kriterium der Unheilbarkeit eingeschränkt, da auch andauernde Krankheiten, die heilbar sind, als solche zu definieren sind. Umgekehrt werden lebenslange, nicht heilbare Krankheiten, bisweilen nicht als chronisch betrachtet, wie etwa Menschen mit Seheinschränkungen, die außer der Anpassung der Sehhilfe zumindest über weite Teile des Krankheitsverlaufs keine Versorgungsleistungen benötigen.

- Einschränkung der alltäglichen Lebensführung – Hilfebedarf – Pflegebedürftigkeit

Ein besonderer kontextueller Faktor einer Erkrankung ist daher die krankheitsbedingte Einschränkung der alltäglichen Lebensführung, die dazu führt, dass Unterstützungsleistungen in Form von Laienunterstützung (etwa Angehörige) oder durch professionelle Fachkräfte, aber auch sächlich Unterstützung notwendig macht. Zum Ausdruck kommt diese Eigenschaft in der pflegerischen Langzeitversorgung, die sozialrechtlich als Pflegebedürftigkeit umschrieben wird.

- Progressiver Verlauf – Lebenslimitierend

Ein wichtiger Faktor ist der Verlauf einer Erkrankung. Wir sprechen von einem progressiven Verlauf, wenn die Krankheitsschwere und damit auch die krankheitsbedingten Einschränkungen im Lebensverlauf zunehmen. Nicht zwangsweise, aber grundsätzlich damit verbunden ist die Eigenschaft der Lebenslimitierung. Dies bedeutet, dass eine Erkrankung direkt oder als Krankheitsfolge die Lebenserwartung der betroffenen Person ggü. solchen ohne diese Erkrankung verkürzt. Dabei kann die Krankheit selbst die Todesursache sein oder die Todesursache ist die Folge der durch die Krankheit bedingten Einschränkungen.

- Therapeutische – interventionelle Interaktion

Chronische Erkrankungen beeinflussen die Wirksamkeit, aber auch Durchführbarkeit von Therapien und Interventionen. Bspw. sind Menschen mit Thromboserisiken bei chirurgischen Eingriffen besonders gefährdet, da sie die Antikoagulantien präoperativ absetzen müssen und damit in diesem Zeitraum, insbesondere intraoperativ, ein erhöhtes Komplikationsrisiko haben. Arthrose kann als degenerative, verschleißbedingte Gelenkerkrankung zu chronischen Schmerzen führen, infolgedessen das therapeutische Training und die Gangschule erschwert sind. Bei akuten, aber auch weiteren persistenten Erkrankungen können sich Interventionen zudem gegenseitig beeinflussen, verstärken, mindern oder unterschiedliche bekannte und unbekannte Nebenwirkungen erzeugen.

- Komorbiditäten – Folgeerkrankungen – Multimorbidität

Auf dieser Basis lassen sich chronische Erkrankungen bei anderen Erkrankungen als Begleiterkrankungen (Komorbidität) verstehen, die auch unabhängig von einer Behandlung Auswirkungen auf das Erscheinungsbild in Hinsicht auf die Wahrscheinlichkeit der Erkrankung (Prävalenz), die Krankheitsschwere und die Krankheitsfolgen bis hin zur Krankheitsbewältigung haben. Ein Beispiel sind demenzielle Erkrankungen, die sich auf die Behandlung, aber auch auf die Bewältigung von Krankheiten auswirken.

Von besonderer Bedeutung sind Folgeerkrankungen, die durch die Einschränkungen einer chronischen Erkrankung entstehen, aber sich auch als unmittelbare bzw. mittelbare Folge eines Traumas oder einer akuten Erkrankung ergeben können. Ein Beispiel hierfür sind posttraumatische Belastungsstörungen oder chronische Wunden bei Menschen mit Diabetes Mellitus.

In der Folge sprechen wir von mehrfach chronisch erkrankten Menschen (Multimorbidität), was sowohl die Behandlung als auch die Bewältigung der unterschiedlichen Erkrankungen beeinflusst und erschwert.

- Risikofaktorenmodell

Sowohl für das Entstehen (siehe Beitrag 07) als auch für die Beeinflussung und Bewältigung chronischer Erkrankung sind Risikofaktoren von herausragender Bedeutung. Für eine Vielzahl chronischer Erkrankungen sind Risikofaktorenmodelle entwickelt worden, die sich als krankheitskategorisches Risikomodell beschreiben lassen. Als allgemeine Faktoren lassen sich im Kern drei identifizieren;

- Das Gesundheitsverhalten, das sich etwa als Lebensstil in Form von eingeübten Gewohnheiten oder sozial bedingten Verhaltensweisen zeigt. Gerade mit Blick auf die Prävention und Bewältigung sind in diesem Kontext die Gesundheitskompetenzen, aber auch intellektuelle, geistige, kognitive und körperliche Fähigkeiten von herausragender Bedeutung.
- Die Lebensumweltbedingungen bzw. Lebensverhältnisse, in denen ein Mensch aufwächst und lebt sind entscheidende Faktoren, die zudem auch Bedingungsgrundlagen für das Gesundheitsverhalten sind bzw. sein können.
- Die genetische Disposition erhöht die Wahrscheinlichkeit des Entstehens einer Erkrankung. Ein nahestehendes Konzept ist das der familiären Disposition, also die Häufung von Krankheiten innerhalb eines Verwandtschaftsverhältnisses, dass sowohl genetisch bedingt sein kann als auch durch familiär eingeübte Verhaltensweisen, die sich etwa auf die aufwachsenden Familienmitglieder übertragen.

Ein übergreifendes Konzept eines komplexen Risikofaktorenmodells ist das der Social Determinants of Health (siehe Beitrag 16). Ein verwandtes Konzept mit bedeutenden Schnittstellen stellt das Konzept der Behinderung dar, welches sich vor allem auf die sozialen, körperlichen, geistigen und psychischen Einschränkungen der im weitesten Sinne

Teilhabe an gesellschaftlichen Institutionen bezieht. Auch hier lassen sich die angeborene und die im Lebensverlauf erworbene Behinderung unterscheiden.

- Soziale, lebensweltliche Bezüge

Chronische Erkrankungen sind nicht nur durch soziale, lebensweltliche Bezüge der Betroffenen beeinflusst, sondern sie beeinflussen diese ebenso. Dieses gilt insbesondere für drei Handlungsfelder:

- Chronische Erkrankungen sind eine Familienangelegenheit. Sie beeinflussen das Zusammenleben, die Beziehung und die Stabilität innerhalb der Familie und zwischen Angehörigen, sowie die Qualität und Intensität der Außenbeziehungen der Familienangehörigen.
- Die Lebensumwelt reagiert sehr unterschiedlich auf chronische Erkrankungen. Sie kann mit Zuwendung und Unterstützung reagieren, aber auch mit Stigmatisierung und Ablehnung.
- Die Arbeitswelt kann in Form der arbeitsbedingten Erkrankung eine Krankheitsursache sein. Im Gegenzug schränkt eine chronische Erkrankung den Zugang zum Arbeitsmarkt ein. Eine chronische Krankheit besitzt somit immer das Potenzial zur arbeitsweltlichen Exklusion.

2.3 Versorgungssetting und Versorgungsarrangement bei chronischen Erkrankungen

Die Vielfältigkeit der Phänomene, die sich im Zusammenhang mit chronischen Krankheiten abbilden, verweist auf die Vielfalt der institutionellen Kontexte, in denen die Versorgung chronisch kranker Menschen stattfindet. Wir sprechen in diesem Zusammenhang von *Versorgungssettings*, was sich auf den institutionellen, kontextuellen Rahmen der Versorgung bezieht. Es wird beschrieben als:

- der institutionelle Raum der Versorgung, also ob die Versorgung in einer ambulanten oder stationären Einrichtung stattfindet oder etwa in der Häuslichkeit der Menschen mit chronischen Erkrankungen,
- der Bezug der Einrichtung zum Anlass der Versorgung, also ob es sich etwa um eine Einrichtung der Akutversorgung oder eine Einrichtung der Langzeitversorgung handelt,
- schließlich der fachlich-institutionelle Bezug der Versorgung, ob Versorgung in einer Einrichtung der Intensivversorgung oder in einer Einrichtung der Notfallversorgung (siehe Beitrag 23) stattfindet.

Die Spezifizierung des Versorgungssettings ist die Voraussetzung für die Versorgungsgestaltung. Damit ist die Organisation der Versorgung mit Bezug auf ein besonderes

Versorgungssetting gemeint. Üblicherweise sprechen wir in diesem Zusammenhang von Versorgungsarrangement. Bisweilen wird dieses begrifflich als weitergehendes Konzept gegenüber dem Pflegearrangement angesehen, weil es sich im Kontext der Versorgungsforschung und der Versorgungspraxis über die Gestaltung unmittelbar pflegerischer Leistungen auch auf medizinische, therapeutische, haushaltswirtschaftliche oder sonstige alltagsunterstützende Leistungen bezieht. Pflegearrangements können häufig aber auch Grundlage eines Versorgungsarrangements sein, von dem aus anderen Leistungen definiert und die Integration anderer Berufe vollzogen wird.

Im Kontext von Chronic Care beziehen wir uns aber auf das konzeptionelle Verständnis des Versorgungsarrangements, da dieses nicht nur in der Praxis immer auch das Konzept des Pflegearrangements einbezieht, sondern grundsätzlich auch die für chronisch kranke Menschen unterschiedlichen Leistungsbeziehungen zum Gegenstand hat. Zudem ermöglicht es wissenschaftlich einen disziplinübergreifenden Perspektivabgleich auf die personenbezogene Versorgungsgestaltung.

In Bezug auf Versorgungsarrangements stellen sich die klassischen Fragen nach dem wer, wo, was, warum und wie. Wir übersetzen diese Fragen in drei Perspektiven: die der beteiligten Akteur:innen in der Versorgung; die Ziele der Versorgung sowie schließlich die Versorgungsplanung.

Grundsätzlich unterscheiden lassen sich drei Gruppen von Beteiligten. Das sind zum einen die von Krankheit betroffene Personen und Angehörigen und zum anderen die mittelbar und unmittelbar an der Versorgung beteiligten Fachkräfte. Diese Unterscheidung hat grundsätzliche Bedeutung, weil zwischen diesen drei Gruppen ein im Versorgungsprozess stetiger Aushandlungsprozess über das Versorgungsarrangement organisiert werden muss.

Gegenstand dieses Aushandlungsprozesses sind die Ziele der Versorgung, also die Frage nach den gewünschten Ergebnissen der Versorgung, die sich in Versorgungsformen, wie Prävention, Rehabilitation, Lebensqualität (Quality of Life), aber auch die Versorgung am Lebensende (End-of-Life Care) abbildet. Und schließlich gehört zu den Aushandlungsprozessen der Beteiligten des Versorgungsarrangements auch die Versorgungsplanung, wie sie etwa bei der beratenden und begleitenden Gesundheitsplanung (Advance Care Planning) besonders bei Menschen in der existenziellen Lebensphase zum Ausdruck kommt.

Weiterführende Literatur

Güthlin C, Köhler S, Dieckelmann M (2020) Chronisch krank sein in Deutschland: Zahlen Fakten und Versorgungserfahrungen. Robert-Bosch-Stiftung, Institut für Allgemeinmedizin der Goethe-Universität Frankfurt am Main. http://publikationen.ub.uni-frankfurt.de/frontdoor/index/index/docId/55045. Zugegriffen am 21.07.2023

Hackmann T, Huschik G, Maetzel J, Schmutz S, Sulzer L, Vollmer J (2018) Pflege- und Unterstützungsbedarf sogenannter vulnerabler Gruppen: Schlussbericht. https://www.prognos.com/sites/default/files/2021-01/vulnerable_gruppen_schlussbericht_final_2018_04_26.pdf. Zugegriffen am 21.07.2023

Transdisziplinarität – Chronic Care als Transdiziplin

Manfred Fiedler und Daniela Schmitz

Inhaltsverzeichnis

3.1	Hintergrund – Problemstellung	15
3.2	Zu Begrifflichkeiten der Disziplinarität	16
3.3	Inter- und Transdisziplinarität als Methode	18
3.4	Transdisziplinarität als wissenschaftliche Kompetenz	19
3.5	Transdisziplinarität als wissenschaftliche Struktur	19
3.6	Chronic Care als Transdiziplin?	20
Literatur		20

3.1 Hintergrund – Problemstellung

Bereits seit mehr als einem halben Jahrhundert wird allgemeinwissenschaftlich über Inter- und Transdisziplinarität diskutiert. Ausgangspunkt der Diskussion waren aber nicht, wie man vielleicht erwarten könnte, die Humanwissenschaften, sondern die Naturwissenschaften, die insbesondere angesichts der aufkommenden Nachhaltigkeitsdiskussion den Blick auf die Grenzen monodisziplinärer Perspektiven richteten. Historisch haben sich die wissenschaftlichen Fächer ausdifferenziert, von der Universalgelehrigkeit, der Polyhistorie, die durch Leibniz universalwissenschaftliche Denkstrukturen und Grund-

---

M. Fiedler (✉) · D. Schmitz
Department für Humanmedizin, Universität Witten/Herdecke, Witten, Deutschland
E-Mail: manfred.fiedler@uni-wh.de; daniela.schmitz@uni-wh.de

© Der/die Autor(en), exklusiv lizenziert an Springer-Verlag GmbH, DE, ein Teil von Springer Nature 2024
D. Schmitz et al. (Hrsg.), *Chronic Care – Wissenschaft und Praxis*,
https://doi.org/10.1007/978-3-662-68415-3_3

prinzipien bekam, hin zu einer Vielzahl von einzelnen Disziplinen, mit eigenen und gleichzeitig auf einen wissenschaftlichen Gegenstand gerichteten Methoden und theoretischen Grundlagen. Die aktuelle Diskussion zur Inter- und Transdisziplinarität stellt aber keine universalwissenschaftliche Rückbesinnung dar, sondern akzeptiert die Bedeutung der jeweiligen Fachdisziplin und versucht dabei, den disziplinären Blick angesichts komplexerer Fragestellungen zu überwinden bzw. zu ergänzen.

Dabei ist das konzeptionelle Verständnis noch uneinheitlich bezüglich des begrifflichen Verständnisses, der wissenschaftspraktischen Bedeutung, als auch hinsichtlich der Abgrenzung zur Inter- und Multiprofessionalität, die bisweilen synonym gebraucht werden (siehe Beitrag 04). Verständlicherweise gilt das vor allem dort, wo primärqualifizierende Studiengänge auch für die Profession identitätsstiftend wirken. Gerade die Gesundheitswissenschaften sind zunehmend mit komplexen Fragestellungen konfrontiert, die monodisziplinär nicht mehr beantwortet werden können. Besonders deutlich zeigt sich dies beim Feld der chronischen Erkrankungen. Im Folgenden soll daher eine Klärung des Verständnisses und der unterschiedlichen Bezüge für Lehre und Forschung mit abschließendem Bezug zur Wissenschaft und Praxis des Chronic Care aufgezeigt werden.

3.2 Zu Begrifflichkeiten der Disziplinarität

Historisch gesehen ist das Entstehen von wissenschaftlichen Disziplinen und Fachgebieten der Ausdifferenzierung, Ausgliederung und somit der Spezialisierung geschuldet. Angelehnt an Defila und Di Giulio (1998) lassen sich fünf Eigenschaften von Disziplinen identifizieren:

1. eine relativ einheitliche Sprache in einer identitären wissenschaftlichen Gruppe,
2. gemeinsame Theorien und ein gemeinsamer Wissensbestand,
3. anerkannte Forschungsfragen bzw. ein relevanter Gegenstandsbereich der Wissenserkenntnis,
4. ein einheitliches Set an Methoden und methodischen Formen der Problembearbeitung und -lösung sowie schließlich
5. eine spezifisch geprägte Karrierestruktur als Zugang zur jeweiligen Scientific Community.

Der Begriff *Disziplinarität* selbst hat die Ordnung der Fachgebiete zum Gegenstand. Es geht einmal um die Gliederung der Disziplinen, als auch deren Struktur und Bezüge, wie auch um Abgrenzungen und Schnittstellen zueinander. Die Suffixe ‚mono', ‚multi' oder ‚inter' drücken somit die innere Organisation (insbes. Geschlossenheit oder Offenheit von Gegenstand, Methoden und Theorien zu anderen Disziplinen) und die äußeren Beziehungen der wissenschaftlichen Fachgebiete untereinander aus. Jantsch (1970) hat bereits in den 1970er-Jahren ein umfassendes Konzept der disziplinären Gliederung vorgelegt, auf das wir uns im Weiteren beziehen.

3 Transdisziplinarität – Chronic Care als Transdisziplin

(Mono-)Disziplinarität meint die isolierte Entwicklung eines Fachgebietes ohne inhaltliche, methodologische Bezüge zu anderen Fachgebieten mit einem zunehmenden Grad der Spezialisierung.

Multidisziplinarität ist der Bezug auf eine Fragestellung durch unterschiedliche Fachdisziplinen ohne Kooperation, d. h. das Problem/die Fragestellung wird jeweils ausschließlich monodisziplinär bearbeitet ohne fachgebietsübergreifenden Austausch. Forschung und auch Abhandlungen betrachten eine Fragestellung aus etwa ökonomischer, medizinischer oder pflegewissenschaftlicher Sicht ohne gemeinsamen Perspektivabgleich.

Bei *Pluridisziplinarität* findet diese Kooperation statt, sie ist aber situativ und nicht strukturiert. Bezüge der einzelnen Fachdisziplinen werden zwar hergestellt, aber sie bleiben am Ende in Hinsicht auf die Lösungskompetenz unkoordiniert und damit rückbezogen auf die Perspektive der jeweiligen Fachdisziplin. Als ein Beispiel hierfür lässt sich die plurale Ökonomie sehen.

Unter *Interdisziplinarität* wird schließlich die disziplinär gleichgewichtige, befristete problemzentrierte Bearbeitung einer Fragestellung verstanden. Voraussetzung ist die Verständigung auf Formen und Inhalte der Zusammenarbeit und ein gemeinsames, die einzelnen Disziplinen integrierendes Verständnis der zu lösenden Fragestellung. Hierunter fallen etwa Forschungsprojekte, die unterschiedliche Fachwissenschaftler:innen durchführen, bei denen anschließend das Forschungsergebnis als gemeinsames Resultat formuliert wird.

Zwischen Pluri- und Interdisziplinarität siedelt Jantsch (1970) noch die so bezeichnete *Crossdisciplinarity* an, die in Hinsicht auf die inhaltliche und methodische Koordination eine Leitdisziplin kennt, welche den Einbezug der kooperierenden Disziplinen bestimmt. Es ist überraschend, dass diese Form der Disziplinarität auch in der späteren Rezeption kaum Beachtung findet, obwohl sich das Konzept der Leitdisziplin in der wissenschaftlichen Wirklichkeit und damit auch im Wissenschaft-Praxis-Transfer häufig finden lässt. Im Rahmen dessen werden Forschungsprojekte durch eine Leitdisziplin organisiert und beteiligte Disziplinen nur als zuarbeitende rezipiert. Das Ergebnis wird aber aus der Perspektive der Leitdisziplin, etwa der Medizin, bewertet und dargestellt.

Die intensivste Form der disziplinären Beziehung ist die Transdisziplinarität als umfassende wissenschaftliche Kooperation und Koordination, die über die inhaltliche, axiomatische Weiterentwicklung zu einem neuen gemeinsamen paradigmatischen Verständnis führen kann. Während sich eine Vielzahl von Autor:innen hinsichtlich der Unterscheidung von Inter- und Transdisziplinarität wesentlich auf die Dauerhaftigkeit der (interdisziplinären) Zusammenarbeit fokussieren, sehen Jantsch, Piaget und später auch Luhmann eine neue wissenschaftliche Qualität, die sich als Transdisziplin oder auch als Weg zu einer wissenschaftlichen Universalität verstehen kann.

Hinter den vorgenannten Definitionen verstecken sich sehr unterschiedliche wissenschaftliche Perspektiven der disziplinären Zusammenarbeit in Forschung und Lehre, auf die im Weiteren eingegangen wird.

3.3 Inter- und Transdisziplinarität als Methode

Während die vorgenannten Definitionen sich grundlegend auf die Beziehung der Disziplinen untereinander fokussieren, stellt ein wichtiger Aspekt der Diskussion auf Transdisziplinarität als Methode ab, wobei die Unterscheidung zwischen Inter- und Transdisziplinarität verschwimmt. Im Kern orientiert sich Transdisziplinarität als Methode in Forschung und Lehre an dem wissenschaftlichen Gegenstandsfeld in seiner realen Erscheinungsform. Sie ist, um es mit Piaget (1972) auszudrücken, praxeologisch und versucht das ideelle Verstehen aus dem disziplinär uneingeschränkten Blick auf das Phänomen selbst transdisziplinär zu erreichen. Mit Defila und Di Giulio (2019) ist transdisziplinäre Forschung als *Praxis-Wissenschaft* sowohl partizipativ als auch im Besonderen transformatorisch, geht also über die reine Wissenserkenntnis hinaus und versteht sich sowohl als problem- und lösungsorientiert. Mittelstraß (2005) pointiert die argumentative Kraft einer solchen praktischen Transdisziplinarität, welche die Perspektiven der beteiligten Disziplinen zu einer überdisziplinären Sicht emulgiert.

Grundlegende Konzepte gibt es viele. Ein bedeutendes Konzept ist das der ‚Real World Labs', die in Deutschland vor allem in Form der Reallabore in anderen Ländern meist mit dem Konzept der ‚Living Labs' in Verbindung gebracht werden. Forschung findet dabei direkt in der relevanten Umwelt oder im Gesundheitsbereich mit bezogenem Setting, ggf. als verstetigte Forschungsstruktur statt. Dabei kann diese Umwelt durchaus eine wissenschaftlich veränderte sein, ist aber in der Regel so ausgerichtet, dass die Wissenserkenntnis und -produktion immer partizipativ unter Einbezug der Perspektive der Realweltakteur:innen geschieht und mit der Perspektive der wechselseitigen Transformation von Praxis in Wissen und von Wissen zur Praxis einhergeht. Grundlegende Forschungsansätze finden sich in ethnografischen Methoden, im ‚Action Research' und anderen partizipativen Forschungsmethoden. Benachbarte Ansätze partizipativer Forschung sind Community Based Research oder das *Practitioner Research* (Wright 2021).

In der akademischen Lehre haben sich in den letzten Jahren zunehmend interdisziplinäre Lehrmethoden etabliert, die sich zunächst auf die Reflexion des gemeinsamen zukünftigen Praxisfeldes konzentrieren und daher häufig als interprofessionelle Lehre definiert werden. Dazu gehören problemzentriertes oder fallbezogenes Lernen, Simulationen von settingbezogenen Versorgungsprozessen oder auch das Shadowing im gemeinsamen Praxisfeld. Darüber hinaus werden zunehmend inter-/transdisziplinäre Lehr- und Lernformen entwickelt, die häufig auf der Basis des ‚Problem Based Learning' (PBL) organisiert werden. Beim PBL stehen komplexe *Real-Life* Fragen im Zentrum, die aber in der Regel im geschützten Lernraum von Universität/Hochschule bearbeitet werden und Probleme im Gegensatz zu Reallaboren eher theoretisch und ohne Praxistransfer bearbeiten. Laut Stentoft (2017) sind ein selbst erschaffener Wissensgewinn durch eigene Problembearbeitung, studierendenzentrierte bzw. – gesteuerte Lehr-/Lernformate, die Fokussierung auf reflexives, kritisches Denken und Konstruieren sowie das Lernen in disziplinübergreifenden Studiengruppen Eigenschaften des PBL. Die Rolle der Lehrenden verändert sich in Richtung Lernbegleitung, die anstelle des Expertenwissens die Formen und Wege der Aneignung von Wissen im interdisziplinären Denkmodell in den Vordergrund stellt und somit die kognitiven Fähigkeiten von Studierenden zur Problemanalyse und -lösung stärken soll.

3.4 Transdisziplinarität als wissenschaftliche Kompetenz

Wo Mittelstraß (2005) interdisziplinäre Kompetenz als Voraussetzung für Interdisziplinarität bzw. als auf Dauer angelegte Kooperation (Transdisziplinarität) sieht, sprechen andere Autor:innen von Transdisziplinarität als eine individuelle und auch disziplinäre Kompetenz, die Interdisziplinarität erst ermöglicht. Wille (2005) definiert Transdisziplinarität in diesem Verständnis als die Kompetenz einer Disziplin, die eigenen wissenschaftlichen Perspektiven über die disziplinären Grenzen hinaus *rational verständlich* zu machen, um Praxisprobleme zu lösen, die monodisziplinär nicht erschöpfend bearbeitet werden können. Wille verlangt dafür ein Verständnis allgemeiner Wissenschaft, wobei er darunter vor allem die Kommunikation der eigenen wissenschaftlichen Entwicklungen und Methoden für die wissenschaftliche Allgemeinheit sowie die stetige disziplinäre Auseinandersetzung über Ziele, Verfahren, Wertvorstellung und Geltungsansprüche versteht.

3.5 Transdisziplinarität als wissenschaftliche Struktur

Die unterschiedlichen Perspektiven auf Transdisziplinarität respektieren die disziplinären Perspektiven, verlangen offene Formen der Kooperation und unterscheiden dabei deren Intensität, Strukturen und Dauerhaftigkeit sowie die dafür notwendigen Kompetenzen, um diese zu ermöglichen. Sie beinhalten Methoden in Forschung und Lehre, wobei die Grenze zwischen Inter- und Transdisziplinarität nicht eindeutig geklärt sind. Mit Jantsch und Piaget ist Transdisziplinarität eine neue wissenschaftliche Qualität, bei der die beteiligten Disziplinen emulgieren und quasi in eine neue Disziplin transzendieren. Diese neue wissenschaftliche Struktur stellt keine Spezialisierung dar, die sich als Subdisziplin verselbstständigt und eigene Strukturen entwickelt. Vielmehr wird aus einer auf einen Gegenstandsbereich bezogene dauerhaft wissenschaftliche Kooperation ein eigenes disziplinäres Fach mit eigenem Selbstverständnis und eigenen Perspektiven. Neben gemeinsamen Fragestellungen zeichnet sich diese Struktur durch grundlegende Eigenschaften aus;

- Methodenpluralität: Vielfalt der wissenschaftlichen Instrumente in Forschung und Lehre.
- Perspektivenpluralität: Die beteiligten Disziplinen verschwinden nicht, sondern bleiben als disziplinärer Brückenkopf oder als Subdisziplin erhalten.
- Integratives Wissenschaftskonzept als neues Paradigma bzw. Erklärungsansatz.

Auch wenn das Verständnis mit Bezug auf Jantsch schon früh entwickelt worden ist, so stellt diese Form der wissenschaftlichen Struktur in der Wissenschaft tatsächlich eine Ausnahme dar. Dennoch lassen sich Beispiele finden, bei denen es sich um eine solche neue wissenschaftliche Struktur mit eigenem definierten Gegenstandsbereich handelt. Eine der ältesten Fächer ist die Arbeitswissenschaft, die ausgehend von den Ingenieurswissenschaften andere Disziplinen wie Medizin, Betriebs- und Organisationssoziologe und Psychologie integriert hat. Ein anderes Beispiel ist die Gerontologie, die mit Bezügen zur Medizin, sozialen Arbeit, Psychologie und Soziologie etc. zu einer eigenständigen Wissenschaft geworden ist.

3.6 Chronic Care als Transdisziplin?

Gegenstand dieses Handbuchs sind die Chronic Care Wissenschaften und Praxis. Perspektivisch stellen sie sich als ein in Hinsicht auf die Problemidentifikation und -lösung dauerhaftes interdisziplinäres Bezugsfeld dar, dass wenigstens die unterschiedlichen wissenschaftlichen Perspektiven integrieren will und womöglich auch muss. In diesem gemeinsamen wissenschaftlichen Handeln lassen sich die vorgenannten Aspekte der Methodenvielfalt, der Perspektivenpluralität, aber auch die allgemeinwissenschaftlichen Kompetenzentwicklungen wiederfinden. Ob sich daraus eine eigenständige wissenschaftliche Struktur im Sinne einer Transdisziplin entwickeln wird, bleibt abzuwarten. Angesichts der herausragenden Bedeutung des Gegenstandsbereichs und der letztlich nur transdisziplinär denkbaren Lösungswege sind die Grundlagen gelegt. In diesem Handbuch werden die Vielzahl der Bezugswissenschaften und Praxisdisziplinen, seien es die Therapiewissenschaften, die Medizin, die Pflegewissenschaft, die Psychologie, aber auch Design, Soziale Arbeit, Ökonomie, Soziologie u. v. m., in einem konkludenten und kohärenten Verständnis zusammengebracht. Sie sollen als Grundlage für ein gemeinsames disziplinübergreifendes Verständnis, zum Wissensgewinn sowie zur Problemanalyse und -lösung dienen.

Literatur

Defila R, Di Giulio A (1998) Interdisziplinarität und Disziplinarität. In: Olbertz J-H (Hrsg) Zwischen den Fächern – über den Dingen? VS Verlag für Sozialwissenschaften, Wiesbaden, S 111–137

Defila R, Di Giulio A (2019) Wie Reallabore für Herausforderungen und Expertise in der Gestaltung transdisziplinären und transformativen Forschens sensibilisieren – eine Einführung. In: Defila R, Di Giulio A (Hrsg) Transdisziplinär und transformativ forschen, Bd 2, S 1–30. Heidelberg, Springer VS, Wiesbaden

Jantsch E (1970) Inter- and transdisciplinary university: a systems approach to education and innovation. Policy Sci 1(1):403–428. https://doi.org/10.1007/BF00145222.O

Piaget J (1972) The epistemology of interdisciplinary relationship. In: Organisation for Economic Cooperation and Development, Centre ICBR Educational Research and Innovation (CERI)

(Hrsg) Interdisciplinarity: problems of teaching and research in universities. Seminar on interdisciplinarity in universities. Nice, 7th–12th Sept 1970. OECD/CERI

Stentoft D (2017) From saying to doing interdisciplinary learning: is problem-based learning the answer? Act Learn High Educ 18(1):51–61. https://doi.org/10.1177/1469787417693510

Wille R (2005). Allgemeine Wissenschaft und transdisziplinäre Methodologie. Technikfolgenabschätzung – Theorie und Praxis 14(2):57–62

Wright MT (2021) Partizipative Gesundheitsforschung: Ursprünge und heutiger Stand. Bundesgesundheitsbl Gesundheitsforsch Gesundheitsschutz 64(2):140–145. https://doi.org/10.1007/s00103-020-03264-y

Chronic Care als multiprofessionelles Praxisfeld mit berufsspezifischen Zugängen

Daniela Schmitz, Heike Becker und Manfred Fiedler

Inhaltsverzeichnis

4.1	Verständnis multiprofessioneller Zusammenarbeit	23
4.2	Aushandlung und Überwindung von Grenzen eines gemeinsamen Handelns	24
4.3	Professionsspezifische Sprache und Kategorien der Problemzuordnung und -bearbeitung	26
4.4	Common Ground als Ziel gemeinsamen Handelns	27
Literatur		27

4.1 Verständnis multiprofessioneller Zusammenarbeit

Chronic Care erfordert einen berufsgruppenübergreifenden Ansatz und ein gemeinsames Verständnis für die Aufgaben und Problemlösungsansätze. Die Intensitäten einer berufsgruppenübergreifenden Zusammenarbeit werden unterschiedlich und inkonsistent in der Literatur behandelt. Wir adressieren hier den Begriff der multiprofessionellen Zusammenarbeit. Multiprofessionell betont die Vielzahl beteiligter Berufsgruppen und findet oft punktuell zu bestimmten Themen, Problemen oder Versorgungsanlässen als auch ad hoc

---

D. Schmitz (✉) · M. Fiedler
Department für Humanmedizin, Universität Witten/Herdecke, Witten, Deutschland
E-Mail: daniela.schmitz@uni-wh.de; manfred.fiedler@uni-wh.de

H. Becker
Fakultät für Gesundheit, Witten/Herdecke University, Witten, Deutschland
E-Mail: heike.becker@uni-wh.de

© Der/die Autor(en), exklusiv lizenziert an Springer-Verlag GmbH, DE, ein Teil von Springer Nature 2024
D. Schmitz et al. (Hrsg.), *Chronic Care – Wissenschaft und Praxis*,
https://doi.org/10.1007/978-3-662-68415-3_4

und lösungsorientiert statt und verfolgt das Ziel, institutionelle oder konzeptionelle Schnittstellen zu überwinden (siehe Beitrag 31). Im Gegensatz zu einer regel- und dauerhaften interprofessionellen Zusammenarbeit (siehe Beitrag 33) wie sie meist innerhalb einer Organisation stattfindet, arbeiten die beteiligten Berufsgruppen in der multiprofessionellen Zusammenarbeit neben- und weitestgehend unabhängig voneinander. Multiprofessionalität ist eine besondere Form der Professionalität und hat eine andere Bedeutung als Multidisziplinarität, die sich auf ein Zusammenwirken unterschiedlicher Disziplinen bezieht (siehe Beitrag 3). Eine *Profession* ist durch systematisches, wissenschaftlich fundiertes und methodisch kontrolliertes Wissen charakterisiert, hat eine akademische Ausbildung und eine eigene Professionsethik. *Professionalität* beschreibt eine besondere Qualität einer personenbezogenen Dienstleistung, und ist nicht an eine einzelne Profession gebunden. Multiprofessionalität impliziert so, dass jede der beteiligten Berufsgruppen ihre Fähigkeiten und ihr Wissen zielgerichtet für eine gemeinsame Qualität einer personenbezogenen Dienstleistung einbringt.

Sozialformen einer multiprofessionellen Zusammenarbeit können Teams, Netzwerke oder eine Anbindung an eine bestehende Organisation sein. Jede Berufsgruppe bringt dabei ihre beruflichen Routinen und professionsspezifischen Denkweisen mit in die Praxis und behält diese bei. So kommt es zu einem unausweichlichen Zusammentreffen von mehr als zwei beteiligten Berufsgruppen, das detaillierte Abstimmungen der Handlungen für konkrete Arbeitsaufgaben und einen kontinuierlichen fachlichen Austausch erfordert, bei dem jede beteiligte Berufsgruppe einen hohen Spezialisierungsrad mitbringt (Speck et al. 2011). Schwierigkeiten liegen so insbesondere in den Abstimmungsprozessen der unterschiedlichen Logiken und Routinen einer Versorgungseinrichtung bzw. wann und wie Informationen weitergegeben werden (siehe Beitrag 34). Verstärkt wird dies durch berufsspezifische Routinen und mangelndem Wissen über die fachlichen Zugänge der anderen beteiligten Berufsgruppen.

4.2 Aushandlung und Überwindung von Grenzen eines gemeinsamen Handelns

Multiprofessionelle Versorgung, die es zum Gegenstand hat für die Betroffenen eine reibungslose Versorgung zu ermöglichen, verfolgt zwei Ziele; zum einen die Überwindung institutioneller Hürden, die aus Betroffenenperspektive durch den Wechsel von Versorgungseinrichtungen entstehen (siehe Beitrag 11) und zum anderen die Überwindung konzeptioneller Hürden, die in den eingangs beschriebenen Routinen und Wissensbeständen der beteiligten Berufsgruppen liegen. Letzteres wird zudem dadurch erschwert, welchen Stellenwert die jeweiligen Berufsgruppen der multiprofessionellen Zusammenarbeit beimessen. Lützenkirchen (2005) ist der Einschätzung der Zusammenarbeit in den Berufsgruppen Medizin, Pflege, Psychologie, Ökonomie und Soziale Arbeit nachgegangen und resümiert, dass eine die Professionsgrenzen überschreitende Zusammenarbeit eher als Bedrohung statt als Bereicherung bewertet wird. Für Befragte aus den Berufsgruppen

Psychologie, Pflege und Soziale Arbeit ist eine multiprofessionelle Zusammenarbeit wichtig und selbstverständlich, erscheint jedoch in der Praxis stellenweise durch Rahmenbedingungen problematisch. Soziale Arbeit sieht sich hier schon aufgrund der Einbindung/ Einbettung in ihre Bezugswissenschaften als vermittelnde Profession (Lützenkirchen 2005; Schumacher 2011). Ein Blick in andere Handlungsfelder bringt eher positivere Einsichten in multiprofessionelle Zusammenarbeit. Beispielsweise in der Kinder- und Jugendhilfe, schulischer Bildung, Schulsozialarbeit und schulischen Ganztagsbetreuung sind bereits verschiedene Modelle und Formen der Zusammenarbeit etabliert.

Multiprofessionelle Zusammenarbeit basiert jedoch auf Grenzarbeit (Bauer 2014). Grenzarbeit umschreibt die Aushandlung von Zuständigkeitsbereichen und dem Bemühen, diese Grenzen aufrecht zu erhalten. Dabei geht es um implizite Prozesse der Bekräftigung der eigenen Profession durch Rückgriff auf professionsimmanente Konzepte und Theorien, um die eigene professionelle Identität zu erhalten und zu bestärken. Jede Profession beansprucht für sich auf Basis ihres jeweiligen Wissenskorpus eine Alleinzuständigkeit für das Wohl ihrer Adressat:innen, dass in professionellen Beziehungen und in der Verantwortung für die Ausgestaltung dieser Beziehung nicht ohne weiteres teilbar ist. Die Bereitschaft Kompetenzen und Verantwortung abzugeben, erscheint aus dieser Perspektive problematisch. Kooperation erfordert aus einer grenzüberschreitenden Perspektive, die jeweiligen Aufgaben und Zuständigkeiten miteinander und zum Teil auch gegeneinander immer wieder neu aushandeln und legitimieren zu müssen, was letztendlich zu einer Verschiebung der bisher mühsam aufgebauten Grenzen führen kann. Neue Aufgaben und neue Zuständigkeitsbereiche müssen entsprechend bisheriger impliziter und expliziter bzw. hierarchievermittelter Aufgabenzuordnungen verteilt und zugeordnet werden. Grenzarbeit ist grundsätzlich nichts Schlechtes, dient sie doch der Einordnung von Zuständigkeit und dem Erhalt von Identität. Für eine multiprofessionelle Zusammenarbeit ist sie insofern förderlich, solange sogenannte ‚Tacit Agreements' (Bauer 2014) eingehalten werden. Tacit Agreements sind stillschweigende Vereinbarungen zwischen den beteiligten Professionen. Sie bestehen aus impliziten Aufgabenzuschreibungen, die zum einen Zuständigkeiten regeln, also das ‚wer macht was', sowie Verantwortlichkeiten bzw. Hierarchien definieren, im Sinne des ‚wer wann wo was zu sagen hat'. Dies ermöglicht eingespielte Routinen in der Zusammenarbeit, die nicht ständig neu ausgehandelt werden müssen.

Im Versorgungsalltag findet multiprofessionelle Zusammenarbeit immer dann statt, wenn entsprechende Rahmenbedingungen und so genannte ‚Programme' (Luhmann 1973) dies ermöglichen und vorsehen. Luhmann skizziert mit seinem Programmcharakter von Hilfe, dass Helfen in seinen unterschiedlichen Formen nur zustande kommt, wenn die entsprechenden Strukturen für diese Hilfe vorhanden sind und die Hilfe auch erwartet werden kann. Insbesondere in modernen Gesellschaften sind Organisationen entstanden, die sich durch Personal und entsprechende Programme auf das Helfen spezialisiert haben. Zum Beispiel regeln diese Programme, wann eine chronisch kranke Person in ein passendes Disease Management Programm aufgenommen werden kann und nach welchen Abläufen dann Formen des Helfens gewährt werden. Dies impliziert, dass über Hilfe zwei

Mal entschieden wird: einmal in Form des Entwickelns und Aufrechterhaltens von Programmen sowie jeweils im Einzelfall, ob und wann eine Person zum Programm passt und wie das Programm ausgeführt wird. Das macht intrinsisch motiviertes Handeln mit Motiven der Nächstenliebe oder Reziprozität außerhalb von Programmen unattraktiv und unwahrscheinlich (Luhmann 1973), zumal so die Refinanzierung des professionellen Handelns mit begrenzter Arbeitszeit jegliche Grundlage entbehrt. Bezogen auf multiprofessionelle Zusammenarbeit findet diese immer dann statt, wenn entsprechende Programme bestehen und durch den Abgleich von Problemstellung und Programmbestandteil die gemeinsame Zusammenarbeit vorsehen.

4.3 Professionsspezifische Sprache und Kategorien der Problemzuordnung und -bearbeitung

Trifft nun eine Person mit chronischen Erkrankungen auf die unterschiedlichen Professionen in den jeweiligen Versorgungseinrichtungen, wird sie schnell feststellen, dass die Professionen andere Deutungen des Problems mit unterschiedlichen Schwerpunkten setzen. Das liegt daran, dass jede Profession sich auf eine Bezugswissenschaft beruft, die mit entsprechenden Standards verknüpft ist, welche die Maßstäbe für das tägliche Handeln setzt, ohne dass einzelne Praxiserfahrungen diesen Standards ihren Stellenwert nehmen (Gieseke-Schmelzle 1984). Die Bezugswissenschaften können auch identitätsbildend als Mitglied einer Profession samt verinnerlichter Werte und Normen wirken. Dies prägt auch eine jeweilige professionsspezifische Sprache zur Beschreibung des jeweiligen Falls mit passenden aus der Bezugswissenschaft stammenden Kategorien. So werden aus dem wissenschaftlichen Wissen heraus Kategorien abgeleitet, die eine systematische Erfassung und Einordnung des Problems und entsprechender Diagnose-, Behandlungs- und Interpretationsfähigkeiten ermöglichen (Gieseke-Schmelzle 1984).

Diese Sprachen und Kategorien werden jeweils professionsimmanent geteilt und genutzt, um die professionsinterne Kommunikation zu erleichtern. Anderen Berufsgruppen sind diese Kategorien und Sprache zunächst nicht zugänglich. Als anschauliches Beispiel dient hier eine Hilfe empfangende Person, die aus ökonomischer Perspektive als Leistungsempfänger:in, aus sozialwissenschaftlichen Bezugsdisziplinen als Klient:in und aus gesundheitswissenschaftlichen Bezügen als Patient:in bezeichnet wird. Neben den eigenen fachspezifischen Bezeichnungen gibt es auch Begriffe, die in den Bezugswissenschaften unterschiedliche Bedeutungen einnehmen können, wie zum Beispiel Widerstand, in der Physik als elektrischer Widerstand im Rahmen eines Bauteils oder in der Soziologie die Auflehnung gegen bestimmte Programme oder Personen. Ebenso der Begriff des Querschnitts, der im medizinischen Bereich eine Bezeichnung für eine Querschnittslähmung ist, in der Technik mit der Dicke von Rohren oder Kabeln verbunden wird sowie in der Statistik einem bestimmten Wert bezeichnet. Auch der Begriff Versorgung hat im Gesundheitsbereich andere Inhalte als in der Energiewirtschaft. Damit die multiprofessionelle Zusammenarbeit ohne Missverständnisse und sprachliche Exklusion einzelner Professionen gelingen kann, muss zunächst eine gemeinsame Verständigung auf der Basis eines so genannten Common Grounds stattfinden.

4.4 Common Ground als Ziel gemeinsamen Handelns

Der Common Ground ist eine gemeinsam geteilte Wissensbasis, die situativ in der Kommunikation hergestellt wird und die der weiteren Verständigung dient. So soll auch dieses Handbuch als Common Ground ein gemeinsames Verständnis von Chronic Care in Wissenschaft und Praxis darstellen, auf dessen Basis Schnittstellen zu anderen Berufsgruppen und Anknüpfungspunkte für gemeinsames Handeln erkennbar werden.

Der Common Ground wird im Rahmen einer Experten-Laien-Kommunikation hergestellt. Die Experten-Laien-Kommunikation geht von einer systematischen Wissensasymmetrie zwischen Expert:innen und Lai:innen aus (Bromme et al. 2004). Expert:innen sind in diesem Modell Fachleute mit professionellem Wissen und Laien diejenigen, mit einem Wissensbedarf aufgrund dessen sie die Expert:innen konsultieren, um informierte Entscheidungen zu treffen. Beispielhaft sei hier ein Arzt-Patienten-Gespräch genannt, in dem die Diagnose und Therapiemöglichkeiten erläutert werden.

Die interdisziplinäre Experten-Laien-Kommunikation gilt als Spezialfall des Modells, in dem die Rollen Expert:in und Lai:in innerhalb des multiprofessionellen Teams situativ wechseln können, je nachdem welches Thema behandelt wird. Um das professionelle Wissen im Rahmen des Modells zu transferieren, muss der Experte die Perspektive des Laien einnehmen bzw. antizipieren und aus dieser Perspektive seine eigene Kommunikation entsprechend adaptieren. Aufgabe ist also die Übernahme der Perspektive und eine Übersetzung der Äußerungen der Lai:innen. Da Expert:in und Lai:in mit unterschiedlichen kognitiven Bezugssystemen und Wissenskörpern ausgestattet sind, ist eine gemeinsame Basis für ein späteres gemeinsames Handeln umso wichtiger. Die Ergebnisse dieser beiden Prozesse der Antizipation und Adaption fließen in den Common Ground ein. Dieser entsteht durch verbale Zustimmung, dass Informationen und Wortbedeutungen verstanden wurden, sowie nonverbal durch nickendes Zustimmen, als auch durch regelmäßige Sprecherwechsel und Stellen von weiterführenden Fragen. Erst wenn von beiden Gesprächspartner:innen eine Äußerung akzeptiert wurde, wird sie zu einem Teil des Common Grounds (Bromme et al. 2004). In multiprofessionellen Praxisfeldern kommt es besonders darauf an, einen Common Ground für gemeinsame Arbeitsprozesse im Feld des Chronic Care zu schaffen.

Literatur

Bauer P (2014) Kooperation als Herausforderung in multiprofessionellen Handlungsfeldern. In: Faas S, Zipperle M (Hrsg) Sozialer Wandel. Springer, Berlin, S 173–286

Bromme R, Jucks R, Rambow R (2004) Experten-Laien-Kommunikation im Wissensmanagement. In: Reinmann G, Mandl H (Hrsg) Psychologie des Wissensmanagements. Hogrefe, Göttingen, S 176–188

Gieseke-Schmelzle W (1984) Die Professionalisierungsdiskussion und ihre Relevanz für pädagogische Berufe. Bild Erzieh 37(4):365–381

Luhmann N (1973) Formen des Helfens im Wandel gesellschaftlicher Bedingungen. In: Otto H-U, Schneider S (Hrsg) Gesellschaftliche Perspektiven der Sozialarbeit 1. Luchterhand, München, S 21–43

Lützenkirchen A (2005) Interdisziplinäre Kooperation und Vernetzung im Gesundheitswesen – eine aktuelle Bestandsaufnahme. Gruppe. Interaktion. Organisation. Z Angew Organisationspsychol 36:311–324

Schumacher T (2011) Die Soziale Arbeit und ihre Bezugswissenschaften. Lucius & Lucius, Stuttgart

Speck K, Olk T, Stimpel T (2011) Auf dem Weg zu multiprofessionellen Organisationen. In: Helsper W, Tippelt R (Hrsg) Pädagogische Professionalität. Beltz, Weinheim, S 184–201

Teil II

Personenebene: medizinische Aspekte, Theorien zu Krankheit, Krankheitserleben, Krankheitsbewältigung und Konzepte der Praxis

5 Morphologie chronischer Erkrankungen

Martin Haas

Inhaltsverzeichnis

5.1 Die genetisch determinierte Verlaufsform 31
5.2 Die Initialerkrankung mit ondulierendem Verlauf 33
5.3 Die chronisch degenerative Verlaufsform 34
5.4 Frailty 35
5.5 Degenerative Erkrankungen der Organe und Skelettsysteme 36

Die Morphologie beschreibt das Erscheinungsbild, d. h. die Symptomatik einer Erkrankung.

5.1 Die genetisch determinierte Verlaufsform

Wenn eine Krankheit in Erscheinung tritt, erhält sie eine Gestalt, die aufgrund charakteristischer Symptome kategorisiert und diagnostiziert werden kann. Die Ursache dieser pathologischen Entwicklung ist dabei häufig unerkannt, teils bereits in der genetischen Ausstattung oder umweltbedingter Belastungen begründet. So sind genetische Dispositionen für eine Vielzahl späterer chronischer Erkrankungen entdeckt worden, die erst in bestimmten Lebensphasen zum Ausbruch einer morphologisch erfassbaren Erkrankung führen. Beispielsweise ist der Altersdiabetes (Diabetes mellitus Typ 2) nahezu immer gene-

M. Haas (✉)
Knappschaftskrankenhaus Lütgendortmund, Dortmund, Deutschland
E-Mail: martin.haas@klinikum-westfalen.de

© Der/die Autor(en), exklusiv lizenziert an Springer-Verlag GmbH, DE, ein Teil
von Springer Nature 2024
D. Schmitz et al. (Hrsg.), *Chronic Care – Wissenschaft und Praxis*,
https://doi.org/10.1007/978-3-662-68415-3_5

tisch determiniert und aufgrund seiner vielen Organkomplikationen eine klar definierte chronische Erkrankung. Die Morphologie ist dabei über die jeweilige Organschädigung für das Leiden der Patient:innen dominierend, sodass die chronische Krankheit Diabetes mellitus Typ 2 für die individuelle Belastung der Lebensqualität sehr unterschiedlich ausgeprägt ist. Zudem ist zu Beginn des Ausbruchs einer determinierten Erkrankung wesentlich, dass weitere Schädigungsmuster noch unerkannt bleiben und zu den initial dominierenden Symptomen weitere hinzukommen können, was das Krankheitserleben erheblich verschlechtert. Beim Diabetes stehen anfangs milde Symptome wie vermehrtes Durstgefühl im Vordergrund und die Diagnose kann durch wenige Laborwerte leicht gestellt werden. Durch Änderungen im Lebensstil (Diät, Bewegung, Gewichtsoptimierung) kann die Erkrankung mit ihren ersten morphologisch fassbaren Symptomen scheinbar zum Stillstand gebracht werden. Jedoch bedarf es genauerer Diagnostik, um noch inapparente morphologische Krankheitsmuster frühzeitig erfassbar zu machen. Also ist eine Diskrepanz in der Wahrnehmung einer Heilung aus Patient:innensicht und einer definierten fortschreitenden, chronischen Erkrankung für die Compliance sowie das Verständnis für den ablaufenden Krankheitsprozess Kernbestandteil der Schulungen und fachlichen Begleitung. Da bereits zum Zeitpunkt des ersten erhöhten Blutzuckerwerts ein jahrelanger Untergang der Betazellen im Pankreas vorliegt und bereits erste Gefäßschädigungsmuster erkennbar sind als auch das Herzinfarktrisiko und Risiko für Schlaganfälle erheblich erhöht ist, kann von Patient:innen in dieser für sie asymptomatischen Honeymoon-Phase der Erkrankung kaum nachvollzogen werden. Das Krankheitserscheinungsbild im fortgeschrittenen Stadium der Erkrankung unterscheidet sich erheblich und die zunehmenden Organkomplikationen definieren die Lebensqualität. Wenn jedoch zu Diagnosebeginn (nicht gleichzusetzen mit dem Beginn der Erkrankung, die in der genetischen Disposition begründet ist) bestimmte Therapien greifen, ist eine weitgehend komplikationsarme Verlaufsform möglich. Hier sind wie bei vielen chronischen Erkrankungen der geschulte Umgang und die therapeutische Begleitung wesentlich. Durch diese Maßnahmen kann die Erkrankung um Jahre verschoben werden, aber auch bei schlanken und trainierten Patient:innen kommt es trotzdem zu einem weiteren Betazelluntergang, nur sind die komplikativen Organveränderungen erst im höchsten Lebensalter in der Morphologie einschränkend. So kann eine gute Lebensqualität im Sinne einer selbstständigen Lebensführung deutlich verlängert werden.

Zusammenfassung: *asymptomatische* Erkrankungen, von denen die Patient:innen unbemerkt betroffen sind, werden häufig erst im fortgeschrittenen Stadium bemerkt und diagnostiziert. Durch moderne Labordiagnostik werden diese genetischen Konstellationen als Risikofaktoren erfasst und vor dem Auftreten typischer Symptome individuell eingeordnet. Insoweit ist der Beginn einer Erkrankung mit der Diagnosestellung und nicht zwingend mit dem Auftreten der von Patient:innen erlebten Symptome terminiert. Diese stille *Prä-Phase* geht wahrscheinlich sehr vielen chronischen Krankheiten voraus. Der Schwellenwert, ab dem die Krankheitswahrnehmung beginnt, ist mit einer sehr großen individuellen Spannweite einzuschätzen (Abb. 5.1).

5 Morphologie chronischer Erkrankungen

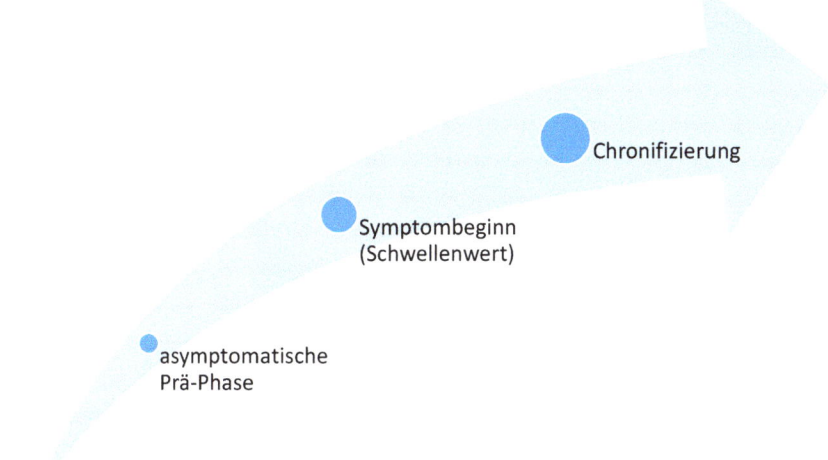

Abb. 5.1 Individueller Schwellenwert des Symptombeginns einer Erkrankung (eigene Darstellung)

5.2 Die Initialerkrankung mit ondulierendem Verlauf

Von dem oben dargestellten Verlauf unterscheidet sich grundlegend ein anderer Erkrankungsmechanismus. Am Beispiel einer Herpesinfektion zeigt sich ein chronologisch anderer Ablauf, der über eine Initialerkrankung gestartet wird, die erst im Verlauf über Jahrzehnte fortschreitet und bei den wechselnden Symptomen eruptiv in Erscheinung treten. Typisch für dieses Muster ist, dass die erste Virusinfektion meist in der Jugend/junges Erwachsenenalter erfolgt, lokal milde auftritt und eine *scheinbare* Abheilung erreicht wird. Kennzeichnend sind jedoch aktive Virusanteile, die sich in Nervenzellen ruhend verhalten, um auf bestimmte Reize erneut aktiviert zu werden und entlang der Nervenfasern sehr schmerzhafte Haut- und Organveränderungen hervorzurufen. Diese Herpes Zoster Infektion (Gürtelrose) liegt also jahrzehntelang zurück, wenn sie diese chronischen Herde auslöst und die die Morphologie aus Sicht der Patient:innen dominiert. Auch hier kann bei entsprechender Labordiagnostik diese Besiedlungssituation erkannt bzw. mit adaptierter Impftechnik sogar in einen asymptomatischen Schlafzustand festgesetzt werden.

Zusammenfassung: Auch eine *Akuterkrankung* kann in einen chronischen Verlauf übergehen, oft beginnend mit schweren Initialsymptomen, die dann in einer fortdauernden Symptomatik verbleiben. Diese Chronifizierung unterhält einen wechselnd intensiven Prozess mit Phasen der Aktivierungen. Oft ist die auslösende Akuterkrankung biografisch nicht klar zuzuordnen. Beispiele hierfür sind Virusinfektionen, die teils Jahre/Jahrzehnte später Immunprozesse freisetzen und die auch hinsichtlich der Symptome mit der Anfangserkrankung nicht im offensichtlichen Zusammenhang stehen (Abb. 5.2).

Abb. 5.2 Onulierender Prozess (eigene Darstellung)

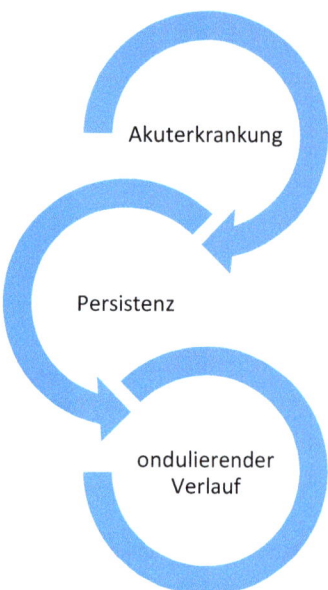

Nach akuter Erkrankung wird ein chronischer Verlauf initiiert, sog. ondulierender Prozess (teils mit erheblichen Schwankungen in der Symptomausprägung).

5.3 Die chronisch degenerative Verlaufsform

Bisher ging man bei mechanischer Gelenkbelastung von einem Verschleißeffekt aus, der letztlich zu Formänderung führt und mit entzündlichen Reizzuständen, z. B. mit Bildung von Flüssigkeitseinlagerungen einhergeht. Dieses *mechanische Weltbild* ist in den letzten Jahren im Wesentlichen komplexer geworden: das statische Knochen-/Gelenkgerüst unterliegt einer sehr präzisen Auf-/und Abbausteuerung. So werden am Stützskelett permanent Umbauprozesse an die mechanische Belastung adaptiert. Zusätzlich zum vitalen Knochenumbau kommt auch eine Syntheseleistung im Bindegewebsbereich, dem noch nicht allzu lange die nötige Bedeutung zugemessen wird: Faszien und Bandapparate. Zu dem Bereich der *Prä-Arthrose* Konstitutionen gehören auch Mikroverletzungen (z. B. Sportüberlastungen), traumatische Fehlbelastungen (z. B. Bänderrisse, Frakturen), post-entzündliche Strukturschäden (z. B. Hüftgelenksnekrosen) und auch genetische Dispositionen (z. B. Chromosomendefekte, Hüftdysplasien). Aus diesem sehr differenzierten individuellen Gefüge kommt es durch Umwelteinflüsse zu biografisch unterschiedlichen morphologischen Ausprägungen und Erkrankungsgeschwindigkeiten. Somit ist das erste Symptom auch zeitlich meist nicht direkt mit dem Auslösemechanismus erkennbar und die Schädigungsmuster kommen erst klinisch durch chronische Schmerzen bei zusätzlichem Muskelabbau in den Vordergrund. Beispiel ist die degenerative Wirbelsäulenveränderung

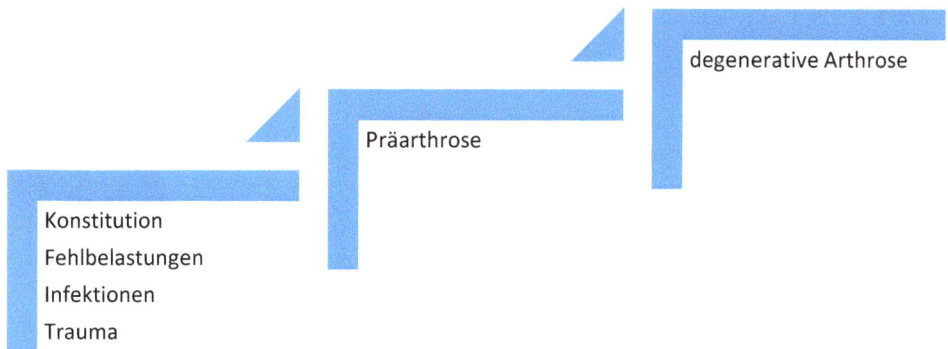

Abb. 5.3 Unterschiedliche Ausgangssituationen der Arthrose (eigene Darstellung)

(z. B. Spondylarthrose, Bandscheibendegeneration), die erste bei zusätzlichem Muskelabbau in Erscheinung tritt, wenn durch Immobilität die autochtone Rückenmuskulatur ihren Stützeffekt verliert: Sarkopenie. Die isolierte Betrachtung auf osseärer Ebene ist eine historisch überholte Interpretation. Somit ist die chronisch degenerative Arthrose in der Zusammenschau anderer Organbefunde einzuordnen und zu therapieren. Bei frühzeitiger Diagnostik und angepasster stadienadaptierter Therapieformen kann die Präarthrosephase verlängert werden, sodass z. B. Gelenkersatzverfahren erst später eingesetzt werden müssen. Schulungen, diätische Empfehlungen und schmerzgelinderte Bewegungstherapien sind hierzu notwendig. In der geriatrischen Frailty-Situation sind diese o. g. Verfahren wesentliche Bestandteile in der Erhaltung einer Selbstständigkeit und sichereren Mobilität (Abb. 5.3).

Aus unterschiedlichen Ausgangssituationen entwickelt sich über ein Initialstadium (Präarthrose) eine chronisch degenerative Veränderung, die für die Symptomatik im Verlauf morphologisch dominierend wird.

5.4 Frailty

Diese mit Gebrechlichkeit nur unzureichend übersetzte Begrifflichkeit stellt eine vulnerable Risikokonstellation der meist betagten Patient:innen dar, die aus der Zusammenkunft einzelner niederschwelliger Störungen eine Abwärtsspirale für das Überleben bedingt, deren Schädigungsmuster äußerst komplex ist und deren Therapieansatz nur multiprofessionell gelingen kann. Meist stürzt ein einzelnes Ereignis (z. B. ein Sturz mit Frakturfolge) die bisherige fragile Konstitution in eine lebenskritische Phase.

Ausgangspunkt ist die biologische Alterung mit eingeschränkter Regenerationsfähigkeit bei Zellalterung (u. a. Stressadaption, Schädigung von Makromolekülen bei zellulären Synthesedefiziten, Proteasenaktivitäten, Oxydationsprozesse, eingeschränkter Metabolisierung, Epigenetik), Osteo-Sarkopenie (gleichzeitige Abbauprozesse muskulärer und osseärer Regenerationsfähigkeit). Hinzu kommen entzündliche Prozesse, die meist bakte-

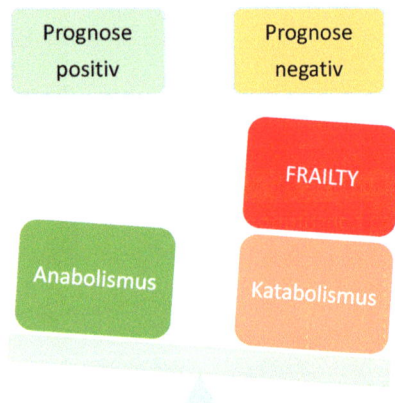

Abb. 5.4 Die Frailty-Balance (eigene Darstellung)

riell ausgelöst, die eingeschränkte zelluläre Abwehrsituation parasitär ausnutzen und schwere Komplikationen auslösen. Diese sich selbst verstärkenden Prozesse bringen die bisherige *at-risk-situation* in eine oft letale Dysbalance. Letztlich sind dann auch kontraproduktive Therapieversuche (z. B. resistenzfördernde Antibiosen) mitschädigend in diesem tragischen Körperzustand. Zu erwähnen ist die verschlechterte Ernährungssituation mit Dysphagien, die kognitiven Beeinträchtigungen durch delirante Situationen und ein fortschreitender muskulärer Abbau durch Immobilität (siehe Beitrag 9). Bisher noch nicht auffallende kardiale, renale und hepatische Organschädigungen komplettieren die morphologische Abwärtsspirale (Abb. 5.4).

Die Balance von Auf- und Abbau (Anabolismus vs. Katabolismus) wird durch Frailty in eine prognostisch ungünstige Position verlagert und eine vollständige Restitution verhindert.

5.5 Degenerative Erkrankungen der Organe und Skelettsysteme

Durch Alterungsprozesse und unterschiedliche mechanische Belastungen des Bewegungsapparats entstehen an den Kontaktpunkten im Gelenkbereich Reaktionszonen, die von Um- und Abbauprozessen gekennzeichnet sind. So sind bei Überlastungen Mikroverletzungen mit anschließenden Entzündungsreaktionen die Folge, wodurch strukturelle Deformierungen und Funktionseinschränkungen entstehen. Beispielhaft seien berufliche Expositionen mit starken Vibrationstraumen, wie bei Presslufthammertätigkeiten aufgeführt, die zu erheblichen mechanischen Destruktionen um betroffene Gelenkbereiche und Mikrofrakturen führen.

Durch Aktivierung des Muskelsystems sind bei physiologischer Belastung Anreize zur Stabilisierung und zum stoffwechselaktiven Aufbau der gelenknahen Strukturen möglich, da die körperliche Adaption an äußere Reize einen anabolen Stimulus setzen. Entscheidend sind die Reizstärke und Reizfrequenz. Falls hier eine Überforderung abverlangt wird, entwickeln sich -über natürliche Alterungsprozesse hinweg- Deformierungen und vorzeitige arthrotische Umbauformationen.

Im Alterungsbereich sind muskuläre Abbauprozesse mit dem Begriff der Sarkopenie umschrieben. Meist ist dies im Zusammenhang mit Immobilität und Ernährungsdefiziten bei akuten und aktivierten chronischen Erkrankungen die Folge. Ergänzend zum Muskelabbau werden knochenbezogene Abbauprozesse (z. B. Osteoporose) als Osteo-Sarkopenie zusammengefasst.

Notwendige Stimuli zum Erhalt muskulärer und ossärer Funktionen sind isometrische und isotone Bewegungsmuster, wobei kurze und häufige Anreize eine höhere zelluläre Antwort auslösen.

Allgemein werden Alterungsprozesse am Bewegungsapparat durch genetische Disposition determiniert. Dieser physiologische Umbau ist von pathologischen Schädigungsmustern zu unterscheiden. Der multifaktorielle degenerative Umbau im Bewegungsapparat als komplexe Anpassung an im Alter geänderte Bedarfskonstellationen ist ein biologisch festgelegter Verlauf, der allenfalls durch Trainingsmaßnahmen modifiziert und verzögert werden kann. Hinzu kommen auch kardiale, pulmonale und hormonelle Alterungsprozesse, die körperliche Belastbarkeit zunehmend einschränken.

Zusammenfassung: Durch Sarkopenie und Osteosarkopenie werden alterungsbezogene Abbauprozesse im Muskel- und Knochenapparat beschrieben. Gelenkdeformitäten und Anpassungsprozesse an physische Belastungssituationen sind dynamisch entstandene körperliche Reaktionen. Gleichzeitig findet eine multifaktorielle physiologische Alterung statt, die von pathologischer Degeneration zu unterscheiden ist.

Prävalenz chronischer Erkrankungen

Detmar Jobst, Klaus Weckbecker und Eva Münster

Inhaltsverzeichnis

6.1	Chronische Krankheiten und Prävalenz – Grundbegriffe	39
6.2	Prävalenz chronischer Krankheiten	41
6.3	Zur Bedeutung hoher Prävalenzen chronischer Krankheiten	43
6.4	Fazit	47
	Literatur	47

6.1 Chronische Krankheiten und Prävalenz – Grundbegriffe

Chronische Krankheiten (ChK) sind lang anhaltende und oft langsam fortschreitende Erkrankungen, die aber nicht unheilbar sein müssen. Chronische Krankheiten bedeuten langfristige Auswirkungen auf die Gesundheit und das tägliche Leben eines Menschen und können psychosoziale Belastungssituationen darstellen. Einzelne oder mehrere Bereiche

---

D. Jobst (✉)
Lehrstuhl für Allgemeinmedizin I und Interprofessionelle Versorgung, Universität Witten/Herdecke, Witten/Herdecke, Deutschland
E-Mail: Detmar.Jobst@uni-wh.de

K. Weckbecker
Lehrstuhl für Allgemeinmedizin I und Interprofessionelle Versorgung, Universität Witten/Herdecke, Witten, Deutschland
E-Mail: klaus.weckbecker@uni-wh.de

E. Münster
Fakultät für Gesundheit (Department für Humanmedizin), Lehrstuhl für Allgemeinmedizin I und Interprofessionelle Versorgung, Universität Witten/Herdecke, Witten, Deutschland
E-Mail: eva.muenster@uni-wh.de

© Der/die Autor(en), exklusiv lizenziert an Springer-Verlag GmbH, DE, ein Teil von Springer Nature 2024
D. Schmitz et al. (Hrsg.), *Chronic Care – Wissenschaft und Praxis*, https://doi.org/10.1007/978-3-662-68415-3_6

des Körpers leiden dauerhaft. Beispiele für chronische Krankheiten sind Diabetes mellitus, Herzinsuffizienz, chronische Atemwegserkrankungen wie chronisch obstruktive Lungenerkrankung (COPD, engl. chronic obstructive pulmonary disease) oder Asthma, rheumatoide Arthritis, chronische Schmerzsyndrome, einige Krebsarten, psychische Erkrankungen wie Depressionen oder Angststörungen und viele andere. Fast immer erfordern sie eine langfristige medizinische Betreuung, angemessene Behandlung und Hilfen zur Bewältigung von Symptomen, um die Lebensqualität der Betroffenen zu verbessern und Komplikationen zu verhindern. Chronische Krankheiten können das tägliche Leben der Betroffenen stark beeinflussen, ihre Aktivitäten und körperlichen, emotionalen und sozialen Möglichkeiten einschränken (siehe Beitrag 10).

Neben dem individuellen Leiden der Patienten stellen das Management und die Bewältigung chronischer Krankheiten eine erhebliche Belastung für das Gesundheitssystem und die Gesellschaft insgesamt dar.

Der Gemeinsame Bundesausschuss definiert exemplarisch in der sogenannten Chroniker-Richtlinie gemäß Paragraf 62 des Sozialgesetzbuchs V, dass eine Krankheit als schwerwiegend chronisch gilt, wenn sie wenigstens ein Jahr lang mindestens einmal pro Quartal ärztlich behandelt wurde. Zusätzlich zur kontinuierlichen medizinischen Versorgungsnotwendigkeit muss ein Pflegegrad 3 bis 5 oder ein Grad der Behinderung von mindestens 60 % festgestellt worden sein. (Gemeinsamer Bundesausschuss 2004). Im ärztlichen Verständnis erschließt sich die Chronizität einer Krankheit auch aus der Diagnose selbst, ohne Angabe einer Zeitdauer. Dies gilt z. B. für Multiple Sklerose, Hypertonie, rheumatoide Arthritis oder Morbus Crohn.

Die Ermittlung der Häufigkeit (Prävalenz) chronischer Krankheiten erfolgt durch epidemiologische Studien, Gesundheitssurveys und Sekundärdatenanalysen, z. B. auf der Basis von Krankenkassendaten. Unterschieden wird die Häufigkeit einer Erkrankung zu einem bestimmten Zeitpunkt (Punkt-Prävalenz) oder innerhalb eines bestimmten Zeitfensters (Perioden-Prävalenz). Epidemiologische Erkenntnisse und Studienergebnisse über chronische Erkrankungen sind bzgl. der Definition von Krankheitschronizität zu hinterfragen.

Das Robert Koch-Institut als Bundesoberbehörde in Deutschland führt regelmäßig bundesweite Erhebungen an Kindern, Jugendlichen und Erwachsenen durch. Dieses sogenannte Gesundheitsmonitoring der Bevölkerung gibt auch Aufschluss über die Prävalenz von chronischen Krankheiten.

Die Umfragen beinhalten oft Fragen zu chronischen Krankheiten und deren Prävalenz, wobei Selbsteinschätzungen dominieren. Ein Zeitraum des Krankheitsgeschehens von 6 Monaten kann zur Feststellung der Chronizität herangezogen werden. Die Daten des Monitorings gelten als repräsentativ für die Wohnbevölkerung in Deutschland, auch wenn Subgruppen, wie Menschen mit Migrationshintergrund oder stationär aufgenommene Menschen (z. B. Krankenhaus, Pflegeheim, Gefängnis) unterrepräsentiert oder gar nicht vertreten sind.

Die Groß-Studie „Gesundheit in Deutschland aktuell" (GEDA-Studie, s. u.) ergänzt weitere Untersuchungs- und Befragungssurveys an Erwachsenen und Kindern, wie auch die Studie zur Gesundheit von Kindern und Jugendlichen in Deutschland (KiGGS-Studie, s. u.). Die GEDA-Studie wird/wurde telefonisch in verschiedenen Jahren erhoben (Befragungswellen). Diese Erhebungen sollten stets bezüglich Selektionseffekten der freiwilligen Teilnahmebereitschaft diskutiert werden.

Ergänzend zu den epidemiologischen Primärerhebungen können Krankenkassen wichtige Informationen liefern. Umfangreiche Daten über die Versicherten und deren Erkrankungen liegen dort vor. Die Daten, vorrangig der Gesetzlichen Krankenkassen, können zur Erfassung der Prävalenz von chronischen Krankheiten wie auch für wissenschaftliche Zwecke genutzt werden. Allerdings ist zu beachten, dass nicht alle Personen in Deutschland bei einer Gesetzlichen Krankenkasse versichert sind und dass nicht alle Krankheiten in den Daten adäquat erfasst wurden, da sie vom Abrechnungsverhalten der Ärzteschaft beeinflusst und ggf. verzerrt werden. Unterschiedliche Studien und Datenquellen liefern unterschiedliche Ergebnisse. Die Prävalenz variiert im Laufe der Zeit, da neue Fälle auftreten und bestehende Fälle geheilt oder verstorben sein können. Sie unterscheidet sich ebenfalls nach Land und je Bevölkerungsgruppe sowie entsprechend den Risikofaktoren. Eine belastbare Erfassung der Prävalenz von ChK braucht also möglichst sichere Datengrundlagen, ausreichend große Stichproben, klare Definitionen von ChK und die Erfassung in definierten Räumen bzw. an mehreren Orten zur gleichen Zeit.

6.2 Prävalenz chronischer Krankheiten

Allgemein gilt, dass chronische Krankheiten weltweit zunehmen. Eine Veröffentlichung zur Multimorbidität in Deutschland (Schmitz et al. 2023) weist die Prävalenzen von chronischen Krankheiten in Deutschland nach Alter und Geschlecht auf. Sie stammen aus 67 Mio. gesetzlichen Versicherungsdaten des Jahres 2014. Die verschiedenen Diagnosen wurden aus einer bereits bestehenden Liste von insgesamt 46 definierten Morbiditäten (van den Bussche et al. 2011) zugeordnet, (s. Abb. 6.1). Ein wellenförmiger Anstieg, der bei knapp unter 10 % von Klein- und Vorschulkindern beginnt und mit dem Alter ansteigt, ist zu erkennen. Ab 80 Lebensjahren sind über 90 % der erfassten Menschen chronisch krank. Betrachtet man die Geschlechter getrennt, erkennt man bei Mädchen und Frauen einen früheren Prävalenzanstieg zwischen dem 15. und 19. Lebensjahr, der sich im Alter von 24 Jahren wieder abflacht. Die stärkere Krankheitslast kann mit Erkrankungen der Fortpflanzungsorgane zusammenhängen. Mit dem Alter steigt die Anzahl an chronischen Krankheiten für beide Geschlechter an. So erreicht in der Altersgruppe von 55–59 Jahren bereits die Hälfte der Frauen und Männer eine durchschnittliche Anzahl von drei chronischen Krankheiten (Schmitz et al. 2023)

Die Hilfslinien quantifizieren den frühen Anstieg weiblicher ChK im Vergleich zu Männern und geben an, in welchem Alter die Hälfte der Menschen in Deutschland drei ChK aufweist.

Aktuellere Erkenntnisse als die Daten von 2014 liefert das Gesundheitsmonitoring des Robert Koch-Instituts durch eine telefonische Befragungswelle 2019/2020-EHIS inner-

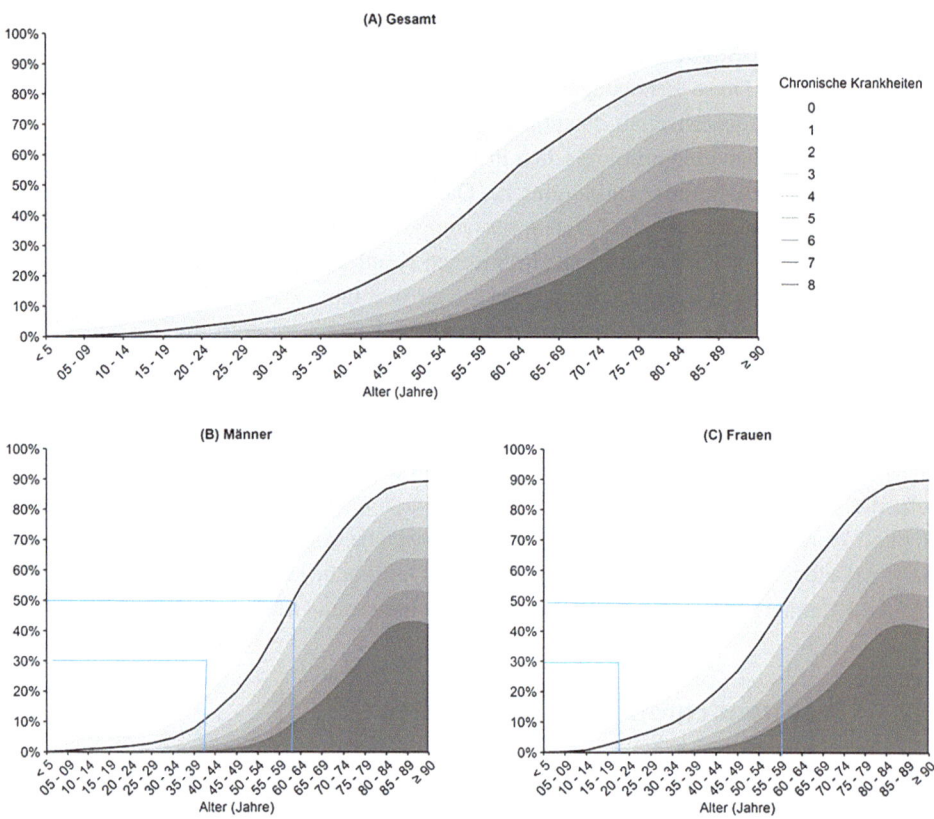

Abb. 6.1 Relativer Anteil an chronischen Krankheiten (keine, 1, 2, 3, 4, 5, 6, 7 oder ≥ 8) pro Altersgruppe für (**a**) das gesamte Kollektiv sowie für (**b**) Männer und (**c**) Frauen. Die schwarze Linie gibt jeweils die Prävalenz der Multimorbidität (≥ 3 chronische Krankheiten) im Verlauf nach den Altersgruppen an (Schmitz et al. 2023, © Thieme)

halb der Studie Gesundheit in Deutschland aktuell (GEDA). Hierbei haben insgesamt etwa 23.000 Personen im Zeitraum April 2019 bis September 2020 an telefonischen Interviews teilgenommen (Heidemann et al. 2021). Mit folgender Fragestellung und Erläuterung wurde das Vorliegen einer chronischen Krankheit oder eines lang andauernden gesundheitlichen Problems erfasst:(Gutsche et al. 2021) „Haben Sie eine chronische Krankheit oder ein lang andauerndes gesundheitliches Problem? Damit gemeint sind Krankheiten oder gesundheitliche Probleme, die mindestens 6 Monate andauern oder voraussichtlich andauern werden." (Gutsche et al. 2021, S. 5). Insgesamt 49,2 % (95 %-Konfidenzintervall (KI, Vertrauensbereich) 48,2–50,2 %) der Teilnehmenden bejahten diese Frage, Frauen mit 51,9 % häufiger als Männern mit 46,4 %. Auch bei den Selbstangaben steigt die Prävalenz mit zunehmendem Alter, wie zu erwarten. Sie liegt bei 33,8 % bei den 18–29-Jährigen und bei 61,9 % bei den 80-Jährigen und älteren. (Heidemann et al. 2021)

Bedeutende Prävalenzunterschiede zwischen den Daten der Gesetzlichen Krankenversicherung und der GEDA-Studie sind erkennbar. Dies ist u. a. durch die Selektion in der Teilnahme zu erklären: In die Daten der Gesetzlichen Krankenversicherung fließen auch Erkenntnisse von Versicherten ein, die an keiner Studie teilnehmen wollen oder nicht in der Lage sind, an einer telefonischen Befragung teilzunehmen.

Auch die Todesursachenstatistik des Statistischen Bundesamtes (Gesundheitsberichterstattung des Bundes 2023) kann einen Einblick in die Relevanz einer chronischen Erkrankung geben: Auf Platz 1 der Todesursachenstatistik steht die chronisch ischämische Herzkrankheit bzw. koronare Herzkrankheit (KHK) (ICD-10: I25), an der jedes Jahr um die 75 Tausend Menschen in Deutschland versterben. Diese Zahl ist von 93 Tausend im Jahr 2001 gesunken (Gesundheitsberichterstattung des Bundes 2023). Hieran ist der Erfolg von Behandlungsmethoden und der Vermeidung von Risikofaktoren erkennbar. Generell hat die Prävalenz der koronaren Herzkrankheit, so Berechnungen des Robert Koch-Institutes, bei Frauen abgenommen (Gößwald et al. 2013): So lag die Lebenszeitprävalenz der KHK in der älteren Erhebung noch bei 10,4 % aller Befragten (95 %-KI 9,3–11,7 %), Männer mit 12,1 % (95 %-KI 10,8–13,6 %) und Frauen mit 8,9 % (95 %-KI 7,4–10,6 %), während in der jüngeren Erhebung die Prävalenz der KHK im Gesamtkollektiv und bei den Frauen niedriger lag: Im Gesamtkollektiv bei 9,3 % (95 %-KI 8,4–10,3 %) und bei Frauen mit 6,4 % (95 %-KI 5,4–7,6 %). Im männlichen Kollektiv konnte in der jüngeren Erhebung keine Prävalenzveränderung mit 12,3 % (95 %-KI 10,8–14,0 %) im Vergleich zur älteren Erhebung festgestellt werden. (Gößwald et al. 2013)

Das Robert Koch-Institut führt ergänzend zu den Studien an Erwachsenen auch Erhebungen an Kindern und Jugendlichen durch. Der Kinder- und Jugendgesundheitssurvey (KiGGS) erfasst wichtige Daten zu Gesundheitsproblemen bei der Zielgruppe. So wurde in der 1. Welle (2009–2011) telefonisch über Selbstangaben der Eltern oder des Kindes eine Prävalenz von chronischen Erkrankungen bzw. langandauernden Gesundheitsproblemen von 16,2 % bei den Kindern und Jugendlichen im Alter von 0–17 Jahren ermittelt. Jungen weisen mit 17,9 % eine höhere Prävalenz an chronischen Krankheiten bzw. Gesundheitsproblemen im Vergleich zu Mädchen mit 14,3 % auf (Neuhauser und Poethko-Müller 2014). Sie sind häufiger übergewichtig und leiden häufiger an ADHS, wobei hier auch eine Selektionsverzerrung aufgrund unterschiedlicher Teilnahmebereitschaft zu diskutieren ist. Eine Herzkrankheit wurde bei 2,0 % der 0- bis 6-Jährigen (Mädchen 2,1 %, Jungen 1,9 %) erfasst.

6.3 Zur Bedeutung hoher Prävalenzen chronischer Krankheiten

1. Persönliches Leiden

Während die betroffenen Kranken sich meist um Haltung und Bewältigung mühen, sodass ihr Leiden für Dritte weniger offensichtlich wird, können (pflegende) Angehörige sehr authentisch berichten, welche Niedergeschlagenheit, welche Schmerzen, welche Sinnfragen chronisch kranke Menschen quälen, bietet sich ihnen doch oft das gesamte Zustandsbild (vgl. DEGAM Leitlinie Nr. 6, Pflegende Angehörige). Nicht jede chronische Krankheit benötigt Krankenpflege, aber 4,96 Mio. Menschen waren Ende 2021 in Deutschland pflegebedürftig im Sinne der gesetzlichen Krankenversicherung (DeStatis). Mehr als zwei Drittel davon werden zu Hause gepflegt. In der Krankenpflege sind 2023 etwa 1,3 Mio. Menschen tätig. Die Belastungen durch pflegebedürftige chronisch Kranke können sehr ausgeprägt sein, sodass es notwendig wird, Pflege- und Versorgungsaufgaben auf mehrere Schultern/Säulen zu verteilen. Hier kommen der hausärztlichen Medizin, dem menschlichen und psychologischen Beistand, dem inklusiven Denken und der Medikation die bedeutendsten Rollen zu.

Welchen Beitrag können chronisch kranke Menschen selber leisten? „Mehr als die Hälfte der befragten Menschen mit chronischen Erkrankungen hat angegeben, ihre Krankheit im Großen und Ganzen gut im Griff zu haben." (Stiftung Gesundheitswissen 2022, Abschn. 6.1). 55 % der Befragten ohne Einschränkungen sagten, dass sie mit ihrer Krankheit gut umgehen können, aber nur 27 % der Menschen mit erheblichen Einschränkungen. „Der eigenen Lebensweise schreiben Gesunde (53 %) wie auch chronisch Kranke insgesamt (48 %) mit Abstand den größten Einfluss auf Krankheitsrisiken zu." (Stiftung Gesundheitswissen 2022, Abschn. 6.2) Chronisch Kranke leben deutlich gesünder als Nicht-Kranke, machen jedoch weniger Sport und nehmen mehr Medikamente (Stiftung Gesundheitswissen 2022).

Wie sich chronisch Kranke am besten unterstützt und versorgt fühlen, untersucht eine Studie der Robert-Bosch-Stiftung (Güthlin et al. 2020). Am Beispiel von Patienten und Patientinnen mit Herzinsuffizienz ergaben sich folgende Erkenntnisse:

- Gute Versorgung ermöglicht Orientierung, unterstützt beim Selbstmanagement und zur Akzeptanz der chronischen Erkrankung, gibt Sicherheit durch Betreuung, reagiert individuell. Sicherheit vermittelt ebenfalls die Wirksamkeit von Medikamenten.
- Gute Versorgung bietet zeitnahe Hilfe und ist sinnvoll organisiert, sodass es zumindest keine Fehler und Mängel gibt. Gute Versorgung hat viele Säulen.
- Gute Versorgung behandelt Menschen, nicht Fälle. Sie offenbart sich in wechselseitigen Gesprächen ohne Zeitnot und in einer perspektivischen und gleichberechtigten Beziehung. Die Chemie muss stimmen. (Güthlin et al. 2020)

2. Zur Versorgungssituation

Das deutsche Versicherungssystem ermöglicht die weitgehende Versorgung chronisch kranker, auch schwerkranker Menschen. Allein der Wegeaufwand für Dialysepatient:innen könnte viele Familien in finanzielle Schwierigkeiten bringen – die dreimal wöchentliche Durchführung der Dialyse wäre unbezahlbar. Ausgeprägte gesetzlichen Unterstützungsleistungen, die auch in der solidarischen Pflegeversicherung zum Ausdruck kommen, werden ergänzt durch Erleichterungen im Arbeitsrecht für pflegende Angehörige und Langzeiterkrankte und im Sozialgesetzbuch durch Elemente der Tagespflege und der stationären Kurzzeitpflege. Chronisch Kranke können sich in spezifischen Selbsthilfegruppen Unterstützung und Spezialwissen erwerben, demenziell Erkrankte haben Anspruch auf Demenzhelfer:innen, für eine Reihe von ChK gibt es alle drei bis vier Jahre Rehabilitationsleistungen, für sechs ChK bestehen Disease-Management-Programme. Die ärztliche und die psychotherapeutische Versorgung werden im GKV-System vollständig bezahlt, auch sehr teure Medikamente kosten die Erkrankten maximal 10 € je 100 Tabletten. Einkommensarme Menschen können sich solche Zuzahlungen, die das Versicherungssystem jedem auferlegt, häufig nicht leisten. Sie erhalten auf Antrag eine Befreiung davon.

Die große und zunehmende Zahl chronisch kranker Menschen führt allerdings zu erkennbaren und im Einzelnen schwer überwindbaren Engpässen. Dies gilt z. B. für die Facharztpräsenz in der Orthopädie, Neurologie/Psychiatrie oder Gastroenterologie, für radiologische Schnittbilduntersuchungen, für ambulante Pflegedienste, für Termine zu Physio- und für Psychotherapie. In manchen Landkreisen stellt sich die Versorgungslage sogar als mangelhaft dar, in Universitätsstädten ist sie meist ausgesprochen gut.

3. Gesellschaftliche und ökonomische Auswirkungen

Die o. a. Untersuchung von Güthlin et al. (2020) befasst sich auch mit der Krankheitslast und verlorenen gesunden Lebensjahren. Hiernach gingen 2017 ca. 26 Mio. gesunde Lebensjahre in Deutschland verloren (s. Abb. 6.2). Über 2 Mio. Menschen starben vorzeitig durch die koronare Herzkrankheit und ca. 180.000 durch Diabetes mellitus.

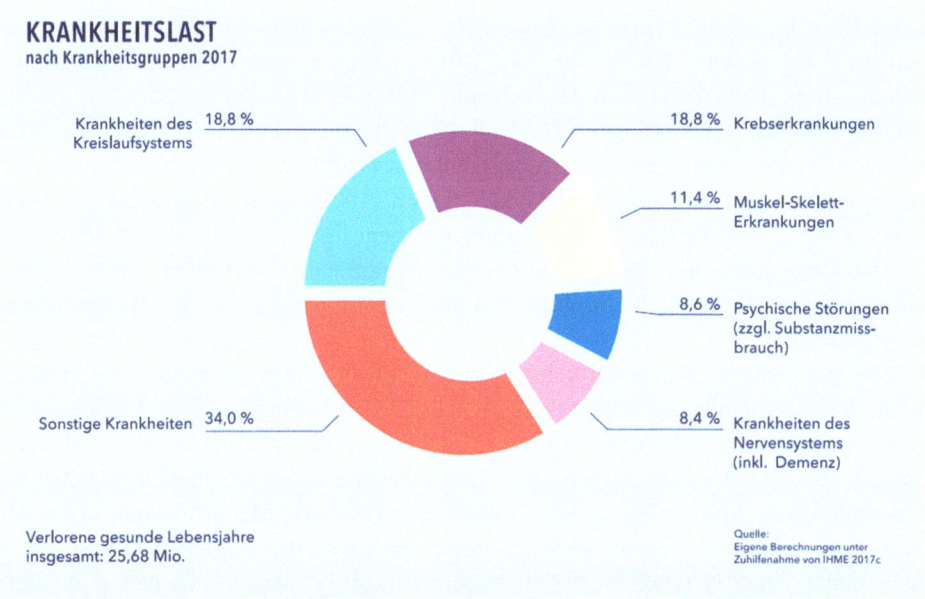

Abb. 6.2 Prävalenz der Krankheitslast ausgewählter chronischer Erkrankungen. (Güthlin et al. 2020)

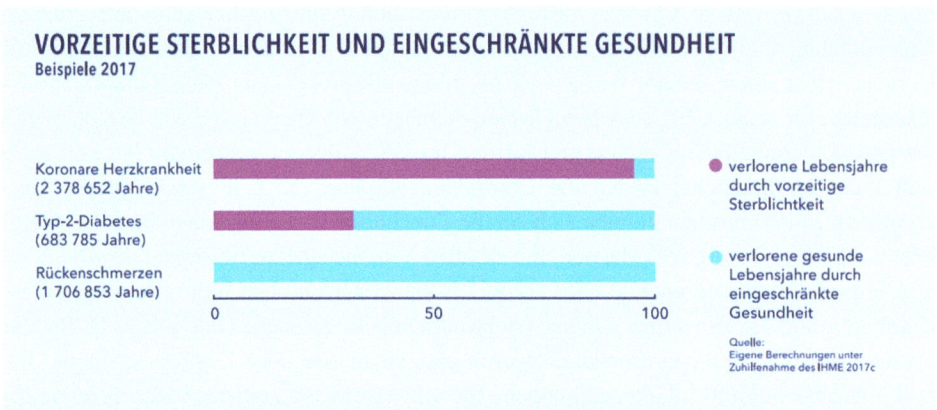

Abb. 6.3 Vorzeitige Sterblichkeit und eingeschränkte Gesundheit. (Güthlin et al. 2020)

Durch Rückenschmerzen wurden 1,7 Mio. Jahre vom Kranksein bestimmt (s. Abb. 6.3) (Güthlin et al. 2020). Hinter diesen erschreckenden hohen Zahlen stehen nicht nur das große Leid der Betroffenen, nicht nur die Bemühungen um Linderung und Versorgung, sondern implizit auch der Druck zur zukünftigen Minderung und Vermeidung verlorener gesunder Lebensjahre – mithin eine Aufforderung zu mehr Prävention und Chronic Care!

Neben das individuelle Leiden tritt die ökonomische Belastung der Gesellschaft. Demenzielle Erkrankungen, solche der Wirbelsäule und des Rückens, der Hirngefäße sowie Hypertonie und Depression verursachten 2015 Kosten von 54,9 Mrd. Euro (Statistisches Bundesamt 2015). Im Jahr 2019 entfielen mehr als ein Fünftel der Arbeitsunfähigkeits-Zeiten auf Muskel- und Skelett-Erkrankungen (22,4 %), gefolgt von psychischen Erkrankungen (11,9 %). 40 % der Langzeit-Arbeitslosigkeit rekrutiert sich aus den beiden Bereichen (Meyer und Buschle 2020). Psychische Erkrankungen bedingen die meisten Erwerbsunfähigkeitsrenten. Alle Ausfallzeiten gemeinsam vermindern die wirtschaftliche Wertschöpfung und benötigen zusätzliche Aufwendungen für die Gesundung und Rehabilitation der Erkrankten. Die frühen Rentenantritte schwächen die Solidargemeinschaft und fordern mittelbar von den Berufstätigen, mehr zu leisten.

Chronisch kranke Menschen nehmen regelmäßig und teils jahrzehntelang Medikamente ein. Der Medikamentengebrauch nimmt mit dem Alter bis etwa zum 85. Lebensjahr kontinuierlich zu. Den ökonomischen entsprechen die ökologischen Belastungen. Menschliche Ausscheidungen von Arzneimitteln beispielsweise beschäftigen nicht nur die Abwasserreinigung, um die Flüsse von (weiterhin wirksamen) Medikamentenmetaboliten freizuhalten. Auch die Trinkwasserversorgung registriert die Mikrobelastungen durch Arzneimittel im Roh-Trinkwasser und muss sich ggf. um deren Elimination aus dem Trinkwasser kümmern.

6.4 Fazit

Zusammenfassend ist zu konstatieren, dass das Auftreten chronischer Erkrankungen von psychosozialen und sozioökonomischen Faktoren, Lebensstilen, genetischen Dispositionen, Umweltfaktoren und der medizinischen Versorgung abhängt. Variablen auf individueller, gesellschaftlicher und wissenschaftlicher Ebene wirken auf die Häufigkeitsfeststellung von chronischen Krankheiten, sodass es je nach Erkrankung und betrachteter Bevölkerungsgruppe zu extremen Differenzen in der Prävalenzerhebung kommen kann. Zusammen mit der starken individuellen und familiären Belastung chronisch kranker Menschen überwältigt die schiere Anzahl von Millionen Betroffener in Deutschland und in vielen Teilen der Welt. Individuelle und gesamtgesellschaftliche Hilfe sind in großem Maßstab zu organisieren. Bisher gelingt dies in Deutschland. Die Anforderungen an Unterstützung und medizinische Hilfe werden mit der Lebenserwartung und dem medizinischen Fortschritt allerdings noch zunehmen. Prävention und chronischer Versorgung, beide im Sinne von Chronic Care, kommen daher zukünftig eine noch größere Bedeutung zu. Herz-Kreislauf-Erkrankungen und Diabetes Typ 2 wie auch chronische Atemwegserkrankungen und einige Infektionskrankheiten eignen sich exzellent für präventive Verhaltens- wie Verhältnisprävention. Teilweise wurden die entsprechenden Maßnahmen bereits eingeleitet. Nur wenn die Prävalenz chronischer Erkrankungen vermindert wird, kann eine Versorgung auf dem bisherigen Niveau aufrecht gehalten werden.

Literatur

van den Bussche H, Koller D, Kolonko T, Hansen H, Wegscheider K, Glaeske G, von Leitner E-C, Schäfer I, Schön G (2011) Which chronic diseases and disease combinations are specific to multimorbidity in the elderly? Results of a claims data based cross-sectional study in Germany. BMC Pub Health 11:101. https://doi.org/10.1186/1471-2458-11-101. Zugegriffen am 10.02.2024

Gemeinsamer Bundesausschuss (2004) Richtlinie des Gemeinsamen Bundesausschusses zur Umsetzung der Regelungen in § 62 für schwerwiegend chronisch Erkrankte: („Chroniker-Richtlinie"). https://www.g-ba.de/richtlinien/8. Zugegriffen am 10.02.2024

Gesundheitsberichterstattung des Bundes (09. Aug 2023) Sterbefälle (absolut, Sterbeziffer, Ränge, Anteile) für die 10/20/50/100 häufigsten Todesursachen (ab 1998) Gliederungsmerkmale: Jahre, Region, Alter, Geschlecht, ICD-10. https://www.gbe-bund.de/gbe/pkg_isgbe5.prc_menu_olap?p_uid=gast&p_aid=81538905&p_sprache=D&p_help=0&p_indnr=517&p_indsp=&p_ityp=H&p_fid=. Zugegriffen am 10.02.2024

Gößwald A, Schienkiewitz A, Nowossadeck E, Busch MA (2013) Prävalenz von Herzinfarkt und koronarer Herzkrankheit bei Erwachsenen im Alter von 40 bis 79 Jahren in Deutschland: Ergebnisse der Studie zur Gesundheit Erwachsener in Deutschland (DEGS1) [Prevalence of myocardial infarction and coronary heart disease in adults aged 40–79 years in Germany: results of the German Health Interview and Examination Survey for Adults (DEGS1)]. Bundesgesundheitsbl Gesundheitsforsch Gesundheitsschutz 56(5–6):650–655. https://doi.org/10.1007/s00103-013-1666-9. Zugegriffen am 10.02.2024

Güthlin C, Köhler S, Dieckelmann M (2020) Chronisch krank sein in Deutschland: Zahlen, Fakten und Versorgungserfahrungen. Goethe-Universität, Frankfurt am Main, Institut für Allgemeinmedizin. https://publikationen.ub.uni-frankfurt.de/frontdoor/index/index/docId/55045. Zugegriffen am 10.02.2024

Gutsche J, Hintzpeter B, Prütz F, Rabenberg M, Rommel A, Ryl L, Saß A-C, Seeling S, Ziese T (2021) Journal of Health Monitoring, Fragebogen zur Studie Gesundheit in Deutschland aktuell: GEDA 2019/2020-EHIS: GESUNDHEITSBERICHTERSTATTUNG DES BUNDES GEMEINSAM GETRAGEN VON RKI UND DESTATIS. Robert Koch-Institut. https://www.rki.de/DE/Content/Gesundheitsmonitoring/Gesundheitsberichterstattung/GBEDownloadsJ/Supplement/JoHM_03_2021_Fragebogen_GEDA_2019_2020_EHIS.pdf?__blob=publicationFile. Zugegriffen am 10.02.2024

Heidemann C, Scheidt-Nave C, Beyer A-K, Baumert J, Thamm, R, Maier B, Neuhauser H [Hannelore], Fuchs J, Kuhnert R, Hapke U (2021) Gesundheitliche Lage von Erwachsenen in Deutschland – Ergebnisse zu ausgewählten Indikatoren der Studie GEDA 2019/2020-EHIS. https://edoc.rki.de/handle/176904/8749. Zugegriffen am 10.02.2024

Meyer N, Buschle Ch (2020) Soziale Arbeit in der Corona-Pandemie (2020): Zwischen Überforderung und Marginalisierung. IUBH Discussion Papers, Reihe: Sozialwissenschaften 1:4. https://eproofing.springer.com/ePb/books/dmuZi0ev4zJulSOeHW6h2bITqk8kzgt_gClE26y-Y3OUVzAnh0FvniOCRnGLevG2DH_xZfaoGQw8BruiobW4gd5yGcOQVRySLmh-P0DHh8EPv1XN0UBMD6z0mZOTqlnz8xwHj6lgQnLb6uLcuXItCIw==?lang=2. Zugegriffen am 14.02.2024

Neuhauser H [H.], Poethko-Müller C (2014) Chronische Erkrankungen und impfpräventable Infektionserkrankungen bei Kindern und Jugendlichen in Deutschland : Ergebnisse der KiGGS-Studie – Erste Folgebefragung (KiGGS Welle 1) [Chronic and vaccine-preventable diseases in children and adolescents in Germany: results of the KiGGS study: first follow up (KiGGS wave 1)]. Bundesgesundheitsbl Gesundheitsforsch Gesundheitsschutz 57(7):779–788. https://doi.org/10.1007/s00103-014-1976-6. Zugegriffen am 10.02.2024

Schmitz M-T, Just JM, Weckbecker K, Schmid M, Münster E (2023) Multimorbidität in Deutschland und ihre Bedeutung für die Versorgung der Zukunft – eine Sekundärdatenanalyse basierend auf 67 Mio. Versichertendaten [Multimorbidity and its Importance in Future Health Care in Germany: a Secondary Data Analysis Based on 67 Million Health Insurance Policy Holders]. Gesundheitswesen (Bundesverband der Arzte des Öffentlichen Gesundheitsdienstes (Germany)). Vorab-Onlinepublikation. https://doi.org/10.1055/a-2011-5423. Zugegriffen am 10.02.2024

Statistisches Bundesamt (2015) Statistisches Jahrbuch 2015: Deutschland und Internationales. Statistisches Bundesamt. https://www.statistischebibliothek.de/mir/servlets/MCRFileNodeServlet/DEAusgabe_derivate_00000229/StatistischesJahrbuch2015.pdf. Zugegriffen am 10.02.2024

Stiftung Gesundheitswissen (2022) Chronisch Kranke: Je stärker die Einschränkungen, desto geringer der Glauben an die Selbstwirksamkeit. Stiftung Gesundheitswissen. https://www.stiftung-gesundheitswissen.de/projekte/chronisch-kranke-je-staerker-die-einschraenkungen-desto-geringer-glauben-an-selbstwirksamkeit. Zugegriffen am 10.02.2024

Ätiologie chronischer Krankheiten

Detmar Jobst, Klaus Weckbecker und Eva Münster

Inhaltsverzeichnis

7.1	Ursachen-Cluster	50
7.2	Herz-Kreislauf-Erkrankungen	51
7.3	Chronische Gelenkschmerzen	53
7.4	Chronische virale Entzündungen	54
7.5	Chronische metabolische Störungen	55
7.6	Chronische Bronchitis/COPD (chronisch obstruktive Lungenerkrankung)	56
7.7	Chronische Krankheiten mit unbekannter oder vermuteter Ätiologie	57
7.8	Ätiologie chronischer Erkrankungen, Resümee	57
Literatur		58

D. Jobst (✉)
Fakultät für Gesundheit (Department für Humanmedizin), Lehrstuhl für Allgemeinmedizin I und Interprofessionelle Versorgung, Universität Witten-Herdecke,
Witten-Herdecke, Deutschland
E-Mail: Detmar.Jobst@uni-wh.de

K. Weckbecker
Fakultät für Gesundheit (Department für Humanmedizin), Lehrstuhl für Allgemeinmedizin I und Interprofessionelle Versorgung, Universität Witten/Herdecke, Witten, Deutschland
E-Mail: klaus.weckbecker@uni-wh.de

E. Münster
Fakultät für Gesundheit (Department für Humanmedizin), Lehrstuhl für Allgemeinmedizin I und Interprofessionelle Versorgung, Universität Witten/Herdecke, Witten, Deutschland
E-Mail: eva.muenster@uni-wh.de

© Der/die Autor(en), exklusiv lizenziert an Springer-Verlag GmbH, DE, ein Teil von Springer Nature 2024
D. Schmitz et al. (Hrsg.), *Chronic Care – Wissenschaft und Praxis*,
https://doi.org/10.1007/978-3-662-68415-3_7

7.1 Ursachen-Cluster

Die Ätiologie als Lehre von den Krankheitsursachen, kann bei chronischen Krankheiten in veränderbare und nicht-veränderbaren Ursachen unterteilt werden. Zu unterscheiden sind

- Lebensstile und psychosoziale Faktoren
- Unfälle, chronifizierte Infektionen, Umweltnoxen (umweltbedingte Schäden, z. B. durch Hitze, Rauchgas, Radonstrahlung)
- Genetik und genetische Dispositionen
- unklare Krankheitsursachen (z. B. bei funktionellen Störungen)

Faktoren aus diesen Clustern sind, auch in Kombination, im Wesentlichen für die Entwicklung von chronischen Krankheiten ursächlich. Die Kenntnis einzelner Ursachen und Interaktionen ist notwendig, um zielgerichtete Maßnahmen zur Prävention und Risikominderung entwickeln zu können. Gerade bei schicksalhaft erscheinenden Krankheitsverläufen erleichtert eine frühe ätiologische Einordnung ein *Chronic Care-Model*. Im Folgenden wird versucht, für die angegebenen Ursachen-Cluster Beispiele anzuführen – sowohl solche, bei denen ein präventiver oder kurativer Ansatz erfolgreich erscheint als auch Beispiele, bei denen eine *chronische* Betreuung wegen mangelnder Aussicht auf Heilung erforderlich ist. Zunächst aber ein kurzer Blick auf die Historie.

1. Historie

Über die Ursache von Krankheiten gab es bis in die jüngste Neuzeit fantasievolle, häufig falsche Vorstellungen. Bis in die 1950er-Jahre galten beispielsweise Asthma bronchiale, Migräne und die chronisch entzündlichen Darmerkrankungen als psychosomatisch verursacht. Andere Krankheiten wurden als primär, essenziell oder idiopathisch bezeichnet, so z. B. die arterielle Hypertonie, was bedeutete, dass man die unbekannte Krankheitsursache mit einem Fremdwort abtat. Deutlich verbesserte diagnostische Verfahren erlauben seitdem neben genaueren Diagnosen oft auch die zugrunde liegende Ätiologie zu erkennen. So konnte z. B. eine zuvor als *perniziös* (unheilbar) bezeichnete Erkrankung auf einen B12-Vitaminmangel zurückgeführt werden, der *Kretinismus* (bleibende Störung der körperlichen und geistigen Entwicklung) auf das frühkindliche Defizit an Schilddrüsenhormon, das chronische Unterschenkelulkus auf eine arterio-venöse Ernährungsstörung der Haut.

7.2 Herz-Kreislauf-Erkrankungen

1. Koronare Herzkrankheit (KHK)

Koronare Perfusionsstörungen lassen trotz unterschiedlicher genetischer Dispositionen der Betroffenen und trotz Neigung zur Chronizität einen präventiv-kurativen Ansatz aussichtsreich erscheinen. Sie erfordern also in frühen Krankheitsphasen keine Chronic Care-Konzepte.

Koronare Risiken Etabliert haben sich zur Abschätzung eines koronaren kardialen Risikos ARRIBA-Herz-, PROCAM- oder ESC-Score. Die Scores kombinieren Lebensstil-Faktoren (Ernährung, Zigarettenrauchen), eine familiäre Neigung zu frühen Herzinfarkten oder zu hohem Blutdruck, das Lebensalter sowie die Laborbefunde für Cholesterin und Blutzucker. Diese Parameter erlauben zuverlässige Prognosen für den Eintritt eines Herzinfarktes, prozentual ausgedrückt in einem 10-Jahres-Risiko. Patient:innen können am Bildschirm in der Arztpraxis erfahren, wie stark sie gefährdet sind und welche Wirksamkeit Verhaltensänderungen oder Medikamente entfalten, demonstriert an der Senkung ihres Risikos. Der ARRIBA-Score ermöglicht unmittelbar nach dem Eintrag dieser Parameter, die Risikoreduktionen zu berechnen.

Ätiologisch durch Entzündungen der Gefäß-Innenwand (Endothel) und Arteriosklerose bedingt, hat die gefäßverengende Krankheit häufig im frühen Erwachsenenalter bereits begonnen und kann chronisch fortschreiten. Eine Krankheitslast besteht für Betroffene meist nicht, wenn man davon absieht, dass sie den ärztlichen Empfehlungen folgen müssten, um nicht frühzeitig manifest krank zu werden.

Die Chronizität und den Verlauf der Erkrankung halten Patient:innen und Ärzt:innen partiell in ihren eigenen Händen. Die Aufmerksamkeit, die beide Seiten dem Problem widmen, bestimmt den Erfolg der Prävention (jährliche Check-ups, Disease-Management-Programm (DMP KHK), Herzsport, ggf. Medikamente und Unterlassen von riskanten Verhaltensweisen). Rasche Verläufe aufgrund ungünstiger genetischer Lipoproteinprofile im Blut bedürfen zusätzlich einer medikamentösen Dauertherapie oder intermittierender Plasmapherese (maschinelle Blutreinigung).

2. Zustand nach Herzinfarkt/Myokardinfarkt

Für Herzinfarkte (MI, engl. myocardial infarction) oder Hirninfarkte mit vergleichbarer Ätiologie existieren etablierte Notfall- und Frühmobilisierungs-Verfahren. Danach ergibt sich eine veränderte Situation, deren Outcome von der frühen Diagnose und der Geschwindigkeit der Hilfeleistung abhängen. Seit der rechtzeitigen Anwendung von Stents kann nahezu ein Status quo ante nach Herzinfarkten wiederhergestellt werden – also besteht eine geringe Krankheitslast, jedoch mit einer konkreteren und bereits erlebten Lebensbedrohung. Chronic Care zielt in der Folge auf die sogenannte Sekundärprävention: Man versucht, einen erneuten Infarkt zu verhindern und bedient sich derselben Maßnahmen wie zuvor – nun mit mehr Verlässlichkeit durchgeführt, meist incl. mehrerer Dauer-Medikamenten und oft für eine längere Zeit beibehalten (Patient:innen-Selbstmanagement).

3. Herzinsuffizienz

Strukturelle Schäden nach einem MI oder bei einer chronisch schlechten Koronarperfusion (chronisch ischämische Herzkrankheit, KHK) gehen mit verminderter Herzleistung einher. Die Diagnose heißt Herzinsuffizienz (HI, Herzleistungsschwäche). Außer MI kommen dafür ätiologisch weitere Erkrankungen in Betracht, z. B. Bluthochdruck, Herzklappenfehler, chronisches Vorhof-Flimmern oder Kardiomyopathien (chronische Störungen der Muskel- und elektrophysiologischen Funktionen). Die Ursachen für diese Erkrankungen liegen in angeborenen oder erworbenen Klappenvitien oder in chronischen Schäden des Arbeitsmyokards/des Reizleitungssystems durch druckbedingte, alkoholtoxische, infektiöse, allergische oder autoimmune Angriffe und Belastungen.

Die Symptome einer HI gleichen sich bei allen genannten Ursachen: Körperliche Leistungseinbußen, Belastungsluftnot, Knöchel- oder Beinödeme, Feuchtigkeit in der Lunge, Nierenfunktionsstörungen und Verdauungsprobleme zeigen die Herzschwäche an. Das Herz verliert an Kontraktionskraft, bleibt auch in der Systole geweitet und gefüllt, die Herzklappen finden nicht mehr zueinander, das Blutvolumen kann nicht mehr ausreichend umgepumpt werden.

Ausgeprägtere HI verkürzen das Leben signifikant. Sie bedürfen eines Chronic Care-Modells, einer Multimedikation und eines DMP HI. Es steht für alle gesetzliche Versicherten in ganz Deutschland bereit, wurde aber bisher nicht eingeführt.

4. Arterielle Hypertonie

Für die hinsichtlich HI ätiologisch bedeutsame arterielle Hypertonie ist ebenfalls eine dauerhafte Aufmerksamkeit und Behandlung geboten. Hypertonie ist eine sehr häufige, gut behandelbare chronische Erkrankung gemischter Ätiologie. Ursächlich blutdrucksteigernd wirkt die adrenerge Stimulation durch unsere Lebensweise mit Zeitstress bei mangelnder körperlicher Betätigung, Lärm, Schlafmangel oder -störungen und weiteren Stressoren. Hypertonie geht häufig mit Übergewicht und Diabetes Typ 2 einher. Bei vielen Erwachsenen trifft dieses ätiologische Bündel auf eine familiäre Veranlagung. Es resultieren dauerhaft erhöhte RR-Werte. Bei Menschen über 65 Jahren führt die Elastizitätsabnahme der arteriellen Gefäße zu einer weiteren Blutdruckerhöhung und verstärkter Herzbelastung. Die Hypertoniebehandlung geschieht überwiegend medikamentös – eine veränderte Lebensführung gelingt nur partiell. Entspannungsverfahren, Gewichtabnahme und Ausdauersport sind wesentliche flankierende Maßnahmen, die helfen, Medikamente einzusparen. Seit 2021 gibt es einen Sondervertrag „Hypertonie" zwischen den Krankenkassen und der Kassenärztlichen Vereinigung Westfalen-Lippe. Er ähnelt einem DMP.

7.3 Chronische Gelenkschmerzen

1. **Arthrose**

Wenn man auf die Chronizität von Gelenkschmerzen fokussiert, steht die Arthrose epidemiologisch (und volkswirtschaftlich) ganz im Vordergrund. Wie die KHK nimmt sie mit dem Lebensalter unvermeidlich zu, stellt also ein biologisches Lebensrisiko dar. Die Arthrose ist im Unterschied zur arteriosklerotischen Gefäßverengung eher mit dem Begriff *Verschleiß* als mit unerwünschten Ablagerungen verbunden. Mitursächlich scheint beiden Erkrankungen eine langdauernde, träge Entzündungskomponente zu sein.

2. **Knorpelschäden**

An den (Verschleiß-)Prozessen im Gelenk, die ohne stürmische Entzündungen verlaufen, ist vor allem der Knorpel beteiligt. Als Gewebe ohne eigene Blutversorgung kann er durch wiederholte Mikrotraumen (z. B. durch Kontaktsportarten), Unfälle oder schiefe Gelenkachsen irreversible Schäden erleiden. Das Körpergewicht und der aufrechten Gang belasteten Gelenke der unteren Körperpartie in jedem Lebensalter. Es kommt mit der Belastung und dem Alter zunehmend zu Knorpelschäden. Am häufigsten werden Knie- und Hüftgelenke sowie die kleinen Wirbelgelenke der Lendenwirbelsäule symptomatisch.

3. **Genetische und autoimmune Gelenkentzündungen**

Gelenkschmerzen insgesamt weisen ätiologisch unterschiedliche Krankheitsvarianten auf, u. a. chronisch-inflammatorisch verlaufende mit nachfolgenden Gelenkveränderungen. Die häufigsten Varianten heißen rheumatoide Arthritis, Polyarthrose der Fingergelenke und Morbus Bechterew. Bei diesen genetisch determinierten Erkrankungen verursachen dauerhafte entzündliche Infiltrate der Gelenkschleimhäute die Beschwerden und Symptome: Schwellungen, Bewegungs- und Belastungsschmerzen, (radiologische) Gelenkverformungen innerhalb von Monaten, irreversible Funktionseinbußen der betroffenen Gelenke.

4. **Therapie**

Um chronische Gelenkbeschwerden zu behandeln, bietet die Medizin alle ihre Möglichkeiten auf. Physiotherapie und strukturierte Eigenübungen, pflanzliche Externa, entzündungshemmende Analgetika (Antirheumatika/NSAR), Röntgenbestrahlung, Radiosynoviorthese, proliferationshemmende Zytostatika, Biologika und operative Eingriffe bis hin zum Gelenkersatz kommen zur Anwendung. Enger und individueller Kontakt zu behandelnden Ärzt:innen ist in jedem Fall erforderlich. Chronic Care-Konzepte existieren für operativen Gelenkersatz und für die rheumatoide Arthritis.

5. Epidemiologie und Prävention

Die Belastung der Betroffenen und des Gesundheitssystems kann man anhand einer niederländischen Studie von 1989 erahnen (Van Saase et al. 1989): Frauen weisen bereits zwischen 55 und 64 Jahren *röntgenologisch* zu 61,5 % Fingerendgelenks-, zu 29 % Handwurzel-, zu 18,6 % Kniegelenks- und zu 3,1 % Hüftgelenksarthrosen auf (Männer 7,8 %, Frauen zwischen 65 und 74 Jahren 12,5 % Hüftgelenksarthrosen). Es gilt glücklicherweise, dass längst nicht alle radiologisch nachgewiesen Arthrosen sich schmerzhaft oder einschränkend bemerkbar machen – z. B. werden weniger als 50 % aller radiologisch festgestellten Kniegelenksarthrosen spürbar und therapiebedürftig. (Hannan et al. 2000)

Die Prävention von Gelenkbeschwerden ist deutlich unpopulärer als z. B. die der kardialen Risiken. Zur Vorbeugung zählt das Vermeiden von Risikosportarten und von Übergewicht – für die Jugend und für Erwachsene bis 40 Jahren eine nahezu wirkungslose Empfehlung.

7.4 Chronische virale Entzündungen

1. Virale Pathophysiologie

Viren bilden Vorstufen eigenständigen Lebens. Die 0,02 bis 0,3 µm winzigen Proteinpartikel überdauern ohne eigenen Stoffwechsel langzeitig außerhalb eines Wirtskörpers. Dem befallenen Organismus zwingen sie die eigene Reproduktion durch Schaffen riesiger Mengen identischer viraler Abbilder auf. Hierzu infiltrieren Viren die Wirtszellen und übernehmen die Proteinproduktion. Krank wird der/die Befallene z. B. im Augenblick der Aussaat der geklonten Nachkommen ins Blut. Es geht häufig mit Schüttelfrost und Fieberanstieg als Folge der körpereigenen Immunreaktionen einher. Die Linderung solcher Entzündungsreaktionen ist möglich. Sie gehört in die Akutmedizin.

Meist verbleiben nach der akuten Krankheitsphase Viruschromosomen in der Zelle. Gelegentlich werden sie Teil der zelleigenen DNA. Die generative Virenproduktion verläuft kontinuierlich (Virus-Hepatitis B oder C, AIDS) oder in Schüben (Herpes labialis) weiter. Sie kann auch zeitweilig zum Erliegen kommen (Varizellen-Virus). Die chronische Anwesenheit von Viren führt zu einer permanenten Abwehrleistung infizierter Organismen, zum Verbrauch von Organzellen, zur Schädigung bis zur Funktionsunfähigkeit oder Krebsentartung von Organen (Beispiel chronische Leberentzündungen), zu späteren Zweiterkrankungen (z. B. Varizellen-Zoster) oder zum Tod (AIDS).

2. Immunabwehr

Bei Wirbeltieren und Menschen spielt die Antikörperbildung eine zentrale Rolle in der Immunabwehr. Spezialisierte Leukozyten tasten die virale Oberfläche ab und geben die Informationen weiter. B-Lymphozyten produzieren passgenaue Antikörper (spezifische

Globuline), die sich den Viren anheften, deren Aktivität hemmen oder sie zerstören. Eine akute Virusinfektion kann mit spezifischen Globulinen aus dem gepoolten Serum anderer Menschen abgeschwächt oder angehalten werden (z. B. Tetanus, Hepatitis B). Dadurch, dass virale DNA intrazellulär verbleibt, können Viren gänzlich nur verschwinden, wenn die Zelle abstirbt. Diese Art der Heilung passiert z. B. bei Magen-Darm-Infekten, teils auch bei Atemwegsinfektionen – die verdämmernden Körperzellen werden ausgeschieden oder ausgehustet. Eine Viruseradikation gelingt nur bei wenigen chronischen Krankheit, z. B. bei der Hepatitis C in > 90 % der Fälle mittels Protease- und Polymerasehemmern. Bei anderen Viruserkrankungen gelingt es lediglich, das Blut frei von Viren zu halten – die befallenen Zellen können nicht virusfrei werden (z. B. HIV-Infektion).

Für eine wiederholte Virusattacke desselben Stamms hält das immunologische Gedächtnis in den T- und B-Lymphozyten weiterhin passende zytotoxische Rezeptoren sowie ein Minimum an Antikörpern (AK-Titer) und deren Bauplan bereit. Sowohl spezialisierte Lymphozyten als auch AK werden innerhalb von Stunden in großer Menge produziert und können auf diese Weise einen erneuten Virusbefall nahezu inapparent verlaufen lassen (Schulze und Aschenbrenner 2021).

3. **Prävention**

Sorgfältige allgemeine Hygiene, Sexualhygiene, Händewaschen und Tragen von Gesichtsmasken kann viralen Infekten wirksam vorbeugen. Allerdings scheitert das Bemühen um Sauberkeit und Hygiene regelhaft an widrigen Lebensumständen und -ereignissen. Es besteht glücklicherweise eine weitere Präventionssäule durch die aktive Immunisierung/Impfung: Gegen die subkutane Applikation eines virusähnlichen Substrats bildet unser immunologischer Apparat Antikörper und spezialisierte Lymphozyten, ohne dass Krankheitssymptome auftreten. Die meist positiven Erfahrungen mit Impfungen führten zu immer ausgedehnteren Impfempfehlungen. Sie beginnen bereits bei Säuglingen im ersten Lebensjahr mit einer Sechs- oder Siebenfachimpfung. Wird es zweimal aufgefrischt, hält das Impfpaket bis zur Schulzeit, um dann erneut geboostert zu werden. Für Fernreisen sind weitere Schutzimpfungen empfohlen. Da Impfungen in der Regel für gesunde Menschen gelten, besteht die Pflicht, inhärente, wenn auch geringe Impfrisiken genau zu beschreiben. Chronic Care wird nicht erforderlich, wenn diese Art der Primärprävention beachtet und zeitgerecht fortgeführt wird.

7.5 Chronische metabolische Störungen

Endokrinologische, häufig glanduläre (drüsenbedingte) Erkrankungen gelten als teils erworben, teils genetisch bedingt, teils sind sie unbekannter Ätiologie. Beispiele für Erkrankungen der inkretorischen oder hormonellen Drüsen sind Diabetes Typ 1, Hyperthyreose, M. Cushing, Conn-Syndrom, Akromegalie u. a. Nur wenige chronische Stoffwechselstörungen (SWS) werden bei gesunder Lebensweise erworben. Epidemiologisch, für die Betroffenen und für die Volkswirtschaft hochproblematisch, ist der Diabetes mellitus Typ 2 (DM 2). Er tritt viel häufiger auf als die vorgenannten drüsenbezogenen SWS.

Selten hingegen sind ererbte schwere SWS wie z. B. die Phenylketonurie, die Ahornsirup-Krankheit, die Homozystinurie sowie eine große Anzahl weiterer SWS (ca. 3000). Sie bedürfen meist lebenslanger Beachtung und Behandlung. Einige von ihnen sind mit dem Leben nicht vereinbar, wenige belasten die Träger nur gering (z. B. M. Gilbert-Meulengracht).

Die Vorbeugung erworbener SWS hängt stark von gesellschaftlichen Umständen ab. Chronische Ernährungsmängel, körperliche Überanstrengungen, akzidentelle oder schleichende Vergiftungen, Fehl- oder Überernährung, Zufuhr und Überdosierung von Supplementen oder staatlich verordnete Maßnahmen können zu metabolischen Schäden führen z. B. Hypo- oder Hyperthyreose durch Jodierung, Blei im Leitungswasser oder in Fahrzeugabgasen, Quecksilber in Müllverbrennungsasche, Adipositas mit endokriner Wirkung, chronischer Alkoholmissbrauch, Avitaminosen, seltener Hypervitaminosen, Arbeiten unter Einwirkung von Radioaktivität. Die genannten pathogenen Einflüsse sind bekannt, werden aber nicht in allen Ländern oder Arbeitsverhältnissen berücksichtigt. Außer Körperdrüsen werden dadurch auch andere empfindliche Strukturen wie Knochenmark, Darmepithel, Nervenfunktionen oder (kindliches) Wachstum geschädigt. Da die meisten pathogenen Einflüsse medizinisch geläufig sind, sollten sie allgemein beachtet werden, um eine wirkungsvolle Vermeidung zu propagieren, besser, Programme hierfür zu entwickeln.

7.6 Chronische Bronchitis/COPD (chronisch obstruktive Lungenerkrankung)

Chronische Bronchitiden können als Modell einer monokausalen progredienten Erkrankung durch Rauchinhalation angesehen werden: Anhaltender Zigarettengebrauch (ebenso dauerhafte berufliche Tätigkeit an Essen oder über Herdfeuern) führt zu Entzündungen der gesamten Schleimhäute, die vom Rauch überstrichen werden. Es kommt zu Rötungen, Wundsein, Ablagerungen und Schleimbildung vom Rachen bis zu den Bronchiolen. Rußpartikel und reagible Kondensate gelangen über die Alveolen in den Körper.

Nach jahrelanger Einwirkung sind anfänglich geringere Schäden nicht mehr reversibel. Selbst wenn gar nicht mehr geraucht wird bzw. keine Rauchgasexposition mehr besteht, geht das sogenannte Remodeling der Lunge weiter: Die Alveolarmembran ist dauerhaft entzündet und verdickt sich, die Austauschfläche für Luft vermindert sich erheblich. Es resultiert ein verzögerter, später mangelnder Gasaustauch, eine chronische Produktion von Bronchialschleim und Neigung zum Bronchospasmus. Husten(attacken), Belastungsatemnot und Emphysembildung (stark verdünntes und geblähtes Lungengewebe) belasten die Patient:innen mit langsam zunehmender Intensität. Die Patient:innen und ihre inneren Organe werden weniger leistungsfähig. Siechtum mit nur noch geringer Beweglichkeit, notwendiger Sauerstoffversorgung, vermehrten Ateminfekten mit Beatmungspflicht und schließlich Herz- oder Erstickungstod sind die unabwendbaren Folgen einer COPD.

7.7 Chronische Krankheiten mit unbekannter oder vermuteter Ätiologie

Zu Anfang des Kapitels über Ätiologien wurden Fehleinschätzungen der Vergangenheit erwähnt. Groß angelegte Forschung bewahrt heute die Menschheit vor weiteren Fehldeutungen und Irrtümern. Meist kümmern sich internationale Arbeitsgemeinschaften und nationale Forschungsverbünde mit modernem Equipment um chronische Erkrankungen, deren Ätiologie rätselhaft bleibt, so häufig sie auch auftreten. Dies gilt beispielsweise für das chronische Müdigkeitssyndrom (Chronic Fatigue), die somatoformen Störungen und das Reizdarmsyndrom (Irritable Bowle Syndrome), die weiterhin ätiologisch ungeklärt sind (Oka et al. 2020). Zum letztgenannten Krankheitsbild haben in Rom vier internationale Konferenzen stattgefunden (1992, 1998, 2006, 2016). Deren Definitionen und Diagnosekriterien beeinflussten über Jahrzehnte die Einschätzung, die Einteilung und den ärztlichen Umgang mit dem Symptomenkomplex von Bauchschmerzen, Obstipation und Diarrhoe. Eine klare Erkenntnis über die Herkunft des Reizdarmsyndroms gibt es bis heute nicht.

Einige Charakteristika gelten für die drei genannten Beispiele: Es existieren keine oder wenig spezifische Blutmarker. Viele Hinweise sprechen für psychogene Auslöser und/oder eine individuelle Fehlinterpretation von Körpersignalen. Andere Forschungsergebnisse legen eine mögliche Multikausalität nahe oder auch der Einsicht, dass es sich bei der Diagnose um verschiedene Krankheiten handeln könnte. Tatsächlich kommen die Forschungsanstrengungen aber schrittweise weiter – mit jeder Erkenntnis wächst auch das therapeutische Verständnis. Insbesondere hat es für die somatoformen Störungen zugenommen, vgl. die S3-Leitlinie *Funktionelle Körperbeschwerden* (2018). Chronic Care fällt in den genannten und weiteren Fällen nicht leicht, weil es gezielte Prävention und eine evidenzbasierte Versorgung nicht gibt.

7.8 Ätiologie chronischer Erkrankungen, Resümee

Chronische Störungen bedeuten nicht notwendiger Weise Krankheit oder chronisches Leiden. Ein Teil der Erkrankungen kann vollständig durch präventives Verhalten oder präventive Maßnahmen verhindert werden. Dazu gehören z. B. angewandtes gesundheitliches Grundverständnis, ausreichende gute Ernährung ebenso wie Neugeborenen-Stoffwechsel-Checks und Impfungen. Das Wesen einiger chronischer Störungen und Erkrankungen liegt in schwelenden Entzündungsvorgängen (chronische Dermatitis, Arthritis/Arthrose, Arteriosklerose, auch bakterielle (Tuberkulose) oder virale (chronische Hepatitis) Erkrankungen). Hier kann gute Diagnostik und therapeutisches Eingreifen heilend, Begleitung, auch Chronic Care, lindernd und krankheitsverzögernd wirken. Ein frühzeitiges Erkennen von Symptomen führt in vielen anderen Fällen zu lindernden (Diätetik, Physiotherapie), aufschiebenden (Antikörper, Plasmapherese) oder definitiven medizinischen Maßnahmen (Gefäßkatheter, Gelenkersatz).

Gegen Ende benötigen stets alle chronisch kranken wie auch hochaltrige Menschen mehr Hilfe und Pflege in allen Lebensbereichen. Wenn diese das Leiden lindern und den Abstand zum Tod überbrücken helfen, war es das letzte gute Kapitel einer Chronic Care.

Literatur

Hannan MT, Felson DT, Pincus T (2000) Analysis of the discordance between radiographic changes and knee pain in osteoarthritis of the knee. J Rheumatol 27:1513–1517

Oka P, Parr H, Barberio B, Black CJ, Savarino EV, Ford AC (2020) Global prevalence of irritable bowel syndrome according to Rome III or IV criteria. Lancet Gastroenterol Hepatol 5(10):908–917

Schulze J, Aschenbrenner A (2021) COVID-19 and the human innate immune system. Cell 184(7):1671–1692

Van Saase J, Van Romunde L, Cats A, Vandenbroucke P, Valkenburget HA (1989) Epidemiology of osteoarthritis: Zoetermeer survey. Comparison of radiological osteoarthritis in a Dutch population with that in 10 other populations. Ann Rheumat Dis 48:271–280

Das Kauorgan und chronische Erkrankungen

Jochen Jackowski und Korbinian Benz

Inhaltsverzeichnis

8.1	Einleitung	59
8.2	Mundgesundheit und chronische Erkrankungen	60
8.3	Oralchirurgie und chronische Erkrankungen	65
8.4	Interaktion Polypharmazie und orale Gesundheit	66
8.5	Polypharmazie	66
8.6	Interaktionen von Pharmaka und Konsequenzen für einen oralchirurgischen Eingriff	67
8.7	Therapiestrategien im Kontext von Polypharmazie und Oralchirurgie	69
Literatur		70

8.1 Einleitung

Der demografische Wandel, die höhere Lebenserwartung und die Fortschritte in der Zahnmedizin haben Herausforderungen aber auch neue diagnostische und therapeutische Möglichkeiten für die Versorgung des Kauorganes und den Erhalt der Mundgesundheit

---

J. Jackowski (✉)
Universität Witten/Herdecke, Witten, Deutschland
E-Mail: Jochen.Jackowski@uni-wh.de

K. Benz
Fakultät für Gesundheit, Department für Zahn-, Mund- und Kieferheilkunde,
Universität Witten/Herdecke, Witten, Deutschland
E-Mail: Korbinian.Benz@uni-wh.de

© Der/die Autor(en), exklusiv lizenziert an Springer-Verlag GmbH, DE, ein Teil von Springer Nature 2024
D. Schmitz et al. (Hrsg.), *Chronic Care – Wissenschaft und Praxis*,
https://doi.org/10.1007/978-3-662-68415-3_8

mit sich gebracht. Die Mundgesundheit kann vor allem durch die Folgen akuter und chronischer Krankheiten und manchmal durch den Alterungsprozess selbst gefährdet oder beeinträchtigt sein.

Die orale und die systemische Gesundheit beeinflussen sich gegenseitig. Sowohl epidemiologische und klinische Studien als auch In-vitro-Tierstudien unterstreichen die große Bedeutung der Mundgesundheit für die systemische Gesundheit. Bestimmte Risikopopulationen weisen eine bidirektionale Beziehung zwischen oraler und systemischer Gesundheit auf.

Es existiert ein Potenzial für multiple Komorbiditäten (multimodale Beziehungen), weil Parodontalerkrankungen die wichtigsten Organsysteme und -zustände (Niere, Leber, Herz, Magen-Darm-Trakt, Atemwege, Fettgewebe, Gehirn, neuroendokrines System/Stress, Fortpflanzungssystem, Skelettsystem/Gelenke, Alterung, Krebs) einbeziehen können.

Zu den bekannten Mechanismen, die diesen Zusammenhang zwischen der oralen und der systemischen Gesundheit vermitteln, gehören Prädispositionen, Verhaltensweisen und andere Mechanismen wie genetische Faktoren (Gen-Polymorphismen), Umweltfaktoren (Stress, Gewohnheiten – z. B. Rauchen und Ernährungsgewohnheiten wie fettreiche Ernährung/Konsum von stark verarbeiteten Lebensmitteln), Medikamente, mikrobielle Dysbiosen und Bakteriämien sowie eine veränderte Immunantwort des Wirtes/Reaktion (Kapila 2021).

Da viele systemische Krankheiten erhebliche direkte und indirekte Auswirkungen auf die Mundgesundheit haben, muss diese ein integraler Bestandteil der Behandlung chronischer Krankheiten sein.

Die am weitesten verbreiteten oralen Erkrankungen, Karies und Parodontitis, sind weitgehend vermeidbar (Jepsen et al. 2017). Karies ist die häufigste chronische Erkrankung im Kindesalter und setzt sich bis in das Erwachsenenalter fort. Neben der Primärprävention kann das Fortschreiten der Erkrankung in frühen Stadien durch eine effiziente Mundhygiene, eine Fluoridierung, eine Versiegelung der Zähne und eine Umstellung der Ernährung verhindert werden.

8.2 Mundgesundheit und chronische Erkrankungen

Das Syndrom des brennenden Mundes (Burning Mouth Syndrome, BMS) ist in der Internationalen Klassifikation der oralen Schmerzen definiert als idiopathischer orofazialer Schmerz mit intraoralem Brennen oder Dysästhesie, der täglich für mehr als zwei Stunden auftritt und länger als drei Monate andauert, ohne erkennbare ursächliche Läsionen, mit und ohne somatosensorische Veränderungen (International Classification of Orofacial Pain 2020). Die Prävalenz des BMS liegt zwischen 0,1 % und 3,9 % und tritt hauptsächlich bei postmenopausalen Frauen im Alter zwischen 50 und 70 Jahren auf (Bergdahl und Bergdahl 1999; Kohorst et al. 2015). Man unterscheidet zwischen einer Glossodynie, einer Glossopyrose, einer Stomatodynie und einer Stomatopyrose.

Das BMS äußert sich in der Regel als Brennen, Kribbeln, Prickeln, Jucken oder Taubheitsgefühl, welche die Zunge, die Lippe, den Gaumen, das Zahnfleisch und andere Mundschleimhautareale betreffen (Scala et al. 2003). Die Schmerzintensität nimmt im Laufe des Tages zu und erreicht am späten Abend ihren Höhepunkt (Forssell et al. 2012). Die Patienten berichten über eine Dysgeusie (Geschmacksstörung: metallisch, bitter), ein Gefühl der Xerostomie (Mundtrockenheit) und psychische Probleme z. B. in Form von Angst und Depression. Die Pathogenese des BMS wurde auch mit psychischen Störungen (Schiavone et al. 2012) und peripherer und zentraler Neuropathie (Jaaskelainen und Woda 2017) in Verbindung gebracht.

Die Diagnose und Behandlung von Patienten mit BMS bleibt eine Herausforderung für die Kliniker, da die Pathogenese nur unzureichend erforscht ist. Ein vollständiger Rückgang der Symptomatik kann nicht erwartet werden, die Prävalenz einer Spontanremission ist mit 3–4 % fünf bis sechs Jahre nach der Diagnose gering (Sardella et al. 2006). Es gibt keine allgemeingültigen Leitlinien zur BMS-Behandlung und veröffentlichte Übersichtsartikel schließen in der Regel auch klinische Studien mit begrenzter Nachbeobachtungszeit (< 2 Monate) ein (de Souza et al. 2018; Liu et al. 2018; McMillan et al. 2016). Klinisch kontrollierte Studien mit größeren Patientenkollektiven sind erforderlich, um den analgetischen Nutzen von topischem Clonazepam und alternativen Arzneimitteln mit neurodegenerativer Präventionsfähigkeit zu belegen. Ebenso ist die therapeutische Wirkung einer psychologischen Unterstützung bei der Behandlung dieses Syndroms weiter abzuklären. Das sekundäre BMS kann in der Folge von chronischen Erkrankungen wie dem Sjögren-Syndrom, dem systemischen Lupus erythematodes, der systemischen Sklerodermie, der Granulomatose mit Polyangiitis, der Riesenzellarteriitis, der Fibromyalgie, den rheumatogenen oralen Aphthen und Ulzerationen auftreten.

Chronische Nierenerkrankungen (Chronic Kidney Disease, CKD) können unter anderem in engem Zusammenhang mit Herz-Kreislauf-Erkrankungen stehen. Sie sind mit einem erhöhten Thromboembolierisiko verbunden und können daher auch gerinnungshemmende Therapien erfordern, die mit dem Risiko einer erhöhten Blutungsgefahr verbunden sind.

Die Hyperreaktivität der Blutplättchen in den frühen Stadien wird kompensiert durch eine verminderte Thrombozytenaktivität und eine reduzierte Thrombozyten-Gefäßwand-Interaktion. Dies ist auf die Veränderung der plättchenabhängigen Mechanismen zurückzuführen, die an der physiologischen Hämostase beteiligt sind (Limdi et al. 2015; Ng et al. 2013; Potpara et al. 2018). Die Hämorrhagie wird verstärkt durch eine CKD-bedingte Anämie, extrinsische iatrogene Faktoren (nichtsteroidale Antiphlogistika, antithrombotische Medikamente, Antibiotika, invasive Verfahren, Dialyseverfahren) und gastrointestinale Läsionen (Lau et al. 2016).

Mehrere Studien haben einen engen Zusammenhang zwischen Parodontalerkrankungen und chronischer Nierenerkrankung nachgewiesen. Die wichtigsten Mechanismen, die diesem Zusammenhang zugrunde liegen, sind Fehlernährung, eine Vitamin-Dysregulation, insbesondere bei den Vitaminen der B-Gruppe sowie den Vitaminen C und D, oxidativer Stress, eine metabolische Acidose und geringgradige Entzündungen (Ausavarungnirun et al. 2016; Bastos Jdo et al. 2013; Clase et al. 2013; Noce et al. 2016, 2019, 2021; Raimann et al. 2013). Sie können mit dem Stadium der CKD zusammenhängen und verschlechtern sich besonders bei der ESRD (End Stage Renal Disease), dem Endstadium der CKD, das häufig eine Nierenersatztherapie wie Dialyse oder Nierentransplantation, erforderlich macht (Hashmi et al. 2023). Insbesondere bei erwachsenen Hämodialysepatienten wurde eine Beeinträchtigung des Ernährungszustandes, nicht nur durch die Hämodialyseverfahren selbst, sondern auch aufgrund zahlreicher CKD-bedingter Komorbiditäten, beobachtet. Die Fehlernährung führt zu systemischen Manifestationen, die sich auf die Mundgesundheit auswirken, wie z. B. eine Dysbiose der oralen Mikrobiota, eine langsame Wundheilung aufgrund von Hypovitaminose C und eine Veränderung der Knochenstrukturen der Mundhöhle im Zusammenhang mit einer metabolischen Acidose und einem Vitamin-D-Mangel. Parodontale Erkrankungen können sich auch in geringgradigen Entzündungen manifestieren, wobei eine Wechselwirkung zwischen CKD und Parodontalerkrankungen angenommen werden kann. Patienten mit CKD und oralen Erkrankungen müssen von einem multiprofessionellen Team betreut werden, um die Koinzidenz dieser beiden Erkrankungen patientenstratifiziert nachzuweisen und in der Folge therapeutische Strategien zu entwickeln. Diese Patienten sollten in ein Nachsorgeprogramm aufgenommen werden, das regelmäßige Kontrollen vorsieht, um eine genaue Dokumentation des Krankheitsverlaufes zu gewährleisten.

Bei einer Nierenerkrankung im Endstadium führt das Fortschreiten einer unbehandelten Parodontitis zum Zahnverlust (Han und Park 2021; Limeres et al. 2016). Dieser kann eine Beeinträchtigung des Kauens, des Kauverhaltens, der Phonetik und der Ästhetik bewirken und einen Verlust des Selbstwertgefühles und eine Beeinträchtigung der Lebensqualität hervorrufen. Eine Querschnittsstudie untersuchte die Zusammenhänge zwischen Parodontitis und gesundheitsbezogener Lebensqualität (Health Related Quality of Life, HRQoL) bei Hämodialysepatienten. Die Ergebnisse zeigten, dass die HRQoL bei diesen Patient:innen mit schwerer Parodontitis abnahm (Iwasaki et al. 2017).

Neben der Nierenersatztherapie tragen ebenfalls eine metabolische Acidose und ein Vitaminmangel zur Entwicklung einer Parodontitis bei. Die Behandlung einer parodontalen Erkrankung kann die systemische Entzündungslast, die durch die orale Pathologie verursacht wird, senken und das Risiko atherosklerotischer Gefäßerkrankungen und die Sterblichkeit von Hämodialyse-Patient:innen verringern.

Biologische, psychologische, soziodemografische, klinische und therapeutische Faktoren beeinflussen die gesundheitsbezogene Lebensqualität von Patient:innen mit chronischen Lebererkrankungen. Eine niedrige gesundheitsbezogene Lebensqualität wurde bei diesen Patient:innen mit Depressionen (Bianchi et al. 2000) und Zirrhose-Komplikationen wie der hepatischen Enzephalopathie, der Aszites, der spontanen bakterielle Peritonitis und Blutungen aufgrund von Ösophagusvarizen in Verbindung gebracht (Dan et al. 2007; Younossi et al. 2001).

Orale Manifestationen bei Patient:innen mit chronischen Lebererkrankungen sind beschrieben worden. Diese Patient:innen haben häufig einen verminderten Speichelfluss (Lins et al. 2011), was sie anfälliger für das Auftreten von Karies und Parodontalerkrankungen macht. Diese oralen Manifestationen können ihrerseits schwere Komplikationen, wie eine hepatische Enzephalopathie oder einen pyogenen Leberabszess hervorrufen (Ohyama et al. 2009). Eine systematische Übersichtsarbeit (Gronkjaer 2015) fand nur wenige veröffentlichte Studien über den Zusammenhang zwischen einer Parodontalerkrankung und einer Leberzirrhose. In einer Kohortenstudie zeigte sich, dass die Sterblichkeit bei Patient:innen, die sich einer zahnärztlichen Behandlung unterzogen, niedriger war als bei Patient:innen, die nicht behandelt wurden (Lins et al. 2011). In einer weiteren Untersuchung wurde über den Zusammenhang zwischen verminderter Arbeitsfähigkeit und Erkrankungen der Zähne/des Zahnhalteapparates bei Patient:innen mit einer chronischen Lebererkrankung berichtet (Aguiar et al. 2016). Die Ergebnisse unterstreichen die Notwendigkeit einer spezialisierten zahnärztlichen Versorgung für Patient:innen mit chronischen Lebererkrankungen.

Eine Meta-Analyse zeigte, dass bei Patient:innen mit den Atemwegserkrankungen Asthma und COPD (Chronisch obstruktive Lungenerkrankung) ein Zusammenhang mit dem Vorhandensein von Parodontalerkrankungen vermutet werden kann (Gomes-Filho et al. 2020). In diesem Zusammenhang können auch Medikamente, z. B. Asthmamedikamente wie Bronchodilatatoren, Kortikosteroide oder Anticholinergika, die von Patient:innen inhaliert werden, das Risiko für eine Mundtrockenheit, kariöse Läsionen, Zahnerosionen, Parodontalerkrankungen und eine orale Candidiasis erhöhen (Gani et al. 2020; Thomas et al. 2010). Insbesondere bei schwer Erkrankten, z. B. mit einer Mukoviszidose oder einer COPD, können oralpathogene Keime, die mit Zahn- und Parodontalerkrankungen in Verbindung gebracht werden, auch die Lunge besiedeln und das Risiko für Komplikationen erhöhen (Bansal et al. 2013; Coffey et al. 2020). Die komplexe Beziehung zwischen Mund- und Atemwegsgesundheit weist einen multifaktoriellen Charakter auf, bei dem orale Erkrankungen durch die anatomische Nähe zwischen dem oropharyngealen und respiratorischen Traktes von Bedeutung sein könnten.

Patient:innen mit chronischen Atemwegserkrankungen können eine geringere mundgesundheitsbezogene Lebensqualität (Oral Health Related Quality of Life, OHRQoL) aufweisen. Zur Aufrechterhaltung dieser mundgesundheitsbezogenen Lebensqualität sollten sich Patient:innen mit chronischen Atemwegserkrankungen einer regelmäßigen Kontrolle des Kauorganes unterziehen.

Entzündliche Darmerkrankungen (Inflammatory Bowel Disease, IBD) sind chronische Erkrankungen, die den Magen-Darm-Trakt, einschließlich der Mundhöhle, betreffen. Genetische Prädispositionen, immunologische Störungen und Umweltbedingungen sind potenzielle ätiopathogenetische Faktoren (Kaplan 2015). Der Morbus Crohn (CD) und die Colitis ulcerosa (UC) weisen eine ähnliche klinische Symptomatik auf. Sie unterscheiden sich jedoch im Ausmaß der entzündlichen Prozesse und deren Spiegelung in biochemischen Parametern des Blutes und des Speichels (Nijakowski et al. 2021). Der Krankheitsverlauf ist mit Störungen im Immunsystem verbunden, die zu einem Ungleichgewicht mit Überwiegen der proinflammatorischen Zytokine und einem Anstieg der Marker für das Risiko eines erhöhten oxidativen Stresses führen (Nijakowski und Surdacka 2020). Orale Crohn-Manifestationen zeigen sich charakteristischerweise als Erythem, ödematöse

Schwellung, Granulierung oder Erosion der Mundschleimhäute, als aphthöse Läsionen, persistierende lineare Ulzerationen oder als umschriebene Areale entzündlicher Schwellungen mit Fissurierungen (*Pflastersteinrelief*). Neben Lymphadenopathien treten faziale Veränderungen in Form von Schwellungen des Gesichtes und der Lippen auf. Eine Pyostomatitis vegetans kann sich auch in Assoziation mit einer Colitis ulcerosa entwickeln (Lauritano et al. 2019).

Zu der häufigsten oralen Mitbeteiligung gehören die Karies und die Parodontitis. Kariöse Läsionen entstehen durch Veränderungen des Biofilms und damit durch Störungen im Bereich des neutralen Milieus in der Mundhöhle, die zur Demineralisierung des Zahnschmelzes führen (Marsh 2010).

Sowohl beim Fortschreiten der chronisch entzündlichen Darmerkrankungen als auch bei der Parodontitis spielen immunentzündliche Prozesse, an denen Zytokine beteiligt sind, eine entscheidende Rolle (Brandtzaeg 2001; Indriolo et al. 2011). Parodontalpathogene Keime können die Zusammensetzung der Darmmikroflora verändern, Entzündungsprozesse verstärken und die Wirtsabwehr stören (Said et al. 2014; Van Dyke et al. 1986).

Bei der Betrachtung des Zusammenhanges zwischen dem Mundgesundheitsstatus und entzündlichen Darmerkrankungen müssen außerdem soziodemografische Aspekte und Umweltfaktoren berücksichtigt werden.

Die weltweit häufigste Todesursache ist die koronare Herzerkrankung (KHK) (Mathers et al. 2009). Eine z. B. durch Parodontalerkrankungen beeinträchtigte Mundgesundheit ist mit einem erhöhten Risiko für eine KHK verbunden ist (Blaizot et al. 2009; Granados-Principal et al. 2012; Kebschull et al. 2010; Meurman et al. 2004; Persson und Persson 2008). Ob ein direkter Kausalzusammenhang zwischen der Parodontitis und einer KHK vorliegt oder beide Entitäten auf eine gemeinsame Grunderkrankung wie zum Beispiel Entzündungen zurückzuführen sind, ist Forschungsgegenstand (Friedewald et al. 2009). Viele der potenziellen pathogenetischen Auswirkungen von parodontalen Erkrankungen auf die KHK wurden postuliert, unter anderem, dass sie auf den Eintritt von Bakterien oder bakteriellen Produkten in den Blutstrom zurückzuführen sind (Kebschull et al. 2010). Ein häufiges Parodontitis-assoziiertes Bakterium, Porphyromonas gingivalis kann sowohl in Endothelzellen (Deshpande et al. 1998) als auch in atheromatöses Gewebe eindringen (Chiu 1999; Haraszthy et al. 2000). Dies ist eine der pathogenetischen Verbindungen zwischen Parodontalerkrankungen und der KHK, wie sie im pathway 5-23-P. gingivalis in einem integrierten Modell gezeigt werden kann (Mathews et al. 2015).

Diabetes mellitus führt zu zahlreichen Komplikationen, die zunehmen, wenn die Blutzuckereinstellung der Patient:innen unzureichend ist.

Zwei Mechanismen sind an der Entstehung von diabetischen Komplikationen beteiligt. Über den Sorbit-Aldose-Reduktase-Weg wird erstens Glucose zu Sorbit reduziert, das in der Folge zu Fructose oxidiert wird. Dadurch entstehen Gewebeschäden und andere diabetische Komplikationen. Zweitens bilden sich glykierte Reaktionsprodukte, die als Advanced Glycation Endproducts (AGEs) bezeichnet werden. Als Glykierung bezeichnet man hierbei die irreversible Reaktion von Proteinen, Lipiden und Nukleinsäuren mit Kohlenhydraten (Mealey 2000).

Die AGEs sind an der Entwicklung verschiedener chronischer Entzündungserkrankungen wie dem Diabetes mellitus Typ II, Gefäß- und Herz-Kreislauferkrankungen, der Osteoporose und der Arthritis beteiligt. Als ursächlich wird angesehen, dass die Glykierung einerseits die Funktionalität wichtiger Regulationsenzyme und Membransysteme stört, andererseits die AGEs selbst auch wichtige Stoffwechselprozesse beeinflussen.

Durch die Glykierung des Myelins der Neuronen werden Neuropathien gefördert, die beim Diabetes mellitus oder auch beim Morbus Alzheimer auftreten können. Nahrungsmittel und Getränke, die hohe AGE-Konzentrationen enthalten, können auch akut die Blutgefäßfunktion beeinträchtigen, wobei hier der langfristig schädigende Effekt im Vordergrund steht. Die breit angelegten negativen Effekte auf den Stoffwechsel sind aber vor allem dadurch zu erklären, dass zahlreiche, v. a. kurzlebige Substanzen wie Lipide, Aminosäuren, Enzyme, Hormone (z. B. Insulin) oder Wachstumsfaktoren strukturell und funktionell durch die Glykierung geschädigt werden (Christ-Crain et al. 2019).

Es hat sich gezeigt, dass Diabetes in einer bidirektionalen Beziehung zur Parodontitis steht und auch zu anderen oralen Pathologien führen kann. Aus diesem Grunde müssen Ärzt:innen und Zahnärzt:innen die verschiedenen oralen Manifestationen des Diabetes mellitus ganz genau kennen, um frühzeitig therapeutisch einzugreifen und präventiv tätig sein zu können. Ein umfassendes Bewusstsein und Verständnis für die Pathophysiologie, die Manifestationen und das Management der verschiedenen Diabetes-induzierten orofazialen Veränderungen durch Endokrinolog:innen und Zahnärzt:innen sind für die Optimierung der Versorgung diabetischer Patient:innen essenziell (Mauri-Obradors et al. 2017; Poudel et al. 2018).

Orale Manifestationen im Zusammenhang mit Diabetes mellitus treten in Form von parodontalen Erkrankungen (Arrieta-Blanco et al. 2003), periapikalen Pathologien (Lopez-Lopez et al. 2011), Karies (Bharateesh et al. 2012), Hyposalivation oder Xerostomie (Ivanovski et al. 2012), Geschmacksstörungen/Burning Mouth Syndrome (Stolbova et al. 1999) und pathologischen oralen Schleimhautveränderungen (Cristina de Lima et al. 2008) auf.

8.3 Oralchirurgie und chronische Erkrankungen

Die orale Gesundheit wirkt sich sowohl auf den medizinischen Allgemeinzustand als auch auf verschiedene weitere Aspekte wie z. B. die soziale Interaktion, das Selbstwertgefühl und die gesundheitsbezogene Lebensqualität aus (Nam et al. 2018). Alterationen in der Mundhöhle können zum einen als Begleitsymptom chronischer Krankheiten auftreten, sich zum anderen aber auch aus der Einnahme von Medikamenten zur Behandlung von Systemerkrankungen/chronischer Erkrankungen ergeben.

Die deutsche Gesellschaft für Allgemeinmedizin und Familienmedizin definiert die Multimorbidität als „das gleichzeitige Vorliegen von mindestens drei chronischen Erkrankungen. Dabei muss keine der Erkrankungen zentrale Bedeutung haben" (DEGAM 2017).

Keine der Definitionen zur Multimorbidität bezieht sich auf orale Erkrankungen, aber es ist bekannt, dass Karies, Parodontitis und andere orale Erkrankungen (z. B. Mundschleimhautveränderungen) chronisch und langfristig präsent sein können und einen erheblichen Anteil der Erwachsenen und insbesondere der älteren Bevölkerung betreffen (Kassebaum et al. 2017). Vor diesem Hintergrund erfordert die Therapie oraler pathologischer Alterationen bei Menschen mit chronischen (Mehrfach-)Erkrankungen mit der Folge einer Polypharmazie eine Patienten-stratifizierte Vorgehensweise.

8.4 Interaktion Polypharmazie und orale Gesundheit

Viele Studien haben den Zusammenhang zwischen der allgemeinen und der oralen Gesundheit aufgezeigt. Dabei spielen drei Faktoren eine bedeutende Rolle, nämlich die Infektion, die Entzündung und die adaptive Immunität. In ihrem weiteren Verlauf kann eine anhaltende lokale Entzündung im parodontalen Gewebe eine systemische Entzündungsreaktion auslösen, die zur Pathogenese bestimmter systemischer Erkrankungen beitragen kann wie z. B. dem Diabetes, Herz-Kreislauf-Erkrankungen und der rheumatoiden Arthritis (Cekici et al. 2014; Mankia et al. 2019). Die individuelle Immunreaktion wird durch Verhaltens-, Umwelt- und andere Risikofaktoren wie die Ernährung (z. B. zucker-/salzhaltig), den Nikotin- und Alkoholkonsum sowie gesellschaftliche Faktoren wie den sozioökonomischen Status, psychosoziale Faktoren und den Zugang zu einer medizinischen Versorgung beeinflusst (Barnett et al. 2012).

Während Studien zu den Zusammenhängen zwischen oralen und systemischen Erkrankungen vorliegen, existieren bisher keine evidenz-basierten Längsschnittstudien, die die Beziehung zwischen Mundgesundheit und Multimorbidität/Polypharmazie untersucht haben.

8.5 Polypharmazie

Im Allgemeinen wird unter Polypharmazie (Synonyme: Polymedikation, Multimedikation, Mehrfachverordnung) die kumulative Verordnung von fünf oder mehr Medikamenten pro Quartal verstanden (Holt et al. 2010). Zu beachten ist in diesem Kontext außerdem die Möglichkeit des Erwerbes von rezeptfreien Medikamenten, den sogenannten „Over-the-counter" (OTC)-Medikamenten. Die negative Bewertung von verschreibungspflichtigen und rezeptfreien Medikamenten wegen ihres ungünstigen Nutzen-Risiko-Verhältnisses und ihrer vergleichsweise hohen Schadwirkung beschreibt der Terminus „potenziell inadäquate Medikamente" (PIM) (Neuner-Jehle 2013). PIM-Medikamente werden in der PRISCUS- (Beers und Ouslander 1989) und in der FORTA-Liste (Wehling 2009) aufgeführt. Die Prävalenz für Polypharmazie beträgt in Deutschland etwa 42 % bei den über 65-Jährigen mit steigender Tendenz (Moßhammer et al. 2016). Polypharmazie ergibt sich aus dem zur Behandlung mehrerer gleichzeitig bestehender Erkrankungen erforderlichen Einsatz unterschiedlicher Medikamente. Zudem kann sie aus der unzureichenden Wirkung eines an sich adäquaten und indizierten Medikamentes resultieren, das jedoch keine ausreichende therapeutische Effektivität aufweist. Der angestrebte Therapieeffekt erfordert somit die Verabreichung eines weiteren oder mehrerer Medikamente mit ähnlichem Wirkungsspektrum. Polypharmazie kann auch entstehen, wenn durch die unerwünschten Wirkungen eines Medikamentes die Verordnung eines oder einer Reihe weiterer Medikamente erforderlich wird (typische Beispiele sind die Verschreibungen verschiedener Medikamente bei Hypertonie, Asthma bronchiale, chronischer obstruktiver Lungenerkrankung, Morbus Parkinson).

Komplikationen im Rahmen einer Polypharmazie ergeben sich aus einer unzureichenden Therapieadhärenz sowie erkrankungs- oder therapiebedingten Veränderungen der Resorption und der Distribution sowie des Metabolismus und der Elimination. Einnahmefehler stehen häufig mit alterstypischen Störungen im Zusammenhang [z. B. Beeinträchtigungen des Visus und der Feinmotorik, Depression, kognitive Störungen (u. a. Demenz)]. Veränderungen der Rezeptordichte oder Rezeptorempfindlichkeit können zu einem herabgesetzten oder gesteigerten Ansprechen des Zielorganes führen (z. B. paradoxe Reaktion auf Benzodiazepine). Zudem können altersphysiologisch bedingte Einschränkungen der Kompensationsmöglichkeiten bestehen (z. B. Einsatz von Antihypertensiva kann zu einem Hypotonierisiko führen). Der größte altersassoziierte pharmakokinetische Einfluss besteht in einer reduzierten renalen Ausscheidung (Verringerung der glomerulären Filtrationsrate). Bei älteren Menschen besteht zudem ein deutlich erhöhtes Risiko für ein Delir aufgrund einer Polypharmazie und eines Flüssigkeitsdefizits (Clegg et al. 2013).

8.6 Interaktionen von Pharmaka und Konsequenzen für einen oralchirurgischen Eingriff

Oralchirurgische Eingriffe bei Patient:innen unter Anwendung von antithrombotischen Medikamenten bedürfen einer sorgfältigen Vorbereitung zur Prävention von Blutungen bzw. Nachblutungen. Schon aus diesem Grund ist die präoperative Abstimmung mit den behandelnden Ärzt:innen sehr wichtig, wobei auch die grundsätzliche Belastbarkeit der Patient:innen auf dem Hintergrund seiner Erkrankung als Indikation für die Gabe eines oder mehrerer Antithrombotika (Thrombozytenaggregationshemmer und/oder Antikoagulanzien) zu besprechen ist. Zusätzlich sind jedoch auch Interaktionen dieser Medikamente mit anderen Pharmaka zu beachten. So führt der Einsatz von bestimmten Antiphlogistika und Analgetika (z. B. Salizylsäurederivate, Piroxicam), von einigen Antiinfektiva (z. B. Ciprofloxacin, Erythromycin, Metronidazol), aber auch verschiedener anderer Arzneimittel (z. B. Omeprazol, Citalopram) und einiger Lebensmittel bzw. Kräuter (z. B. Bockshornklee, Mango, Fischöl) zu einer erhöhten Blutungsgefahr bei Steigerung der Cumarinwirkung, während der Einsatz von Adrenalin bzw. Epinephrin, Atropin, Vitamin K enthaltenden Multivitaminpräparaten, Barbituraten oder von bestimmten Psychopharmaka eine erhöhte Thromboseneigung durch Verringerung der Cumarinwirkung bewirken kann (Halling 2016; Weber 2013). Es werden zunehmend auch Nicht-Vitamin-K-abhängige

Antikoagulanzien mit antagonisierender Wirkung auf Thrombin bzw. den Faktor Xa (auch NOAKs) eingesetzt (Lutz und Wille 2016). Diese werden aufgrund ihrer direkten Wirkung auf einen der vorgenannten Gerinnungsfaktoren auch als direktwirkende orale Antikoagulanzien (DOAKs) bezeichnet. Auch bei diesen Präparaten ist das Blutungsrisiko erhöht (Graham et al. 2015; Larsen et al. 2013; Southworth et al. 2013).

Zudem muss konstatiert werden, dass diese Medikamente mit ihrer Thrombin- bzw. Faktor Xa-antagonistischen Wirkung sich nicht nur in Bezug auf Eliminierung und Antagonisierung unterscheiden, sondern offenbar bei und nach zahnärztlich-chirurgischen Eingriffen ein erhöhtes Nachblutungsrisiko besteht, sodass eine chirurgische Intervention erst bis zu 24 h nach der letzten Einnahme erfolgen sollte. Bei Patient:innen mit Nierenfunktionsstörungen können – Präparate-abhängig – längere Karenzzeiten erforderlich sein (bis zu 72 h nach der letzten Einnahme) und Medikamenten-abhängig unterschiedliche Empfehlungen zum Pausieren der Medikation in Abhängigkeit von 1- oder 2-maliger Einnahme pro Tag bestehen. Ebenso liegen verschiedene Empfehlungen zum Wiedereinsetzen der DOAK-Medikation nach einem oralchirurgischen Eingriff vor. Wenn ein Aussetzen nicht vertretbar ist, sollte die Durchführung kleiner zahnärztlich-chirurgischer Eingriffe im Talspiegel (abhängig vom Verordnungsmuster 12 bis 18 h nach der letzten Einnahme) erfolgen und – je kürzer das Karenzintervall nach der letzten Einnahme – desto sorgfältiger die lokalen Blutstillungsmaßnahmen geschehen (Wahl 2014).

Dass Arzneimittelinteraktionen durch Selbstmedikation aufgrund mangelnder Information negative Auswirkungen haben können, sei mit dem Beispiel der Einnahme von Johanniskrautpräparaten illustriert, bei denen zum Teil sogar lebensbedrohliche Interaktionen berichtet wurden. Dazu gehören die starke Reduktion der Plasmaspiegel von zahlreichen Arzneimitteln wie z. B. Ciclosporin, Digoxin, Indinavir, Phenprocoumon, Simvastatin und Warfarin (By the American Geriatrics Society Beers Criteria Update Expert 2015; Holt et al. 2010; Lohse 2016).

Der Einsatz von antiresorptiv wirkenden Medikamenten erhöht – je nach Anwendungsindikation, Medikament und Dosierung – das Risiko von Knochennekrosen im Kieferbereich. Zur Risikominimierung wird die perioperative systemische antiinfektive Therapie mit Antibiotika empfohlen, bei der wiederum die Wechselwirkung mit anderen Medikationen zu beachten ist (DGMKG und DGZMK 2018).

Generell zählen Antibiotika und Analgetika bzw. Antiphlogistika zu den im Rahmen zahnärztlicher Eingriffe am häufigsten verordneten Medikamenten (Halling 2016).

Bei den ebenfalls im zahnärztlich-chirurgischen Bereich zur Anwendung kommenden Lokalanästhetika – zumeist mit vasokonstriktorisch wirkenden Zusätzen verwendet – sind neben den durch das Vorliegen von Allgemeinerkrankungen bedingten relativen Risiken (höhergradiger AV-Block, schwere kardiale Überleitungs- und Herzrhythmusstörungen, Gerinnungsstörungen, Leber- und Niereninsuffizienz, Hyperthyreose u. a.) und den absoluten Kontraindikationen [u. a. kardiale Dekompensation, fehlende Compliance] insbesondere die Wirkungsverstärkung von Adrenalin hervorrufenden Arzneimittelinteraktionen mit Digoxin, Digitoxin, trizyklischen Antidepressiva, MAO-Hemmern, Antiparkinsonmitteln, Guanethidin und ß-Blockern zu beachten. Bei Adrenalinzusätzen von

1:100.000 und weniger ist bei Einhalten der Höchstdosen der Lokalanästhetika diese Wirkungsverstärkung jedoch eher fraglich. Wichtiger erscheint die altersbedingte Einschränkung der Stoffwechselfunktionen zu berücksichtigen, weshalb im Alter ab 60 bis 65 Jahren eine Reduktion der Höchstdosen empfohlen wird (Daubländer und Kämmerer 2012). Dazu kommt bei abnehmendem Körpergewicht unter 70 kg die grundsätzliche Berücksichtigung der gewichtsbezogenen Berechnung der maximalen Grenzdosen.

8.7 Therapiestrategien im Kontext von Polypharmazie und Oralchirurgie

Die physiologischen Bedingungen bei älteren Patient:innen sind sehr unterschiedlich, da es sich um eine sehr heterogene Patientengruppe handelt (Nitschke 2012). Sie sind unter anderem durch eine Abnahme der Nervenleitgeschwindigkeit, der Muskelkraft, des Herzminutenvolumens, der Vitalkapazität, des Atemzeitvolumens, der Sauerstoffaufnahme, der glomerulären Filtrationsrate und des renalen Plasmaflusses charakterisiert. Damit einhergehende verminderte Funktionsreserven, Gebrechlichkeit, Multimorbidität, gegebenenfalls atypische Symptomatiken, aber auch eine verminderte psychische Anpassungsfähigkeit und die soziale Isolierung werden zu bestimmenden Gesichtspunkten, die bei der Indikationsstellung für oralchirurgische Eingriffe berücksichtigt werden müssen (By the American Geriatrics Society Beers Criteria Update Expert 2015; Holt et al. 2010; Lohse 2016). Abgesehen von der je nach Ausprägung der gesundheitlichen und psychosozialen Einschränkungen unterschiedlichen Belastbarkeit kann eine weitere Kategorisierung der Patient:innen für die Therapieplanung und Entscheidung, in welchem Setting (ambulant/stationär) die Behandlung stattfinden sollte, hilfreich sein. Manchen Patient:innen fehlt die Kooperationsfähigkeit für einen elektiven Eingriff, und bei Risikopatient:innen besteht auf Grund von begleitenden (akuten/chronischen) Allgemeinerkrankungen ein erhöhtes Risiko für einen lebensbedrohlichen Zwischenfall während eines operativen Eingriffes. Aus den beiden genannten Kategorien ergeben sich wiederum Risiken für Ärzt:innen bzw. Zahnärzt:innen sowie für unbeteiligte Dritte, aber auch Risiken für Patient:innen (Rixecker et al. 1985).

Systemische Erkrankungen mit Auswirkungen auf die oralen und periloralen Gewebe sowie die eng damit im Zusammenhang stehende Einschränkung der Lebensqualität wie Hyposalivation bzw. Xerostomie (z. B. bei Morbus Sjögren oder als unerwünschte Arzneimittelwirkung), Einschränkung der Mundöffnung und Kaufunktion (z. B. bei rheumatischen Erkrankungen des Kiefergelenkes, bei systemischer Sklerose, Fibromyalgie), Schmerzen, Missempfindungen, entzündlichen – z. B. aphthoiden – Läsionen der Mundschleimhaut (z. B. bei systemischem Lupus erythematodes, Wegenerscher Granulomatose, Fibromyalgie, Riesenzellarteriitis) oder auch Einschränkungen der Immunabwehr mit gesteigertem Infektions- oder Blutungsrisiko (z. B. beim systemischen Lupus erythematodes durch Leukozytopenie, Lymphozytopenie oder Thrombozytopenie) können oft die Verläufe von Wundheilungsvorgängen nach oralchirurgischen Interventionen negativ beeinflussen. Andererseits kann es auch durch unerwünschte Arzneimittelwirkungen im Zusammenhang mit der Behandlung dieser Erkrankungen (z. B. beim Einsatz von Immunsuppressiva) zu Störungen der Wundheilungsverläufe kommen. Eine genaue Pharmakoanamnese bei akut und chronisch Erkrankten ist unabdingbar, um potenziell gefährliche unerwünschte Arzneimittelwirkungen zu identifizieren und zu vermeiden.

Literatur

Aguiar ILS, Lins L, Falcao AFP, Sarmento VA, Santos PSS (2016) Work capacity and its relationship to oral health patients with chronic liver disease. [Portuguese]. Rev Bras Med 73:16–24

Arrieta-Blanco JJ, Bartolome-Villar B, Jimenez-Martinez E, Saavedra-Vallejo P, Arrieta-Blanco FJ (2003) Dental problems in patients with diabetes mellitus (II): gingival index and periodontal disease. Med Oral 8(4):233–247. https://www.ncbi.nlm.nih.gov/pubmed/12937385

Ausavarungnirun R, Wisetsin S, Rongkiettechakorn N, Chaichalermsak S, Udompol U, Rattanasompattikul M (2016) Association of dental and periodontal disease with chronic kidney disease in patients of a single, tertiary care centre in Thailand. BMJ Open 6(7):e011836

Bansal M, Khatri M, Taneja V (2013) Potential role of periodontal infection in respiratory diseases – a review. J Med Life 6(3):244–248. https://www.ncbi.nlm.nih.gov/pubmed/24155782

Barnett K, Mercer SW, Norbury M, Watt G, Wyke S, Guthrie B (2012) Epidemiology of multimorbidity and implications for health care, research, and medical education: a cross-sectional study. Lancet 380(9836):37–43

Bastos Jdo A, Andrade LC, Ferreira AP, Barroso Ede A, Daibert Pde C, Barreto PL, Vilela EM, Marcaccini AM, Colugnati FA, Bastos MG (2013) Serum levels of vitamin D and chronic periodontitis in patients with chronic kidney disease. J Bras Nefrol 35(1):20–26

Beers MH, Ouslander JG (1989) Risk factors in geriatric drug prescribing. A practical guide to avoiding problems. Drugs 37(1):105–112

Bergdahl M, Bergdahl J (1999) Burning mouth syndrome: prevalence and associated factors. J Oral Pathol Med 28(8):350–354

Bharateesh J, Ahmed M, Kokila G (2012) Diabetes and oral health: a case-control study. Int J Prev Med 3(11):806–809. https://www.ncbi.nlm.nih.gov/pubmed/23189233

Bianchi G, Loguercio C, Sgarbi D, Abbiati R, Chen CH, Di Pierro M, Disalvo D, Natale S, Marchesini G (2000) Reduced quality of life in patients with chronic hepatitis C: effects of interferon treatment. Dig Liver Dis 32(5):398–405

Blaizot A, Vergnes JN, Nuwwareh S, Amar J, Sixou M (2009) Periodontal diseases and cardiovascular events: meta-analysis of observational studies. Int Dent J 59(4):197–209. https://www.ncbi.nlm.nih.gov/pubmed/19774803

Brandtzaeg P (2001) Inflammatory bowel disease: clinics and pathology. Do inflammatory bowel disease and periodontal disease have similar immunopathogeneses? Acta Odontol Scand 59(4):235–243

By the American Geriatrics Society Beers Criteria Update Expert, P (2015) American Geriatrics Society 2015 updated beers criteria for potentially inappropriate medication use in older adults. J Am Geriatr Soc 63(11):2227–2246

Cekici A, Kantarci A, Hasturk H, Van Dyke TE (2014) Inflammatory and immune pathways in the pathogenesis of periodontal disease. Periodontol 2000 64(1):57–80

Chiu B (1999) Multiple infections in carotid atherosclerotic plaques. Am Heart J 138(5 Pt 2):S534–S536

Christ-Crain M, Bichet DG, Fenske WK, Goldman MB, Rittig S, Verbalis JG, Verkman AS (2019) Diabetes insipidus. Nat Rev Dis Primers 5(1):54

Clase CM, Ki V, Holden RM (2013) Water-soluble vitamins in people with low glomerular filtration rate or on dialysis: a review. Semin Dial 26(5):546–567

Clegg A, Young J, Iliffe S, Rikkert MO, Rockwood K (2013) Frailty in elderly people. Lancet 381(9868):752–762

Coffey N, O'Leary F, Burke F, Roberts A, Hayes M (2020) Periodontal and oral health status of people with Cystic Fibrosis: a systematic review. J Dent 103:103509

Cristina de Lima D, Nakata GC, Balducci I, Almeida JD (2008) Oral manifestations of diabetes mellitus in complete denture wearers. J Prosthet Dent 99(1):60–65

Dan AA, Kallman JB, Wheeler A, Younoszai Z, Collantes R, Bondini S, Gerber L, Younossi ZM (2007, Sep 15) Health-related quality of life in patients with non-alcoholic fatty liver disease. Aliment Pharmacol Ther 26(6):815–820

Daubländer M, Kämmerer PW (2012) Lokalanästhesie im Alter. Zahnärztl Mit 102:38–45

DEGAM (2017) S3-Leitlinie „Multimorbidität". Deutsche Gesellschaft für Allgemein- und Familienmedizin e.V. (DEGAM). AWMF-Register-Nr. 053-047

Deshpande RG, Khan MB, Genco CA (1998) Invasion of aortic and heart endothelial cells by Porphyromonas gingivalis. Infect Immun 66(11):5337–5343

DGMKG, DGZMK (2018) S3-Leitlinie „Antiresorptiva-assoziierte Kiefernekrosen (AR-ONJ)". Deutsche Gesellschaft für Zahn-, Mund- und Kieferheilkunde (DGZMK), Deutsche Gesellschaft für Mund-, Kiefer- und Gesichtschirurgie (DGMKG). AWMF-Registernr. 007/091

Forssell H, Teerijoki-Oksa T, Kotiranta U, Kantola R, Back M, Vuorjoki-Ranta TR, Siponen M, Leino A, Puukka P, Estlander AM (2012) Pain and pain behavior in burning mouth syndrome: a pain diary study. J Orofac Pain 26(2):117–125. https://www.ncbi.nlm.nih.gov/pubmed/22558611

Friedewald VE, Kornman KS, Beck JD, Genco R, Goldfine A, Libby P, Offenbacher S, Ridker PM, Van Dyke TE, Roberts WC, American Journal of Cardiology, Journal of Periodontology (2009) The American Journal of Cardiology and Journal of Periodontology Editors' Consensus: periodontitis and atherosclerotic cardiovascular disease. Am J Cardiol 104(1):59–68

Gani F, Caminati M, Bellavia F, Baroso A, Faccioni P, Pancera P, Batani V, Senna G (2020) Oral health in asthmatic patients: a review : asthma and its therapy may impact on oral health. Clin Mol Allergy 18(1):22

Gomes-Filho IS, Cruz SSD, Trindade SC, Passos-Soares JS, Carvalho-Filho PC, Figueiredo A, Lyrio AO, Hintz AM, Pereira MG, Scannapieco F (2020) Periodontitis and respiratory diseases: a systematic review with meta-analysis. Oral Dis 26(2):439–446

Graham DJ, Reichman ME, Wernecke M, Zhang R, Southworth MR, Levenson M, Sheu TC, Mott K, Goulding MR, Houstoun M, MaCurdy TE, Worrall C, Kelman JA (2015) Cardiovascular, bleeding, and mortality risks in elderly Medicare patients treated with dabigatran or warfarin for nonvalvular atrial fibrillation. Circulation 131(2):157–164

Granados-Principal S, El-Azem N, Quiles JL, Perez-Lopez P, Gonzalez A (2012) Relationship between cardiovascular risk factors and periodontal disease: current knowledge. In: Gasparyan AY (Hrsg) Cardiovascular risk factors. InTech, London, S 193–216

Gronkjaer LL (2015) Periodontal disease and liver cirrhosis: a systematic review. SAGE Open Med 3:2050312115601122

Halling F (2016) Zahnärztliche Verordnungen. In: Schwabe D, Paffrath D (Hrsg) Arzneimittelverordnungsreport 2016. Springer, Berlin, S 740–746

Han K, Park JB (2021) Tooth loss and risk of end-stage renal disease: a nationwide cohort study. J Periodontol 92(3):371–377

Haraszthy VI, Zambon JJ, Trevisan M, Zeid M, Genco RJ (2000) Identification of periodontal pathogens in atheromatous plaques. J Periodontol 71(10):1554–1560

Hashmi MF, Benjamin O, Lappin SL (2023) End-stage renal disease. In StatPearls. https://www.ncbi.nlm.nih.gov/pubmed/29763036

Holt S, Schmiedl S, Thurmann PA (2010) Potentially inappropriate medications in the elderly: the PRISCUS list. Dtsch Arztebl Int 107(31–32):543–551

Indriolo A, Greco S, Ravelli P, Fagiuoli S (2011) What can we learn about biofilm/host interactions from the study of inflammatory bowel disease. J Clin Periodontol 38 Suppl 11:36–43

International Classification of Orofacial Pain, 1st edition (ICOP) (2020) Cephalalgia 40(2):129–221

Ivanovski K, Naumovski V, Kostadinova M, Pesevska S, Drijanska K, Filipce V (2012) Xerostomia and salivary levels of glucose and urea in patients with diabetes. Prilozi 33(2):219–229. https://www.ncbi.nlm.nih.gov/pubmed/23425883

Iwasaki M, Borgnakke WS, Awano S, Yoshida A, Hamasaki T, Teratani G, Kataoka S, Kakuta S, Soh I, Ansai T, Nakamura H (2017) Periodontitis and health-related quality of life in hemodialysis patients. Clin Exp Dent Res 3(1):13–18

Jaaskelainen SK, Woda A (2017) Burning mouth syndrome. Cephalalgia 37(7):627–647

Jepsen S, Blanco J, Buchalla W, Carvalho JC, Dietrich T, Dorfer C, Eaton KA, Figuero E, Frencken JE, Graziani F, Higham SM, Kocher T, Maltz M, Ortiz-Vigon A, Schmoeckel J, Sculean A, Tenuta LM, van der Veen MH, Machiulskiene V (2017) Prevention and control of dental caries and periodontal diseases at individual and population level: consensus report of group 3 of joint EFP/ORCA workshop on the boundaries between caries and periodontal diseases. J Clin Periodontol 44 Suppl 18:S85–S93

Kapila YL (2021) Oral health's inextricable connection to systemic health: special populations bring to bear multimodal relationships and factors connecting periodontal disease to systemic diseases and conditions. Periodontol 2000 87(1):11–16

Kaplan GG (2015) The global burden of IBD: from 2015 to 2025. Nat Rev Gastroenterol Hepatol 12(12):720–727

Kassebaum NJ, Smith AGC, Bernabe E, Fleming TD, Reynolds AE, Vos T, Murray CJL, Marcenes W, Collaborators GBDOH (2017) Global, regional, and national prevalence, incidence, and disability-adjusted life years for oral conditions for 195 countries, 1990–2015: a systematic analysis for the global burden of diseases, injuries, and risk factors. J Dent Res 96(4):380–387

Kebschull M, Demmer RT, Papapanou PN (2010) "Gum bug, leave my heart alone!" – epidemiologic and mechanistic evidence linking periodontal infections and atherosclerosis. J Dent Res 89(9):879–902

Kohorst JJ, Bruce AJ, Torgerson RR, Schenck LA, Davis MDP (2015) The prevalence of burning mouth syndrome: a population-based study. Br J Dermatol 172(6):1654–1656. https://doi.org/10.1111/bjd.13613

Larsen TB, Rasmussen LH, Skjoth F, Due KM, Callreus T, Rosenzweig M, Lip GY (2013) Efficacy and safety of dabigatran etexilate and warfarin in "real-world" patients with atrial fibrillation: a prospective nationwide cohort study. J Am Coll Cardiol 61(22):2264–2273

Lau YC, Proietti M, Guiducci E, Blann AD, Lip GYH (2016) Atrial fibrillation and thromboembolism in patients with chronic kidney disease. J Am Coll Cardiol 68(13):1452–1464

Lauritano D, Boccalari E, Di Stasio D, Della Vella F, Carinci F, Lucchese A, Petruzzi M (2019) Prevalence of oral lesions and correlation with intestinal symptoms of inflammatory bowel disease: a systematic review. Diagnostics (Basel) 9(3):77

Limdi NA, Nolin TD, Booth SL, Centi A, Marques MB, Crowley MR, Allon M, Beasley TM (2015) Influence of kidney function on risk of supratherapeutic international normalized ratio-related hemorrhage in warfarin users: a prospective cohort study. Am J Kidney Dis 65(5):701–709

Limeres J, Garcez JF, Marinho JS, Loureiro A, Diniz M, Diz P (2016) Early tooth loss in end-stage renal disease patients on haemodialysis. Oral Dis 22(6):530–535

Lins L, Bittencourt PL, Evangelista MA, Lins R, Codes L, Cavalcanti AR, Parana R, Bastos J (2011) Oral health profile of cirrhotic patients awaiting liver transplantation in the Brazilian Northeast. Transplant Proc 43(4):1319–1321

Liu YF, Kim Y, Yoo T, Han P, Inman JC (2018) Burning mouth syndrome: a systematic review of treatments. Oral Dis 24(3):325–334

Lohse MJ (2016) Psychopharmaka. In: Springer (Hrsg) Arzneimittelverordnungsreport 2016. Springer, Berlin, S 663–690

Lopez-Lopez J, Jane-Salas E, Estrugo-Devesa A, Velasco-Ortega E, Martin-Gonzalez J, Segura-Egea JJ (2011) Periapical and endodontic status of type 2 diabetic patients in Catalonia, Spain: a cross-sectional study. J Endod 37(5):598–601

Lutz H, Wille H (2016) Antithrombotika und Antihämorrhagika. In: Schwabe D, Paffrath D (Hrsg) Arzneimittelverordnungsreport 2016. Springer, Berlin, S 352

Mankia K, Cheng Z, Do T, Hunt L, Meade J, Kang J, Clerehugh V, Speirs A, Tugnait A, Hensor EMA, Nam JL, Devine DA, Emery P (2019) Prevalence of periodontal disease and periodontopathic bacteria in anti-cyclic citrullinated protein antibody-positive at-risk adults without arthritis. JAMA Netw Open 2(6):e195394

Marsh PD (2010) Microbiology of dental plaque biofilms and their role in oral health and caries. Dent Clin North Am 54(3):441–454

Mathers CD, Boerma T, Ma Fat D (2009) Global and regional causes of death. Br Med Bull 92:7–32

Mathews MJ, Liebenberg L, Mathews EH (2015) How do high glycemic load diets influence coronary heart disease? Nutr Metab (Lond) 12:6

Mauri-Obradors E, Estrugo-Devesa A, Jane-Salas E, Vinas M, Lopez-Lopez J (2017) Oral manifestations of Diabetes Mellitus. A systematic review. Med Oral Patol Oral Cir Bucal 22(5):e586–e594

McMillan R, Forssell H, Buchanan JA, Glenny AM, Weldon JC, Zakrzewska JM (2016) Interventions for treating burning mouth syndrome. Cochrane Database Syst Rev 11(11):CD002779

Mealey BL (2000) Diabetes and periodontal disease: two sides of a coin. Compend Contin Educ Dent 21(11):943–946, 948, 950, passim; quiz 956. https://www.ncbi.nlm.nih.gov/pubmed/11968145

Meurman JH, Sanz M, Janket SJ (2004) Oral health, atherosclerosis, and cardiovascular disease. Crit Rev Oral Biol Med 15(6):403–413

Moßhammer D, Haumann H, Mörike K, Joos S (2016) Polypharmazie – Tendenz steigend, Folgen schwer kalkulierbar. Dtsch Arztebl Int 113:627–633

Nam Y, Kim NH, Kho HS (2018) Geriatric oral and maxillofacial dysfunctions in the context of geriatric syndrome. Oral Dis 24(3):317–324

Neuner-Jehle S (2013) Weniger ist mehr – wie Polypharmazie vermeiden? Praxis 102:21–27

Ng KP, Edwards NC, Lip GY, Townend JN, Ferro CJ (2013) Atrial fibrillation in CKD: balancing the risks and benefits of anticoagulation. Am J Kidney Dis 62(3):615–632

Nijakowski K, Surdacka A (2020) Salivary biomarkers for diagnosis of inflammatory bowel diseases: a systematic review. Int J Mol Sci 21(20):7477

Nijakowski K, Rutkowski R, Eder P, Simon M, Korybalska K, Witowski J, Surdacka A (2021) Potential salivary markers for differential diagnosis of Crohn's disease and ulcerative colitis. Life (Basel) 11(9):943

Nitschke I (2012) Senioren – eine heterogene Patientengruppe mit vielen Unbekannten. Dtsch Zahnärztl Z 67:533–534

Noce A, Vidiri MF, Marrone G, Moriconi E, Bocedi A, Capria A, Rovella V, Ricci G, De Lorenzo A, Di Daniele N (2016) Is low-protein diet a possible risk factor of malnutrition in chronic kidney disease patients? Cell Death Discov 2:16026

Noce A, Rovella V, Marrone G, Cattani G, Zingaretti V, Limongi D, D'Agostini C, Sorge R, Casasco M, Di Daniele N, Ricci G, Bocedi A (2019) Hemodialysis biomarkers: total advanced glycation end products (AGEs) against oxidized human serum albumin (HSAox). Acta Diabetol 56(12):1323–1331

Noce A, Marrone G, Wilson Jones G, Di Lauro M, Pietroboni Zaitseva A, Ramadori L, Celotto R, Mitterhofer AP, Di Daniele N (2021) Nutritional approaches for the management of metabolic acidosis in chronic kidney disease. Nutrients 13(8):2534

Ohyama H, Nakasho K, Yamanegi K, Noiri Y, Kuhara A, Kato-Kogoe N, Yamada N, Hata M, Nishimura F, Ebisu S, Terada N (2009) An unusual autopsy case of pyogenic liver abscess caused by periodontal bacteria. Jpn J Infect Dis 62(5):381–383. https://www.ncbi.nlm.nih.gov/pubmed/19762989

Persson GR, Persson RE (2008) Cardiovascular disease and periodontitis: an update on the associations and risk. J Clin Periodontol 35(8 Suppl):362–379

Potpara TS, Ferro CJ, Lip GYH (2018) Use of oral anticoagulants in patients with atrial fibrillation and renal dysfunction. Nat Rev Nephrol 14(5):337–351

Poudel P, Griffiths R, Wong VW, Arora A, Flack JR, Khoo CL, George A (2018) Oral health knowledge, attitudes and care practices of people with diabetes: a systematic review. BMC Public Health 18(1):577

Raimann JG, Levin NW, Craig RG, Sirover W, Kotanko P, Handelman G (2013) Is vitamin C intake too low in dialysis patients? Semin Dial 26(1):1–5

Rixecker H, Kleemann PP, Tetsch P (1985) Ambulante zahnärztlich-chirurgische Behandlung bei Problempatienten. ZWR 94:900–902

Said HS, Suda W, Nakagome S, Chinen H, Oshima K, Kim S, Kimura R, Iraha A, Ishida H, Fujita J, Mano S, Morita H, Dohi T, Oota H, Hattori M (2014) Dysbiosis of salivary microbiota in inflammatory bowel disease and its association with oral immunological biomarkers. DNA Res 21(1):15–25

Sardella A, Lodi G, Demarosi F, Bez C, Cassano S, Carrassi A (2006) Burning mouth syndrome: a retrospective study investigating spontaneous remission and response to treatments. Oral Dis 12(2):152–155

Scala A, Checchi L, Montevecchi M, Marini I, Giamberardino MA (2003) Update on burning mouth syndrome: overview and patient management. Crit Rev Oral Biol Med 14(4):275–291

Schiavone V, Adamo D, Ventrella G, Morlino M, De Notaris EB, Ravel MG, Kusmann F, Piantadosi M, Pollio A, Fortuna G, Mignogna MD (2012) Anxiety, depression, and pain in burning mouth syndrome: first chicken or egg? Headache 52(6):1019–1025

Southworth MR, Reichman ME, Unger EF (2013) Dabigatran and postmarketing reports of bleeding. N Engl J Med 368(14):1272–1274

Souza IF de, Marmora BC, Rados PV, Visioli F (2018) Treatment modalities for burning mouth syndrome: a systematic review. Clin Oral Investig 22(5):1893–1905

Stolbova K, Hahn A, Benes B, Andel M, Treslova L (1999) Gustometry of diabetes mellitus patients and obese patients. Int Tinnitus J 5(2):135–140. https://www.ncbi.nlm.nih.gov/pubmed/10753433

Thomas MS, Parolia A, Kundabala M, Vikram M (2010) Asthma and oral health: a review. Aust Dent J 55(2):128–133

Van Dyke TE, Dowell VR Jr, Offenbacher S, Snyder W, Hersh T (1986) Potential role of microorganisms isolated from periodontal lesions in the pathogenesis of inflammatory bowel disease. Infect Immun 53(3):671–677

Wahl MJ (2014) Dental surgery and antiplatelet agents: bleed or die. Am J Med 127(4):260–267

Weber AA (2013) Pharmakologie der Hämostase. In: Aktories K, Förstermann U, Hofmann F, Starke K (Hrsg) Allgemeine und spezielle Pharmakologie und Toxikologie. Urban&Fischer, S 507–528

Wehling M (2009) Multimorbidity and polypharmacy: how to reduce the harmful drug load and yet add needed drugs in the elderly? Proposal of a new drug classification: fit for the aged. J Am Geriatr Soc 57(3):560–561

Younossi ZM, Boparai N, Price LL, Kiwi ML, McCormick M, Guyatt G (2001) Health-related quality of life in chronic liver disease: the impact of type and severity of disease. Am J Gastroenterol 96(7):2199–2205

Multimorbidität und chronische Erkrankungen

9

Jan-Hendrik Ortloff und Daniela Schmitz

Inhaltsverzeichnis

9.1	Das Phänomen multimorbider und chronischer Erkrankungen	76
	9.1.1 Begriffsbestimmung Multimorbidität	76
	9.1.2 Formen von Multimorbidität	77
	9.1.3 Einflussfaktoren auf Multimorbidität	78
9.2	Messung von Multimorbidität	79
9.3	Multimorbidität als soziale Herausforderung	80
	9.3.1 Forschung	80
	9.3.2 Hospitalisierung	81
	9.3.3 Lebensqualität	81
	9.3.4 Pflegebedürftigkeit	82
9.4	Anforderungen an das multiprofessionelle Versorgungsteam	82
9.5	Lösungsansätze für die Versorgung multimorbider Menschen	83
Literatur		84

J.-H. Ortloff (✉)
Department für Humanmedizin, Witten/Herdecke University, Witten, Deutschland
E-Mail: Jan-Hendrik.Ortloff@uni-wh.de

D. Schmitz
Department für Humanmedizin, Universität Witten/Herdecke, Witten, Deutschland
E-Mail: Daniela.Schmitz@uni-wh.de

© Der/die Autor(en), exklusiv lizenziert an Springer-Verlag GmbH, DE, ein Teil von Springer Nature 2024
D. Schmitz et al. (Hrsg.), *Chronic Care – Wissenschaft und Praxis*,
https://doi.org/10.1007/978-3-662-68415-3_9

9.1 Das Phänomen multimorbider und chronischer Erkrankungen

Obwohl Patient:innen mit multiplen und chronischen Erkrankungen im klinischen Alltag zunehmend die Regel sind, wird Multimorbidität, die häufig mit chronischen Erkrankungen assoziiert wird, in den meisten Leitlinien nicht erwähnt und in vielen Studien ausgeschlossen. Aus diesem Grund existieren kaum evidenzbasierte Erkenntnisse für Menschen mit mehreren z. T. chronischen Erkrankungen. Dies bedeutet, auch wenn Leitlinien zu einzelnen Erkrankungen vorliegen und diese in der Praxis korrekt umgesetzt werden, kann die zeitgleiche Anwendung mehrerer Leitlinien zu unerwünschten Folgen, Nebenwirkungen oder widersprüchlichen Behandlungsstrategien führen (Deutsche Gesellschaft für Allgemeinmedizin und Familienmedizin 2017).

Die Behandlung und Versorgung orientiert sich insbesondere bei Menschen mit chronischen und multimorbiden Krankheitsbildern folglich nicht nur an einer konkreten Strategie und Evidenzgrundlage, sondern an unterschiedlichen Herangehensweisen, welche im Verlauf auch diverse Perspektiven, Fachbereiche, Disziplinen und Methoden beinhalten. Hinzu kommt, dass sich die Versorgung an den Prioritäten und Zielen der Patient:innen auszurichten hat und über einen längeren Zeitraum stattfindet. Die Versorgung von Menschen mit Multimorbidität ist daher oftmals fragmentiert, komplex, herausfordernd und entsprechend anfällig für Qualitätsdefizite.

Einerseits sind weder Multimorbidität noch Pflegebedürftigkeit unabdingbare Konsequenzen des Alters, andererseits treten vor allem chronische Erkrankungen verstärkt in späten Lebensjahren auf. Der Begriff Multimorbidität trifft auf eine heterogene Gruppe mit diversen Erkrankungen und Kombinationen zu. Aus diesem Grund sollten die Behandlung und Versorgung der Betroffenen auf einem hohen Abstraktionsniveau umgesetzt werden und sich auf den Umgang mit Multimorbidität als eigenständige Gesamtsituation beziehen und nicht auf einzelne Krankheitskombinationen.

Multimorbidität ist ein Phänomen, dass aufgrund der altersbedingten Veränderungen der Gesellschaft zukünftig weiter zunehmen wird. Aufgrund der unterschiedlichen Studienpopulationen sowie einer Uneinigkeit bezüglich der Definition und Operationalisierung lässt sich die Prävalenz international nur schwer quantifizieren. Im Ergebnis wird von einer Häufigkeit zwischen 55 % bis 98 % (Deutsche Gesellschaft für Allgemeinmedizin und Familienmedizin 2017) bzw. 17 % bis 80 % (Bundesarbeitsgemeinschaft für Rehabilitation 2018) für alternde Gesellschaften ausgegangen.

9.1.1 Begriffsbestimmung Multimorbidität

Es existieren seit Jahren zahlreiche Definitionen und Operationalisierungen von Multimorbidität (Marengoni et al. 2011). Dabei variiert vor allem die notwendige Anzahl der Erkrankungen. Die *Leitlinie Multimorbidität* definiert das gleichzeitige Vorliegen von drei oder mehr chronischen Erkrankungen als Multimorbidität, von denen keine im Fokus der

Behandlung steht, jedoch Zusammenhänge (Risikofaktoren, Folgeerkrankungen etc.) bestehen können. In der Literatur finden sich jedoch auch Definitionen, die von zwei oder mehr gleichzeitig vorkommenden chronischen Erkrankungen ausgehen, von denen jede für sich vergleichbare Auswirkungen auf die individuelle Krankheitslast hat (Seger und Gaertner 2020). Auffällig ist zudem, dass sich diese Definitionen auf chronische Erkrankungen beziehen und somit akute Erkrankungen ausschließen.

Ferner erfolgt eine Differenzierung zwischen Multi- und Komorbidität. Während bei Multimorbidität keine der Erkrankungen als Hauptdiagnose bezeichnet werden kann, da alle vorhandenen Erkrankungen einen gleichwertigen Einfluss auf die Behandlung und Versorgung haben, bezeichnet Komorbidität Erkrankungen als primär, wenn bei gleichzeitigem Auftreten mehrerer Erkrankungen eine bestimmte Erkrankung im Fokus steht, und andere in den Hintergrund rücken. Eine Komorbidität kann im Sinne einer Folgeerkrankung in einem kausalen Zusammenhang mit der Grunderkrankung stehen oder unabhängig von ihr sein. Diskutiert werden kann in diesem Zusammenhang, ob es sich bei Erkrankungen mit Auswirkungen auf das Verhalten (Demenz, Depression, Neurotische-, Belastungs- und somatoforme Störungen) um primäre oder sekundäre Erkrankungen handelt bzw. ob ein multi- oder komorbides Krankheitsbild vorliegt.

9.1.2 Formen von Multimorbidität

Multimorbidität wird in der Literatur u. a. unterteilt in das statistische Multimorbiditätskonzept (Häufigkeiten), das dynamische Multimorbiditätskonzept (Dynamik zwischen Problemfeldern) sowie das geriatrische Multimorbiditätskonzept (Burkhardt 2019).

Das statistische Multimorbiditätskonzept orientiert sich an medizinischen Diagnosen und legt den Fokus fast ausschließlich auf quantitative Aspekte, also bspw. die Indexerkrankungen. Das dynamische Multimorbiditätskonzept berücksichtigt zusätzlich die jeweilige Krankheitsphase und die Wechselwirkungen zwischen Krankheit, Umwelt, Person, Aktivität und Teilhabe anhand der aufgezeigten Problemfelder. Zur Beurteilung der Situation erfolgt das Erkennen des Problems (Multimorbiditätsmuster), die Feststellung der Diagnosen und erste Interventionen, die Koordination unterschiedlicher Maßnahmen, ein Re-Assessment (ggf. Prüfung/Anpassung), die Evaluation der Maßnahmen und die multiprofessionelle bzw. institutionsübergreifende Dokumentation.

Die geriatrische Multimorbidität bezieht sich dem Fachbereich entsprechend auf ältere und hochaltrige Personen. Geriatrische Patient:innen sind nicht trennscharf definiert, obwohl der Begriff in der klinischen Praxis verwendet wird. Nach Ernst et al. (2020) zählen u. a. Immobilität, Sturzneigung und Schwindel, Kognitive Defizite, Inkontinenz, Fehl- und Mangelernährung, Dekubiti, Depression, Angststörung, chronische Schmerzen, starke Sehbehinderung und eine ausgeprägte Schwerhörigkeit zum geriatrischen Syndrom. Zudem können die zahlreichen Schnittstellen, unklaren Zuständigkeiten und fachspezifischen Perspektiven dazu führen, dass die typischen geriatrischen Syndrome nicht rechtzeitig entdeckt und somit Einflussfaktoren und Präventionspotenziale unberücksichtigt bleiben.

9.1.3 Einflussfaktoren auf Multimorbidität

Ähnlich vielfältig wie sich die Kombinationen von Multimorbidität zusammenstellen, sind auch die Einflussfaktoren in der Literatur beschrieben und werden zu Clustern zusammengefasst, die u. a. in der Leitlinie zur Multimorbidität zu finden sind.

- Alter: Zahlreiche Studien belegen, dass die Prävalenz von Multimorbidität mit zunehmendem Alter ansteigt. Ein Grund hierfür wird auch in der Chronifizierung von Krankheiten gesehen.
- Geschlecht: Der Zusammenhang zwischen dem Geschlecht und Multimorbidität hängt in einem hohen Maße vom untersuchten Krankheitsspektrum ab. Aus diesem Grund liegen sowohl Studien vor, bei denen Frauen häufiger von Multimorbidität betroffen waren als auch Studien, die eine höhere Prävalenz bei Männern belegen.
- Psychische Faktoren: Patient:innen mit chronischen somatischen Erkrankungen leiden häufig gleichzeitig auch an psychischen Erkrankungen wie Depressionen. Diese weisen häufig komplexe Wechselwirkungen aus, da chronische Erkrankungen zu Depressionen führen können, Depressionen gleichzeitig jedoch auch ein Risikofaktor für Chronifizierungen anderer Erkrankungen darstellen können.
- Soziale Determinanten: Menschen mit niedrigem Einkommen und niedrigem Bildungsgrad sind häufiger und früher von Multimorbidität betroffen, jedoch scheinen diese Zusammenhänge von den jeweiligen Gesellschaftsstrukturen und den untersuchten Einzelerkrankungen abhängig zu sein.
- Personenbezogene Faktoren: Persönliche Einstellungen und innere Werte bezüglich des Umgangs mit chronischen Erkrankungen können ebenfalls die Multimorbidität beeinflussen, da diese die Basis für Compliance und Coping bilden.
- Umweltfaktoren: Einflussfaktoren aus der Umwelt können eine direkte Auswirkung auf den Lebensstil und somit auf die Risikofaktoren und Verhaltensweisen haben. Ein kontinuierlicher Zugang zur gesundheitsbezogenen Infrastruktur ist zudem eine Grundvoraussetzung für die Behandlung und Versorgung, die sowohl in urbanen als auch ländlichen Regionen an ihre Grenzen stößt.
- Chronifizierungen: Der Übergang von einer vorübergehenden zu einer dauerhaften Erkrankung bzw. von Symptomen kann die Multimorbidität u. a. durch die entstehenden psychischen Belastungen beeinflussen. Symptome wie Schmerzen treten häufig bei Multimorbidität auf und erhöhen das Risiko für Stürze, Angststörungen sowie kognitive oder somatische Dysfunktionen.
- Kombinationen: Bei Patient:innen mit Multimorbidität treten Regelmäßigkeiten im Krankheitsspektrum auf, sodass bestimmte Krankheitskombinationen häufiger auftreten, als es die Prävalenz der Einzelerkrankungen erwarten lässt. Dazu zählen u. a. kardio-vaskuläre-, metabolische-, psychische-, neuro-psychologische- und psychosomatische Krankheiten sowie Muskel-Skelett Erkrankungen.
- Frailty: Gebrechlichkeit bzw. eine erhöhte Vulnerabilität stehen in einer Wechselwirkung zur Multimorbidität, da sich diese gegenseitig stark beeinflussen. Frailty be-

trifft Menschen häufiger mit ansteigendem Alter und es werden diverse Ursachen wie eine geringe physiologische Belastbarkeit, ein schwaches Immunsystem oder ein fortschreitender Verlust von Skelett- und Muskelmasse angenommen, wobei bislang nur wenige Forschungsergebnisse vorliegen. Zudem sind psychosoziale Faktoren bislang kaum berücksichtigt worden.

Aufgrund der unterschiedlichen Einflussfaktoren sowie der unklaren Definition zwischen multi- und komorbider Krankheitsbilder und ihrer Symptome ist eine Zuordnung in einen spezifischen Fachbereich häufig schwierig. Das multiprofessionelle Behandlungsteam sieht sich deshalb vor der Herausforderung, dass die Interaktionen weniger überschaubar und unerwünschte Wechselwirkungen zunehmend risikoreich sind. Hinzu kommt, dass mit zunehmender Multimorbidität, erhöhter Vulnerabilität und steigender Krankheitslast die Handlungsspielräume und Ressourcen der Patient:innen abnehmen.

9.2 Messung von Multimorbidität

Die größten Hürden in der Behandlung von Patient:innen mit Multimorbidität sind unterschiedliche Vorgehensweisen, widersprüchliche Empfehlungen und Wechselwirkungen, die sich aus den einzelnen Erkrankungen ergeben. Dabei existieren erste Operationalisierungsversuche, die das Ziel verfolgen, Multimorbidität ganzheitlich zu erfassen. Um die Versorgungsqualität von multimorbiden Menschen beurteilen zu können, wurde der MULTIqual (Entwicklung und Validierung von Qualitätsindikatoren für Multimorbidität) entwickelt. Dabei wird die Qualität der Versorgung anhand von 22 Indikatoren gemessen, die zu drei Kategorien zusammengefasst werden.

Unter der Kategorie der *patientennahen Parameter* werden die Indikatoren Depressionen, Schmerzen, Schmerzmanagement, finanzielle Unterstützungsbedarfe, subjektiven Lebensqualität, Symptomlast, Patientenpräferenzen, Bezugspersonen sowie Patientenschulungen und Selbstmanagement ermittelt. Die Kategorie *Arzt-Patienten- Interaktion* beinhaltet die Indikatoren; gemeinsame Vereinbarung von Behandlungszielen, schriftlicher Behandlungsplan, Belastungen durch die Behandlung, Therapieadhärenz (Einhaltung gemeinsamer Therapieziele), Arzneimittelwirkungen, Medikamentenreview, Information über potenziellen Nutzen oder Schaden von Therapieoptionen, Partizipative Entscheidungsfindung sowie aktueller Medikationsplan. Die dritte Kategorie *Kontextstrukturen* enthält die Indikatoren; Verantwortlichkeit für die Koordination, Versorgungsdokumentation und Fortbildungsmaßnahmen mit Relevanz für Multimobilität (Glassen et al. 2022). Die drei Kategorien verdeutlichen die vielfältigen Faktoren und ihren potenziellen Einfluss auf die subjektive Lebensqualität.

Bei dem MULTIqual handelt es sich um ein operationalisiertes Instrument zur Beurteilung der Versorgungsqualität von Menschen mit Multimorbidität, welches als Grundlage für weitere internationale Forschung genutzt wird. Entwickelt wurde es auf der Basis einer systematischen Literaturrecherche und einem zweistufigen Konsensusverfahren mit multiprofessionellen Expert:innen. Zu kritisieren bleibt die Eingrenzung der Anwendung auf den ambulanten Sektor, der Aufwand/Nutzen Aspekt in der Praxis und die Reduzierung auf die Interaktion zwischen Ärzt:innen und Patient:innen.

9.3 Multimorbidität als soziale Herausforderung

Die Wechselwirkungen, die durch Multimorbidität auf der subjektiven Ebene bestehen, haben aufgrund der hohen Anzahl an Betroffenen auch Auswirkungen auf der gesellschaftlichen Ebene. Relevant sind in diesem Zusammenhang Themen wie Forschung, Hospitalisierung, Lebensqualität und Pflegebedürftigkeit.

9.3.1 Forschung

Eine Kausalität zwischen Multimorbidität und den diversen Variablen (Hospitalisierung, Mortalität, Lebensqualität, Autonomie etc.) kann aktuell nicht abgebildet werden, da es sich bei der geringen Anzahl an Studien häufig um Querschnittdesigns handelt. Zudem sind Einschränkungen in der Forschung aufgrund einer ausgeprägten Heterogenität im untersuchten Krankheitsspektrum, dem Setting, den diversen Datenquellen und dem Untersuchungszeitraum (Krankheitsphase) vorhanden, sodass generalisierbare Aussagen nur schwer getroffen werden können.

Ein Cochrane Review ging der Frage nach, welche Interventionen einen Einfluss auf die relevanten Outcomes wie mentale und körperliche Gesundheit, ökonomische Aspekte, Inanspruchnahme von Dienstleistungen, psychosoziale Faktoren wie Wohlbefinden, Teilhabe und Lebensqualität sowie Verhaltensweisen der Beteiligten haben. Dabei konnten zwei Kategorien gebildet werden. Die erste fokussiert die organisatorische Ebene des Managements und deren koordinativen Aktivitäten wie der Steigerung der Zusammenarbeit eines multiprofessionellen Teams. Die zweite richtet sich an die Verhaltensweise der Patient:innen. Die Ergebnisse zeigen eine Verbesserung des Outcomes, wenn Interventionen auf Risikofaktoren oder funktionelle Einschränkungen ausgerichtet sind. Zudem scheinen Interventionen effektiver zu sein, wenn sie auf einzelne Risikofaktoren oder funktionelle Probleme fokussiert sind (Smith et al. 2016).

Verschiedene Studien weisen auf einen Zusammenhang zwischen Multimorbidität und Mortalität hin. Demzufolge haben Patient:innen mit Multimorbidität eine durchschnittlich höhere Sterblichkeit als Patient:innen ohne Multimorbidität (Marengoni et al. 2011). Die Mortalität korreliert mit der Anzahl und der Art der chronischen Erkrankungen wie kardiovaskulären Erkrankungen, chronischer Herzinsuffizienz, malignen Tumoren, chronischer Lungenkrankheit sowie fortgeschrittenen Leber- und Nierenerkrankungen (Gijsen et al. 2001). Es liegen jedoch auch Studien vor, die keinen Zusammenhang nachweisen konnten bzw. auf besondere Umstände wie etwa eine Behinderung verwiesen. Zudem handelt es sich bei den untersuchten Krankheitsbildern um Erkrankungen, die auch für sich allein genommen zu einer erhöhten Mortalität beitragen.

Ob Mortalität und Multimorbidität korrelieren und ob mögliche Zusammenhänge durch die Anzahl der Erkrankungen oder eher durch die Einzelkrankheiten selbst verursacht werden, geht aus der aktuellen Leitlinie zur Multimorbidität nicht hervor (Deutsche Gesellschaft für Allgemeinmedizin und Familienmedizin 2017).

9.3.2 Hospitalisierung

Auch bei der Hospitalisierung sind verschiedene Einflussfaktoren vorhanden, die zu einer Krankenhauseinweisung führen können. Die Häufigkeit eines stationären Aufenthaltes steigt dabei proportional zu der Anzahl der Erkrankungen, jedoch unabhängig vom Alter (Glynn et al. 2011). Zudem sind es psychische Erkrankungen wie Depressionen etc., welche eine Hospitalisierung von multimorbiden Patient:innen begünstigen. Ein weiterer relevanter Indikator der Hospitalisierung ist die Dauer des stationären Aufenthaltes, da Patient:innen mit Multimorbidität häufig länger im Krankenhaus verweilen und sie teilweise öfter postoperative Komplikationen aufweisen. Zudem steigt nach einem Krankenhausaufenthalt das Risiko für eine Institutionalisierung (z. B. den Umzug in eine Pflegeeinrichtung). Dies ist insbesondere dann der Fall, wenn es während des Krankenhausaufenthaltes zu einer temporären Immobilisierung kam. Ferner kann es zu dauerhaften Einschränkungen der Funktionsfähigkeit kommen, wenn bspw. das prä-stationäre motorische Bewegungsausmaß nicht wieder erreicht wird.

9.3.3 Lebensqualität

Die Lebensqualität ist eng mit der subjektiv erlebten Gesundheit verbunden. Dabei schätzen multimorbide Patient:innen ihre Lebensqualität häufig schlechter ein, sind psychisch stärker belastet und haben häufiger depressive Symptome als der Durschnitt der Bevölkerung (Fortin et al. 2006). Hierbei werden u. a. die mannigfaltigen Wechselwirkungen zwischen Ausdauer, Mobilität, Autonomie und Lebensqualität deutlich, da jede dieser Komponenten das nachfolgende bedingt. Insbesondere chronische Erkrankungen wie Visuseinschränkungen, Rückenschmerzen oder kardio-vaskuläre Krankheiten können die Lebensqualität stark reduzieren. Im Vergleich zur Hospitalisierung und Mortalität scheint sich das Alter weniger auf die Bewertung der Lebensqualität auszuwirken. Zwar wird in bestimmten Altersgruppen die erste chronische Erkrankung als besonders einschneidend erlebt, jedoch führt Multimorbidität mit vier oder mehr Erkrankungen über alle Altersgruppen hinweg zu funktionalen und emotionalen Beeinträchtigungen (Bayliss 2014). Da es sich bei der Einschätzung der Lebensqualität um eine subjektive Bewertung handelt, gilt es zudem zu beachten, dass sich nicht alle Einflussfaktoren gleichermaßen auf alle Domänen der Lebensqualität auswirken und auch die Anpassungsfähigkeiten und Copingstrategien der Betroffenen eine zentrale Rolle spielen.

9.3.4 Pflegebedürftigkeit

Eine häufige und unumkehrbare Folge von Multimorbidität als zentrales Gesundheitsrisiko ist die Pflegebedürftigkeit, die einen Zustand höchster körperlicher, psychischer und sozialer Vulnerabilität darstellt. Diese führen vor allem in Kombination zu defizitären Gesundheitszuständen, welche die Betroffenen von Hilfe und Pflege abhängig machen. Entscheidende Faktoren sind bspw. körperliche und kognitive Aktivitäten sowie Ernährungsaspekte, da diese zum einen die Pflegebedürftigkeit in einem hohen Maße beeinflussen, zum anderen jedoch auch Ressourcen und Potenziale darstellen können. Bereits in der Phase der Prävention (auch vor Rezidiven) vor chronischen Erkrankungen können entsprechende Maßnahmen dazu beitragen, Hilfs- und Pflegebedürftigkeit zu reduzieren bzw. zu vermeiden.

Einschränkungen der Funktionalität und Ausdauer betreffen oft auch Partner:innen und pflegende Angehörige, indem sie im Verlauf oft zum Verlust von Autonomie und zur Institutionalisierung führen. Die Erkennung von Pre-Frailty ermöglicht ebenfalls Präventionsmaßnahmen, mit denen die Entwicklung von Hilfs- und Pflegebedürftigkeit positiv beeinflusst werden kann.

9.4 Anforderungen an das multiprofessionelle Versorgungsteam

Die World Health Organization (WHO) hat in den *Technical Series on Safer Primary Care* praxisorientierte Hinweise und Strategieempfehlungen für eine angemessene Versorgung von Menschen mit Multimorbidität veröffentlicht, welche eine multiprofessionelle Versorgung betont. Die Strategien, die laut WHO von den Mitgliedstaaten priorisiert werden können, sollen Veränderungen bereits auf der gesundheitspolitischen Ebene fokussieren und lassen sich in fünf Kategorien zusammenfassen (WHO 2016).

- Gesellschaftliche Änderungen vornehmen: Bereits auf der politischen Ebene sollte die Integration von Richtlinien zu den sozialen Determinanten von Gesundheit, die Entwicklung einer starken Primärversorgung innerhalb der allgemeinen Gesundheitsversorgung sowie die Forschung zur Primärversorgung von Menschen mit multiplen chronischen Erkrankungen gefördert werden. Dies erfordert eine solide Personalplanung und Ausbildungen auf Bachelor- und Masterniveau auf allen Ebenen der Gesundheitsversorgung.
- Einen systemischen Ansatz verfolgen: Es ist wichtig, Patient:innen ganzheitlich anhand ihrer physischen, psychischen und sozialen Gesundheit zu betrachten und die Versorgung über die Inhalte der eigenen Disziplin hinaus zu koordinieren. Empfehlungen

aus einzelnen Leitlinien sollten daher miteinander in Einklang gebracht werden. Dazu müssen Systeme entwickelt werden, die eine verbesserte Kommunikation und Koordination zwischen den Unternehmen und den verschiedenen Ebenen des Gesundheitswesens ermöglichen. Zudem sollten Ärzt:innen, Pfleger:innen, Therapeut:innen sowie andere Mitglieder des multiprofessionellen Teams in die Behandlung von multimorbiden Patient:innen integriert und speziell für Multimorbidität geschult werden.

- Erkennen von vulnerablen Personen: Menschen, die aufgrund von Multimorbidität eine zusätzliche Unterstützung benötigen, sollten bereits während der Primärversorgung identifiziert werden, um möglichst frühzeitig mit gezielten Präventionsmaßnahmen und Interventionen zu beginnen. Zudem sollten die subjektiven Zusammenhänge zwischen körperlicher und psychischer Gesundheit erkannt werden, damit auch psychische Erkrankungen priorisiert werden. Eine Kombination aus psychischer und physischer Multimorbidität ist dem höchsten Risiko ausgesetzt, was negative Auswirkungen auf den Behandlungserfolg haben kann.
- Verbesserung der Pflegekoordination: Durch die Zuordnung zu einer Primärversorgung soll sichergestellt werden, dass alle Patient:innen mit Multimorbidität Pflegedienstleister haben, die für deren Pflege verantwortlich sind. Auf der Systemebene ist eine Stratifizierung der Pflegeversorgung sinnvoll, um Ressourcen für diejenigen zu schonen, die sie am meisten benötigen. Ferner werden verstärkte Schulungsmaßnahmen, Strategien zur Patientenaufklärung und -einbindung, die Unterstützung informeller Betreuer:innen (Angehöriger), die Nutzung gemeinsamer digitaler Krankenakten und Informationssysteme sowie eine Förderung des Selbstmanagements empfohlen.
- Vereinfachung der Behandlungspläne: Ein sorgfältiger Umgang mit Risikofaktoren kann zur Reduzierung von bspw. Polypharmazie beitragen und den Einsatz von nicht-pharmakologischen Maßnahmen maximieren. Dazu wird eine angemessene Polypharmazie, die Beendigung von Behandlungen mit begrenztem Wert, die Sicherstellung eines Verständnisses für die Behandlung seitens der Patient:innen, der Einsatz medikamentöser Hilfsmittel zur Förderung der Therapietreue sowie die Einführung von Technologien (Warnungen vor Wechselwirkungen und Erinnerungen über Zeitpunkt, Art und Dosierung der Medikamente) empfohlen.

9.5 Lösungsansätze für die Versorgung multimorbider Menschen

Das Management multimorbider Krankheitsbilder fokussiert sich auf die Kooperationen zwischen den Spezialist:innen, der Erreichung von Zielen sowie der Befähigung zum Selbstmanagement.

Multimorbidität führt zu einer steigenden Inanspruchnahme von Dienstleistungen. Im deutschen Versorgungssystem sind diese Kontakte ungeregelt, sodass Untersuchungen, Diagnosen, Empfehlungen, Überweisungen und Behandlungen neben- und nacheinander erfolgen. Ebenfalls ungeregelt ist der Informationsaustausch zwischen den Spezialist:innen, da bei temporären Maßnahmen die vollständige Krankengeschichte mit Anamnese, Diagnostik und Behandlung nur selten komplett vorhanden ist. Keinem der Behandler:innen liegen bei einer Konsultation alle relevanten Daten vollständig vor. Wenn jedoch mehrere Gesundheitsprofessionen an der Behandlung von Patient:innen mit Multimorbidität beteiligt sind, sollten sich die Beteiligten (Patient:innen, Angehörige, Spezialisten etc.) hinsichtlich Diagnostik und Therapie abstimmen (Deutsche Gesellschaft für Allgemeinmedizin und Familienmedizin 2017).

Um eine erfolgreiche Behandlung und Versorgung zu gewährleisten, ist es notwendig, alle Beteiligten so zu sensibilisieren, dass Multimorbidität bereits in der Primärversorgung erkannt wird. Dazu muss die individuelle Bedarfserkennung u. a. dort ansetzen, wo die Patient:innen als erstes und über Schnittstellen hinweg als längstes versorgt werden. Dies beinhaltet neben einer soliden Primärversorgung auch eine bedarfsgerechte Steuerung von stationären wie ambulanten Rehabilitationsleistungen sowie konkrete Zielsetzungen. Zudem ist es notwendig, die Befunderhebung multimorbider Krankheitsbilder transparent und nachvollziehbar für alle beteiligten Akteur:innen darzustellen und über den gesamten Verlauf so zu dokumentieren, dass relevante Beeinträchtigungen, Kontextfaktoren und deren Wechselwirkungen ersichtlich sind. Die Planung und Durchführung erfodert zudem eine kontinuierliche Überprüfung der erreichten (Teil-) Ziele sowie ggf. eine Nachjustierung unter der Berücksichtigung fachlicher, sozialer und ökonomischer Ressourcen (regionale Gesundheitsinfrastrukturen).

Multimorbidität benötigt aufgrund ihrer Komplexität und Dynamik eine ganzheitliche Betrachtung, die wiederum eine multiprofessionelle Versorgung erfordert. Aus diesem Grund ist es notwendig, Vertreter:innen aller beteiligten Disziplinen von Beginn an in die Prozessgestaltung einzubeziehen und bereits bei der Generierung von Leitlinien partizipativ zu inkludieren, sodass eine Über-, Unter- oder Fehlversorgung multimorbider Patient:innen vermieden wird und Erfolge im Sinne der *best practice* ausgetauscht werden. Letzten Endes ist es die Zusammenarbeit zwischen den Spezialisten und den Betroffenen, die unter der Berücksichtigung der unterschiedlichen Perspektiven zu einer erfolgreichen Behandlung multimorbider Krankheitsbilder (siehe Beitrag 21) führen kann.

Literatur

Bayliss E (2014) How does multimorbidity affect patients? In: Mercer S, Salisbury C, Fortin M (Hrsg) ABC of multimorbidity. Wiley, S 8–11

Bundesarbeitsgemeinschaft für Rehabilitation (Hrsg) (2018) Multimorbidität in der medizinischen Rehabilitation. https://www.bar-frankfurt.de/fileadmin/dateiliste/_publikationen/reha_grundlagen/pdfs/Multimorbidit%C3%A4t_Final_ES.pdf. Zugegriffen am 13.05.2023

Burkhardt H (Hrsg) (2019) Umgang mit Multimorbidität und Multimedikation, 1. Aufl. Kohlhammer, Stuttgart

Deutsche Gesellschaft für Allgemeinmedizin und Familienmedizin (Hrsg) (2017) S3-Leitlinie Multimorbidität. Arbeitsgemeinschaft der Wissenschaftlichen Medizinischen Fachgesellschaften

Ernst F, Lübke N, Meinck M (2020) Kompendium Begutachtungswissen Geriatrie, 4. Aufl. Springer, Berlin/Heidelberg

Fortin M, Bravo G, Hudon C, Lapointe L, Almirall J, Dubois M-F, Vanasse A (2006) Relationship between multimorbidity and health-related quality of life of patients in primary care. Qual Life Res 15(1):83–91

Gijsen R, Hoeymans N, Schellevis FG, Ruwaard D, Satariano WA, van den Bos GA (2001) Causes and consequences of comorbidity: a review. J Clin Epidemiol 54(7):661–674

Glassen K, Schulze J, Breckner A, Lühmann D, Szecsenyi J, Scherer M (2022) Multimorbidität. Qualitätsindikatoren für die ambulante Versorgung von Patientinnen und Patienten mit Multimorbidität – Handbuch für die ärztliche Praxis. In: Szecsenyi J, Broge B, Stock J (Hrsg) QISA – Das Qualitätsindikatorensystem für die ambulante Versorgung, Bd F2. KomPart, Berlin

Glynn LG, Valderas JM, Healy P, Burke E, Newell J, Gillespie P, Murphy AW (2011) The prevalence of multimorbidity in primary care and its effect on health care utilization and cost. Family Prac 28(5):516–523

Marengoni A, Angleman S, Melis R, Mangialasche F, Karp A, Garmen A, Meinow B, Fratiglioni L (2011) Aging with multimorbidity: a systematic review of the literature. Ageing Res Rev 10(4):430–439

Seger W, Gaertner T (2020) Multimorbidität: Eine besondere Herausforderung. Dtsch Ärztebl 117(44):A-2092

Smith SM, Wallace E, O'Dowd T, Fortin M (2016) Interventions for improving outcomes in patients with multimorbidity in primary care and community settings. Cochr Database Syst Rev 3(3):12

Weltgesundheitsorganisation (2016) Multimorbidity: technical series on safer primary care 2016. https://www.who.int/patientsaety/topics/primary-care/technical_serie/en/. Zugegriffen am 17.05.2023

Auswirkungen chronischer Erkrankungen 10

Jan-Hendrik Ortloff

Inhaltsverzeichnis

10.1	Einflussfaktoren auf chronische Erkrankungen	87
	10.1.1 Krankheitslast	88
	10.1.2 Gesundheit und Lebensqualität	89
	10.1.3 Risikofaktoren	90
10.2	Auswirkungen auf Haupt- und Nebendiagnosen	91
10.3	Die Relevanz bio-psycho-sozialer Perspektiven	93
10.4	Das bio-psycho-soziale Modell	94
10.5	Faktoren für eine bio-psycho-soziale Gesundheitsinfrastruktur	95
Literatur		96

10.1 Einflussfaktoren auf chronische Erkrankungen

Die Auswirkungen chronischer Erkrankungen werden häufig mittels der bio-medizinischen Konzepte Krankheitslast, gesundheitsbezogene Lebensqualität und Risikofaktoren definiert, um eine objektive Beschreibung zu erzielen. Bei näherer Betrachtung zeigt sich jedoch, dass die Auswirkungen hinsichtlich der Konsequenzen sowohl auf der Mikroebene für die Betroffenen als auch mit Blick auf die gesellschaftlichen Folgen auf der Makroebene zu differenzieren sind und von subjektiven Einschätzungen, psycho-sozialen Kontextfaktoren sowie der Dynamik des Krankheitsverlaufs geprägt sind. Folglich handelt es sich bei den Auswirkungen chronischer Erkrankungen um eine Betrachtungsweise, die

---

J.-H. Ortloff (✉)
Fakultät für Gesundheit, Witten/Herdecke University, Witten, Deutschland
E-Mail: Jan-Hendrik.Ortloff@uni-wh.de

© Der/die Autor(en), exklusiv lizenziert an Springer-Verlag GmbH, DE, ein Teil von Springer Nature 2024
D. Schmitz et al. (Hrsg.), *Chronic Care – Wissenschaft und Praxis*,
https://doi.org/10.1007/978-3-662-68415-3_10

multiprofessionelle Versorgungsleistungen erfordert, um die Situationen der Betroffenen kontinuierlich in einem individuellen bio-psycho-sozialen Kontext zu betrachten.

10.1.1 Krankheitslast

Als Krankheitslast werden die Auswirkungen eines Gesundheitsproblems beschrieben, die anhand von quantifizierten Daten ermittelt und zum Vergleich genutzt werden. Dazu erfassen burden of disease Studien auf der globalen (global burden of disease) und der nationalen bzw. regionalen (national burden of disease) Ebene die Auswirkungen der Krankheitslast anhand finanzieller Kosten, Mortalitäts- und Morbiditätsraten sowie anderer statistischer Parameter. Methodische Eckpunkte sind dabei Disability-Adjusted Life Years (DALYs), anhand derer die Summe der durch Sterblichkeit verlorenen Jahre (im Verhältnis zur durchschnittlichen Lebenserwartung) mit den Jahren zusammengefasst wird, die mit gesundheitlichen Einschränkungen oder in Krankheit verbracht werden, um diese mit dem Durchschnitt der betrachteten Bevölkerung zu vergleichen. Als Informationsquellen dienen dazu vor allem Krankenkassenroutinedaten, Befragungsdaten aus Studien und Statistiken zur Mortalität (Robert Koch Institut 2021). Aus den burden of disease Studien wird der Unterschied zwischen der bestmöglichen Gesundheit und der tatsächlichen Gesundheit abgeleitet und als Gegenüberstellung genutzt, um die Auswirkungen und Entwicklungen einer Erkrankung vergleichen zu können.

Für Deutschland weisen die Ergebnisse auf alters- und geschlechtsspezifische sowie regionale Unterschiede hin, die einen spezifischen Versorgungsbedarf verdeutlichen. Menschen mit chronischen oder multimorbiden Krankheitsbildern können die DALY-Raten beeinflussen, da deren Lebenserwartung aufgrund der kombinierten Krankheitslast der einzelnen Erkrankungen erheblich von der durchschnittlichen Lebenserwartung abweichen kann. Ausgehend von den DALY-Raten tragen die koronare Herzkrankheit, Schmerzen im unteren Rücken und Lungenkrebs am meisten zur Krankheitslast bei. Zudem zeigten Geschlechterunterschiede, dass Kopfschmerzerkrankungen und Demenzen bei Frauen sowie Lungenkrebs und alkoholbezogene Störungen bei Männern die größte Krankheitslast verursachen. Proportional zum Alter steigt bei kardiovaskulären Erkrankungen, Demenzen und Diabetes mellitus auch die Krankheitslast an (Porst et al. 2022). Damit bieten DALY-Raten eine erste Orientierung für Präventions- und Gesundheitsmaßnahmen in einer Region (Makroebene), jedoch lassen die DALY-Raten, auch wenn sie aus den individuellen Daten der Betroffenen ermittelt wurden, nur wenig Rückschlüsse für die subjektive Perspektive (Mikroebene) zu. Zudem sollte beachtet werden, dass es sich bei den DALY-Raten um langfristige Erhebungen handelt und die subjektiv erlebte Krankheitslast temporär durch diverse Kontextfaktoren von den DALY-Raten einer Region abweichen kann.

10.1.2 Gesundheit und Lebensqualität

Anhand des Begriffs chronisch im Sinne von andauernd, sind Menschen mit chronischen Erkrankungen dauerhaft betroffen. Zudem kann die Krankheitssituation auch bei körperlichen Beschwerden durch psychische Probleme erschwert werden und die Bewertung der Lebensqualität beeinflussen. Gesundheit und Lebensqualität hängen eng zusammen, da beide Konzepte aus multiplen Dimensionen bestehen, die sich gegenseitig beeinflussen können. Trotz der ausgeprägten Wechselwirkungen gilt es jedoch zu beachten, dass Gesundheit mehr umfasst als Lebensqualität und Lebensqualität wiederum mehr einschließt als Gesundheit, da beide Konstrukte auch Dimensionen beinhalten können, die vom jeweils anderen nicht erfasst werden.

Für die Gesundheitswissenschaften ist ein stimmiges Konzept von Gesundheit und ein funktionierender Transfer aus der Theorie in die Praxis eine wichtige Voraussetzung für eine multiprofessionelle Versorgung. Zur Annäherung an ein solches Konzept kann Gesundheit multidimensional unterteilt werden in: Gesundheit als Abgrenzungskonzepte, die eng mit der medizinischen Deutung und Diagnostik von Krankheit verknüpft sind (bio-medizinische Perspektive); als Funktionsaussagen für Leistungs- und Arbeitsfähigkeit in körperlicher und sozialer Hinsicht bzw. Rollenerfüllung (soziologische Perspektive); als homöostatische Gesundheitsvorstellungen eines körperlich-seelischen Gleichgewichts (salutogenetische Perspektive) oder einer flexiblen Anpassung von Körper und Selbst an sich verändernde Umweltbedingungen (Systemisches-Anforderungs-Ressourcen-Modell). Damit umfasst Gesundheit körperliche, seelisch-geistige und soziale Anteile, die sich wechselseitig beeinflussen und auch potenzielle Einschränkungen im Sinne eines Gesundheits-Krankheits-Kontinuums integrieren (Franzkowiak und Hurrelmann 2018). Je nach Perspektive sind Menschen mit chronischen Erkrankungen folglich bedingt gesund, wenn sie trotz gesundheitlicher Einschränkungen ihre Lebensziele erreichen, ein für sie sinnvolles Dasein führen oder Lebensqualität empfinden etc.

Die Faktoren für Lebensqualität wurden inhaltlich u. a. durch eine europäische Expertengruppe definiert und in die neun Dimensionen: materielle Lebensbedingungen; Bildung; Haupttätigkeit; Gesundheit; Freizeit und soziale Interaktion; wirtschaftliche und physische Sicherheit; Rechtsstaatlichkeit und Grundrechte; natürliche Umgebung und Wohnumfeld sowie ein allgemeines Lebensgefühl kategorisiert. Dabei spielen nicht nur Indikatoren zur allgemeinen Lebensqualität eine Rolle, sondern auch Indikatoren der individuellen Wahrnehmung (Diez 2015). Im Kontext von chronischen Erkrankungen wird zudem häufig versucht, die Lebensqualität auf eine gesundheitsbezogene Lebensqualität (Health-Related Quality of Life) zu objektivieren. Angewendet wird dazu ebenfalls ein multidimensionales Konzept, welches die Wechselwirkungen aus physischen, psychischen und sozialen Faktoren in einen Kontext setzt (Robert Koch Institut 2023). Damit unterscheiden sich die Dimensionen sowohl zwischen den unterschiedlichen

Konzepten von Gesundheit als auch zwischen den Konzepten von Gesundheit und Lebensqualität. Zudem kann die objektiv gemessene Lebensqualität sinken, während die persönliche Betrachtung durch die Entwicklung individueller Kompensationsstrategien seitens der Betroffenen zu einer positiveren Bewertung der Lebensqualität führt. Eine Betrachtung der Lebensqualität bei chronischen Erkrankungen zeigt, dass sich die koronare Herzkrankheit vorwiegend auf die körperliche Funktionalität auswirkt, während bei Arthritis die körperlichen Schmerzen zu Verlusten der Lebensqualität führen und Diabetes mellitus den allgemeinen Gesundheitszustand als Ganzes beeinflusst. Am ausgeprägtesten sind die Auswirkungen auf die Lebensqualität bei Erkrankungen der Hirngefäße, des Magen-Darm-Traktes, des Muskel-Skelett-Apparats und bei Nierenerkrankungen. Ein besonders hoher Gesamtverlust an gesundheitsbezogener Lebensqualität ist bei Herzinsuffizienz, der chronisch obstruktiven Lungenkrankheit und Arthritis vorhanden. Bei Bluthochdruck und Allergien wird der Verlust hingegen als gering eingestuft (Güthlin 2020). Menschen mit psychischen Erkrankungen können ein erhöhtes Ausmaß an sozialen und emotionalen Beeinträchtigungen erleben, während ihre körperliche Funktionsfähigkeit erhalten bleibt. Hingegen können Menschen mit Muskel-Skelett-Erkrankungen ausgeprägte Beeinträchtigungen der körperlichen Funktionsfähigkeit aufweisen, während ihr soziales Umfeld weitestgehend unberührt bleibt. Zusätzlich zu den Bewegungseinschränkungen kann eine reduzierte Belastbarkeit zu Verlusten der Lebensqualität führen. So kann sich eine Herzinsuffizienz negativ auf die körperliche Ausdauer, die Mobilität und im Falle einer durch die Herzinsuffizienz ausgelösten Schwindelsymptomatik auch auf das Gangbild auswirken. Die damit einhergehenden Einschränkungen der Mobilität können wiederum die Teilhabe und Selbstständigkeit negativ beeinflussen.

10.1.3 Risikofaktoren

Risikofaktoren sind für den gesamten Krankheitsverlauf von der Ätiologie über die Prognose bis hin zur Krankheitsbewältigung von besonderer Bedeutung und insbesondere für chronische Erkrankungen relevant, da durch sie der Verlauf (z. B. das Auftreten von Rezidiven bei Krebserkrankungen oder die Progredienz bei Demenzen) bestimmt und eingeschätzt werden kann. Dabei lassen sich drei Kernfaktoren identifizieren;

- Genetische Dispositionen: Biologische bzw. genetische Risikofaktoren sind u. a. das Geschlecht, das Alter, sowie die genetischen Prädispositionen für bestimmte Erkrankungen, die auch im späteren Verlauf des Lebens zu Erkrankungen führen können.
- Umweltbedingungen: Die Lebensverhältnisse, in denen Menschen aufwachsen und leben sind entscheidend (siehe Beitrag 15), da sie den Umgang mit Krankheiten prägen und die Erreichbarkeit von Gesundheitsgütern und -leistungen schaffen. Dies verknüpft

die gesellschaftliche Versorgung (Partizipation) mit der Inanspruchnahme (Teilhabe) von Gesundheitsleistungen.
- Gesundheitsverhalten: Abhängig von den intellektuellen, kognitiven und physiologischen Fähigkeiten werden Risikofaktoren durch Lebensstile geprägt. Positive und negative Verhaltensweisen können dabei durch die Betroffenen beeinflusst werden und die genetischen Dispositionen als auch die Umweltbedingungen beeinflussen (Sperlich und Franzkowiak 2022).

Moderne Risikofaktorenmodelle basieren auf der Annahme, dass Zusammenhänge zwischen der Entwicklung von Krankheiten und der empfundenen Lebensqualität bestehen. Risikofaktoren stellen mit ihrer Betrachtung auf die Entstehung von Krankheiten eine pathogenetische Sichtweise dar, welche erst durch die Schutzfaktoren der salutogenetischen Sichtweise komplementiert werden. Für die Auswirkungen von chronischen Krankheiten sollte jedoch kritisch berücksichtigt werden, dass durch die Beschreibung der Risikofaktoren vorrangig eine Einschätzung der medizinischen Diagnosen möglich ist, die psycho-soziale Aspekte teilweise ausblendet und so auch den Bedarf an erforderlichen Ressourcen zur Herstellung von Lebensqualität verzerrt.

10.2 Auswirkungen auf Haupt- und Nebendiagnosen

Durch die Auseinandersetzung mit den Belastungen der Krankheitslast, der verringerten gesundheitsbezogenen Lebensqualität, den Risikofaktoren und den verfügbaren Ressourcen können sich diverse Wechselwirkungen ergeben. So können chronische Erkrankungen einerseits eine emotionale Belastung darstellen, weil die Entwicklung der Erkrankung ungewiss ist und andererseits, weil die Betroffenen um die Dauerhaftigkeit der Erkrankung wissen. Ein emotionales Ungleichgewicht, Ängste und Depressionen, Gefühle von Autonomie- und Kontrollverlust, ein verändertes Körperschema sowie Selbstwert- und Identitätsprobleme können die Folge sein. Dabei gilt es als gesichert, dass Menschen mit einer chronischen körperlichen Erkrankung und einer psychischen Komorbidität eine schlechtere gesundheitsbezogene Lebensqualität und einen ungünstigeren Krankheitsverlauf aufweisen (Koch et al. 2011).

Isolierte Krankheitsbilder sind bei chronischen Erkrankungen selten. Häufig zeigt sich ein Spektrum verschiedener Diagnosen aus Ko- bzw. Multimorbidität, die auch durch Folgeerkrankungen verursacht werden. So kommt es zu Krankheitskonstellationen, die sich ähnlich vielfältig zeigen können wie die chronischen Erkrankungen selbst. Um die Auswirkungen von chronischen Erkrankungen zu determinieren, ist es unabhängig vom Fachbereich sinnvoll, Haupt- und Nebendiagnosen für den jeweils aktuellen Zeitpunkt zu bestimmen.

Nach einem allgemeinen Verständnis werden die Erkrankungen eines *multimorbiden Krankheitsbildes* als gleichrangig betrachtet, da jede Erkrankung für sich genommen vergleichbare Auswirkungen auf die subjektiv empfundene Krankheitslast, gesundheitsbezogene Lebensqualität und Risikofaktoren hat. Bei einer *Komorbidität* (Begleiterkrankung) werden stattdessen Erkrankungen priorisiert und somit in primäre Hauptdiagnosen und sekundäre Nebendiagnosen aufgeteilt. Dies kann dahingehend interpretiert werden, dass sich Nebendiagnosen im jeweils aktuellen Behandlungszeitraum weniger auf die Krankheitslast, gesundheitsbezogene Lebensqualität und Risikofaktoren auswirken als Hauptdiagnosen. Eine solche Interpretation kann sich jedoch insbesondere bei chronischen Erkrankungen als täuschend erweisen, wenn mehrere Erkrankungen temporär vorliegen, deren Symptome und Phasen sowohl asynchron als auch alternierend verlaufen. Viele chronische Erkrankungen haben einen remittierenden und progredienten Verlauf, welcher wiederkehrende akute Phasen beinhaltet und eine Dynamik in die Belastungen und die Behandlung bringt. Dabei fokussiert die Einteilung in Haupt- und Nebendiagnosen häufig die Krankheitslast, deren Gewichtung sich im Verlauf verändern kann. In der klinischen Praxis werden chronische Krankheitsbilder je nach komorbider oder multimorbider Konstellation, der Art und Schwere der Schädigungen, deren Dauer und Intensität sowohl subjektiv als auch temporär unterschiedlich beurteilt. Die eigentliche chronische Erkrankung selbst wird dann nicht immer als Hauptdiagnose, sondern häufig lediglich als Komorbidität verstanden und hinsichtlich ihrer Auswirkungen auf die Wahrscheinlichkeit der Entstehung anderer Krankheiten (Folgeerkrankungen), den Krankheitsverlauf und die Krankheitsbewältigung beurteilt.

Neben den Haupt- und Nebendiagnosen können zudem die anhaltende Behandlungsbedürftigkeit und die Organisation der medizinischen, pflegerischen und therapeutischen Aufgaben eine Herausforderung darstellen. Diese in eine Priorisierung zu bringen, wirft die Frage auf, wie und von wem in einer Phase einer chronischen Erkrankung zwischen Haupt- und Nebendiagnose unterschieden wird. Ein Beispiel sind Demenzen, die im bio-medizinischen Behandlungsverlauf häufig als Nebendiagnose erfasst werden, ohne ihrem psycho-sozialen Einfluss auf den Krankheitsverlaufs ausreichend Beachtung zu schenken. Eine bio-psycho-soziale Priorisierung der Haupt- und Nebendiagnosen stellt hingegen die Praktikabilität der Diagnoseeinteilung und Gewichtung in Frage, fokussiert die subjektive Krankheitslast, verdeutlicht die Notwendigkeit einer multiprofessionellen Versorgung sowie die Aktivierung von Ressourcen und betont die Sinnhaftigkeit von Präventionsmaßnahmen (auch vor Rezidiven), da sich die bio-psycho-soziale Priorisierung an den progredienten und remittierenden Verlauf ausreichend anpassen kann. Die Abb. 10.1 veranschaulicht, dass Diagnosen wie Phobien, Depressionen und (beginnende) Demenzen ohne direkt nachweisbare Ursachen mit der bio-medizinischen Perspektive weniger gewichtet werden können, da biologisch nachweisbare Diagnosen (Hypertonie, Diabetes mellitus) in akuten Phasen offensichtlicher sind. Bei der bio-psycho-sozialen Perspektive können alle (chronischen) Diagnosen unabhängig von der Phase eine ähnliche Gewichtung erhalten. Relevante Forschungsergebnisse zur Gewichtung einzelner Diagnosen konnten im Rahmen der Recherche zu diesem Kapitel nicht gefunden werden, weshalb die Abb. 10.1 als Allegorie gemeint ist.

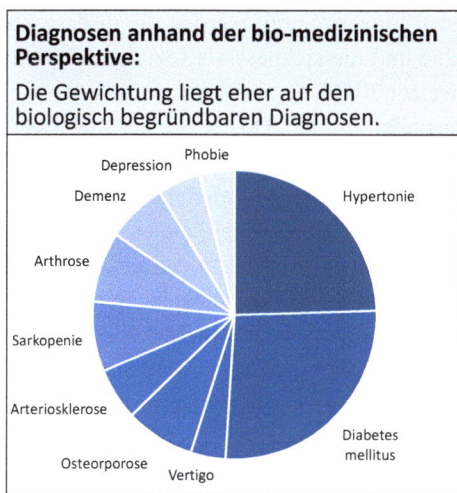 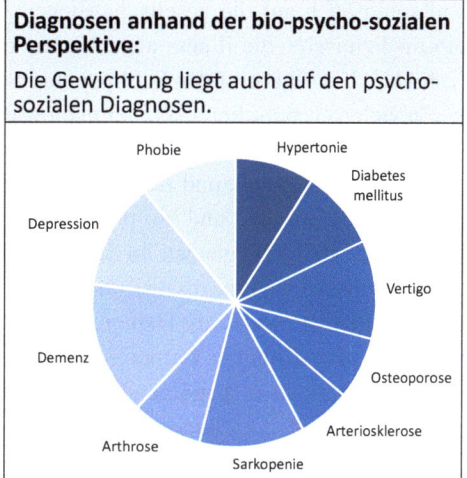

Abb. 10.1 Exemplarische perspektivenspezifische Gewichtung von Diagnosen. (Eigene Darstellung)

10.3 Die Relevanz bio-psycho-sozialer Perspektiven

Die Unterscheidung von Gesundheit und Krankheit ist von zentraler Bedeutung, denn nur wenn ein Zustand als behandlungsbedürftig eingestuft wird, ist auch der Einsatz von Ressourcen zur Behandlung legitimiert. Nach wie vor gilt das bio-medizinische Modell auch in der klinischen Praxis als Leitbild, bei dem Krankheiten als rein biologische Phänomene betrachtet werden, die mit den Methoden der Naturwissenschaften beschrieben, erklärt und behandelt werden können (Richter und Hurrelmann 2016). Die Beurteilung eines menschlichen Zustandes ist jedoch stets in einen kulturellen Kontext eingebettet, der mit bio-medizinischen Instrumenten allein nicht fassbar ist. Dabei gelten vor allem die Beschreibung und Behandlung psychischer Erkrankungen als anfällig für den Einfluss festgelegter Normen, da ihnen häufig ein organischer Befund fehlt (Romfeld 2015). Geleitet von der Prämisse, dass Gesundheit die Norm und Krankheit eine Normverletzung ist, stellt sich die Frage, welcher kognitive, psychische oder behaviorale Zustand als Norm definiert und welcher Maßstab zur Identifizierung einer Normverletzung genutzt werden kann.

Zur Unterscheidung des Krankheitsbegriffs werden im Englischen die Begriffe disease, illness und sickness verwendet, um zwischen objektiv messbaren und subjektiv empfundenen gesundheitlichen Zuständen zu unterscheiden. Dabei meint disease einen pathologischen Prozess, dessen Ursprung teils unbestimmt ist, jedoch eine objektive Abweichung von einer bio-medizinischen Norm darstellt. Hingegen ist illness ein ungesundes Gefühl, welches in einer erkrankten Person verankert ist. Oftmals begleitet illness die disease, jedoch kann eine illness auch beschrieben werden, obwohl kein objektiver Befund möglich ist. Eine sickness bezieht sich wiederum auf die Dauer des Krankseins als Status und somit auch auf die gesellschaftlichen Auswirkungen. Somit werden die disease als bio-medizinische, die illness als subjektiv erlebte und die sickness als sozial anerkannte Krankheit beschrieben (Von Schlippe und Schweizer 2016).

Zu vielen chronischen Erkrankungen wie beispielsweise den Demenzen liegen wissenschaftliche Publikationen vor, aus denen sich trotz differenzierter Betrachtung kein Konsens für die Diagnostik und Behandlung ableiten lässt. Vielmehr werden die Unterschiede der bio-medizinischen und bio-psycho-sozialen Perspektiven deutlich, die sich inhaltlich widersprechen oder ergänzen, in der Praxis jedoch als koexistent erlebt werden. In Bezug auf Demenzen kann eine disease vorliegen, wenn die Krankheit zu nachweisbaren Eiweißablagerungen (Lewy-Body Demenz) oder zu einer verminderten Hirnplastizität (Vaskuläre Demenz, Alzheimer Demenz) führt. Von illness kann gesprochen werden, wenn die Betroffenen mit einer (beginnenden) Demenz eine reduzierte kognitive Leistungsfähigkeit im Sinne einer Orientierungslosigkeit, einer eingeschränkten Merkfähigkeit oder Schwierigkeiten bei der Umsetzung exekutiver Funktionen bemerken, obwohl noch kein bio-medizinischer Befund vorliegt. Dies ist u. a. bei milden kognitiven Beeinträchtigungen von Bedeutung, welche die Vorstufe einer Demenz sein können. Eine sickness liegt wiederum vor, wenn die Krankheit aufgrund von Verhaltensänderungen, Antriebsminderungen oder Emotionen wie Angst und Lustlosigkeit sozial anerkannt wird. Im Kontext der Ätiologie der Demenzen, ihrer Symptome als auch den diversen Lösungsvorschlägen zum Umgang mit Betroffenen müssen aktuelle Thesen und Praktiken die bio-psycho-soziale Perspektive berücksichtigen, da auch das Behandlungssetting einen großen Einfluss auf die psychische Verfassung und die kognitive Aktivität hat. Ähnliches gilt für andere chronische Erkrankungen, bei denen die bio-psycho-sozialen Kontextfaktoren die Selbstwirksamkeit fördern und somit den Krankheitsverlauf beeinflussen können. Aufgrund der Dynamik chronischer Erkrankungen sind die Behandlungsziele weniger offensichtlich als bei akuten Krankheitsbildern und variieren mit der Position derer, die sie formulieren. Eine Betrachtung der Wechselwirkungen von Krankheitslast, gesundheitsbezogener Lebensqualität und Risikofaktoren kann die bio-medizinische mit der bio-psycho-sozialen Perspektive von Gesundheit und Krankheit sinnvoll verknüpfen, denn aus einer biomedizinischen Perspektive stellen viele chronische Erkrankungen eine Abweichung von einem als normal angenommenen Zustand dar (siehe Beitrag 37). Das Ziel der Behandlung liegt daher darin, das Wissen und die Praktiken chronischer Erkrankungen nicht nur auf ihre Evidenz oder Wirksamkeit zu betrachten, sondern die Funktionalität der Behandlung innerhalb der gegebenen bio-psycho-sozialen Verhältnisse zu bewerten.

10.4 Das bio-psycho-soziale Modell

Das bio-psycho-soziale Modell der International Classification of Functioning, Disability and Health bietet eine erste Orientierung, um Betroffene mit ihren Kontextfaktoren einzuordnen. Anhand der Komponenten der Körperfunktionen und -strukturen, der Aktivitäten, Partizipation und Teilhabe sowie der Umwelt- und personenbezogenen Faktoren werden die Gesundheitsprobleme, die verfügbaren Ressourcen sowie deren Wechselwirkungen deutlich. Als negatives Beispiel lässt sich hier eine nicht vorhandene Infrastruktur aufzeigen. Wenn Menschen mit Mobilitätseinschränkungen (Körperfunktionen und -strukturen) auf öffentliche Verkehrsmittel (Umweltfaktor) angewiesen sind, diese jedoch nicht ausreichend oder nicht barrierefrei zur Verfügung gestellt werden, kann es zu Einschränkungen in der Teilhabe kommen. Betroffene können aufgrund ihrer mangelnden Mobilität ihre außerhäuslichen Aktivitäten dann nicht wahrnehmen und z. B. Angehörige oder Institutionen des Gesundheitswesens nicht erreichen. Als Folge einer chronischen Erkrankung können sich so u. a. soziale, finanzielle und organisatorische Probleme entwickeln, als auch Schwierigkeiten im Umgang mit den komplexen Anforderungen des Gesundheitssystems auftreten. Jedoch können auch positive Entwicklungen aus den Kontextfaktoren hervorgehen, wenn Interventionen von den Betroffenen besser angenommen werden, weil sie deren Wertvorstellungen, Überzeugungen und Sichtweisen (personenbezogene Faktoren) entsprechen, diese im Sinne von Compliance angenommen und kohärente Ziele erreicht werden, weil z. B. wiedererlangte Körperfunktionen mehr Aktivitäten zulassen.

Durch eine bewusste Betrachtung der Komponenten werden die Wechselwirkungen zwischen den einzelnen Kontextfaktoren deutlich. Letzten Endes können Gesundheitsprobleme durch diverse Kontextfaktoren positiv oder negativ beeinflusst werden. Eine Orientierung am bio-psycho-sozialen Modell ist für Menschen mit chronischen Erkrankungen daher sinnvoll, da die Komponenten das klassische bio-medizinische Konzept mit fehlgewichteten Haupt- und Nebendiagnosen in ein adäquateres Verständnis bringt. Hierin begründet liegt auch eine Aufgabe der Chronic Care Science and Practice: Die Kontextfaktoren multiprofessionell zu determinieren, um gleichwertige Ziele und Ressourcen für die Praxis daraus abzuleiten.

10.5 Faktoren für eine bio-psycho-soziale Gesundheitsinfrastruktur

Die Gegenüberstellungen der multidimensionalen Konzepte von Krankheitslast, gesundheitsbezogener Lebensqualität und Risikofaktoren betonen die Komplexität der Auswirkungen chronischer Erkrankungen (siehe Abb. 10.2). Zielführende Präventions- und Versorgungsstrategien sollten sowohl biologische, psychische (behaviorale) als auch soziale Kontextfaktoren berücksichtigen und eine adäquate Gesundheitsinfrastruktur bereitstellen, die flexibel auf die jeweiligen Haupt- und Nebendiagnosen einer Krankheitsphase reagieren kann. Ein möglichst detailliertes Wissen über den Gesundheits- bzw. Krankheitsstatus bildet dazu den Ausgangspunkt, um den Bedarf an Präventions- und Versorgungsmaßnahmen zu analysieren und in die Praxis zu übertragen.

Menschen mit chronischen Erkrankungen benötigen einen flexiblen Zugang zu den Versorgungsressourcen, der einerseits qualitativ hochwertig und andererseits niedrigschwellig sein muss, um den individuellen und komplexen Situationen gerecht zu werden.

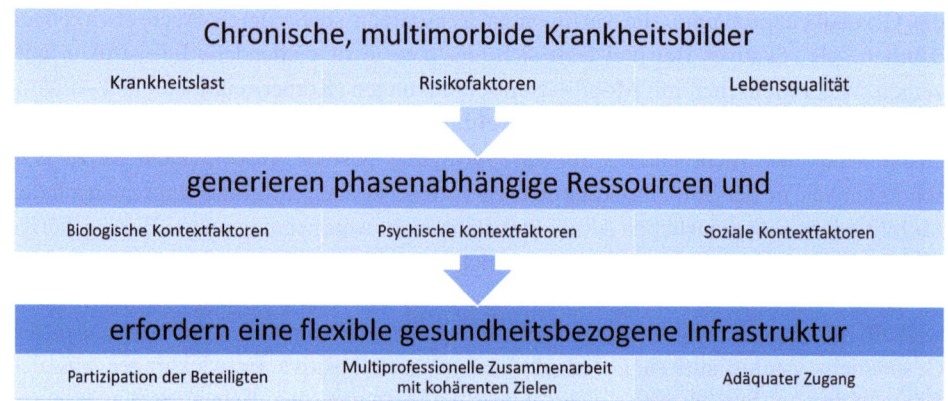

Abb. 10.2 Faktoren für eine bio-psycho-soziale Gesundheitsinfrastruktur. (Eigene Darstellung)

Jedoch ist es eben dieser flexible Zugang, der in Zeiten von Fachkräftemangel, uneinheitlich fortgeschrittener Digitalisierung und regional ungleicher Verteilung von Ressourcen etc. an seine Grenzen stößt. Wenn bereits der Zugang zu Versorgungsressourcen etwaige Herausforderungen und Barrieren für die Beteiligten mit sich bringt, kann dies die individuellen Auswirkungen für Betroffene erheblich beeinflussen. Fachkräfte können die Betroffenen dabei unterstützen, indem sie deren aktiven Umgang mit der Situation (Selbstwirksamkeit) oder den Zugang zu den Ressourcen fördern. Auf der subjektiven Ebene haben sich Copingstrategien (siehe Beitrag 18) zur Bewältigung chronischer Krankheiten und ihrer Folgen erwiesen, die zu einer Verringerung der Risikofaktoren und Krankheitslast sowie zur Förderung der gesundheitsbezogenen Lebensqualität beitragen.

Um eine adäquate Versorgung zu gewährleisten und die Auswirkungen chronischer Erkrankungen positiv zu beeinflussen, ist eine koordinierte multiprofessionelle und schnittstellenübergreifende Zusammenarbeit erforderlich, die auf der Grundlage einer erfolgreichen Informationsweitergabe basiert, partizipativ mit den Beteiligten umgesetzt wird, kohärente Ziele verfolgt und eine adaptierbare Gesundheitsinfrastruktur bereithält. Eine ganzheitliche Betrachtung entsprechend des bio-psycho-sozialen Modells und seinem Einfluss auf die Krankheitslast, gesundheitsbezogene Lebensqualität und Risikofaktoren kann je nach Phase der Erkrankung Haupt- und Nebendiagnosen zutreffender definieren. Aus der phasenabhängigen Aktivierung vorhandener Ressourcen schließt sich wiederum der Kreis zu den individuellen Kontextfaktoren, denn auch das allgemeinste Modell kann zu etwas Persönlichem werden.

Literatur

Diez SG (2015) Indikatoren zur Lebensqualität: Vorschläge der europäischen Expertengruppe und ausgewählte nationale Initiativen. Statistisches Bundesamt (Hrsg). WISTA, Wiesbaden, S 6

Franzkowiak P, Hurrelmann K (2018) Gesundheit. In: Bundeszentrale für gesundheitliche Aufklärung (BZgA) (Hrsg) Leitbegriffe der Gesundheitsförderung und Prävention. Glossar zu Konzepten, Strategien und Methoden. E-Book

Güthlin C (2020) Chronisch krank sein in Deutschland: Zahlen, Fakten und Versorgungserfahrungen. Robert Bosch Stiftung (Hrsg). https://www.bosch-stiftung.de/de/publikation/chronische-krankheiten-deutschland. Zugegriffen am 15.03.2023

Koch U, Mehnert A, Härter M (2011) Chronische körperliche Erkrankungen und psychische Komorbidität, Bundesgesundheitsblatt, Gesundheitsforschung, Gesundheitsschutz 1. https://doi.org/10.1007/s00103-010-1196-7

Porst M, von der Lippe E, Leddin J, Anton A, Wengler A, Breitkreuz J, Schüssel K, Brückner G, Schröder H, Gruhl H, Plaß D, Barnes B, Busch MA, Haller S, Hapke U, Neuhauser H, Reitzle L, Scheidt-Nave C, Schlotmann K et al (2022) The burden of disease in Germany at the national and regional level – results in terms of disability-adjusted life years (DALY) from the BURDEN 2020 study. Dtsch Arztebl Int 2022(119):785–792

Richter M, Hurrelmann K (2016) Soziologie von Gesundheit und Krankheit. Springer VS, Wiesbaden

Robert Koch Institut (2021) Burden 2020: Was bedeutet Burden of Disease oder Krankheitslast? https://www.daly.rki.de/. Zugegriffen am 08.04.2023

Robert Koch Institut (2023) Gesundheitsbezogene Lebensqualität. https://www.rki.de/DE/Content/GesundAZ/G/Gesundheitsbezogene_Lebensqualitaet/Gesundheitsbezogene_Lebensqualitaet_inhalt.html. Zugegriffen am 08.04.2023

Romfeld E (2015) Fordert eine psychische Störung zum Heilen auf? In: Boggatz T, Brandenburg H, Schnabel M (Hrsg) (2022) Demenz: Ein kritischer Blick auf Deutungen. Pflegekonzepte und Settings, Kolhammer

Sperlich S, Franzkowiak P (2022) Risikofaktoren und Risikofaktorenmodell. In: Bundeszentrale für gesundheitliche Aufklärung (BZgA) (Hrsg) Leitbegriffe der Gesundheitsförderung und Prävention. Glossar zu Konzepten, Strategien und Methoden

Von Schlippe A, Schweizer J (2016) Lehrbuch der systemischen Therapie und Beratung I: Das Grundlagenwissen. In: Tiemann M, Mohokum M (Hrsg) (2021) Prävention und Gesundheitsförderung. Springer, Wiesbaden, S 234

Verlaufskurven chronischer Erkrankungen als gemeinsames Orientierungsmodell für eine multiprofessionelle Versorgungspraxis

11

Ulrike Höhmann

Inhaltsverzeichnis

11.1	Chronische Krankheit als Herausforderung für eine abgestimmte Versorgung	99
11.2	Ein multiprofessioneller Orientierungsrahmen als Common Ground für Chronic Care	100
11.3	Das Konzept der Verlaufskurven als beispielhafter Common Ground für Chronic Care	102
	11.3.1 Die Attribute chronischer Erkrankungen	103
	11.3.2 Inhaltliche Bewältigungsarbeiten	104
	11.3.3 Phasenhaftigkeit von Verläufen	106
11.4	Fazit: Die inhaltliche Ausrichtung der multiprofessionell abgestimmten Versorgungspraxis	107
11.5	Grundprinzipien einer Umsetzung	108
Literatur		109

11.1 Chronische Krankheit als Herausforderung für eine abgestimmte Versorgung

Chronisch Erkrankte benötigen wechselnde Unterstützung verschiedener Berufsgruppen und Einrichtungen. Reagieren müssen die beteiligten Ärzt:innen, Pflegenden, Therapeut:innen, Beratungsinstanzen etc. auf langfristige, aber auch auf rapide wechselnde Symptome und Versorgungsbedarfe zwischen Akutversorgung, Pflege, Rehabilitation, Alltagsunterstützung, Prävention und Palliation. Um dies möglichst nahtlos zu erreichen,

---

U. Höhmann (✉)
Universität Witten/Herdecke, Witten, Deutschland
E-Mail: ulrike.hoehmann@uni-wh.de

© Der/die Autor(en), exklusiv lizenziert an Springer-Verlag GmbH, DE, ein Teil von Springer Nature 2024
D. Schmitz et al. (Hrsg.), *Chronic Care – Wissenschaft und Praxis*,
https://doi.org/10.1007/978-3-662-68415-3_11

müssen die Leistungserbringer berufs- und einrichtungsübergreifend passgenaue Interventionsstrategien untereinander, aber auch mit den Betroffenen und ihren Angehörigen abstimmen. Trotz hoher Leistungsfähigkeit von Einzelangeboten, gerät die Gesamtsituation der Betroffen oft aus dem Blick. Folgeprobleme dieser fragmentierten Versorgung sind:

- Die Kranken und ihre Familien erleben z. T. widersprüchliche oder unvollständige Interventionsstrategien. Genesungs-, Rehabilitations- oder Lebensqualitätspotenziale liegen brach, unnötige Leidbelastung der Betroffenen ist vorgezeichnet.
- Aus gesellschaftlicher Sicht vergeuden differenzierte und spezialisierte, aber unverbundene arbeitende Einrichtungen und Berufe finanzielle und fachliche Ressourcen des Gesundheitssystems. Nicht ausgeschöpfte Synergien erzeugen Qualitätsdefizite.
- Diese Probleme belasten auch die Professionellen:
  1. Zum einen durch die Unsicherheit über die Kooperationserwartungen, therapeutischen Konzepte, Ziele, Denkstile, Aufgaben, Routinen, Handlungsbedingungen, Interessen und Machtansprüche der jeweils Anderen,
  2. zum anderen durch ihr Diskrepanzerleben zwischen fachlichen Versorgungsbedarfen der Patienten und den eigenen, ökonomisch getriggerten Versorgungsroutinen, die weder das eigene Fachwissen, Können oder Qualitätsverständnis widerspiegeln.

  Solcher Rollenstress durch Unsicherheits- und Druckerleben führt zu bekannten Folgen, wie Ohnmachtsgefühlen, Motivations-, Empathieverlust, Kälte, Überbürokratisierung, bis hin zum Burnout.
  Das oft implizite Tacit Agreement mangelnder Hoffnung auf Veränderung verschüttet die Sicht auf die eigenen beruflichen Handlungsspielräume zur Veränderung der eigenen Praxis. Resignativ werden so unwillentlich die fragmentierte Handlungspraxis stabilisiert und Kooperationshürden verschärft.

Die fragmentierte Versorgung wird zum einen begünstigt durch die institutionelle Systemgestaltung, zum anderen durch unabgestimmte, divergierende Handlungskonzeptionen der Akteure (siehe Beitrag 20). Dieser Beitrag setzt am letzten Punkt an und diskutiert das Verlaufskurvenkonzept (Trajectory Work Model) als berufs- und einrichtungsübergreifenden gemeinsamen, inhaltlichen Orientierungsrahmen zur patientenorientierten Ausrichtung von Chronic Care.

11.2 Ein multiprofessioneller Orientierungsrahmen als Common Ground für Chronic Care

Die Literatur zur Kooperation der Gesundheitsberufe betont seit den 80er-Jahren den Stellenwert eines professionsübergreifenden Orientierungsrahmens als notwendige, nicht hinreichende Bedingung, für anschlussfähige Situationsdefinitionen und Problemlösungen zur Minderung von berufs- und einrichtungsbezogenen Versorgungsbrüchen (z. B. Brashers et al. 2001; Hornby 1993). Dieses Postulat basiert im Grundsatz auf Überzeugungen der Theorie kommunikativen Handelns, nach der unterschiedliche Akteure regelgeleitet, gemeinsam um innovative Lösungen ringen. Ein gemeinsamer Orientierungsrahmen soll hierzu als Common Ground die akteurszugänglichen Abstimmungs- und Gestaltungsräume der professionellen Grenzarbeit in der Versorgung aufspannen und mithilfe verbesserter Kommunikation den negativen Folgen mangelnder Leistungsabstimmung entgegenwirken.

Für Chronic Care wird entsprechend ein konkretes gemeinsames Interpretations- und Verständigungsdach angemahnt (z. B. Höhmann 2002), das inhaltlich-konzeptionelle Lücken der multiprofessionellen Versorgungspraxis mit Hilfe gemeinsam akzeptierter Orientierungsgrößen identifiziert und zugleich inhaltliche Hinweise gibt, wie versorgungsbedeutsame Leerstellen mit einem patientenindividuell bedarfsgerecht ausgehandelten, anschlussfähigen Leistungsmosaik zu füllen sind. Im notwendigen Aushandlungsprozess sollen die beteiligten Leistungserbringer anschlussfähige Maßnahmen ihres eigenen beruflichen Gestaltungsbereichs identifizieren, begründen, untereinander und mit den Betroffenen abstimmen und zur Minderung von Versorgungsbrüchen arrangieren. Dadurch reduzieren die Professionellen gleichzeitig Rollenstress: sie erwerben größere Sicherheit im wechselseitigen Umgang und können mit gemeinsamer fachinhaltlicher Definitionsmacht dem Druck leerer verfahrenstechnisch vorgeformter Handlungsmuster entgegentreten. Person-zentriert abgestimmte Versorgungsstrategien stärken wiederum die inhaltliche Zusammenarbeit, aber auch die Sinnkohärenz des eigenen Berufshandelns. Langfristig können solche vertrauensbildenden Lernprozesse die Basis für multiprofessionelle Tacit Agreements legen und neue alltägliche Abstimmungs- und Arbeitsroutinen hervorbringen. Bedingung ist immer die Reflexions- und Aushandlungsbereitschaft, aber auch Handlungskompetenz der Professionellen.

Ein dazu tauglicher Common Ground muss besonders folgende inhaltlichen Anforderungen erfüllen:

- Die offensichtlichen gesundheitsbezogenen Care Erfordernisse chronisch kranker Menschen müssen sichtbar im Mittelpunkt stehen. Die gemeinsame Fokussierung auf die Sicht chronisch Kranker und ihrer Familien mindert professionelle Definitionsdominanzen. Professionelle Spezialisierungen stehen so im Dienst einer möglichst effektiven Problembewältigung für die Betroffenen.
- Der Verlaufscharakter chronischer Krankheiten mit darauf bezogenen Anpassungserfordernissen der Versorgung sowie die damit verbundenen Wechselwirkungen müssen Teil des Konzepts sein.
- Versorgungsrelevant identifizierte Bedarfe chronisch Kranker müssen Alltagsbezug zu den Versorgungsaufgaben der direkten Versorger haben, die Aushandlung beruflicher Zuordnungen ermöglichen und in akteurszugänglichen Handlungsspielräumen zwischen den Berufsgruppen und Patient:innen/Familien abgestimmt und zusammengefügt werden können.

- Ebenso müssen situationsbedeutsame Rahmenbedingungen der Kranken/Familien, aber auch der Versorger und ihrer Einrichtungen, in ihrem Zusammenspiel Berücksichtigung finden. Das Ziel der *Anschlussfähigkeit* multiprofessionell erbrachter Einzelinterventionen bedarf klarer professioneller Grenzziehungen, unter Absicherung wechselseitiger Fairnessnormen.

11.3 Das Konzept der Verlaufskurven als beispielhafter Common Ground für Chronic Care

Im Verlaufskurvenkonzept werden die genannten Modellanforderungen für den Bereich Chronic Care spezifiziert. Es wurde zwischen den 60er- und 90er-Jahren des letzten Jahrhunderts als Trajectory Work Model (TWM) von den Arbeitsgruppen um Glaser und Strauss entwickelt. Ausgangspunkt war, zuerst am Beispiel Sterbender, später chronisch kranker Menschen, zentrale Bewältigungs- und Versorgungserfordernisse und die darauf bezogene Organisation medizinischer Arbeit mit ihren Folgen für Krankheitserleidensprozesse zu analysieren (Glaser und Strauss 1968; Strauss et al. 1985; Corbin und Strauss 1988). Unter ihrer strukturell-interaktiven Prozessperspektive betonen sie damit, wie allgemeine sozialwissenschaftliche Karrierekonzepte, Wechselwirkungsprozesse zwischen strukturellen Rahmenbedingungen, den darauf bezogenen Handlungen der Betroffenen und Professionellen sowie die daraus resultierenden Konsequenzen als prägende Opportunitätsstrukturen für den Krankeitsverlauf:

- auf der Mikroebene, die fallbezogen wirksamen Werthorizonte, Denken, Wissen, Fühlen und Handeln der Betroffenen, der Familien und Professionellen,
- auf der Mesoebene, die fallbezogen wirksamen institutionellen Handlungsmuster der Versorgungseinrichtungen, z. B. der Zuständigkeiten, Leistungsschwerpunkte, Arbeitsorganisation, Routinen etc.,
- auf der Makoebene, die fallbezogen wirksamen ökonomisch-rechtlichen Rahmenbedingungen sowie
- Feed-Back Prozesse zwischen diesen drei Ebenen.

Gelingen oder Misslingen dieses Zusammenspiels sowie die beabsichtigten und nicht beabsichtigten Folgen entscheiden über den Gang von Versorgung und Krankheit, die dabei zu bewältigenden Veränderungen und sozialen Disorderprozesse im Alltag und damit über die Zukunftspotenziale der Betroffenen. Dieser konzeptkennzeichnenden Grundsatzperspektive folgen auch zielgruppenspezifische Spezifikationen des TWM (z. B. Gerhardt 1986; Höhmann 2002).

Im Verständnis der Autoren hat dieses „model for health policy and practice" (Strauss und Corbin 1988) sowohl konzeptionelle Leitfunktion für die Arbeit der direkten Versorger als auch für die Gestaltung der institutionellen Ebene des Gesundheitssystems, um den Bedarfslagen der steigenden Zahl chronisch Kranker in der Gesundheitsversorgung der USA Gehör zu verschaffen. Aufgrund der hohen Veränderungsresistenz des deutschen Gesundheitssystems kommt der erste Aspekt in partiellen Praxissituationen zum Tragen, z. B. im Expertenstandard Entlassungsmanagement in der Pflege oder in multiprofessionellen Vernetzungsprojekten. Die zweite strukturbildende Funktion wird offensiv allenfalls modellhaft genutzt. In der Anwendung dominieren interdisziplinär angelegte Analysen, Rekonstruktionen und Reflexionen unterschiedlicher, chronischer Gesundheitsphänomene der Biografie-, Gesundheits- oder (pflegewissenschaftlichen) Versorgungsforschung, sofern der subjektbezogene Umgang mit Statuspassagen aufgrund innerer oder äußerer Veränderungen und deren Wechselwirkungen in einer Verlaufsperspektive verstanden werden sollen (z. B. Nittel und Seltrecht 2013).

Der inhaltliche Kern des TWM wurde aus breiten empirischen Analysen und Selbstbeschreibungen der Betroffenen und ihrer Familien destilliert, nicht aus Konzepten einzelner Gesundheitsprofessionen. Zur spezifischen Fokussierung der Chronizität stellt das Konzept dem ursprünglichen medizinischen Denken in akuten Krankheitsepisoden „Trajectories" (Wurfbahnen als Metapher für Verlaufskurven) gegenüber, die durch die Komplexität der Bedingungen und Folgen der Handlungen und Ereignisse im Leben mit chronischer Krankheit geprägt werden. So definieren Strauss et al.: „the trajectory encompasses physiological events as well as the work of every participant, the work relationships, the changing work patterns, and the arrangements that are made to carry out that work in the face of changing illness phases and life`s contingencies ..." (Strauss et al. 1985, S. 49).

Unter dieser Perspektive geben drei Elemente des TWM konkrete Orientierung zur patientenorientierten multiprofessionellen Aushandlung funktional anschlussfähiger, berufsspezifischer Interventionen und Aufgabenbündel:

- Die Attribute chronischer Krankheiten,
- die überindividuell zentralen Lebensbereiche tangieren und darauf bezogene Bewältigungsarbeiten erfordern
- sowie die aus den Wechselwirkungen von Bedingungen, Handlungen und Folgen resultierenden Krankheitsverlaufsphasen, mit typischen Erleidensprozessen und Bewältigungsanforderungen.

Gemeinsame Grundlage sind immer die beiden Grundperspektiven: die subjektive Sicht der Betroffenen und die konstitutive Bedeutung prozesshafter Wechselwirkungen.

Zu den inhaltlichen Schwerpunkten im Einzelnen:

11.3.1 Die Attribute chronischer Erkrankungen

Chronische Krankheiten bedeuten für Betroffene nicht endende Anforderungen zur Unsicherheitsbewältigung und damit verbundene Einschnitte in alle Lebensbereiche. Als berufs- und einrichtungsübergreifend gemeinsame Orientierungsgrößen treten folgende Kennzeichen besonders hervor:

- Die Sicherheiten verlässlicher Lehrbuchverläufe oder schulmedizinischer Therapien fehlen. Kurzfristig zwischen Höhen, Tiefen und Phasen der Ungewissheit wechselnde Symptome prägen das *ganze* Leben. Entscheidungen sind oft nur unter Unsicherheit zu treffen.
- Das Management von Krankheitssymptomen und Problemen erfordert ein aktives Experimentieren, das Betroffene zu Experten ihrer Situation macht. Es drohen Konflikte mit professionellen Strategien ebenso wie Versorgungsbrüche, Kontroll-, Vertrauens- und Autonomieverluste mit Verwirrung, Problemkumulation, etc. Die Ordnung des Alltags wird fragil.
- Die Krankheit ist niemals *verschwunden*. Innere und äußere Wachsamkeit brennen sich ins Lebensgefühl ein. Fühlen und Denken kreisen oft um Krankheitsthemen, Versorgungsprobleme, Rollenveränderungen mit depressiven Verstimmungen und sozialer Isolation.
- Soziale Netze und informelle Hilfen vollbringen oft kurzfristige Hochleistung, langfristig droht deren Überbelastung und Erschöpfung.
- Die Betroffenen und ihre Familien generieren primär eigene Ressourcen zur aktiven Normalisierung des Alltags, verbunden mit Anstrengungen zur Selbststeuerung sowie zum Management der externen Erfordernisse, wie Informationssuche, Auswahl, Koordination und Finanzierung der Hilfen, etc.

11.3.2 Inhaltliche Bewältigungsarbeiten

Die Betroffenen selbst bezeichnen ihren Umgang mit den Herausforderungen chronischer Krankheit als Arbeit. Der Begriff *Trajectory Work Model* betont diese aktive Rolle und Anstrengung.

Auf Basis ihrer Forschung filterten die Autoren drei Lebensbereiche heraus, die bei chronischer Krankheit grundsätzlich betroffen sind und Bewältigungsarbeiten erfordern: Das sind *Alltag*, *Krankheit* und *Biografie*. Ein vierter Bereich wird oft separat zu unsichtbar unterliegenden *Steuerungserfordernissen* zusammengefasst (Corbin und Strauss 1988; Strauss et al. 1985; Höhmann 2002). Im Konkreten:

- **Arbeiten zur Bewältigung des Alltags** beziehen sich auf notwendige Aktivitäten und Abläufe des Alltagslebens, deren Selbstverständlichkeit durch physische, psychische, soziale oder materielle Einschränkungen bedroht ist. Im Wesentlichen: das gesamte Konglomerat von Körperpflege, Haushaltsführung (wie Einkaufen, Kochen, Waschen, Putzen, etc.), Aufrechterhalten und Anpassen des Lebensrhythmus und -raums, der sozialen Beziehungen, bis zur Sicherung der ökonomischen Lebensgrundlagen etc.

- **Arbeiten zur Bewältigung der Krankheit** umfassen Handlungen, die sich auf die vielen, u. U. wechselnden und drohenden Gesundheitseinschränkungen richten oder darauf, ein möglichst hohes Maß an Wohlbefinden und Sicherheit zu erreichen. Im Wesentlichen: die Spannbreite von präventiven, (selbst)diagnostischen, therapeutischen, experimentierenden, stabilisierenden, aktivierenden, rehabilitativen, palliativen, begleitenden, unterstützenden, fördernden Aktivitäten, mit denen die Betroffenen, ihre Angehörigen oder die Professionellen sich in ihren jeweiligen Domänen bemühen, Symptomen vorzubeugen, diese zu kontrollieren, zu lindern oder zu heilen.
- **Arbeiten zur Bewältigung biografischer Anpassungsprozesse** fassen die inneren und äußeren Handlungen zusammen, die sich darauf richten, die Krankheit, die Veränderungen des Körpers, seiner Funktionen und der gesamten Lebenssituation in die Biografie zu integrieren. Im Wesentlichen: Identitätsanpassungen, Neukonzeption des Selbst, der sozialen Rolle und der Kontakte etc., auch der Umgang mit der verbleibenden biografischen Zeit.
- **Steuerungsarbeiten** liegen unterschwellig unter allen Bewältigungsarbeiten. Sie sind notwendig zur **Selbststeuerung** und **der Koordination verschiedener Versorgungs- und Unterstützungsleistungen.** Oft sind sie unsichtbar, schwer refinanzierbar und werden in professionellen Bedarfsanalysen oft übersehen. Deshalb sind sie hier explizit betont. Denn chronische Krankheit gleicht einem Hochseilakt, bei dem professionelle, segmentierte Routinehandlungen, als ungeordnete Einzelakte ins Leere zu greifen drohen. Im Wesentlichen:
  1. Arbeiten des Selbstmanagements beziehen sich vorwiegend auf Anstrengungen zur emotionalen und handlungsbezogenen Selbstregulation etc.
  2. Koordinationsarbeiten hingegen auf kontinuierliche Ordnungs- und Auswahlprozesse, die die Leistungsfähigkeit von Routinen oder Unterstützungsleistungen z. B. durch Informationen, Arbeitsinhalte, Koordinationen sichern oder neu arrangieren.

Sowohl die Lebensbereiche als auch die Bewältigungsarbeiten sind im Alltag der Betroffenen in einem „reciprocal impact" (Corbin und Strauss 1991, S. 165) verwoben. Ihre Trennung hat analytische Funktion zur Klarstellung des Common Grounds für die Professionellen und zur Identifikation, Benennung und Zuordnung von Bedarfen zu Interventionen und Verantwortlichkeiten. Die in diesem Relevanzrahmen identifizierten Bewältigungserfordernisse können als Leitplanken der Aushandlung von berufsspezifischen Schwerpunkt- und Grenzarbeiten dienen. Sie zielen darauf ab, die Bedarfe der Betroffenen weitestmöglich durch verbesserte Kooperation und Abstimmung der Professionellen abzudecken, Lücken zu identifizieren, zu minimieren und dazu präventive, unterstützende, kurative, palliative, Maßnahmenbündel individuell abzustimmen. Der Rahmen sind die direkten Interventionsschwerpunkte der Settings und Berufe, wie Medizin, Pflege, Therapieberufe, Hauswirtschaft, etc. in den Bewältigungsbereichen von Alltag, Krankheit und biografischer Anpassung, sowie die Identifikation und Unterstützung von Steuerungserfordernissen, z. B. durch abzustimmende berufsbezogene Informations-, Koordinations-, Beratungs- oder Empowermentarbeiten zur Stärkung der Ressourcen der Betroffenen.

11.3.3 Phasenhaftigkeit von Verläufen

Das Zusammenspiel der Bewältigungsarbeiten aller Beteiligten sowie die darauf bezogenen Wechselwirkungen mit und zwischen den subjektiven und objektiven Bedingungen prägt die individuellen Krankheitsverläufe. Mit analytischem Ziel ordnen Corbin und Strauss (1988, 1991), Corbin (1998) diesen Interaktionsprozessen Managementphasen zu, die durch jeweils spezifische Bedingungen, Bewältigungserfordernisse und -arbeiten aller Beteiligten gekennzeichnet sind:

1. die Vorphase der Krankheitsverlaufskurve (präklinische Phase)
2. die diagnostische Phase/Beginn der Verlaufskurve
3. die akute Phase
4. die kritische Phase
5. die stabile Phase
6. die instabile Phase
7. die Rückfallphase
8. die Verschlechterungsphase
9. die Sterbephase

Leitkriterium dieser üblichen Einteilung der Gesundheits- und Therapieberufe ist der physische Fortgang der Krankheit aus Perspektive der Professionellen. Eine zwangsläufige Reihenfolge ist nicht unterstellt, die Phasen drei bis acht gelten als reversibel.

Dieser krankheitsimmanenten Sicht stellen Schütze und Riemann aus Perspektive der phänomenologisch orientierten Biografieforschung das subjektive Fühlen und Erleben chronisch Kranker im Wechselspiel von subjektiven und objektiven Bedingungsfaktoren, Handlungen und Folgen als spezifische Erleidensprozesse theoretisch-konzeptionell gegenüber (Schütze 1995; Riemann und Schütze 1991). Sie fokussieren die Bedeutung von Phänomenen, die jenseits willentlich rationaler Handlungsschemata der Professionellen und Betroffenen für eine Verkettung von Interaktionen und Ereignissen und so für Steig- oder Fallkurven des Verlaufs wirksam werden (ggfs. Reversibilität des Krankheitsphasenverlaufs), wie z. B. physische, psychische, soziale und spirituelle Reaktionen auf gesundheitliche oder soziale Veränderungen, Zufälle, Versorgungslücken, professionelles Missmanagement, Zerstörung der Ordnung des Alltags etc. Sie unterscheiden als typische Phasen des Erleidens (Höhmann et al. 1998, S. 65 modifiziert nach Riemann und Schütze 1991):

1. Aufschichtung des Verlaufskurvenpotenzials (subjektiv gedeutete Gefährdungen im Vorfeld)
2. Hervorgehobenes, auslösendes Ereignis der Verlaufskurve
3. Labiles Gleichgewicht (mit der Krankheit im Hintergrund, erzeugen Irregularitäten des Körpers schnell Unsicherheit, z. T. mit Überfokussierung)

4. Erschöpfung der (inneren) Handlungskapazitäten (Kranke erleben sich als Geworfene, nicht mehr als aktiv Lebensgestaltende)
5. Entwicklung von physischen oder psychosozialen Folgeproblemen „zweiter" Ordnung durch innere oder äußere Einflüsse (z. B. Hoffnungslosigkeit bei Misslingen der Therapie, Sturzfolgen bei zunehmenden Mobilitätseinschränkungen)
6. Labiles Gleichgewicht gerät ins Trudeln (z. B. Rückfälle, Wegbrechen des Hilfesystems)
7. Zusammenbruch der Handlungsorientierung (äußere und innere Wandlungsprozesse verschließen die Zukunftsperspektive)

Geradlinige Übergänge im multifaktoriellen Krankheitsgeschehen sind kaum erwartbar, vielmehr treten, je nach Bedingungen, typische Erleidensphasen mit spezifischen Bewältigungsanforderungen zu Tage, die Stadien drei bis sechs, partiell sieben gelten als reversibel.

In Sinne des Common Ground verweisen die Phasen auf das individuell wirkende Bedingungsgefüge, das den Gang der Krankheit beeinflusst. Der Blick wird zudem gelenkt auf die innere und äußere Bedeutung professionell (un-)abgestimmter Handlungen. Daraus ergeben sich versorgungsrelevante Anhaltspunkte für die Rekonstruktion, Planung und Schwerpunktsetzung professioneller Interventionen. Der verlaufsbezogene Zusammenhang von Ereignissen wird in beiden Phasenmodellen z. T. grafisch als Steig- und Fallkurven mit entsprechenden Wendepunkten symbolisiert.

11.4 Fazit: Die inhaltliche Ausrichtung der multiprofessionell abgestimmten Versorgungspraxis

Zwei Grundperspektiven und drei konkrete Bausteine des TWM umschreiben einen berufsgruppenübergreifenden systematischen Austausch-, Analyse-, Planungs-, Abstimmungs-, Evaluations-, Dokumentationsrahmen zur bedarfsgerechten multiprofessionellen Gestaltung einer Chronic Care Praxis. Das systematische Denken in prozesshaften Wechselwirkungen von Bedingungen und Folgen eigener Entscheidungen und Handlungen öffnet den Blick für die Verwobenheit der einzelnen Chronic Care Interventionen und deren Bedeutung für die Betroffenen. Damit zielt dieser berufsgruppenübergreifende, kontextualisierende Orientierungsrahmen auf die Identifikation und Minderung von akteurszugänglichen Bruchstellen einer über akutmedizinische Bedarfe hinausgehenden Versorgung, deren Bedarfsbestimmung vorrangig über die phasenspezifisch relevanten Bewältigungserfordernisse und -arbeiten der Betroffenen gesteuert wird. Die chronisch Kranken und ihre Familien werden als aktive Aushandlungspartner verstanden, mit eigener Expertise, eigenem Erleben und Bemühen, eigenen Ressourcen und eigenen Relevanzbereichen und zwar ohne originär professionelle Verantwortung auf die Betroffenen zu verlagern.

Die konzeptinhärente Fokussierung der abgestimmten professionellen Aufgabenbündel auf die gemeinsame Ratio Essendi, unterstützt alle Berufsgruppen dabei, die in der multiprofessionellen Zusammenarbeit liegenden Erfahrungen von Normdruck und Normschwäche durch kommunikative Verständigungsprozesse zu überwinden und über diese Abstimmungspraxis ihre multiprofessionelle Grenzarbeit zu fundieren, die auch unter bestehenden Regularien in ein Tacit Agreement gemeinsam praktizierter Handlungsroutinen münden kann.

11.5 Grundprinzipien einer Umsetzung

Die alltagsbezogene Eingängigkeit des TWM erlaubt es Professionellen, sich entlang dieses Rahmens systematisch durch schrittweise kooperative Selbstqualifikation zu befähigen, ihre beruflichen Handlungsspielräume zu erkennen, reflektieren und ihre Versorgungpraxis aktiv daran auszurichten (Höhmann et al. 1998, 2018). Personale Wissens-, Kompetenz- und Rollenanforderungen sind weitgehend auch unterhalb schwer beeinflussbarer Strukturbedingungen umzusetzen.

Konkrete Schritte dazu können insbesondere sein:

- Basis ist die motivational-kognitive Ebene. Als erster Schritt bieten alltägliche berufliche Anlässe des Zusammentreffens Gelegenheit zum aktiven wechselseitigen Kennenlernen, Perspektivaustausch und Herantasten an ein gemeinsames Versorgungsverständnis, z. B. formelle Fallbesprechungen, runde Tische, Visiten, Team- oder Übergabegespräche, Ziel- oder Fortbildungsplanungen etc., aber auch thematisch gerichtete informelle Kommunikationssituationen, wie der gemeinsame Kaffee im Stationszimmer. Im Laufe des Abgleichprozesses können die zentralen Grundperspektiven des TWM kommuniziert, diskutiert und ggfs. konkrete temporäre, Erprobungen mit Monitorings konzipiert werden. Wegen drohender Konflikte durch Interessendivergenzen, Konkurrenz- und Dominanzprobleme muss früh die Suche nach fairen Ausgleichsmechanismen zwischen *Gewinnern und Verlierern* vereinbart werden.
- Erst danach sollte die direkte Versorgungspraxis operativ verändert werden, z. B. über Leitfäden entlang gemeinsam definierter Bewältigungsarbeiten Anamnesen, Interventionsplanungen, Leistungsabsprachen strukturiert, erprobt, reflektiert und modifiziert, ebenso wie Versorgungslücken transparent identifiziert, kommuniziert und gemindert werden.
- Zur systematischen berufs- und einrichtungsübergreifenden Sensibilisierung, Wissenserwerb, Einübung von Perspektivabgleichen und Interventionsabsprachen können Fortbildungen, Kommunikationstrainings o. ä. entlang des TWM qualifizieren, wenn möglich mit Beteiligung von Angehörigen- und Betroffenengruppen.
- Strukturelle Absicherungen einer am TWM orientierten Chronic Care Praxis obliegt Einrichtungsverantwortlichen, um Mitarbeitende durch systematisch strukturierte Entwicklungs- und Kommunikationsprozesse, Organisations-, Qualitätsvorgaben, etc. beim Erkennen und Nutzen des eigenen fachlichen Handlungsspielraums für praktische Erprobungen, Überprüfungen und Modifikationen im Arbeitsprozess zu stützen.

Zur Normalisierung eines Tacit Agreements über diese Versorgungsstrategie in der Alltagspraxis, tragen neben Strukturvorgaben, auch eine aktive Kommunikationskultur, Zielvereinbarungen, partieller Rollentausch, oder wechselseitige Hospitationen etc. bei.

Insgesamt fordert die hier beschriebene Zielperspektive des TWM, als multiprofessionellem Common Ground für Chronic Care, alle Akteure heraus, aktiv den Gestaltungsrahmen der eigenen Interventionsstrategien ausloten und bedarfsorientiert prägen zu wollen.

Literatur

Brashers V, Curry C, Harper D, McDaniel S, Pawlson G, Ball J (2001) Interprofessional health care education: recommendations of the National Academies of Practice Expert Panel on health care in the 21th century. Issues Interdiscip Care: Natl Acad Pract Forum 3(1):21–32

Corbin J (1998) The Corbin and Strauss chronic illness trajectory model: an update. Sch Inq Nurs Pract 12(1):33–41

Corbin J, Strauss A (1988) Unending work of care. Jossey-Bass, San Francisco

Corbin J, Strauss A (1991) A nursing model for chronic illness management based upon the trajectory framework. Sch Inq Nurs Pract 5(3):155–174

Gerhardt U (1986) Patientenkarrieren. Suhrkamp, Frankfurt

Glaser B, Strauss A (1968) Time for dying. Aldine, Chicago

Höhmann U (2002) Spezifische Vernetzungserfordernisse für chronisch kranke, langzeitpflegebedürftige Menschen. In: DZA (Hrsg) Expertisen zum 4. Altenbericht, Bd III. Vincentz, Hannover, S 289–428

Höhmann U, Müller-Mundt G, Schulz B (1998) Qualität durch Kooperation. Mabuse, Farnkfurt

Höhmann U, Lauxen O, Schwarz L (Hrsg) (2018) Gestaltungskompetenzen im Pflegealltag stärken. Mabuse, Frankfurt

Hornby S (1993) Collaborative care. Blackwell, London

Nittel D, Seltrecht A (Hrsg) (2013) Krankheit: Lernen im Ausnahmezustand? Springer, Heidelberg

Riemann G, Schütze F (1991) "Trajectory" as a basic theoretical concept for analyzing suffering and disorderly social processes. In: Maines D (Hrsg) Social organization and social process. Aldine, Chicago, S 333–357

Schütze F (1995) Verlaufskurven des Erleidens als Forschungsgegenstand der interpretativen Soziologie. In: Krüger HH, Marotzki W (Hrsg) Handbuch Erziehungswissenschaftliche Biographieforschung. Leske & Buderich, Opladen, S 116–157

Strauss A, Corbin J (1988) Shaping a new health care system. Jossey-Bass, San Francisco/London

Strauss A, Fagerhaugh S, Suczek B, Wiener C (1985) Social organization of medical work. University of Chicago Press, Chicago

Somatische Theorien von Krankheit und Krankheitsbewältigung

Sarah Weller und Christine Thomas

Inhaltsverzeichnis

12.1	Einordnung somatischer Krankheitstheorien	111
12.2	Modelle der somatischen Entstehung und Bewältigung von Krankheit	112
	12.2.1 Biomedizinisches Krankheitsmodell	112
	12.2.2 Risikofaktorenmodell	114
12.3	Resümee	115
Literatur		116

12.1 Einordnung somatischer Krankheitstheorien

Der Begriff *somatisch* verweist auf pathophysiologische Vorgänge des Körpers und Nervensystems und damit auch auf psychische Krankheiten, die von funktionellen Beschwerden abzugrenzen sind. Die Vorstellungen von Gesundheit und Krankheit sind dabei eng aufeinander bezogen und haben historisch einen deutlichen Wandel erlebt. Es sei herausgegriffen, dass sich die Medizin insbesondere Mitte des 19. Jahrhunderts zunehmend als Naturwissenschaft gefestigt und ihre Aufmerksamkeit fast ausschließlich

---

S. Weller (✉)
Zentrum für Seelische Gesundheit, Klinikum Stuttgart, Stuttgart, Deutschland
E-Mail: s.weller@klinikum-stuttgart.de

C. Thomas
Ärztliche Direktorin der Klinik für Psychiatrie und Psychotherapie für Ältere, Klinikum Stuttgart, Stuttgart, Deutschland
E-Mail: c.thomas@klinikum-stuttgart.de

auf die Erforschung von Krankheiten und deren Bekämpfung gerichtet hat. Ärzt:innen setzten sich darauf basierend als Expert:innen für Krankheiten durch – eine Sichtweise, die ebenso wie das damit assoziierte kurative Gesundheitssystem nach wie vor dominiert (Faltermeier 2023). In die Tradition einer solchen Sichtweise lassen sich zentrale Modelle zur Entstehung und Bewältigung von Krankheit auf somatischer Ebene einordnen.

12.2 Modelle der somatischen Entstehung und Bewältigung von Krankheit

Die bekanntesten Modelle für die Entstehung und Bewältigung von Krankheiten sind das biomedizinische Krankheitsmodell sowie das Risikofaktorenmodell, die bis heute wesentliche Ansatzpunkte für kurativ- und präventivmedizinische Interventionen darstellen.

12.2.1 Biomedizinisches Krankheitsmodell

Der biomedizinische Ansatz orientiert sich anders als in einer heute favorisierten salutogenetischen Sichtweise an einer strikten Trennung von Krankheit und Gesundheit. Krankheit wird dabei als Abwesenheit von Gesundheit sowie aus homöostatischer Sicht als Ungleichgewicht biochemischer und physiologischer Veränderungen definiert. Diese Vorstellung geht von einer einfachen Ursache-Wirkungs-Beziehung (Monokausalität) aus, d. h. jeder Erkrankung liegt eine spezifische Ursache zugrunde. Als Ursachen können durch Mikroorganismen ausgelöste Infektionen, endogen entstandene biochemische Dysfunktionen (z. B. Dysregulation von Stoffwechselprozessen), Organdefekte oder Funktionsstörungen durch exogene Einflüsse (z. B. Unfälle, Brandverletzungen) benannt werden. Diese Störungen können objektiv gemessen (z. B. Labordiagnostik, Röntgenaufnahme) und nachfolgend anhand eines Vergleichs mit populationsbasierten Referenzwerten bewertet werden. Auf Grundlage dieser objektiven Messergebnisse erfolgt dann die Umsetzung der Behandlung. Diese zielt primär auf die Beseitigung von normhaften Abweichungen (d. h. einer vollständigen Kuration) ab, kann jedoch auch wie etwa bei chronischen Erkrankungen die Minderung einer Struktur- bzw. Funktionsstörung oder die Verhinderung des Todes intendieren (Koppelin 2022). Entsprechende Behandlungsansätze sind eine entsprechende Medikation oder auch eine chirurgische Maßnahme. Der körperliche sowie psychische Teil eines Menschen werden ähnlich wie im Rationalismus bei Descartes getrennt betrachtet, wobei psychische Vorgänge – etwa die Verarbeitung der Folgen einer Erkrankung – in dieser Modellvorstellung völlig unberücksichtigt bleiben.

In metaphorischer Betrachtung wird der Körper in diesem Modell als Maschine betrachtet, der in seine einzelnen Teile zerlegbar ist, sodass die Behandlung als technische

Problemlösung erfolgt. Die Krankheitsträger gelten als passive Objekte medizinischer Behandlung (Faltermeier 2023). Am folgenden Beispiel lässt sich das Modell verdeutlichen:

> „Frau G. (65 Jahre) berichtet in der Sprechstunde über starke Schmerzen und Brennen beim Wasserlassen. Diese bestünden seit rund fünf Tagen und würden sie massiv in ihrer Alltagsgestaltung sowie der Versorgung ihres pflegebedürftigen Ehemannes hindern. Aufgrund der starken Schmerzen und des häufigen Wasserlassens könne sie kaum schlafen und sei gestern auch gestürzt."

Beschränkt auf diesen Modellansatz fände eine ausschließliche Fokussierung auf die beschriebenen somatischen Kardinalsymptome statt. Die Behandler:innen würden versuchen, ihren Verdacht einer Harnwegsinfektion zu objektivieren (Ätiologie). In Kenntnis des wissenschaftlichen Goldstandards zur Diagnose würde ein Erregernachweis durchgeführt werden, bei dem sich mittels Urinkultur aus dem Mittelstrahlurin die Art und Menge des Erregers feststellen ließe. Läge der Grenzwert bei Frau G. bei > 10⁵ koloniebildenden Einheiten (cfu)/mL Urin, gelte dies als beweisend für einen Harnwegsinfekt (Schmiemann et al. 2010) (Diagnostik) und würde antibiotisch behandelt werden (Kuration). Falls ein entsprechendes Bakterium nicht nachweisbar wäre, würden alternative Ursachen abgeklärt und adäquate kurative Maßnahmen eingeleitet werden.

Obwohl dieses Modell und insbesondere die kausalanalytische Vorstellung eine wesentliche Grundlage der Forschung, Behandlung und medizinischen Prävention von Infektionskrankheiten (z. B. Impfstoffe) liefert, gilt es für die Mehrheit der Zielsetzungen aus dem Forschungs- und Gesundheitsbereich und vor allem in der klinischen Anwendung aufgrund der eingeengten Sichtweise als unzulänglich. Als zentrale Kritikpunkte gelten in diesem Zusammenhang:

- Keine Berücksichtigung sozialer, psychischer und verhaltensmäßiger Aspekte sowie multiprofessioneller Behandlungsansätze
- Somatische und anderweitige Einflussfaktoren (z. B. soziale Unterstützung, Stressoren) sind strikt getrennt
- Das Individuum gilt als passiv
- Komplexe Krankheitsgeschehen sind nicht über einfache kausale Ursache-Wirkungszusammenhänge erklärbar
- Ressourcen sowie präventive Maßnahmen werden außen vorgelassen
- Wesentliche Aspekte wie subjektive Gesundheitsvorstellungen oder Lebensqualität spielen keine Rolle
- Arzt-Patient-Beziehungen sind rein funktional auf die Erkennung und somatische Behandlung einer Erkrankung ausgerichtet und fördern eine paternalistische Haltung

Diese Kritikpunkte führen im Zuge eines allgemeinen salutogenetischen Paradigmenwechsels (siehe Beitrag 18) zu einer Ergänzung des Modells um psychische und soziale Aspekte und damit unter anderem zum bio-psycho-sozialen Modell.

12.2.2 Risikofaktorenmodell

Vor allem in den 1950er-Jahren kam es aufgrund einer Zunahme chronischer sowie nicht übertragbarer *Zivilisationskrankheiten* zu einem Aufstreben der Sozial- und Präventivmedizin. Im Zuge dieser Entwicklung entstand das Risikofaktorenmodell. Anders als beim biomedizinischen Modell wird hier die kasuistische Methode zugunsten einer statistischen Betrachtung weitgehend homogener Bevölkerungsgruppen aufgegeben. Es setzte sich die Erkenntnis durch, dass eine Krankheit nicht nur durch einen spezifischen Faktor entstehen kann, sondern oftmals mehrere Risikofaktoren zusammentreffen müssen, damit eine bestimmte Erkrankung eintritt. Dieses Modell setzt damit auch bei den Risikofaktoren an und fokussiert nicht erst die Frühsymptome wie das biomedizinische Modell (Franke 2012).

Allgemein werden als Risikofaktoren in den Sozial- und Gesundheitswissenschaften Prädiktoren bezeichnet, die empirisch nachweisbar die Eintrittswahrscheinlichkeit einer bestimmten Erkrankung in einer bestimmten Population erhöhen. Anders als die biomedizinische Sichtweise fokussiert ein risikobasierter Ansatz wahrscheinliche Zusammenhänge zwischen Risikofaktoren und Erkrankungen in Bevölkerungsgruppen. Risikofaktoren sind damit immer statistisch ermittelt und führen nicht dazu, dass ein Betroffener eine bestimmte Krankheit auch tatsächlich erleidet. Dennoch erhöht insbesondere eine Häufung und das Zusammenwirken mehrerer Risikofaktoren die Erkrankungswahrscheinlichkeit erheblich (Keller und Menche 2017).

Zur Detektion von Risikofaktoren werden primär Beobachtungsstudien und hier vor allem Fall-Kontroll- oder auch Kohortenstudien durchgeführt. Erstere untersuchen querschnittlich und retrospektiv, ob Personen aus der Fallgruppe, die an einer bestimmten Erkrankung leiden (z. B. vaskuläre Demenz) in der Vergangenheit häufiger eine bestimmte Exposition (z. B. Bluthochdruck) aufwiesen als Personen ohne diese Erkrankung (Kontrollgruppe). Kohortenstudien hingegen sind prospektiv als auch längsschnittlich und liefern Daten zur Inzidenz (Neuerkrankungsrate), sodass diesen meist auch eine höhere Aussagekraft zugesprochen wird (Ressing et al. 2010).

Als häufigste Risikofaktoren benennt die WHO (2013) Tabakgebrauch, schädlichen Alkoholkonsum, körperliche Inaktivität und ungesunde Ernährung. Für Deutschland können Studien die Bedeutsamkeit für den Komplex *Ernährung* belegen, da dieser weitere Risiken begünstigen kann (Plass et al. 2014).

Als Risikofaktoren (siehe Beitrag 10) für chronische Krankheiten gelten vor allem verhaltensbezogene Faktoren, allerdings sollten diese stets in Kombination mit umweltbezogenen Faktoren bewertet werden. Diese Vorstellung findet sich auch im Modell der *Kausalkette der Krankheitsentstehung* der WHO (2002) wieder: Distale Faktoren (z. B. geringe Schulbildung) beeinflussen proximale Faktoren (z. B. hoher Konsum von Fast-Food). Aus diesen resultieren pathophysiologischen Faktoren (z. B. erhöhter Blutzucker), entstehen wiederum bestimmte Krankheiten (z. B. Diabetes) und ziehen entsprechende Krankheitsfolgen (z. B. beeinträchtigte Funktionsfähigkeit) nach sich. Basierend auf dem Risikofaktorenmodell stehen bei der präventivmedizinischen Umsetzung Strategien der individuellen Verhaltensänderung im Fokus (z. B. Ernährungsmodifikation, Bewegungsförderung), wohingegen ein auf Lebenswelten gerichteter Settingansatz einen deutlich geringeren Stellenwert einnimmt (Franke 2012). Am Beispiel Demenz kann dieser Ansatz verdeutlicht werden:

> „Die häufigste Ursache für eine Demenz ist die Alzheimerpathologie, der etwa 75 % aller Demenzfälle zugrunde liegt (Thyrian et al. 2020). Nach wie vor steht keine erfolgversprechende Therapie zur Verfügung, durch die die Erkrankung verhindert oder in ihrem Verlauf verzögert werden kann. 30 % aller Alzheimer-Demenz-Fälle gehen allerdings auf modifizierbare Risikofaktoren wie Bluthochdruck bzw. Übergewicht im mittleren Lebensalter, Altersdepression, Diabetes Mellitus, körperliche Inaktivität, Rauchen und einen niedrigen Bildungsstand zurück (Livingston et al. 2020), die sich gezielt an Hochrisikopersonen richten."

Dem Risikofaktorenmodell kommt der gezielten Prävention und Behandlung nach wie vor eine hohe Bedeutsamkeit zu:

- Die Weiterentwicklung zum multifaktoriellen Krankheitsgeschehen greift die zunehmende Prävalenz chronischer Krankheiten auf
- Die Identifizierung von Risikofaktoren basiert auf wissenschaftlichen Erkenntnissen
- Erkrankte werden als aktive Personen betrachtet und psychische Wirkfaktoren anerkannt

Dennoch ist das Risikofaktorenmodell auch mit drei Kritikpunkten verbunden:

- Zunehmende Medikalisierung
- Ausblendung von Schutzfaktoren
- Krankheiten entstehen trotz vermiedener Risikofaktoren

12.3 Resümee

Obwohl Krankheitsmodelle mit somatischer Ausrichtung auch vor dem Hintergrund ihrer historischen Entwicklung eine hohe Bedeutsamkeit für ausgewählte kurative oder präventive Behandlungsansätze einzelner Erkrankungen aufweisen, sind sie aus heutiger Sicht für eine breite Anwendungsmöglichkeit in der klinischen Praxis weitgehend ungeeignet. Stattdessen sollten somatische Ursachen vielmehr in einen holistischen therapeutischen Ansatz eingebettet werden. Vor allem im Hinblick auf die steigende Prävalenz chronischer Erkrankungen sowie den alterstypischen multimorbiden Krankheitsbildern sollten Gesundheit und Krankheit salutogenetisch betrachtet werden und die oft komplexen Interaktionen von biologischen, sozialen und psychischen Aspekten unter Berücksichtigung von umwelt- und personenbezogenen Faktoren bewerten. Nicht zuletzt sollte die Definition und die Frage der Behandlungsbedürftigkeit einer Erkrankung neben einem wissenschaftsbasierten somatischen Ansatz immer auch an subjektiven Parametern wie der gesundheitsbezogenen Lebensqualität ausgerichtet werden und so eine gemeinsame Bewertung und Planung der Therapie ermöglichen. Dieser Herausforderung stellen sich auch die medizinisch-wissenschaftlichen Leitlinien, in dem Patient:innen direkt in die Leitlinienentwicklung einbezogen werden, da besonders bei chronischen Erkrankungen eine partizipative Entscheidungsfindung wesentlich ist. Die Erkrankungen interagieren im weiteren Verlauf mit physiologischen und pathologischen Alternsprozessen und können deren Impetus verstärken. Ein Einbezug der psychosozialen Belange, individueller Krankheitsdeutungen und erprobter Kompensationsmechanismen ist daher für die Behandlungsführung, den Behandlungserfolg und die individuell erlebte Lebensqualität entscheidend.

Literatur

Faltermeier T (2023) Gesundheitspsychologie, 3. akt. Aufl. Kohlhammer, Stuttgart
Franke A (2012) Modelle von Gesundheit und Krankheit, 3. Aufl. HUBER, Bern
Keller C, Menche N (2017) PFLEGEN. Gesundheits- und Krankheitslehre. Elsevier, München
Koppelin F (2022) Public Health: Ansätze, Theorien und Strukturen. UTB, München
Livingston G, Huntley J, Sommerlad A, Ames D, Ballard C, Banerjee S (2020) Dementia prevention, intervention, and care: 2020 report of the Lancet Commission. Lancet 396(10248):413–446
Plass D, Vos T, Hornberg C (2014) Trends in disease burden in Germany: results, implications and limitations of the Global Burden of Disease study. Dtsch Arztebl Int 111(38):629–638
Ressing M, Blettner M, Klug SJ (2010) Auswertung epidemiologischer Studien. Dtsch Arztebl International 107(11):187–192
Schmiemann G, Kniehl E, Gebhardt K (2010) Diagnose des Harnwegsinfekts: Eine systematische Übersicht. Dtsch Arztebl Int 107(21):361–367
Thyrian JR, Boekholt M, Hoffmann W (2020) Die Prävalenz an Demenz erkrankter Menschen in Deutschland – eine bundesweite Analyse auf Kreisebene. Nervenarzt 91:1058–1061
World Health Organisation (2002) The World Health Report: reducing risks, promotinghealthy life. www.who.int/publications/i/item/9241562072. Zugegriffen am 01.03.2023
World Health Organisation (2013) Global action plan for the prevention and control of noncommunicable diseases (2013–2020). www.who.int/nmh/events/ncd_action_plan/en/. Zugegriffen am 01.03.2023

Soziologische Perspektiven auf die soziale Konstruktion von Krankheit und die Implikationen für das Erleben und die Behandlung von Krankheit

Werner Vogd

Inhaltsverzeichnis

13.1 Soziologischer Perspektiven auf Krankheit 117
13.2 Krankenbehandlung ist immer auch symbolische Heilung 120
13.3 Spezifische Relationen bei chronischen Krankheiten 120
13.4 Abschließende Bemerkungen 121
Literatur 122

13.1 Soziologischer Perspektiven auf Krankheit

Ob naturwissenschaftlich begründet oder nicht, letztlich sind alle Gesundheits- und Krankheitskonzepte kulturellen Ursprungs. Sie beruhen auf *sozial angeliefertem Sinn*, der sich kommunikativ und performativ seine eigene Plausibilität erschafft. Vor nicht allzu langer Zeit betrachtete man Homosexualität als Krankheit. Im Mittelalter war es nicht ungewöhnlich, Verhaltensauffälligkeiten als Ausdruck der Besessenheit durch teuflische Mächte zu betrachten.

Der soziologische Blick auf Krankheit sowie Gesundheit lenkt den Blick auf die Relation von Körper, Bewusstsein und Kommunikation. Aus analytischen Gründen erscheint es dabei hilfreich, diese drei Sphären mit Luhmann (1984) zunächst getrennt zu betrachten:

W. Vogd (✉)
Fakultät für Gesundheit (Department für Humanmedizin), Lehrstuhl für Soziologie, Universiät Witten/Herdecke, Witten, Deutschland
E-Mail: Werner.Vogd@uni-wh.de

- Der *Körper* steht für die Trillionen von Prozessen, die in einem lebenden Organismus gleichzeitig ablaufen (Aktivitäten der Organe, Stoffwechselprozesse in jeder Zelle, die chemischen Vorgänge der beteiligten Moleküle). Doch Organe, Zellen und Moleküle denken und verstehen nicht. Sie wissen nicht, was Sinn ist. Sie beruhen allein darauf, dass unzählige Prozesse gleichzeitig ablaufen und sich von Moment zu Moment zu einem komplexen, von Außenstehenden in seiner Gesamtheit nicht durchschaubaren Geschehen verketten.
- Das *Bewusstsein* steht für die psychischen Prozesse, mit denen Sinneswahrnehmungen – etwa Seheindrücke und Empfindungen – mit Gedanken verknüpft werden. Gedanken gehen mit Sinn einher, was heißt, dass Wahrnehmungen eine spezifische Bedeutung im Horizont anderer sinnhafter Deutungsmöglichkeiten bekommen (etwa in dem Sinne, dass eine Patientin sich die letzten Wochen erschöpft fühlt, die Müdigkeit jedoch nicht als Zeichen der Überarbeitung und Übernächtigung, sondern als Verweis auf eine Krankheit nimmt).
- Der Begriff *Kommunikation* steht für soziale Systeme, also all jene Vorgänge, in denen durch sprachliches und symbolisches Handeln Sinn vermittelt wird (etwa indem eine Ärztin dem Patienten verkündet, dass er *depressiv* sei und ihm ein Fluoxetin verschreibt).

Weder die Psyche noch die Kommunikation können jemals alles thematisieren, geschweige denn begreifen, was mit dem Körper geschieht. Es wird immer nur in hochselektiver Weise ein bestimmter Sinn konstruiert. Erst auf diese Weise gelingt es, eine bestimmte Sicht auf die Situation zu generieren. Diese muss nicht stimmen. In Bezug auf Sinn geht es in der Regel auch weniger darum, ob der suggerierte Kausalzusammenhang wahr, sondern ob er sozial und psychisch plausibel ist. Betrachten wir zunächst einige für unser Thema interessante Relationen zwischen Körper, Psyche, Kommunikation.

Relation Bewusstsein-Körper
Das Bewusstsein kann die inneren Prozesse des Körpers, denen es sich verdankt (ohne Körper kein Bewusstsein), weder direkt kontrollieren noch beobachten. Nur im Falle von Schmerzen, die so stark sind, dass sie in den Aufmerksamkeitsfokus rücken oder der Beeinträchtigungen von Organen, wird der Körper zum Thema des Bewusstseins.

Eine Vielzahl von krankhaften Körperprozessen (man denke an den Beginn einer Krebserkrankung oder Bluthochdruck) gehen nicht unbedingt mit wahrnehmbaren Prozessen einher und selbst wenn es irgendwo zwickt oder schmerzt, weiß das Bewusstsein aber immer noch nicht, was diese Körperwahrnehmungen bedeuten. Letztlich wird das Bewusstsein diese Empfindungen weniger durch *Eigenwissen*, denn nur durch sozial angelieferten Sinn interpretieren können. Dies gilt selbstredend auch für gesundheitsschädliche oder gesundheitsförderliche Einflüsse: Ob das Cholesterin in der Butter, Hormonersatzpräparate in der Menopause, Stress am Arbeitsplatz etc. gesundheitsschädlich sind (oder nicht), ist nicht von sich aus evident, sondern erscheint erst im Kontext eines soziokulturell etablierten Kommunikationszusammenhangs plausibel (oder eben nicht). Deshalb können einerseits selbst stark lebensfeindliche Arbeitsbedingungen, wie Hien (1994) anhand der Arbeiterschaft der chemischen Industrie aufzeigt, in entsprechenden Milieus eine kontraintuitive Umdeutung erfahren (z. B. Das macht mich nur stärker). Andererseits können gesundheitsfördernde Maßnahmen (etwa eine Schutzimpfung) als schädlich und über Gebühr mit Risiken behaftet empfunden werden. Kausalannahmen in Bezug auf Gesundheit und Krankheit sind soziale Konstruktionen und verdanken sich entsprechend sozialen und kulturellen Beziehungen, die den hiermit einhergehenden Sinn vermitteln.

Relation Kommunikation-Körper
Aus der Placebo-Forschung wissen wir, dass allein die Tatsache der Kommunikation körperliche Prozesse in Richtung von Gesundung beeinflussen kann und umgekehrt negative Prognosen Auswirkungen bis hin in den psychogenen Tod hinein haben können (Kächele 1970). Aus der Ethnomedizin sind diese Prozesse als *weiße oder schwarze Magie* bekannt (Rösing 2006), in der Medizinsoziologie als Bedrohung durch Stereotypen (Vogd und Feißt 2022). Gemeint ist hiermit, dass Diagnosen eine stigmatisierende Wirkung entfalten können, und – etwa im Falle psychischer Erkrankungen als Sich-selbst-erfüllende-Prophezeiung – ihrerseits die Bedingungen einer weiteren Chronifizierung des Krankheitsgeschehens mit erzeugen.

Hiermit stellt sich die grundsätzliche Frage der Folgen von Medikalisierung (Illich 1995), zumal die aufgrund einer Diagnose durchgeführten therapeutischen Eingriffe nicht selten die Behandlungsbedürftigkeit auf Dauer stellen. Oftmals ist es dabei kaum mehr auseinanderzuhalten, ob die Chronifizierung der Krankheit der Behandlung oder dem ursprünglichen Krankheitsbild geschuldet ist.

Relation Psyche-Kommunikation
Zunächst gilt zu begreifen, dass das Sinngeschehen der Kommunikation etwas anderes ist, als das, was im Bewusstsein der Betroffenen als Sinndeutung geschieht. Ein:e Patient:in mag als schizophren in die Psychiatrie eingeliefert werden. Dies bedeutet jedoch nicht, dass sie sich selbst auch als psychisch krank sieht. Hausärzt:innen können Patient:innen auf eine schlechte Ernährung und zu hohen Alkoholkonsum hinweisen, was jedoch nicht heißt, dass diese Sichtweise auch übernommen und Verhaltensweisen angepasst werden (Compliance). Von ärztlicher oder pflegerischer Seite mag man hier fehlende Krankheitseinsicht oder gar Verdrängung monieren. Dies hindert Patient:innen nicht, oberflächlich zuzustimmen, um das Rollengefüge der Ärzt:innen-Patient:innen-Beziehung nicht zu gefährden.

Umgekehrt mögen Patient:innen sehr genau über die Problematik ihres körperlichen Zustandes Bescheid wissen, während dann in der Ärzt:innen-Patient:innen-Interaktion oder im Kontakt mit den Angehörigen so getan wird, als ob alles nicht so schlimm sei (Glaser und Strauss 1974).

Solche Entkoppelungen sind zunächst vor allem Ausdruck davon, dass die Sinnsphäre, welche eine soziale Identität erzeugt und aufrechterhalten lässt, eine andere ist als die, welche die psychische Identität aufbaut und stabilisiert. In diesem Sinne ist es nicht ungewöhnlich, wenn Menschen sich innerhalb bestimmter Kontexte rollenkonform ausdrücken, wenngleich sie ein wenig später die Dinge ganz anders sehen. Aus sozialpsychologischer Sicht handelt es sich hier weniger um Lügen oder um Sich-etwas-Vormachen. Es ist vielmehr Ausdruck davon, den bislang vertrauten Gepflogenheiten der unterschiedlichen sozialen Kontexte weiterhin gerecht zu werden.

13.2 Krankenbehandlung ist immer auch symbolische Heilung

Aus der vorgeschlagenen soziologischen Perspektive ist nochmals darauf hinzuweisen, dass jede Sinnoperation, aus dem Meer möglicher Kausalbeziehungen selektiv bestimmte Beziehungen herausgreift, thematisiert und für die eigene Praxis als relevant markiert. Für einen Homöopathen, eine Geistheilerin, eine Rheumatologin sind die jeweils postulierten Zusammenhänge *real*, und entsprechend wird er oder sie in der Ärzt:in-Patient:in-Kommunikation eben diese behaupten. Da das Bewusstsein von Patient:innen keinen unmittelbaren Zugriff auf die Prozesse ihrer Körper haben Körpers haben, bleibt ihnen nichts anderes übrig, als seinerseits auf die für sie attraktiven Angebote sozial angelieferten Sinns zurückzugreifen und das Geschehen entsprechend der hiermit einhergehenden Skripte zu interpretieren (etwa, dass chronische Rückenschmerzen durch Wirbelsäulen-OPs oder durch Aufnahme einer Yoga-Praxis geheilt werden können).

Mit Blick auf die beiden Sphären Bewusstsein und Kommunikation sind diese Skripte in gleicher Weise subjektiv (sie können im Bewusstsein auftauchen und relevant werden) wie auch objektiv (sie erscheinen als Bestandteil von Diskursen, welche den Zusammenhang entsprechend der jeweils kulturell geltenden Maßstäbe für wahr halten). Dies schließt nicht aus, dass die postulierten Zusammenhänge wissenschaftlich untersucht werden können (im vorangehenden Beispiel etwa mit einer Kontrollgruppe, die eine Schein-Wirbelsäulen-OP bekommt).

Mit Blick auf die vorangehenden Ausführungen gilt die alte ethnomedizinische Einsicht, dass es vor allem darauf ankommt, den nur selektiven Zugriff von Psyche und Kommunikation auf den Körper in einer Weise aufeinander abzustimmen, dass das Geschehen für alle Beteiligten überzeugend erscheint. Dow (1986) spricht deshalb von symbolischer Heilung.

13.3 Spezifische Relationen bei chronischen Krankheiten

Bei all dem ist mitzudenken, dass Krankheiten und Behinderungen die psychische und soziale Identität infrage stellen (Bedrohung durch Stereotypen). Um die daraus folgenden Krisen zu vermeiden, kann es für die Betroffenen attraktiv sein, so zu tun, als ob alles in

Ordnung sei. Beispielsweise versuchen viele an Demenz erkrankte Menschen ihre Erinnerungslücken geschickt zu überspielen, um Besucher:innen zu zeigen, dass mit ihnen alles normal ist. Aus Perspektive der psychischen Integrität kann es, wie Goffman (1967) für den Umgang mit Stigmata zeigt, hilfreich sein, sich selbst als normal und gesund zu betrachten und entsprechend auch in der Interaktion so zu tun, als wäre alles in Ordnung (siehe Beitrag 37). Wer die Integrität eines anderen Menschen infrage stellt (und dies geschieht leicht, wenn Schwächen thematisiert werden) muss mit Widerständen rechnen – denn es geht immer auch darum, weiterhin als Mensch (und nicht nur als behindert oder krank) gesehen zu werden.

Nicht zuletzt ist darauf hinzuweisen, dass körperliche, psychische und soziale Prozesse jeweils ihre eigenen Rhythmen haben, was eigene Problemlagen mit sich bringt. Die Konsequenzen gesundheitsschädigenden Verhaltens sind selten unmittelbar spürbar, sondern zeigen sich oftmals erst Jahre später. Nur im Falle starker Schmerzen – etwa bei einem akuten Herzinfarkt – ist auf psychischer Ebene der Kausalnexus von körperlichen Beschwerden und bewusstem Leiden unmittelbar gegeben.

Bei anderen Krankheitsbildern fallen die zeitlichen Horizonte jedoch auseinander. So wird Krebs heutzutage vielfach zu einem Zeitpunkt entdeckt, bei dem der Patient oder die Patientin klinisch noch nicht sinnlich evident an ihm leidet. Es kommt hiermit zu einer Situation, in der oftmals dramatische Körpereingriffe verlangt werden, welche die Lebenswelt der Patient:innen radikal verändern, ohne dass diese hierfür eine Dringlichkeit als selbstevidente Implikation der unmittelbaren Gegenwart verspüren. Die Bedrohung durch den Tod und eine von schwerem Leiden geprägte Zukunft erscheint für Patient:innen in solchen Fällen zunächst nur als eine kommunikativ hergestellte Faktizität, die jedoch nicht psychisch in Hinblick auf das eigene Körpergeschehen erlebt wird. Die medizinische Kommunikation vermittelt, dass man nur noch die Wahl hat, sich den vorgesehenen Therapieprotokollen zu unterwerfen. Doch im Bewusstsein tauchen erhebliche Zweifel auf, ob all dies richtig ist (Vogd 2013).

13.4 Abschließende Bemerkungen

Der soziologische Blick auf Gesundheit und Krankheit lenkt den Blick auf die Rolle von sozialen Beziehungen und der sich hierin ausdrückenden Rolle von Kommunikation. Sowohl auf sachlicher, zeitlicher wie auch sozialer Ebene können Diskrepanzen in Hinblick auf das Verständnis von Krankheit auftreten. Zudem wird deutlich, wie die Zuschreibung von Krankheit die soziale und psychische Identität der Betroffenen (siehe Beitrag 18) formatieren und damit auch bedrohen kann. Gerade bei stigmatisierten chronischen Erkrankungen stellt sich deshalb die Frage der kulturellen Einbettung des Behandlungsgeschehens.

Literatur

Dow J (1986) Universal aspects of symbolic healing: a theoretical synthesis. Am Anthropol 88:56–69

Glaser BG, Strauss AL (1974) Interaktion mit Sterbenden: Beobachtungen für Ärzte, Schwestern, Seelsorger und Angehörige. Vadenhoeck und Ruprecht, Göttingen

Goffman E (1967) Stigma: über Techniken der Bewältigung beschädigter Identität. Suhrkamp, Frankfurt/Main

Hien W (1994) Chemische Industrie und der Krebs: Zur Soziologie des wissenschaftlichen und sozialen Umgangs mit arbeitsbedingten Krebserkrankungen in Deutschland. Verlag für Neue Wissensschaft, Bremerhaven

Illich I (1995) Die Nemesis der Medizin: Die Kritik der Medikalisierung des Lebens, 4. Aufl. C.H. Beck, München

Kächele H (1970) Der Begriff „psychogener Tod" in der medizinischen Literatur. Z Psychosom Med Psychoanal 16:105–129

Luhmann N (1984) Soziale Systeme: Grundriß einer allgemeinen Theorie. Suhrkamp, Frankfurt/Main

Rösing I (2006) Die Schließung des Kreises: Von der Schwarzen Heilung über Grau zum Weiß: Nächtliche Heilungsrituale in den Hochanden Boliviens. Zweitausendeins, Kronig

Vogd W (2013) Arzt-Patient-Interaktion aus medizinsoziologischer Perspektive. In: Nittel D, Seltrecht A (Hrsg) Krankheit: Lernen im Ausnahmezustand. Springer Verlag, S 456–468, Wiesbaden

Vogd W, Feißt M (2022) Therapeutische Arrangements im Maßregelvollzug. Studien zur Leerstellengrammatik und den Bezugsproblemen in der forensischen Psychiatrie. Velbrück Wissenschaft, Weilerswist

Psychologische und psychosomatische Ansätze auf Krankheit

14

Michaela Zupanic

Inhaltsverzeichnis

14.1	Subjektives Befinden und Erleben von Krankheit	123
14.2	Psychologische Krankheitsmodelle	124
	14.2.1 Verhaltensmodelle	124
	14.2.2 Psychobiologische Modelle	125
	14.2.3 Psychodynamische Modelle	126
	14.2.4 Sozialpsychologische Modelle	127
14.3	Krankheitsbewältigung	127
Literatur		128

14.1 Subjektives Befinden und Erleben von Krankheit

Die Definition von Krankheit als Normabweichung muss neben somatischen Symptomen auch funktionale, statistische, diagnostische und therapeutische Normen berücksichtigen (Kessler 2021). Wie Menschen ihr eigenes Wohlbefinden beurteilen, hängt nicht nur von ihrer körperlichen Verfassung ab, sondern wird auch durch psychosoziale Faktoren beeinflusst. Die Einschätzung des Wohlbefindens und Handlungsvermögens als vermindert erfolgt zunächst durch Interozeption, wobei Symptomwahrnehmung und -interpretation nicht unbedingt mit der Außenwahrnehmung übereinstimmen müssen. Eine Divergenz von subjektivem Befinden und medizinischem und/oder psychologischem Befund kann auf einer Fehlwahrnehmung basieren wie beispielsweise einer

M. Zupanic (✉)
Interprofessionelle und kollaborative Didaktik in Medizin- und Gesundheitsstudiengängen,
Fakultät für Gesundheit, Universität Witten/Herdecke, Witten, Deutschland
E-Mail: michaela.zupanic@uni-wh.de

© Der/die Autor(en), exklusiv lizenziert an Springer-Verlag GmbH, DE, ein Teil von Springer Nature 2024
D. Schmitz et al. (Hrsg.), *Chronic Care – Wissenschaft und Praxis*,
https://doi.org/10.1007/978-3-662-68415-3_14

Anorexie mit unterschiedlichen internen und externen Normen, bei einer Hypochondrie mit exzessiver Selbstwahrnehmung und Überbewertung von körperlichen Wahrnehmungen oder bei Menschen mit einer mangelnden Selbstwahrnehmung und folgender Verschleppung von Diagnose und Therapiemöglichkeit.

14.2 Psychologische Krankheitsmodelle

14.2.1 Verhaltensmodelle

In Lerntheorien kommt dem beobachtbaren Verhalten, das sich auf der physiologischen und motorischen, aber auch der verbal kognitiven Ebene zeigt, eine zentrale Rolle zu. Die Ausbildung von problematischem, krankem Verhalten wird durch körpergebundene Dispositionen, Umweltbedingungen und den Konsequenzen des realisierten Verhaltens bedingt. Die Verhaltensveränderungen werden in verschiedenen Lernprozessen erworben, die auch zusammenwirken können, insbesondere in den kognitiven Komponenten der inneren Voraussage und der Selbstbeschreibung (Faller und Lang 2019). Klassische und operante Konditionierung basiert auf assoziativem Lernen durch die Verknüpfung von Reizen oder Ereignissen. Die Wahrscheinlichkeit einer klassischen Konditionierung ist umso höher, je häufiger ein konditionierter und ein unkonditionierter Reiz gemeinsam auftreten (Kontingenz), je höher ihre zeitliche und räumliche Nähe ist (Kontiguität), je salienter der konditionierte Reiz ist und sich somit von der Umgebung abhebt und je besser wir biologisch auf die Koppelung vorbereitet sind (sog. Preparedness). Klassische Konditionierung findet in klinischen Untersuchungen Bestätigung z. B. beim Auftreten von Übelkeit im Rahmen einer Chemotherapie. Bei der operanten Konditionierung wird die Veränderung der Verhaltenswahrscheinlichkeit über deren Konsequenzen gesteuert. Die Häufigkeit eines Verhaltens nimmt zu, wenn eine angenehme Konsequenz nachfolgt und nimmt ab, wenn eine unangenehme Konsequenz folgt. Operante Konditionierung zeigt sich deutlich in der klinischen Praxis z. B. im durch negative Verstärkung aufrechterhaltenen Vermeidungsverhalten bei Phobien.

Die Verhaltensveränderungen, die mit Krankheit einhergehen und durch Lernprozesse erworben wurden oder aufrechterhalten werden, sollen durch Verhaltensmodifikation im Rahmen der (kognitiven) Verhaltenstherapie wieder verlernt und gesundheitsfördernde Verhaltensweisen aufgebaut werden. Dabei werden zunächst in einer Verhaltensanalyse mit dem sog. SORKC-Modell von Kanfer die fünf Bedingungsgrößen zur Erklärung menschlicher Verhaltensweisen betrachtet. Im ersten Schritt wird das Problemverhalten (**R**) auf den drei Ebenen: beobachtbares Verhalten, inneres Erleben (Emotionen/Kognitionen) und physiologische Begleiterscheinungen möglichst genau beschrieben. Die anschließende Analyse verknüpft das Verhalten mit der vorangegangenen Situation (**S**), den Organismusvariablen (**O**) wie z. B. eine angeborene Disposition, den nachfolgenden Konsequenzen (**C**) und damit verbundenen Kontingenzen (**K**) (Deinzer und von Knesebeck 2018). Wenn die Bedingungen des Krankheitsverhaltens z. B. bei phobischer Angst genau diagnostiziert sind, kann mit der Verhaltensmodifikation durch Veränderung negativer Denkmuster und Erlernen neuer Verhaltensweisen zum Verlernen der Angst begonnen werden.

14.2.2 Psychobiologische Modelle

Die Psychobiologie betrachtet die Auswirkungen psychischer Prozesse (z. B. Stress) auf biologische Prozesse sowie die Folgen körperlicher Veränderungen auf das Erleben und Verhalten, da von einer gegenseitigen Beeinflussung ausgegangen wird (Kessler 2021). Stress stellt eine Anpassungsreaktion des Organismus auf Reize (Stressoren) dar, die von außen wie Lärm oder organische Krankheitserreger, aber auch innerpsychisch auf den Organismus einwirken können. Im Stressmodell von Selye werden die physiologischen Reaktionen auf Stressoren als allgemeines Adaptations-Syndrom beschrieben, mit dem das innere Gleichgewicht, die Homöostase, wiederhergestellt werden soll. In der anfänglichen Alarmphase reagiert der Körper mit der Ausschüttung von Katecholaminen. Wenn der Stress länger anhält, befindet sich der Körper in der Widerstandsphase und reagiert mit einer Cortisolausschüttung. Pathogenetisch bedeutsam ist dabei die zeitliche Dauer der Stressbelastung, da die erhöhte Hormonausschüttung nicht dauerhaft aufrechterhalten werden kann. Im folgenden Erschöpfungsstadium kann der Körper nicht mehr auf den Stressor reagieren und die Bedingungen zu funktionellen Fehlsteuerungen und zur Krankheitsentwicklung sind gegeben. Durch eine dauerhafte Sympathikusaktivierung kann es z. B. zu einem erhöhten Herz-Kreislauf Risiko kommen. Zu lang andauernder, vor allem unkontrollierbarer Stress wirkt immunsuppressiv und begünstigt körperliche, psychosomatische und psychische Störungen.

Die neuronale Grundlage des Schmerzerlebens ist das Schmerznetzwerk, in dem die primären Sinneszellen (Nozizeptoren) eine durch intensive mechanische, thermische und/oder chemische Reize ausgelöste Gewebeschädigung detektieren (Deinzer und von Knesebeck 2018). Diese Warn- und Schutzfunktion des akuten Schmerzes gilt nicht mehr bei chronischen Schmerzen, die Monate oder Jahre anhalten können, da sich oft keine Gewebeschädigung nachweisen lässt. Auf psychologischer Ebene zeigen sich deutliche Unterschiede zwischen akuten Schmerzen mit kurzfristigen Änderungen wie Angst, Einsicht in das Schmerzgeschehen und Aktivierung sowie chronischen Schmerzen mit Depression, Aufmerksamkeitsverschiebung und Rückzug. Insbesondere für den chronischen Schmerz wird die Vorstellung eines Schmerzgedächtnisses verwendet. Erinnerungen an Schmerzerfahrungen hinterlassen auf kortikaler und subkortikaler Ebene Spuren und bewirken eine erhöhte Sensibilität für Schmerzreize. Harmlose, normalerweise nicht schmerzhafte Reize lösen dann durch den zugrunde liegenden Mechanismus der Langzeitpotenzierung Schmerzen aus. Als wahrscheinliche Grundlage des Schmerzgedächtnisses wird die neuronale Plastizität angesehen. Bei starken Dauerschmerzen wie z. B. chronischen Rückenschmerzen, Kopfschmerzen (Migräne, Spannungskopfschmerz) oder einer anhaltenden somatoformen Schmerzstörung ist eine multimodale Therapie angezeigt mit medikamentöser Behandlung und psychologischen Verfahren, wie z. B. dem Biofeedback, mit dem Patient:innen lernen, dass körperliche Vorgänge durch psychische Faktoren beeinflussbar sind.

14.2.3 Psychodynamische Modelle

Nach Freud setzt sich die Persönlichkeit aus drei Instanzen zusammen, die sich in seinem Strukturmodell in einem dynamischen Gleichgewicht befinden (Faller und Lang 2019). Das *Es* ist die Quelle der primären Triebe und immer unbewusst. Das *Über-Ich* repräsentiert Werte, Normen und moralische Vorstellungen und entwickelt sich zum Ende der ödipalen Phase. Das *Ich* ist Repräsentant des Realitätsprinzips und vermittelt im Konflikt zwischen den Impulsen des Es und den Anforderungen des Über-Ichs. Dieser prinzipielle Gegensatz zwischen den körperlichen Bedürfnissen (Es) und den durch Normen und Regeln gesellschaftlich zugelassenen Möglichkeiten (Über-Ich) der Bedürfnisbefriedigung kann zu intrapsychischen Konflikten führen, die als seelische Erregung oder Angst erlebt werden. Die Ich-Instanz versucht durch Integration der widersprüchlichen Bedürfnisse oder durch Abwehr von Triebimpulsen zu vermitteln. Wenn dies nicht gelingt, der Konflikt nicht oder nur durch schlechte Kompromisse gelöst werden kann, kommt es als Scheinlösung zur Bildung von Symptomen und damit von psychosomatischen Krankheiten. Dadurch ergeben sich zugleich zwei Vorteile: der primäre Krankheitsgewinn, wenn die Konfliktspannung oder seelische Erregung durch den Abwehrmechanismus abgemildert ist und der sekundäre Krankheitsgewinn, der die äußeren Vorteile aufgrund der Krankenrolle und alle nachfolgenden Entlastungen oder Gratifikationen bezeichnet, wie z. B. Entbindung von Arbeitspflichten oder Rente wegen Berufsunfähigkeit.

Abwehrmechanismen stellen demnach eine gute psychische Schutzreaktion zur Bewältigung von psychischen Belastungen dar, die allerdings problematisch werden können, wenn sich Patient:innen längerfristig nicht der Realität stellen. Bei lebensbedrohlichen Erkrankungen verleugnen Patient:innen z. B. zunächst die Schwere ihrer Erkrankung oder verhalten sich demonstrativ fröhlich gestimmt (Reaktionsbildung) oder sprechen teilweise ganz sachlich und ohne Beteiligung über ihre Diagnose (Isolierung). Abwehrmechanismen zeigen sich in unterschiedlichen Reifegraden. Mit reifen Abwehrmechanismen, wie z. B. Rationalisierung oder Wendung ins Gegenteil, werden psychische Konflikte intrapsychisch reguliert, sodass soziale Beziehungen lediglich sekundär belastet werden. Bei unreifen Abwehrmechanismen, wie z. B. Spaltung oder projektiver Identifizierung, werden dagegen im Versuch der Stabilisierung des eigenen psychischen Gleichgewichts andere Menschen mit einbezogen, was zu einer enormen Belastung der Beziehungen führen kann. In der psychoanalytischen Therapie werden unbewusste Konflikte durch spezifische Techniken bewusst gemacht, z. B. freie Assoziation, Traumanalyse oder Wiederbelebung früherer Konflikte im Rahmen der therapeutischen Beziehung (Übertragung). Durch diesen therapeutischen Prozess und die Verwirklichung angemessener Konfliktlösung werden psychosomatische Krankheitssymptome schließlich überflüssig.

14.2.4 Sozialpsychologische Modelle

Die sozialpsychologischen Modelle von Gesundheits- und Krankheitsverhalten fokussieren den Einfluss der psychosozialen Umwelt, den sozialen Rollen, Normen und persönlichen Einstellungen. Ausgehend von der Annahme eines Kontinuums von Gesundheit und Krankheit (Binneböse et al. 2022) wird Gesundheit nicht als statischer Zustand angenommen, sondern als sich laufend veränderliche Positionierung. Diese wird bestimmt durch das Zusammenspiel von Risiko- und Schutzfaktoren, die physikalisch-materielle, psychische sowie familiäre und soziale Aspekte betreffen. Als psychische Risikofaktoren gelten z. B. belastende Lebensereignisse, insbesondere Verlusterlebnisse, mangelnde soziale Integration, erlernte Hilflosigkeit und Depression. Psychische Schutzfaktoren, die der Entstehung von Krankheiten entgegenwirken, sind internale Kontrollüberzeugung, Selbstwirksamkeitserwartung, dispositioneller Optimismus und Hardiness (Robustheit).

Die Widerstandsressourcen werden als Kernstück der Salutogenese angedacht und gelten als wesentliches Potenzial zur Bewältigung von Stressoren. Menschen mit vielen und ausgeprägten Ressourcen können Belastung besser bewältigen und bewegen sich daher auf dem Gesundheits-Krankheits-Kontinuum in die positive Richtung. Als herausragender Schutzfaktor zur Gesundheitsförderung wurde der Kohärenzsinn postuliert als umfassendes, dauerhaftes und dynamisches Vertrauen (siehe Beitrag 18). Mit einem stark ausgeprägten Kohärenzsinn gehen eine bessere subjektive Gesundheit, weniger Beschwerden und ein deutlich geringeres Ausmaß an somatoformen Störungen einher. Dagegen zeigen sich niedrigste Werte im Kohärenzsinn bei psychosomatisch und psychisch Kranken.

14.3 Krankheitsbewältigung

Das Krankheitsverhalten von Menschen wird auch durch subjektive Krankheitstheorien mitgeprägt, insbesondere bei schweren und chronischen Erkrankungen, bei denen das Behandlungsziel meist nicht die Heilung sein kann, sondern die Betroffenen lernen müssen, mit der Krankheit zu leben (Faller und Lang 2019). Die kognitiven Erklärungsmuster zu Ursachen und Verlauf der Erkrankung beinhalten Rationalisierungen oder spirituelles Denken wie z. B. die Krankheit als Prüfung durch ein höheres Wesen. Dabei werden subjektive Krankheitstheorien oft nicht ungefragt geäußert und sind auch nicht immer bewusst, zeigen aber deutliche Auswirkungen auf Compliance und Krankheitsbewältigung (Coping). Die problemorientierten Coping-Strategien haben zum Ziel, die belastende Situation zu beseitigen oder zu verbessern. Sie beinhalten die Suche nach Informationen und aktive Mitarbeit bei der Behandlung. Mit emotionsorientierten Strategien werden die durch die Situation entstandenen unangenehmen Emotionen abgebaut, ohne sich konkret mit deren Ursache auseinanderzusetzen. Sie beinhalten Vermeidung, Distanzierung und Passivität bei der Behandlung. Ein weiterer wichtiger Faktor der Krankheitsbewältigung ist die soziale Unterstützung, die wesentlich durch die Größe, Stabilität und Qualität des sozialen Netzwerkes einer Person bestimmt ist und einen positiven Einfluss auf die körperliche, psychosomatische und psychische Gesundheit hat.

Literatur

Binneböse M, Frommer J, Franzkowiak P, Junne F (2022) Psychosomatische Perspektive. In: Bundeszentrale für gesundheitliche Aufklärung (BZgA) (Hrsg) Leitbegriffe der Gesundheitsförderung und Prävention. Glossar zu Konzepten, Strategien und Methoden. https://doi.org/10.17623/BZGA:Q4-i098-3.0. Zugegriffen am 27.05.2023

Deinzer R, von dem Knesebeck O (Hrsg) (2018) Online Lehrbuch der Medizinischen Psychologie und Medizinischen Soziologie. German Medical Science GMS Publishing House. https://books.publisso.de/de/publisso_gold/publishing/books/overview/46. Zugegriffen am 27.05.2023

Faller H, Lang H (Hrsg) (2019) Medizinische Psychologie und Soziologie, 5., überarb. Aufl. Springer, Berlin/Heidelberg

Kessler H (2021) Kurzlehrbuch Medizinische Psychologie und Soziologie, 4., überarb. Aufl. Georg Thieme, Stuttgart/New York

Mensch-Umwelt-Beziehungen im Kontext von Krankheit

Julia Kirch

Inhaltsverzeichnis

15.1	Mensch und Umwelt in Interaktion	129
15.2	Der Mensch als Maß der Planung	130
15.3	Die Passung von Mensch und Raum	131
15.4	Architektur als Medizin?	132
15.5	Vulnerabilität als Chance	133
15.6	Aktuelle Bedarfe	133
Literatur		134

15.1 Mensch und Umwelt in Interaktion

Die Disziplin der Umweltpsychologie untersucht die Beziehung zwischen Mensch und Umwelt. Als Teilbereich der Psychologie befasst sie sich mit den Wechselwirkungen zwischen dem Menschen und seiner physischen sowie soziokulturellen Umwelt. Die Architekturpsychologie im Besonderen beschäftigt sich mit dem Verhalten des Menschen und seinem Erleben in gebauten Umwelten. Die Aufgabe dieser Forschungsrichtung ist es, das Verhalten in und Anforderungen des Menschen an seine gebaute Umgebung zu untersuchen, zu analysieren und so zu übersetzen, dass sie zu einer Architektur führen, die sich an den Bedürfnissen des Menschen orientiert.

J. Kirch (✉)
Frankfurt University of Applied Sciences, Frankfurt, Deutschland

alsh Sander Hofrichter Architekten, Ludwigshafen, Deutschland
E-Mail: julia.kirch@fb1.fra-uas.de

Umweltpsychologische Konzepte gehen davon aus, dass Mensch und Umwelt in einem permanenten Austausch stehen, die Beziehung gilt als transaktional, und dieser Austausch wird als Mensch-Umwelt-Dialektik bezeichnet: Der Mensch formt die ihn umgebende Umwelt, die dann wiederum menschliches Verhalten und Wohlbefinden prägt. Das verbindende Element zwischen Mensch und Umwelt ist die Aktivität zwischen Raum und Mensch, wodurch der Mensch in Beziehung zu seiner Umwelt tritt.

Die Besonderheit an der Beziehung zur gebauten Umwelt ist, dass dieser Austauschprozess permanent stattfindet, unvermeidbar ist und alle betrifft. In westlichen Gesellschaften befinden sich die Menschen nahezu dauerhaft in gebauter Umwelt. Die gebaute Umwelt sollte dabei die Antwort auf menschliche Bedürfnisse sein, damit der gebaute Raum den Menschen bestmöglich dient. Raum und Objekte, die das Ergebnis eines nutzerorientierten Prozesses sind, werden auch als *Human-Centered-Design* bezeichnet (siehe Beitrag 26). Zentrales Kriterium für eine gelungene Architektur ist häufig, in welchem Maße sie dazu beiträgt, Selbstständigkeit zu ermöglichen. Selbstständigkeit wird dann ermöglicht, wenn die Passung zwischen individuellen Fähigkeiten und den Angeboten der Umwelt möglichst hoch ist. Die Herausforderung liegt dabei darin, dass Menschen und ihre Fähigkeiten unterschiedlich sind, aber es nur eine Umwelt gibt, die eine Antwort auf verschiedene Fähigkeiten bieten muss.

15.2 Der Mensch als Maß der Planung

Bei der Gestaltung der Umwelt handelt es sich um einen Aushandlungsprozess verschiedener – zum Teil gegensätzlicher – Anforderungen. Das Ergebnis ist häufig der Kompromiss aus dem Querschnitt der Bevölkerung. Die Idee vom „Mensch als Maß der Planung" ist insofern herausgefordert, als die Gesellschaft so vielfältig ist, dass eine Lösung für alle Nutzer:innen gleichermaßen passt. Im Alltag zeigt sich das beispielsweise an Geldautomaten, die für im Rollstuhl sitzende Personen schlecht erreichbar sind oder an Kindern, die Treppenstufen als Sitzstufen verstehen und nutzen. Die Gestaltungsphilosophie des Universal Design verfolgt genau dieses Ziel: dass die Umwelt für möglichst alle gleichermaßen nutzbar ist. Damit erfüllt der Anspruch des Universal Design die Vorgabe aus der gültigen Planungsnorm DIN 18040 (S. 3.) zum barrierefreien Bauen, in der es im Vorwort heißt: *„Ziel dieser Norm ist die Barrierefreiheit baulicher Anlagen, damit sie für Menschen mit Behinderungen in der allgemein üblichen Weise, ohne besondere Erschwernis und grundsätzlich ohne fremde Hilfe zugänglich und nutzbar sind [...]"*.

Die Besonderheit der Umweltgestaltung im Kontext von Krankheit ist, dass bei körperlich und/oder kognitiv eingeschränkten Menschen die Abhängigkeit von der Umwelt steigt. Anschaulich wird dies im Kompetenz-Anforderungs-Modell (*Competence Press Model*), das Lawton und Nahemow in den 1970er-Jahren formuliert haben (Lawton und Nahemow 1973). Das Modell zeigt, dass sozial adäquates Verhalten und Wohlbefinden die Folge der Balance von Umweltanforderungen und individuellen Kompetenzen zur Bewältigung dieser Anforderungen sind. Bei verringerten Bewältigungskompetenzen steigt die Abhängigkeit von der Umwelt, weil ein geringeres Maß an Umweltanforderungen bewältigt werden kann. Wenn die individuellen Kompetenzen gemindert sind, sollten auch die Umweltanforderungen entsprechend angepasst sein, damit der Bereich von Wohlbefinden und sozial adäquatem Verhalten erreicht wird.

Behinderung ist demnach keine persönliche Eigenschaft, sondern die Diskrepanz zwischen den persönlichen Fähigkeiten und den Anforderungen der Umwelt. So haben es die Forscher Verbrugge und Jette in ihrem Modell des *Disablement Process* (deutsch etwa: Invalidisierungsprozess) gezeigt (Verbrugge und Jette 1994). Behinderung wird in diesem Konzept nicht ausschließlich als Frage der individuellen Fähigkeiten angesehen, sondern in den Kontext der Anforderungen der Umwelt gesetzt. Bei der Beurteilung und Gestaltung von Umwelt sollte sich der Fokus demnach nicht nur auf die persönlichen Fähigkeiten von Menschen mit Einschränkungen konzentrieren, sondern auch die Umweltanforderungen berücksichtigen, die durch ihre Ausprägung dazu beitragen, Selbstständigkeit einzuschränken oder zu ermöglichen.

15.3 Die Passung von Mensch und Raum

Architektur ist bedeutsam, weil sie omnipräsent und nahezu unentrinnbar ist – fast 90 % ihrer Zeit verbringen Menschen in westlichen Ländern in geschlossenen Räumen. Architektur lenkt Blicke und Bewegungen – sie ist der konkret materielle Raum, in dem soziale Interaktionen ablaufen. Weil sie nicht nur visuell, sondern auch körperlich wahrgenommen wird, wird sie auch als *Zweiter Körper* (Koppen und Vollmer 2021) oder *Dritte Haut* bezeichnet, neben der Körperhaut und der Kleidung. Im Unterschied zur Kleidung, die in der Regel eine Auswahl an verschiedenen Größen und Passformen für verschiedene Körperformen bereithält (es sei erwähnt, dass auch bei Bekleidung viele Menschen, die nicht der Norm entsprechen, Schwierigkeiten beim Erwerb passender Kleidung haben), wird es bei der Architektur als dritter Körper noch herausfordernder. Da gebauter Raum statisch und langwährend ist, wird in einem höheren Maße auf Durchschnittswerte gesetzt, als es bei der Kleidung der Fall ist, damit ein Gebäude für viele Jahre unterschiedlichen Nutzer:innen dienen kann. Architektur ist in diesem Fall ein Kompromiss. Hier hat die Umwelt oftmals nur eine – unverrückbare – Ausprägung. Und die soll dann für möglichst viele Menschen passen. Wie kann das gelingen und was können Orientierungsmaßstäbe sein?

Menschen streben nach Umwelten, die ihren Orientierungen entsprechen. Ob die Umwelt die individuellen Bedürfnisse erfüllt, kann überprüft werden. Die sogenannte „Person-Umwelt-Kongruenz" lässt sich auf vier Bewertungsebenen untersuchen (Fuhrer 1996):

1. **Ergonomische Kongruenz:** *Passt der Raum zu meiner Körperform, Größe und Anatomie?*
2. **Kognitive Kongruenz:** *Finde ich mich leicht zurecht und entspricht der Raum meinen kognitiven Fähigkeiten?* Das Gehirn erstellt eine „Kognitive Karte" der Umgebung, die bei der Orientierung hilft. Bei kognitiven Einschränkungen ist eine klare Raumstruktur wichtig, um relevante Orte direkt zu erkennen.

3. **Emotionale Kongruenz:** *Empfinde ich den Raum als angenehm?* Die Bewertung von Material, Farbe und Form ist subjektiv und hängt von Erfahrungen und Kultur ab. Kontrolle über den Raum, z. B. durch Übersichtlichkeit, trägt zur Wohlfühlatmosphäre und Sicherheit bei.
4. **Motivationale Kongruenz**: *Kann ich den Raum nach meinen Wünschen gestalten und nutzen?* Dieser Aspekt betrifft das Bedürfnis nach Territorialität, Selbstgestaltung und persönlichem Ausdruck. Im privaten Raum ermöglicht die Aneignung, dass sich Menschen mit ihrem Raum identifizieren und eine enge Verbindung entsteht.

15.4 Architektur als Medizin?

Diese Grundbedürfnisse gelten zunächst für alle Menschen, unabhängig von körperlichen oder kognitiven Einschränkungen. Unterschiede liegen in der Abhängigkeit von der Umwelt und der räumlichen Antwort. So formuliert die Theorie des Disablement Process, dass Menschen nicht *eingeschränkt sind*, sondern durch unpassende Umwelten *eingeschränkt gemacht werden*, da der Raum nicht ihren Bedürfnissen entspricht. Wenn die Umgebung passend gestaltet wäre, könnten auch Menschen mit Einschränkungen weitgehend selbstständig leben; der Begriff der *Behinderung* würde obsolet.

Die individuelle Konstitution, Krankheiten und der Pflegebedarf bestimmen die Ziele des Raumes und den Umweltradius. Selbstständigkeit in Bezug auf Mobilität ist nicht immer das Hauptziel. In bestimmten Situationen, wie bei Bettlägerigkeit, sollte der Fokus auf Sicherheit, Privatsphäre und Kontrolle in unmittelbarer Nähe des Bettes liegen.

Der Begriff Healing Environment hat in den letzten Jahren viel Aufmerksamkeit erhalten, insbesondere im Bereich von Gesundheitsbauten. Er bezieht sich auf das Potenzial der Umgebung, zur Genesung oder Erkrankung beizutragen. Studien zeigen, dass die gebaute und soziale Umwelt sowohl positiv als auch negativ auf das Wohlbefinden und die Gesundheit wirken. Umweltmedizin befasst sich mit der Prävention, Diagnose und Behandlung von gesundheitlichen Problemen, die mit Umweltfaktoren zusammenhängen. Hierbei sind schädliche chemische Stoffe in Baumaterialien und Innenraumluft sowie physikalische Einflüsse wie Lärm von Bedeutung.

Die Betrachtung umweltmedizinischer Aspekte ist ein wichtiger Teil der Gesundheitsförderung, da schädliche Einflüsse nachgewiesen sind. Allerdings muss bei schweren Krankheiten der Begriff *Healing Environment* im Kontext der medizinischen Behandlung betrachtet werden. Architektur kann die Krankheit nicht komplett heilen, aber sie kann die Selbstständigkeit und das Wohlbefinden unterstützen, indem sie eine gute Passung zwischen Mensch und Umwelt schafft. Das Potenzial der Umwelt sollte in dem Verständnis als unterstützend betrachtet werden, wie es Koppen und Vollmer mit dem Begriff *Supportive Environment* formulieren.

15.5 Vulnerabilität als Chance

Menschen mit Einschränkungen sind besonders abhängig von ihrer Umwelt. Beobachtung dieser Abhängigkeit kann dazu beitragen, Schwachstellen im Design sichtbar zu machen (Kirch und Marquardt 2021). Für eine menschenzentrierte Umwelt sollte nicht die unabhängigste oder fitteste Person als Maßstab dienen, sondern Menschen mit Einschränkungen. Dies führt zur Verwirklichung einer inklusiven Umwelt. Eine Umwelt, die für Menschen mit Einschränkungen funktioniert, ist oft auch für Menschen ohne Einschränkungen geeignet, da diese generell anpassungsfähiger sind und weniger von ihrer Umwelt abhängig. Einschränkungen können auch vorübergehend auftreten, z. B. bei einem gebrochenen Körperteil oder bei der Verwendung eines Kinderwagens. In solchen Situationen wird eine barrierefreie Umgebung sehr geschätzt. Einschränkungen können daher als Chance betrachtet werden, wenn sie als *seismografische Sensibilität* genutzt werden und als Ausgangspunkt für die Planung guter Umwelten dienen.

Bei der Gestaltung ist es wichtig, dass Objekte und Gebäude ästhetische Qualitäten aufweisen, um weithin akzeptiert zu werden. Wenn Produkte offensichtlich für bestimmte Einschränkungen gestaltet sind, kann ihre Verbreitung schwierig sein. Ein erfolgreiches Beispiel sind barrierefreie Badezimmer, deren ästhetisches Design mittlerweile in vielen neuen und renovierten Bädern zu finden ist. Ein minimalistisches Design, hoher Komfort und neutrale Bezeichnungen tragen zur erhöhten Akzeptanz bei.

15.6 Aktuelle Bedarfe

Die körperliche Verfassung, kognitive und soziale Fähigkeiten sind keine statischen Eigenschaften, sondern werden von der Umwelt beeinflusst. Gesundheit wird gefördert, wenn die Umwelt größtmögliche Handlungsfreiheit ermöglicht und individuelle Fähigkeiten länger erhalten bleiben. Dies sollte von der Quartiersplanung bis zum Türgriff berücksichtigt werden. Barrierefreie Planung wird mit Mehrkosten von etwa 5–10 % angegeben und erfordert eine frühzeitige Planung. Je fortgeschrittener die Planung oder der Bau, desto teurer wird die Schaffung barrierefreier Umgebungen. In Bezug auf die öffentliche Infrastruktur wurde in den letzten Jahren durch die Umsetzung der DIN 18040 viel erreicht, aber es bleibt noch viel zu tun.

In der Weiterentwicklung von Wohnkonzepten und Pflegeeinrichtungen fehlt derzeit Innovation, insbesondere in Bezug auf soziale Aspekte der Architektur und die Förderung von sozialen Begegnungen und gesellschaftlicher Durchmischung. Gebaute Umwelt ist mehr als Handwerk und das Abarbeiten von Listen zur Barrierefreiheit: Architektur ist der Rahmen für soziale Interaktionen und individuellen Ausdruck. Die Rolle der Architektur, um Lebensqualität und Wohlbefinden zu stärken, ist immer Teil des Systems. Es scheint, dass das Potenzial, das in der gebauten Umwelt liegt, noch bei weitem nicht vollständig ausgeschöpft ist. Hier greift die gesamtgesellschaftliche Ebene in die persönliche Ebene ein – Rahmenbedingungen geben den Rahmen vor, in dem Projekte umgesetzt werden. Werden mehr baulich-soziale Innovationen angestrebt, müssen die Rahmenbedingungen hierfür auch rechtlich-finanziell geschaffen werden.

Literatur

Fuhrer U (1996) Person-Umwelt-Kongruenz. In: Kruse L, Graumann C, Lantermann E-D (Hrsg) Ökologische Psychologie: Ein Handbuch in Schlüsselbegriffen. Beltz, München, S 143–153

Kirch J, Marquardt G (2021) Towards human-centred general hospitals: the potential of dementia-friendly design. Arch Sci Rev 0(0):1–9

Koppen G, Vollmer TC (2021) Architektur als zweiter Körper: Eine Entwurfslehre für den evidenzbasierten Gesundheitsbau. Gebr. Mann, Berlin

Lawton MP, Nahemow L (1973) Ecology and the aging process. In: Eisdorfer C, Lawton MP (Hrsg) The psychology of adult development and aging. American Psychological Association, Washington, S 619–674

Verbrugge LM, Jette AM (1994) The disablement process. Soc Sci Med 38(1):1–14

Social Determinants of Health und chronische Krankheiten

16

Manfred Fiedler

Inhaltsverzeichnis

16.1	Soziale Hintergründe von Krankheit	135
16.2	Das konzeptionelle Verständnis von Social Determinants of Health (SDH)	136
16.3	Gegenstandsbereiche sozialer Determinanten	136
16.4	Handlungsfelder	139
Literatur		141

16.1 Soziale Hintergründe von Krankheit

Bereits 1848 bezeichnete Rudolf Virchow Medizin als eine soziale Wissenschaft und verwies dabei auf den Zusammenhang von Armut und Krankheit. Dieser Zusammenhang war damals auf die objektiven Lebensbedingungen der großen Zahl von Land- und Industriearbeiter:innen leicht zurückzuführen: Einkommensunsicherheit, im Zuge dessen Ernährungsunsicherheit, enge und unhygienische Wohnbedingungen, fehlender Arbeitsschutz bei harter körperlicher Arbeit und fehlende oder unzureichende Versorgung bei Krankheit oder Unfällen. Die Verbesserung der Einkommens-, Arbeits- und Lebensbedingungen, eine zumindest in weiten Teilen Europas bestehende ubiquitäre Absicherung des Krankheitsrisikos haben die soziale Frage als weitgehend bewältigt erscheinen lassen. Die Beziehung zwischen Armut, sozialer Ungleichheit und Gesundheit kommt unauffälliger, subtiler daher. Bildung, soziale Stellung, allgemein Lebenslagen oder Verwirklichungschancen haben das auf Einkommens- und Vermögensungleichheit beruhende

M. Fiedler (✉)
Department für Humanmedizin, Universität Witten/Herdecke, Witten, Deutschland
E-Mail: manfred.fiedler@uni-wh.de

Verständnis sozialer Benachteiligung erweitert. Wissenschaftliche Grundlage ist die Sozialepidemiologie, also die Bemessung der Verteilung von Krankheiten auf Bevölkerungsgruppen unter Bezug auf soziale Kriterien/Eigenschaften.

16.2 Das konzeptionelle Verständnis von Social Determinants of Health (SDH)

Vor einem Vierteljahrhundert veröffentlichen die britischen Epidemiologen Marmot und Wilkinson für die WHO ihre Überblicksstudie zu SDH und untertitelten sie mit „The solid facts" – die soliden Fakten (Wilkinson und Marmot 2003). Darin fassten sie die Ergebnisse zahlreicher Studien zusammen und systematisierten sie. SDH geht, anders als etwa das deutsche Konzept der Sozialindikatoren, bei dem die Verteilung sozialer Faktoren in der Bevölkerung erfasst wird und daraus mehr oder minder fundierte Aussagen über soziale Bedingungen abgeleitet werden, von den sozialen Bedingungsfaktoren von Erkrankungen aus. Es geht also um ein empirisch valides Verständnis der sozialen Bestimmungsfaktoren für Krankheit und Gesundheit. Konzeptionell sind SDH eingebunden in ein Gesamtverständnis pathogener bzw. gesundheitsförderlicher Faktoren. Eine formale Nähe zu Konzepten der sozialen Verteilung ist zwar vorhanden, dennoch stellt SDH ein versorgungspraktisches und kein verteilungspolitisches Konzept dar, auch wenn soziale Interventionen in einem Public Health Verständnis durchaus abzuleiten sind. So haben wiederum Wilkinson und die britische Epidemiologin Kate Pickett auf der Basis des Abgleichs sozialer und epidemiologischer Daten soziale Ungleichheit als Determinante für den Gesundheitszustand in einem Land herausgearbeitet, die auf alle Bevölkerungsschichten wirkt und nur verteilungspolitisch lösbar sind (Wilkinson und Pickett 2009).

Solche Analysen bleiben für das Thema SDH nur ein ergänzendes Verständnis, weil sie sich nicht unmittelbar in die Versorgungspraxis umsetzen lassen.

Das in Deutschland seit langer Zeit etablierte Fachgebiet der Sozialmedizin hat hingegen Schnittstellen zu SDH, da es sich allgemein unter Berücksichtigung seiner paramedizinischen Bezugsdisziplinen ebenfalls mit den Determinanten von Gesundheit befasst. Eine inhaltliche Nähe lässt sich überdies zur Salutogenese herstellen, wenn es um Fähigkeiten zu Bewältigung von Stressoren und Förderfaktoren für Gesundheit geht (Antonovsky 1997).

16.3 Gegenstandsbereiche sozialer Determinanten

In diesem Abschnitt sollen die Gegenstandsbereiche des Konzepts von Wilkenson und Marmot kurz expliziert werden:

1. Einkommen – Bildung

Einkommensarmut ist einer der *ältesten* Bestimmungsfaktoren für Krankheit. Dennoch ist die inhaltliche Reichweite relativiert worden, da personenbezogene Faktoren, z. B. körperliche Behinderungen oder Suchterkrankungen, höhere Ausgaben nach sich ziehen. Unbestritten ist aber, dass Bildung ein entscheidender Faktor ist, da Bildung als persönliche Ressource sowohl den Zugang zu höheren Einkommen sichert als auch die die Fähigkeit, Gesundheitskompetenz zu entwickeln, stärkt. Gleichzeitig besteht ein direkter Zusammenhang zwischen Einkommen und Bildung, da elterliches Einkommen und elterliche Bildung schon sehr früh Bildungschancen erhöht. So zeigen Untersuchungen, dass Kinder aus bildungsarmen Familien, bereits frühzeitig chronische Krankheiten erwerben. Auch kann frühe Bildung im Lebensverlauf positive Auswirkungen auf die Entwicklung demenzieller Veränderungen haben.

2. Sozialer Distress

Unter Distress verstehen wir Stressfaktoren, die vom Einzelnen nicht bewältigbar werden. Diese können im unmittelbaren Lebensumfeld von Personen gefunden werden, also in der Familie, bei und mit Angehörigen, in der Nachbarschaft, im schulischen und beruflichen Kontext. Schon früh bekannt ist der Healthy Worker Effect, also der Umstand das Menschen in Arbeit im Durchschnitt gesünder sind, als Menschen in Arbeitslosigkeit, was zum einen mit dem häufigen krankheitsbedingten Verlust des Arbeitsplatzes zu tun hat, andererseits mit der Belastung die Arbeitslosigkeit bedeutet. Zugleich sind die Arbeitsbedingungen im Kontext von physischen, psychischen und mentalen Belastungen relevante Faktoren für Gesundheit und Krankheit. Konflikte im häuslichen Umfeld, (chronische) Krankheit, aber auch der Verlust von Familienbindungen, etwa in Trennungsfamilien, verlangen Bewältigungshandeln.

3. Soziale Unterstützung – sozialer Zusammenhalt

Soziale Unterstützung ist ein gesundheitlicher Förderfaktor. Studien zeigen, dass Menschen mit keinen oder wenigen sozialen Kontakten eher demenzielle Veränderungen erfahren. Einsamkeit (Loneliness) ist mit den nicht medizinischen Maßnahmen während der Coronapandemie zu einem übergreifenden psychopathologischen Faktor geworden. Hinzu kommt, dass für chronisch kranke Menschen soziale Unterstützung förderlich ist zur Bewältigung des durch die chronische Erkrankung beeinflussten Lebensalltags.

4. Ernährung – Ernährungssicherheit

Ernährung wird in der gesundheitswissenschaftlichen Diskussion häufig mit Fragen des Lebensstils assoziiert. Gleichzeitig sind eine Reihe von Erkrankungen, wie Adipositas, kardiologische und angiologische Erkrankungen, z. B. bei Diabetes Mellitus II, mit Fehlernährung in Verbindung gebracht. Ernährung ist aber nicht nur ein Verhaltensproblem, Essstörungen sind selbst eine Erkrankung. Zudem ist das Essverhalten sozialisiert, durch Familie, soziale Bezugsgruppen sowie durch die Gesellschaft, etwa in Form von Essenstraditionen. So ist starkes Übergewicht in einkommensschwachen sozialen Gruppen stärker verbreiten, auch weil der Zugang zu ausgewogenen, hochwertigen Speisen ungleich verteilt ist. Umgekehrt ist Ernährungsunsicherheit auch in Hochlohnländern ein wachsendes Problem. Kinder, die unter- oder fehlernährt sind, erleben Reifenachteile und sind zudem häufig schlechter in der Lage, adäquat zu lernen, haben also auch Bildungsnachteile.

5. Soziale Stellung

Die soziale Stellung ist überwiegend ein Merkmalsträger für die Verteilung von Krankheiten, weniger eine explizite soziale Determinante. Bestimmte Ausprägungen sozialer Stellung bzw. Schichtung lassen sich aber als SDH erfassen, weswegen ein kurzer Überblick erfolgt.

i. Soziale Minderheiten – Subkulturalität
Soziale Minderheiten stellen eine besondere soziale Gruppe mit selbst definierten oder durch Sozialisation erworbenen Eigenschaften dar. Zu diesen subkulturellen Gruppen zählen etwa durch religiöse Einstellungen geprägte Gemeinschaften. Studien zeigen, dass solche sozialen Gemeinschaften häufig andere Interpretationen von Krankheit und Krankheitssymptomen, ein anderes Verständnis von Körperlichkeit und leibbezogener Scham und damit von Berührungen haben, auch und gerade im pflegerisch-medizinisch-therapeutischen Kontext. Dies kann dazu führen, dass professionelle Leistungen abgelehnt werden, gar nicht oder erst bei hohem Leidensdruck aufgesucht werden.

ii. Migration – Fremdsprachlichkeit
Für einen großen Teil von Menschen mit Migrationshintergrund ist die Amtssprache im häuslichen Alltag häufig Fremdsprache. Dies führt dazu, dass der Zugang zu Gesundheitsleistungen deutlich erschwert ist, therapeutische Vorgaben nicht oder unzureichend befolgt werden (Non-Compliance), Leistungsansprüche und -angebote nicht bekannt sind oder deren Bedeutung nicht erkannt wird (siehe Beitrag 28).

iii. Stigmatisierung
Stigmatisierung ist die Herabsetzung bzw. Diskriminierung von Personen aufgrund personeller Merkmale und Eigenschaften. Dazu gehören nicht zuletzt bestimmte chronische Erkrankungen, insbesondere psychische Krankheiten. Auch Alter und Gebrechlichkeit wird häufig als Stigma wahrgenommen. Die Folge kann das Gefühl der eigenen Wertlosigkeit, Selbststigmatisierung, schließlich der soziale Rückzug sein. Für Menschen mit chronischer Erkrankung kann erlebte Stigmatisierung zu einer Verstärkung der Krankheit und Krankheitssymptome führen.

iv. Umweltbedingungen – Housing
Wohnbedingungen und die unmittelbaren Lebensumweltbedingungen sind sozial ungleich verteilt. Menschen mit niedrigem sozialem Status wohnen häufig in kleineren Wohnungen mit mehr Personen, die schlechter gegen Kälte und Hitze isoliert sind, die

seltener barrierearm oder barrierefrei sind. Die Wohnquartiere sind häufiger durch höhere schädliche Umweltemissionen, wie Lärm oder Umweltgase gekennzeichnet. Enge Wohnbebauung, wenig Grünflächen sowie schwierige soziale Milieus mit angstbesetzten Räumen sind ebenfalls gesundheitsschädliche Bedingungen, die zudem ein höheres Potenzial sozialer und auch familialer Konflikte haben.

16.4 Handlungsfelder

Abschließend soll auf wissenschaftliche und praktische Handlungsfelder hingewiesen werden, die nur Spotlights sein können und aus unserer Sicht eine steigende Bedeutung haben sollten.

1. Lebensphasenanalyse
   Die Bedeutung von Lebensphasenanalysen (Robert Koch-Institut 2017) ergibt sich aus mehreren Faktoren. Zum einen zeigt sich, dass Lebensstile, die etwa das Gesundheitsverhalten prägen, früh eingeübt werden, damit familiär und sozial vermittelt sind. Gut untersucht ist bspw. der Zusammenhang zwischen Adipositas und sozialem Status der Familien. Auch die Chance auf Bildung als Ressource für gesundheitskompetentes Verhalten ist sozial ungleich verteilt. Deutlich zeigen dies die diversen Schwerpunktauswertungen im Rahmen der KIGGS-Studie zur Gesundheit von Kindern und Jugendlichen in Deutschland (Kuntz et al. 2018) oder die GEDA-Studien zur Gesundheit in Deutschland von Erwachsenen (Saß et al. 2017). Auch die Lancet Demenz-Studie deutet auf die Bedeutung von altersbezogenen Interventionen hin, um Demenz zu verhindern, zu verzögern oder den Verlauf zu beeinflussen, etwa im gezielte Bildungsförderung im Kindes- und Jugendalter (GBD 2019 Dementia Forecasting Collaborators 2022).
2. Krankheitsprävention – Gesundheitssicherung
   Die zahlreichen Studien zu sozialen Determinanten für Gesundheit zeigen die Notwendigkeit einer auf soziale Gruppen orientierten Prävention. Tatsächlich wissen wir inzwischen viel über Zusammenhänge, aber weniger über treffsichere Lösungen, diesen zu begegnen. Studien zeigen, dass etwa Familien mit geringem Bildungsstatus der Eltern, Armutsgefährdung und/oder Migrationshintergrund, weniger Kenntnis von Gesundheitsförderungsmaßnahmen haben und diese auch weniger in Anspruch nehmen (Ehlen et al. 2021; Epstein und Street 2011). Daraus lässt sich schlussfolgern, dass Prävention und Maßnahmen zur Gesundheitsförderung mit Bezug zu sozial gefährdeten Zielgruppen aufsuchend, lebensweltorientiert, quartiersorientiert, dem Milieu angemessen-partizipativ zu sein haben.
3. Krankheitsbewältigung
   In der Versorgungspraxis wird seit einigen Jahren die Bedeutung der Patientenzentrierten Versorgung oder Patient-Centred-Care (PCC) diskutiert. Am pflegerischen Expertenstandard *Beziehungsgestaltung in Pflege von Menschen mit Demenz*

wird der starke Bezug auf die Beziehung zwischen Fachkraft und Betroffenen deutlich. Eppstein und Street (Epstein und Street 2011) gehen darüber hinaus, wenn sie von einer personellen, professionellen und organisatorischen Beziehung sprechen. In Verständnis von Rawann und Moretz (Rawson und Moretz 2016) wird der besondere Fokus auf die Familie mit Bezug auf die acht Prinzipien (s. Abb. 16.1) von Harvey Picker und gleichzeitig Bezug zu einem biopsychosozialen Model genommen.

Das Besondere ist der Bezug auf die Familie, die Lebenswelt und die Lebensumwelt. Ein so verstandenes Herangehen an Personzentrierung lässt sich mit der Frage der sozialen Determinanten verknüpfen, weil die professionelle Beziehung die Kenntnis der besonderen personbezogenen lebensweltlichen Informationen verlangt.

Insbesondere in der Jugendsozialarbeit ist die Sozialanamnese (s. Abb. 16.2) ein bekanntes Instrument, etwa bei der Einschätzung des Bedarfs nach frühen Hilfen. Sie spielt auch bei der Einschätzung familiärer Disposition, insbesondere in Hinsicht auf Suchererkrankungen oder Adipositas eine wichtige Rolle.

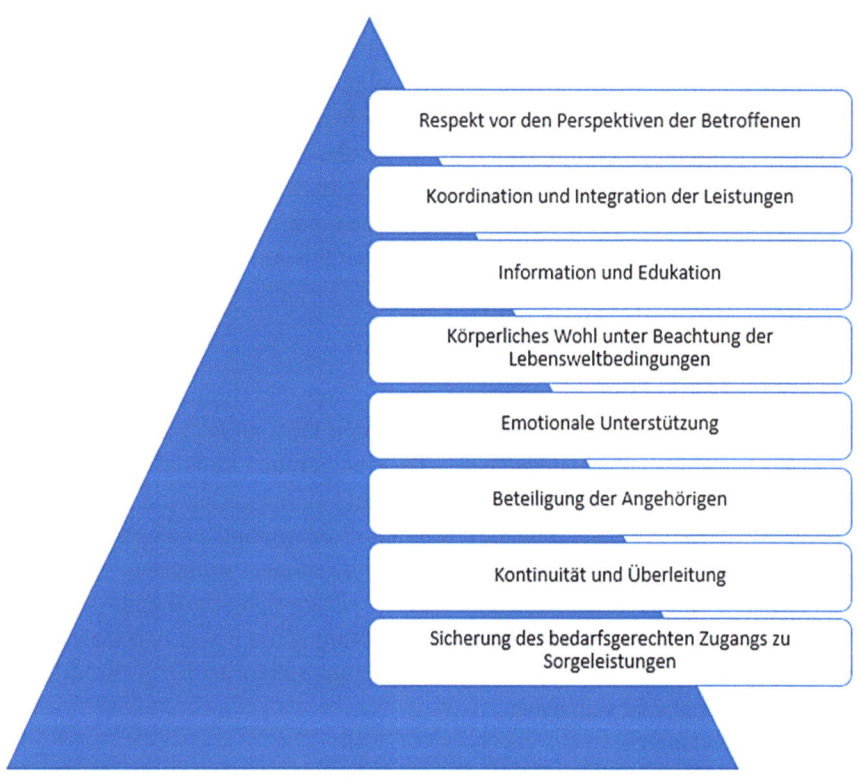

Abb. 16.1 Acht Prinzipen PCC. (Eigene Abb. i.A. a. (Rawson und Moretz 2016))

16 Social Determinants of Health und chronische Krankheiten

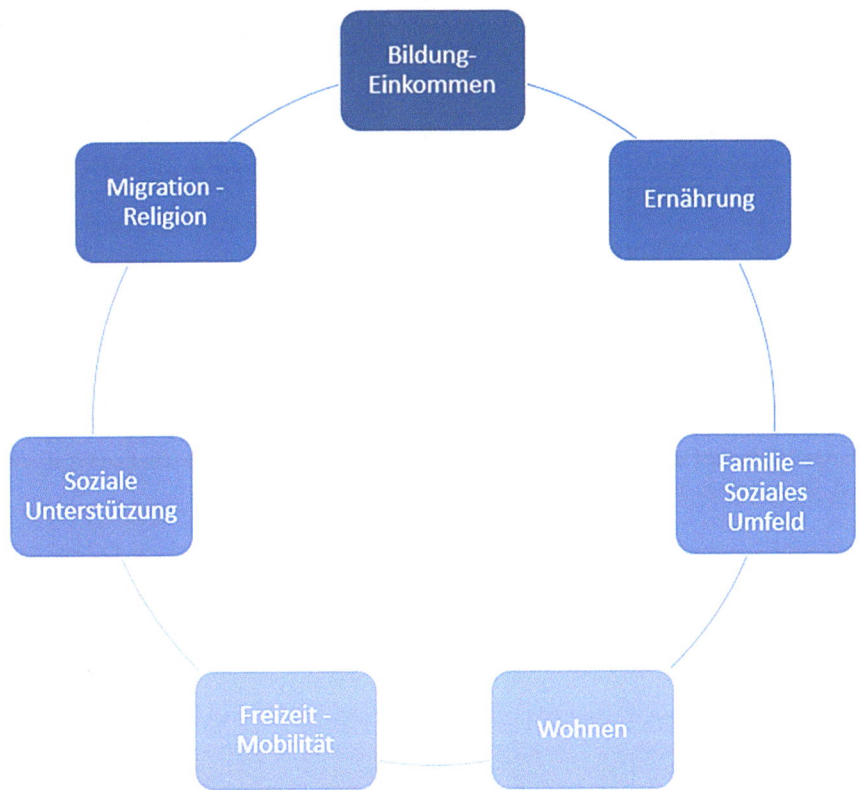

Abb. 16.2 Gegenstandsbereiche einer Sozialanamnese. (Eigene Darstellung)

Die systematische Weiterentwicklung eines Instrumentariums, zur Einschätzung von sozialen Gefährdungen, Krankheitsbedingungen, zur Fähigkeit zur Therapietreue, und auch zu durch die Betroffenen aktivierbaren Gesundheitsressourcen wäre hilfreich und unter Bezug auf SDH notwendig.

Literatur

Antonovsky A (1997) Forum für Verhaltenstherapie und psychosoziale Praxis: Band 36. Salutogenese: Zur Entmystifizierung der Gesundheit (Schulte N, Übers) (Franke A, Hg). dgvt Verlag, Tübingen

Ehlen S, Henning L, Rehaag R, Dreiskämper D (2021) Soziale Determinanten der Kenntnis und Inanspruchnahme kommunaler Gesundheitsförderung und Prävention für Kinder. In: Forum Kinder- und Jugendsport 2(1):27–40. https://doi.org/10.1007/s43594-021-00037-6

Epstein RM, Street RL (2011) The values and value of patient-centered care. Ann Family Med 9(2):100–103. https://doi.org/10.1370/afm.1239

GBD 2019 Dementia Forecasting Collaborators (2022) Estimation of the global prevalence of dementia in 2019 and forecasted prevalence in 2050: an analysis for the Global Burden of Disease Study 2019. Lancet Pub Health 7(2):e105–e125. https://doi.org/10.1016/S2468-2667(21)00249-8

Kuntz B, Rattay P, Poethko-Müller C, Thamm R, Hölling H, Lampert T (2018) Soziale Unterschiede im Gesundheitszustand von Kindern und Jugend lichen in Deutschland – Querschnittergebnisse aus KiGGS Welle. 2. https://doi.org/10.17886/RKI-GBE-2018-076

Rawson JV, Moretz J (2016) Patient- and family-centered care: a primer. J Am Coll Radiol: JACR 13(12 Pt B):1544–1549. https://doi.org/10.1016/j.jacr.2016.09.003

Robert Koch-Institut (2017) Gesundheitliche Ungleichheit in verschiedenen Lebensphasen.Berlin. https://doi.org/10.17886/RKI-GBE-2017-003

Saß A-C, Lange C, Finger JD, Allen J, Born S, Hoebel J, Kuhnert R, Müters S, Thelen J, Schmich P, Varga M, von der Lippe E, Matthias Wetzstein M, Ziese T (2017) „Gesundheit in Deutschland aktuell" – Neue Daten für Deutschland und Europa Hintergrund und Studienmethodik von GEDA 2014/2015-EHIS. https://doi.org/10.17886/RKI-GBE-2017-012

Wilkinson R, Marmot M (2003) Social determinants of health – the solid facts, 2. Aufl. World Health Organization, Geneva

Wilkinson RG, Pickett K (2009) Gleichheit ist Glück: Warum gerechte Gesellschaften für alle besser sind, Dt. Erstausg., 1. Aufl. Tolkemitt bei Zweitausendeins, Berlin

17 Professionelle Ansätze im Umgang mit subjektivem Krankheitserleben

Heike Becker

Inhaltsverzeichnis

17.1 Subjektives Krankheitserleben mit Bezug zur Lebenswelt 143
17.2 Person-zentrierter Ansatz nach Kitwood 144
    17.2.1 Zugangswege zur subjektiven Welt einer Person mit Demenz 144
    17.2.2 Kitwood-Blume 145
17.3 Drei Welten Konzept nach Held 145
17.4 Validation nach Feil 146
17.5 Fazit 147
Literatur 148

17.1 Subjektives Krankheitserleben mit Bezug zur Lebenswelt

Je nach Lebenswelt mit ihren vorherrschenden Denksystemen und sozial konstruierten Prozessen in Hinblick auf Gesundheit und Krankheit ist die Vorstellung und das Erleben für betroffene Personen individuell verschieden (Faltermaier 2017). Demzufolge ist das subjektive Krankheitserleben eng mit der jeweiligen Biografie und der Identität der Betroffenen verwoben (siehe Beitrag 29).

Wie Subjektivität und somit das persönliche Erleben im Rahmen eines Krankheitserlebens mit und ohne kognitive Einschränkungen berücksichtigend gestaltet werden kann, wird im Folgenden anhand der theoretischen Hintergründe und professionsspezi-

---

H. Becker (✉)
Fakultät für Gesundheit, Witten/Herdecke University, Witten, Deutschland
E-Mail: heike.becker@uni-wh.de

fischen Perspektiven des person-zentrierten Ansatzes von Tom Kitwood, dem drei Welten Prinzip von Christoph Held sowie der Validation von Naomi Feil vorgestellt.

17.2 Person-zentrierter Ansatz nach Kitwood

In Hinblick auf demenziell erkrankte Personen erfolgte in den Jahren 1987–1995 ein Perspektivwechsel. Dieser betrachtet und versteht den Begriff der Person aus einer ethisch-philosophischen Perspektive.

Der person-zentrierte Ansatz des Sozialpsychologen und Gerontologen Tom Kitwood, basiert auf der klientenzentrierten Psychotherapie von Carl Rogers (siehe Beitrag 21).

Im Mittelpunkt der Betrachtung steht nicht mehr die Person *mit Demenz,* sondern die Person mit Demenz. Laut Kitwood ist Personsein „[…] ein Stand oder Status, der dem einzelnen Menschen im Kontext von Beziehung und sozialem Sein von anderen verliehen wird. Er impliziert Anerkennung, Respekt und Vertrauen" (Kitwood 2022, S. 35).

Diese Sichtweise beinhaltet zudem, dass jede Person unabhängig von ihren kognitiven Fähigkeiten und Kompetenzen einzigartig ist und sich z. B. in Kultur, Geschlecht, Temperament, sozialer Klasse, Lebensweise, Aussehen, Geschmack, Interessen sowie der persönlichen Geschichte unterscheidet (Kitwood et al. 2022).

17.2.1 Zugangswege zur subjektiven Welt einer Person mit Demenz

Kitwood et al. (2022) beschreibt sieben Wege, diesen Zugang zur Person zu erlangen. Diese sind:

- Berichte von betroffenen Personen geschrieben in der Anfangsphase der Erkrankung.
- Aufmerksames Zuhören bei Interviews oder Gruppenarbeiten. Wahrnehmung von Äußerungen z. B. von Angst vor Kontrollverlust, dem Gefühl des Verlorenseins und der Sorge zur Last zu fallen.
- Die fantasievolle Interpretation dessen, was Menschen im Alltag sagen und die Übersetzung der metaphorischen Beschreibungen, z. B., wenn eine Person das veränderte Erinnerungsvermögen als Lattenzaun beschreibt mit kräftigen Latten (bleibende Erinnerungen aus dem Langzeitgedächtnis) und verrotteten Latten oder Lücken (neue Erinnerungen aus dem Kurzzeitgedächtnis).
- Das Lernen aus dem Verhalten von Menschen bei ihrem Handeln und den Handlungsversuchen beim Fortführen früherer alltäglicher Tätigkeiten, welche zunehmend misslingen sowie deren Ursacheninterpretation. Beobachtung der Entwicklung von herausforderndem Verhalten als Versuch, der Angst vor dem Bedeutungsverlust entgegenzuwirken.
- Die Befragung von Menschen, die eine Krankheit mit demenzähnlichen Merkmalen wie z. B. Meningitis oder Depressionen durchgemacht haben.
- Die Deutung von Poesie im Sprachgebrauch, z. B. Du stehst im Nebel.
- Rollenspiel zum Wechsel in die Perspektive einer demenziell erkrankten Person.

17.2.2 Kitwood-Blume

Die wichtigsten psychischen Bedürfnisse von Menschen mit Demenz stellt Kitwood in Form einer stilisierten Blüte dar, deren Zentrum die *Liebe* bildet. Dieses wird eingefasst von den fünf Blütenblättern *Trost, Bindung, Einbeziehung, Beschäftigung* und *Identität*. Innerhalb der Bedürfnisse besteht keine hierarchische Anordnung. Bei Demenz bildet sich, je nach Persönlichkeit, ein individuelles Bedürfnismuster aus, in dem die Liebe als allumfassendes Bedürfnis steht (Kitwood et al. 2022).

- *Liebe* steht für eine bedingungslose Annahme und ein emotionales Geben ohne eine direkte Belohnungserwartung.
- *Trost* bedeutet einer Person Wärme und Stärke zu geben, damit sie intakt bleibt, wenn sie krankheitsbedingt zu zerfallen droht.
- *Bindung* meint das Bedürfnis nach einer Art Sicherheitsnetz ähnlich den primären Bindungen in den ersten Lebensjahren.
- *Einbeziehung* beschreibt das Gefühl der Gruppenzugehörigkeit. Dies ist in der relativ geschlossenen Lebenswelt einer institutionellen Wohnform besonders wichtig.
- *Beschäftigung* bezieht Personen in den Lebensprozess ein und ist für den Erhalt von Selbstachtung bedeutend.
- *Identität* heißt zu wissen, wer man ist und welche Vergangenheit man hat. Sie bildet sich im Tun mit anderen aus.

Der person-zentrierte Ansatz bietet einen Perspektivwechsel jenseits der defizitorientierten medizinischen Klassifikationen von Krankheiten und ermöglicht Erkrankten und Beteiligten eine Begegnung auf Augenhöhe im Rahmen einer dialogischen Ich-Du-Beziehung unabhängig von kognitiven Fähigkeiten und Kompetenzen (siehe Beitrag 21).

17.3 Drei Welten Konzept nach Held

Das Konzept des Schweizer Gerontopsychiaters Christian Held beruht auf den Verlaufsphasen von Demenz und deren Anpassung auf die wechselnden Bedürfnisse und Bedarfe sowie entsprechend angepasster Umgebungsgestaltung zur gestalteten Erlebniswelt. Die drei Erlebniswelten sind die Welt der Erfolgslosigkeit die Welt der Ziellosigkeit und die Welt der Schutzlosigkeit. Elementar ist, dass die Lebensräume der drei Welten voneinander getrennt sind (Held und Ermini-Fünfschilling 2006).

In der Welt der *kognitiven Erfolgslosigkeit* liegt bei den Betroffenen eine leichte Demenz vor. Hier erfolgt die Einbeziehung der Personen nach ihren Möglichkeiten. Es wird diskrete Hilfestellung geleistet zur Vermeidung *hilfloser* oder *peinlicher* Situationen, mit dem Ziel der psychischen Entlastung.

Personen mit mittelschwerer bis schwerer Demenz leben in der Welt der kognitiven *Ziellosigkeit*. Diese zeichnet sich unter anderem aus durch einen verminderten Sinn für Eigentum, abnehmende sprachliche und soziale Fähigkeiten, kindgleiches Wiederentdecken der Umwelt, rastloses Umherwandern sowie unkontrollierte Erleichterung auch im öffentlichen Raum.

Um den Bewegungsdrang des rastlosen Umherwanderns ausleben zu können, erfolgt in dieser Welt eine Umgebungsanpassung durch entsprechende Gestaltung der Außenbereiche und Flure, welche auch die Einnahme von Mahlzeiten außerhalb festgelegter zeitlicher Strukturen ermöglichen (Held und Ermini-Fünfschilling 2006).

Menschen im letzten Stadium der Demenz leben in der Welt der *kognitiven Schutzlosigkeit*. Diese ist gekennzeichnet durch den Verlust von Sprache und Gestik, sowie dem Bedarf nach Schutz gegenüber äußeren Einflüssen und Reizüberflutungen. Menschen in diesem Stadium der Demenz sind vollständig auf Hilfe angewiesen und ihr Lebensmittelpunkt beschränkt sich auf das unmittelbare Umfeld. Um Ihnen einen Schutzraum zu bieten und sie gleichzeitig vor Vereinsamung zu schützen, entwickelte Held die Wohnform der Pflegeoase. Diese werden gleichzeitig von mehreren demenziell erkrankten Menschen bewohnt und sind dadurch gekennzeichnet, dass die einzelnen Wohn- und Schlafbereiche entgrenzt ineinander übergehen. Innenbereiche einer Pflegeoase sind zurückhaltend und mit gedeckten Farben gestaltet, um einer Reizüberflutung vorzubeugen. Stimuli wie Düfte, Klänge, optische Reize sowie Bewegungen erfahren die Bewohner ihrer Individualität entsprechend. Darüber hinaus wird durch die offene Gestaltung die Teilhabe der Bewohnenden am Alltagsgeschehen der anderen Mitbewohnenden erleichtert (Held und Ermini-Fünfschilling 2006).

Das Drei Welten Konzept zeigt auf, wie eine individuelle Adaption der Lebenswelt an die sich verändernden Bedürfnissen von Menschen mit Demenz im Laufe der Erkrankung gelingen kann. Das Ziel ist, durch eine gelingende Tagesstruktur und angepasster Umgebung die Lebensqualität betroffener und beteiligter Personen zu verbessern. Dazu gehören unter anderem eine deutliche Abnahme von herausforderndem Verhalten sowie eine Reduktion sedierender Medikamente.

17.4 Validation nach Feil

Die Begründerin der Validation, ist die Sozialarbeiterin Naomi Feil, deren personzentrierter Ansatz ebenfalls auf der klientenzentrierten Gesprächsführung nach Carl Rogers beruht. Darüber hinaus fließen Eriksons Theorie der Lebensstadien (Erikson 2015) sowie Ansätze der Bedürfnishierarchie nach Maslow ein. Das Grundprinzip der Validation ist die wertschätzende Haltung. In den frühen 70er-Jahren beschreibt Feil vier Stadien der Desorientierung und deren spezifische Erscheinungsbilder.

1. Stadium (mangelhafte/unglückliche Orientierung) weitgehende Erkennung von Defiziten mit dem Versuch, diese auszugleichen.
2. Stadium (Zeitverwirrtheit) Rückzug der erkrankten Person in ihr vergangenes Leben mit eigener Zeit- und Ortvorstellung.

3. Stadium (sich wiederholende Bewegungen) Verlust von Denk- und Sprachvermögen. Nonverbaler Ausdruck durch z. B. rhythmisches Schlagen oder ruheloses Umherwandern.
4. Stadium (Vegetieren) Vollkommene Teilnahmslosigkeit, apathisches vor sich hinstarren (Feil und Klerk-Rubin de 2017).

Obwohl Gestik, Mimik und Sprache im Laufe einer demenziellen Erkrankung verloren gehen, ist die Kommunikation und Nähe durch Validation möglich. Validation bedeutet, dass Menschen mit Demenz und ihr Verhalten, selbst im verwirrtesten Zustand (herausforderndes Verhalten, siehe Beitrag 21), als gültig anerkannt (validiert) werden, indem die Hilfspersonen wertschätzend akzeptieren, dass sich die Betroffenen in ihrer eigenen Welt befinden und diese selbst als real erleben. Darüber hinaus ist die Validation eine Form der Kommunikation, die die Bedürfnisse und Gefühle von Betroffenen, die sich kaum noch ausdrücken können, ergründet, indem sie diese zu verstehen versucht und sie den Betroffenen gegenüber spiegelt.

Die Validation beruht unter anderem auf folgenden Prinzipien:

- Jeder Mensch ist einzigartig und wertvoll
- Desorientierte Menschen werden so akzeptiert, wie sie sind
- Empathisches Zuhören gibt Würde zurück, baut Vertrauen auf und vermindert Ängste
- Validation begleitet Menschen, führt sie aber nicht
- Menschen werden im Ausdruck ihrer Emotionen, zur Befriedigung ihrer Grundbedürfnisse begleitet
- Das herausfordernde Verhalten hat Gründe, oftmals nicht bearbeitete Aufgaben oder verarbeitete Traumata aus der Vergangenheit (Feil und Klerk-Rubin de 2017).

Ziele der Methode sind unter anderem die Wiederherstellung des Selbstwertgefühls, der Abbau von Stress, eine Verbesserung der verbalen und nonverbalen Kommunikation, eine Steigerung des Wohlbefindens. Darüber hinaus vertrat Feil die Annahme, dass Menschen mit Demenz das Bedürfnis haben, aus der Vergangenheit unbewältigte Aufgaben zu erledigen oder Konflikte zu lösen. Speziell geschultes Personal hat demzufolge die Aufgabe, Betroffene bei dieser Aufarbeitung zu unterstützen. Die Basis der Validationstechniken bilden der Aufbau von Vertrauen und Nähe sowie verbale und non-verbale Kommunikation (Feil und Klerk-Rubin de 2017).

Die Validation mit ihren Prinzipen zeigt, dass im subjektiven Krankheitserleben die jeweilige Lebenserfahrung der betroffenen Personen ein ernst zu nehmender Faktor im Versorgungssetting ist und Kommunikation auch auf non-verbaler Ebene möglich ist.

17.5 Fazit

Die dargestellten Ansätze stellen die Person mit ihrem subjektiven Krankheitserleben und nicht die demenzielle bzw. chronische Erkrankung in den Mittelpunkt. Damit konzentrieren sie sich auf die Identifizierung von Kompetenzen und Befriedigung von (Grund)bedürfnissen durch verbale und non-verbale Kommunikation sowie entsprechende Anpassungen von Lebenswelten. Diese werden durch die genannten Konzepte gefördert, basieren jedoch auf der behavioralen (z. B. non/verbale Kommunikation, einfache Sprache), lokalen (z. B. demenzsensible Stationen) und strukturellen (z. B. Disease-Management-Programme) Separation in spezifischen Bereichen, die für Erkrankte geschaffen werden.

Separation versus Inklusion demenziell bzw. chronisch Erkrankter wird kontrovers diskutiert, da die gesellschaftlichen Paradigmen unserer Zeit Inklusion, Partizipation und Teilhabe sind.

Hier stellt sich die Frage, ob und inwieweit die dargestellten Ansätze zu einer Inklusion beitragen, da gerade Inklusion, neben der Validation, zur kognitiven Aktivierung, Selbstwirksamkeit und Teilhabe führen kann. Auch wenn die dargestellten Ansätze sich überwiegend auf Personen mit Demenz beziehen, lassen sie sich auf Personen mit anderen chronischen Erkrankungen, wie beispielsweise der Schizophrenie, übertragen. Hier werden die Symptome der psychisch Erkrankten (akustische Halluzinationen) auch als für sie real akzeptiert.

In Bezug zur Ursache herausfordernden Verhaltens gibt es unterschiedliche Ansätze. Zum einen werden verschiedene Faktoren wie eine geringe Anpassungsfähigkeit des Gehirns, aufgrund von Vorschädigungen, auf sich wandelnde (Selbst)Wahrnehmungen sowie Veränderungen von Botenstoffe an den Nervenverbindungen diskutiert. Demgegenüber steht Feils Annahme, dass herausforderndes Verhalten auf einer unbewältigten Vergangenheit mit unerledigten Aufgaben und erlebten Traumata beruht, die intrapsychisch noch nicht bewältigt wurden. Die Maslowsche Bedürfnispyramide und Eriksons Stufenmodell der psychosozialen Entwicklung stützten z. B. diese Annahme. Nichtsdestotrotz zeigt insbesondere die Validation, dass im subjektiven Krankheitserleben die jeweilige Lebenserfahrung der erkrankten Person ein wichtiger und ernst zu nehmender Faktor im Versorgungssetting ist.

Literatur

Erikson HE (2015) Identität und Lebenszyklus, 27. Aufl. Suhrkamp, Frankfurt am Main
Faltermaier T (2017) Gesundheitspsychologie, 2., überarb. u. erw. Aufl. Kohlhammer, Stuttgart
Feil N, Klerk-Rubin de V (2017) Validation. Ein Weg zum Verständnis verwirrter alter Menschen, 11., überarb. Aufl. Ernst Reinhardt, München
Held C, Ermini-Fünfschilling D (2006) Das demenzgerechte Heim: Lebensraumgestaltung, Betreuung und Pflege für Menschen mit Alzheimerkrankheit: 9 Tabellen, 2., vollst. erneuerte u. erw. Aufl. Karger, Basel
Kitwood T (2022) Was heißt es eine Person zu sein. In: Kitwood T, Brooker D, Müller-Hergl C, Güther H (Hrsg) Demenz: Der person-zentrierte Ansatz im Umgang mit verwirrten, kognitiv beeinträchtigten Menschen, 9., vollst. überarb. u. erw. Aufl. Hogrefe, Bern, S 34–56
Kitwood T, Brooker D, Müller-Hergl C, Güther H (Hrsg) (2022) Demenz: Der person-zentrierte Ansatz im Umgang mit verwirrten, kognitiv beeinträchtigten Menschen, 9., vollst. überarb. u. erw. Aufl. Hogrefe, Bern

Salutogenese, Resilienz, Coping

18

Heike Becker und Jan-Hendrik Ortloff

Inhaltsverzeichnis

18.1	Salutogenese, Resilienz und Coping	149
	18.1.1 Salutogenese	150
	18.1.2 Resilienz	151
	18.1.3 Coping	152
18.2	Resümee	153
Literatur		154

18.1 Salutogenese, Resilienz und Coping

Menschen mit chronischen Erkrankungen sind als vulnerable Gruppe in einem erhöhten Maße physischen und psychischen Belastungen als auch Risikofaktoren ausgesetzt. Wenn Betroffene eine geringere Flexibilität aufweisen, sich an neue Situationen anzupassen, können Belastungen und Risikofaktoren zusätzlich erhöht sein. Aus diesem Grund ist es insbesondere bei chronischen Erkrankungen wichtig, neben den Kontextfaktoren, die zu einem Gesundheitsproblem führen, auch die förderlichen Faktoren zu betrachten, die zur Genesung beitragen. Vor dem Hintergrund, dass Fortschritte zur Gesundheit nur dann gemacht werden können, wenn der Fokus neben der Erforschung der Pathogenese auch auf gesundheitsfördernde Faktoren gelenkt wird, entwickelte der Gesundheitswissenschaftler Antonovsky (1997) das Modell der Salutogenese.

H. Becker (✉) · J.-H. Ortloff
Fakultät für Gesundheit, Witten/Herdecke University, Witten, Deutschland
E-Mail: heike.becker@uni-wh.de; jan-hendrik.ortloff@uni-wh.de

18.1.1 Salutogenese

Die Salutogenese versteht Gesundheit nicht als Gegenteil von Krankheit, sondern als Kontinuum zwischen Krankheit und Gesundheit. Demnach ist Gesundheit eine dynamische Interaktion von belastenden Risikofaktoren (Stressoren) und entlastenden Schutzfaktoren zur Stressbewältigung (Coping). Unterschieden werden drei grundlegende Risikofaktoren, die sich aus relativ dauerhaften negativen Lebensbedingungen, dem Durchleben eines traumatischen Ereignisses als auch Kombinationen aus beiden ergeben können (Patterson 2002). Dabei gilt es zu beachten, dass ein Risikofaktor wie z. B. eine chronische Erkrankung nicht per se zu einer belastenden Situation führt, jedoch als Indikator für psychische Prozesse fungieren kann, die sowohl in einem resilienten Umgang als auch in einer belastenden Situation münden können. Entscheidend hierfür sind die persönlichen Bewältigungsmechanismen während der Auseinandersetzung mit der neuen Situation. Der individuelle Gesundheitszustand resultiert folglich auch aus den Wechselwirkungen zwischen Risiko- und Schutzfaktoren, deren Verhältnis zueinander und der Sozialisation in Bezug auf den Umgang mit den Risikofaktoren.

Laut Antonovsky trägt ein ausgeglichenes Verhältnis zwischen Risikofaktoren und Bewältigungsmechanismen zu Gesundheitserhaltung bei bzw. ermöglicht die Basis dazu (siehe Abb. 18.1). Das Schlüsselkonzept der Salutogenese ist das Kohärenzgefühl (coherence). Dieses bildet sich aus den Gefühlen der Verstehbarkeit (comprehensibility), der Handhabbarkeit/Bewältigbarkeit (manageability) und der Sinnhaftigkeit/Bedeutsamkeit (meaningfulness).

Mit der Verstehbarkeit ist das Wissen und die strukturierte Verarbeitung eigener Aktionen als auch die Auseinandersetzung mit den Handlungen Anderer durch Antizipation und Interpretation gemeint. Handhabbarkeit meint das Ausmaß, mit dem Individuen den

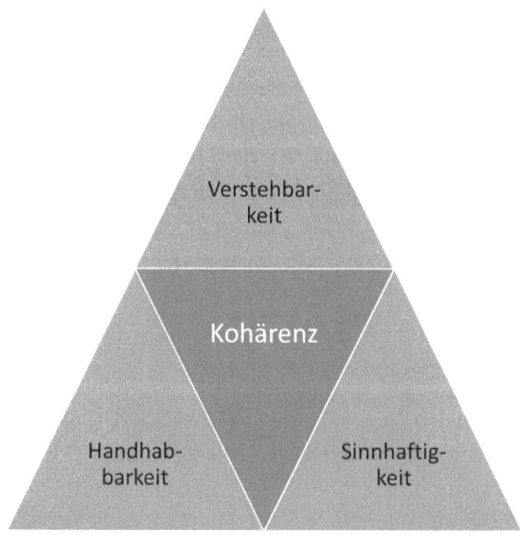

Abb. 18.1 Kohärenzpyramide. (Eigene Darstellung)

Anforderungen und Belastungen mit den verfügbaren Ressourcen begegnen und diese dadurch als bewältigbar wahrnehmen. Dabei werden die Ressourcen als verfügbar definiert, die durch die Individuen selbst als auch durch nahestehende Hilfspersonen kontrolliert werden können. Die Sinnhaftigkeit verbindet dabei die investierten Ressourcen und die angestrebten Ziele (Antonovsky 1997; Faltermaier 2017). Kritische Stimmen bemängeln an Antonovskys Gesundheitsmodell das fehlende Subjekterleben und die fehlenden sozioökonomischen Aspekte. Folge dessen entwickelte Faltermaier auf der Basis des ursprünglichen Modells das integrative Modell der Salutogenese. Neben der Komponente der Gesundheitsvorstellungen ergänzt Faltermaier das Modell um die handlungsbezogene Komponente des Gesundheits*handelns*. Dieses bildet die subjektorientierte Perspektive mit Bezug zum Laiengesundheitssystem in der Lebenswirklichkeit ab. Demgegenüber steht der professionell orientierte Begriff des Gesundheits*verhaltens* (Faltermaier 2017).

18.1.2 Resilienz

Resilienz ist ein mehrdeutiger Begriff, ohne allgemein anerkannte Definition. Es existieren eine Vielzahl unterschiedlicher Begriffsbestimmungen aus jeweils diversen disziplinären Perspektiven (Felten 2000). Diese beziehen sich u. a. auf die Terminologie, die basalen Mechanismen, spezifische Grenzen und deren Operationalisierungen (Haase 2004). In den Sozial- und Gesundheitswissenschaften wird der Begriff Resilienz häufig verwendet, um die Stärke eines Menschen zu beschreiben, mit der widrige Lebensumstände gemeistert werden, ohne anhaltende körperliche, psychische oder soziale Beeinträchtigungen davonzutragen und einen subjektiven Normalzustand wiederherzustellen (Obrist und van Eeuwijk 2006). Resilienz beschreibt aber auch die Fähigkeit, sich existenziell schwierigen Situationen zu stellen oder sich anpassen zu können und gleichzeitig einen Lernwert daraus zu ziehen (Sotzko 2013). Zudem gilt, auch wenn die Fundamente der Resilienz bereits in der frühen Kindheit gelegt werden, können sie im Verlauf des Lebens (weiter-) aufgebaut werden.

Bislang wurden zwei Ebenen der Resilienz unterschieden, die sich durch konzeptionelle Perspektiven und Forschungsschwerpunkte unterscheiden. Die erste Ebene fokussiert sich auf psychische und physische Merkmale von Individuen, die Angesichts widriger Lebensumstände protektiv wirken können. Diese Perspektive betrachtete Resilienz als relative fixe subjektive Eigenschaft (trait). Die zweite Ebene erweitert diese Perspektive um externe Determinanten, die außerhalb der Person liegen, wie etwa lebensweltliche soziale Komponenten (Davis et al. 2009).

In der neueren Forschung wird Resilienz um Risikofaktoren wie z. B. chronische Lebensschwierigkeiten erweitert und folglich als prozesshafte Entwicklung verstanden, die sich im Rahmen einer komplexen Person-Umwelt-Interaktion vollzieht. Zusätzlich wird eine dritte Ebene in der Forschung diskutiert, die vor allem auf die Umsetzung von Präventions- und Interventionsmaßnahmen abzielt. Diese implizieren das Gesundheitsverhalten und -handeln. Die meisten Konzepte zur Resilienz weisen somit eine gemeinsame

Perspektive mit dem Modell der Salutogenese auf (Mergenthaler 2012). Resilienz ist sowohl ein Prozess als auch ein Phänomen, welches eine positive Anpassung beinhaltet. Damit wird auf zwei Aspekte verwiesen, zum einen auf die Aufrechterhaltung der normalen Entwicklung trotz vorhandener negativer Einflüsse und zum anderen auf die Wiederherstellung des psychischen Funktionsniveaus nach dessen Reduzierung durch negative Einflüsse (Reimann und Hammelstein 2006).

18.1.3 Coping

Coping geht zurück auf das Stressmodell von Lazarus. Danach entsteht Stress aus einer Dysbalance zwischen Anforderungen durch Reize (Stressoren) und den Bewältigungsressourcen einer Person in einer dynamischen Person-Umwelt-Beziehung. Das Modell basiert auf einem transaktionalen Bewältigungskonzept, bei dem ein subjektiver Bewertungsprozess durchlaufen wird. Demzufolge ist die subjektive Einschätzung der Stressoren, die von psychosozialer, physikalischer als auch biochemischer Qualität sein können und die subjektive Bewältigungskompetenz (Coping) entscheidend für die gesundheitlichen Auswirkungen.

Kernelement dieser Theorie ist die kognitive Bewertung (cognitive appraisal), die erklärt, warum Menschen auf objektiv gleichwertige Stresssituationen unterschiedlich reagieren. Daher entscheidet die subjektive Bewertung einer Situation darüber, ob diese als belastend wahrgenommen wird oder nicht. Lazarus unterscheidet drei Bewertungstypen. Die primäre Bewertung (primary appraisal), die sekundäre Bewertung (secundary appraisal) und die Neubewertung (reappraisal). Die primäre Bewertung nimmt eine Einschätzung vor, inwieweit der Stressor Einfluss auf das eigene Wohlergehen hat. Die Bewertung erfolgt in drei Qualitäten. Diese sind erstens, dass der Reiz irrelevant ist, zweitens, dass der Reiz positiv ist und drittens, dass der Reiz unmittelbare Aktion erfordert, somit stresshaft ist. Der Grad der Stresshaftigkeit wird im Anschluss daran beurteilt, ob bereits ein Schaden oder Verlust (harm or lost) eingetreten ist, ob ein Schaden oder Verlust zu erwarten ist (threat) oder ob es sich um eine Herausforderung (challange) handelt, die mit positiven Erwartungen konnotiert ist (Mittelmark et al. 2022).

Nach Abschluss der primären Bewertung schließt sich die zweite Bewertung an. Dabei wird abgewogen, ob die Situation mit den zur Verfügung stehenden Mitteln bewältigt werden kann. Sollten die Ressourcen von der Person als nicht ausreichend identifiziert werden, löst dies eine Stressreaktion aus, die eine individuelle Bewältigungsstrategie in Gang setzt. Die Ausrichtung der Strategie ist u. a. abhängig von der Qualität des Ereignisses, der Kognition und der Sozialisation der bewertenden Person. Lazarus beschreibt die sekundäre Bewertung als einen dreigliedrigen Prozess. Zunächst werden die verfügbaren Coping-Strategien bewertet, um eine Auswahl zu treffen. Die ausgewählten Coping-Strategien werden miteinander verknüpft, anschließend angewendet und abschließend bewertet. Aus einem Resümee der bisher durchlaufenen Bewältigungsstrategien sowie neuen

Erkenntnissen und Informationen erfolgt eine Neubewertung der Situation. Je nachdem, ob das Ergebnis als Erfolg oder Misserfolg bewertet wird, kann der Einsatz der Coping-Strategien feinjustiert, verworfen oder fortgeführt werden. Lazarus unterscheidet;

- das problemorientierte Coping (problem-focused coping) ist angesiedelt auf der Stressoren- bzw. Situationsebene. Nach vorab eingeholten Informationen verfolgt die Person eine Bewältigungsstrategie, die durch unmittelbare Aktion oder durch Unterlassung geprägt ist, um sich der Stresssituation anzupassen oder diese zu überwinden.
- das emotionsorientierte Coping (emotion-focused coping) mit Fokus auf den Abbau von stressinduzierter Erregung zur Wiedererlangung einer emotionalen Balance.
- ein bewertungsorientiertes Coping (cognitive-focused coping), dass nach erfolgter Kombination unterschiedlicher Bewältigungsstrategien die Neubewertung der personenbezogenen Rahmenbedingungen vornimmt. Hierbei liegt der Fokus auf einem Perspektivwechsel, fort von der Belastung, hin zur akzeptierten Herausforderung (Monat und Lazarus 1991).

18.2 Resümee

Aus den Ausführungen wird deutlich, wie eng verwoben Sozialisation, Identität, Lebenserfahrung und subjektives Krankheitserleben bei der Bewältigung von Krankheit sind. Geleitet von der Fragestellung: *welche Faktoren und Risiken tragen unter welchen Bedingungen zur Resilienz bei chronisch Erkrankten bei?* wird deutlich, dass neben den pathologischen Faktoren auch die den Menschen mit chronischen Erkrankungen zur Verfügung stehenden Ressourcen wesentlich für den Genesungsprozess sind. Eine wesentliche Aufgabe des multiprofessionellen Behandlungsteams besteht somit in der Sicherung und dem Wiedererlangen der postulierten Schutzfaktoren und ferner in den Handlungsimplikationen und Prognosen für weitere notwendige Kompetenzen. Diese können bereits bei der Anamnese eruiert werden, um ein Kohärenzgefühl durch individuelle Zielvereinbarungen zu fördern. Für Menschen mit chronischen Erkrankungen kann Kohärenz zudem durch die Umsetzung von gesundheitsfördernden Maßnahmen entstehen, wenn diese auf Grundlage eigenen Wissens, eigener Ziele und aktiver Auseinandersetzung mit den (im-) materiellen Ressourcen sowie der Erkrankung und deren Behandlungsmöglichkeiten erfolgt. Um eine Balance zwischen Stressoren und Bewältigungsressourcen sowie ein für das Individuum typisches Funktionsniveau wiederherstellen zu können, benötigen die Betroffenen eine mentale Flexibilität. Letzten Endes kann es genau diese mentale Flexibilität sein, welche die Entwicklung von Resilienz und Adaption an widrige Situationen ermöglicht. Ein multiprofessionelles Behandlungsteam kann bei der Betrachtung unterschiedlicher Perspektiven, der Entwicklung eigener Copingstrategien, der Selbstwirksamkeit und einer optimistischen Grundhaltung unterstützend begleiten.

Literatur

Antonovsky A (1997) Salutogenese: Zur Entmystifizierung der Gesundheit. Deutsche Gesellschaft für Verhaltenstherapie (dgvt) Verlag, Tübingen

Davis M-C, Luecken L, Lemery-Chalfant K (2009) Resilience in common life: introduction to a special issue. J Personal 77(6):1637–1644

Faltermaier T (2017) Gesundheitspsychologie: Grundriss der Psychologie, Bd 21, 2., überarb. u. erw. Aufl. Kohlhammer, Stuttgart

Felten B-S (2000) Resilience in a multicultural sample of community-dwelling women older than age 85. Clin Nurs Res 9(2):102–123

Haase J-E (2004) Resilience. In: Petersen S-J, Bredow T-S (Hrsg) Middle range theories: application to nursing research. Williams & Wilkins co., Philadelphia, S 341–367

Mergenthaler A (2012) Gesundheitliche Resilienz, Konzept und Empirie zur Reduzierung gesundheitlicher Ungleichheit im Alter. Springer VS, Wiesbaden

Mittelmark M-B, Bauer G-F, Vaandrager L, Pelikan J-M, Shifra S, Eriksson M, Lindström B, Meier Magistretti C (2022) The handbook of salutogenesis, 2. Aufl. Springer Open, Cham

Monat A, Lazarus RS (1991) Stress and coping: an anthology, 3. Aufl. Columbia University Press, New York, S 189–206

Obrist B, van Eeuwijk P (2006) Einleitung. In: van Eeuwijk P, Obrist B (Hrsg) Vulnerabilität, Migration und Altern: Medizinethnologische Ansätze im Spannungsfeld von Theorie und Praxis. Seismo, Zürich, S 10–24

Patterson J-M (2002) Understanding family resilience. J Clin Psychol 58(3):233–246

Reimann S, Hammelstein P (2006) Ressourcenorientierte Ansätze. In: Renneberg B, Hammelstein P (Hrsg) Gesundheitspsychologie. Springer Medizin, Berlin/Heidelberg, S 13–28

Sotzko V (2013) Resilienz-Coaching oder von der Kunst, die zweite Geige zu spielen. In: S. Degenkolb-Weyers (2016) (Hrsg) Resilienz in therapeutischen Gesundheitsfachberufen Entwicklung eines Konzeptes zur Resilienzförderung. Springer Fachmedien, Wiebaden

Gesundheitskompetenzen

19

Simone Hatebur, Jan-Hendrik Ortloff und Heike Becker

Inhaltsverzeichnis

19.1	Health Literacy/Gesundheitskompetenz	155
19.2	Nationale Gesundheitskompetenz	156
19.3	Praxistransfer	157
19.4	Fazit	159
Literatur		159

19.1 Health Literacy/Gesundheitskompetenz

Der Begriff Health Literacy stammt aus dem angloamerikanischen Sprachraum und kann mit Gesundheitskompetenz (GK) übersetzt werden. GK bezieht sich auf die Befähigung von Betroffenen, sich mit ihrer Erkrankung auseinanderzusetzen und adäquate Entscheidungen treffen zu können.

Eine systematische Erarbeitung bzw. inhaltliche Auseinandersetzung bezüglich der Übersetzung und den daraus resultierenden Konsequenzen für die Praxis besteht bislang nicht. Daher erfolgt häufig in Bezug auf ein Individuum und Kollektive eine synonyme Nutzung beider Begriffe (Abel et al. 2018; Dierks und Schaeffer 2023). In den 70er-Jahren bezog sich die Verwendung des Begriffs GK noch auf das Feld der schulischen Gesundheitserziehung (Bildung zu Gesundheitsfragen). Danach folgten eine Weiterentwicklung und eine Ausdifferenzierung in zwei Arbeitsfelder. Im Kontext der Entwicklungszusammenarbeit ist GK ein bedeutendes Element in der Erwachsenenbildung und im Bereich des Empowerments

---

S. Hatebur (✉) · J.-H. Ortloff · H. Becker
Fakultät für Gesundheit, Witten/Herdecke University, Witten, Deutschland
E-Mail: simone.hatebur@uni-wh.de; jan-hendrik.ortloff@uni-wh.de; heike.becker@uni-wh.de

© Der/die Autor(en), exklusiv lizenziert an Springer-Verlag GmbH, DE, ein Teil von Springer Nature 2024
D. Schmitz et al. (Hrsg.), *Chronic Care – Wissenschaft und Praxis*,
https://doi.org/10.1007/978-3-662-68415-3_19

bei der Entwicklung von Gemeinschaften (Community Development). Im medizinischen Versorgungssystem findet sich GK im Zusammenhang mit subjektiven Ansätzen der Führung und Gesundheitsförderung von Patient:innen wieder, die den Fokus auf das Verstehen von Gesundheitsinformationen sowie entsprechendes Handeln und Compliance legt.

Gesundheitsförderung erweitert diesen Fokus um die Perspektiven des alltagspraktischen Wissens aus individuellen Lebenswelten, den Umgang mit Gesundheit und Krankheit vor dem Hintergrund der Sozialisation, der Vermittlung von Spezialistenwissen in Bezug auf Gesundheitsrisiken sowie die Umsetzung von gesundheitsfördernden Rahmenbedingungen. Durch die Befähigung, gesundheitsrelevante Informationen zu erschließen, fördert GK den Umgang mit der eigenen Gesundheit durch Mitsprache, Mitbestimmung (Autonomie) sowie durch Partizipation und Teilhabe. Konkret bedeutet diese Fähigkeit, Gesundheitsinformationen zu finden, zu verstehen und zu bewerten, um dadurch gesundheitsbezogene Entscheidungen treffen zu können (Abel et al. 2018).

19.2 Nationale Gesundheitskompetenz

Unabhängig von der gesundheitsbezogenen Thematik (Prävention, Therapie, Prognose etc.) sind verständliche und korrekte Informationen notwendig, um sinnvolle Entscheidungen treffen zu können. Dies meint, Wissen motiviert und zielgerichtet anzuwenden und Entscheidungen auf der Grundlage einer eigenen Meinung bilden zu können.

Der *nationale Aktionsplan Gesundheitskompetenz* (Schaeffer et al. 2020) enthält vier Handlungsfelder, zu denen die Förderung der Gesundheitskompetenz in allen Lebenswelten, eine individualisierte und gesundheitskompetente Gestaltung des Gesundheitssystems, das Ausleben der Gesundheitskompetenz mit chronischer Erkrankung und die systematische Erforschung von Gesundheitskompetenzen zählen. Das globale Ziel liegt darin, alle Organisationen und Verantwortlichen im Gesundheitswesen dafür zu gewinnen, die Empfehlungen des Aktionsplans aufzugreifen, umzusetzen und möglichst umfänglich in der Praxis zu verankern. Von den Empfehlungen beziehen sich drei direkt auf Menschen mit chronischen Erkrankungen: Gesundheitskompetenz in die Versorgung von Menschen mit chronischer Erkrankung integrieren, Fähigkeiten zum Selbstmanagement von Menschen mit chronischer Erkrankung und ihren Familien stärken sowie Gesundheitskompetenz zur Bewältigung des Alltags mit chronischer Erkrankung fördern. Die Qualität und das Ausmaß von Gesundheitskompetenz in der Bevölkerung sind neben individuellen Voraussetzungen auch von der fachlichen Qualität und Verfügbarkeit der bereitgestellten Informationen sowie einer gesundheitsbezogenen Infrastruktur abhängig.

Eine Studie zur Gesundheitskompetenz der Bevölkerung in Deutschland hat ergeben, dass mehr als die Hälfte der Bevölkerung (58,8 %) eine geringe Gesundheitskompetenz aufweisen. Dabei ist es im Prozess der Informationsverarbeitung *(Finden, Verstehen, Beurteilen, Anwenden)* der Schritt der Beurteilung, welcher der Bevölkerung am schwersten fällt. Hinzu kommt, dass die Gesundheitskompetenz sozial ungleich verteilt ist und die Mehrheit der Befragten in Bezug auf die Navigation durch das Gesundheitssystem eine geringe Kompetenz aufweist. Insbesondere Menschen im höheren Lebensalter, mit chronischen Erkrankungen, Migrationserfahrung sowie mit niedrigem Sozialstatus oder geringem Bildungsgrad weisen eine durchschnittlich geringere Gesundheitskompetenz auf. Zudem geht aus der Studie hervor, dass Menschen mit mehreren chronischen Erkrankungen eine geringe Gesundheitskompetenz aufweisen als Personen mit nur einer chronischen Krankheit (Schaeffer et al. 2020).

Bekanntermaßen führt eine geringe Gesundheitskompetenz zu weiteren negativen Folgen und ungesundem Verhalten wie einer schlechten Ernährung, weniger Mobilität und mangelnder Compliance. Im weiteren Verlauf können auch eine subjektiv als gering empfundene Lebensqualität, häufige Krankheitstage und eine vermehrte Inanspruchnahme des Gesundheitssystems die Folge sein. Dementsprechend sind es Menschen mit chronischen Erkrankungen, die vielfach betroffen sind, wenn zusätzlich zu den Erkrankungen eine geringe Gesundheitskompetenz vorliegt. Gleichwohl können Menschen mit chronischen Erkrankungen durch Gesundheitskompetenzen gefördert werden.

19.3 Praxistransfer

Zur Umsetzung von GK gehören bspw. Empowerment zur Befähigung, Psychoedukationsprogramme zur Aufklärung sowie soziale Netzwerkarbeit zur Inklusion.

Empowerment avancierte seit der Ottawa-Charta zur Gesundheitsförderung (1986) im Kontext der Weltgesundheitsorganisation zu einer normativen Leitorientierung im Sinne einer verhältnis- bzw. verhaltensbezogenen Gesundheitsressource. Dementsprechend bezeichnet Empowerment einen psychologischen, sozialen, kulturellen oder politischen Prozess, durch den Einzelpersonen und soziale Gruppen befähigt werden sollen, ihre Bedürfnisse und Bedenken zu äußern, Strategien zur Beteiligung an der Entscheidungsfindung zu entwickeln und adäquate Maßnahmen zu ergreifen.

Empowerment ist ein kontinuierlicher Prozess, der darauf abzielt, Menschen darin zu befähigen ihre persönlichen und sozialen Ressourcen zu nutzen und ihre soziale Lebenswelt zu gestalten (Brandes und Stark 2021). In der Literatur gibt es keine einheitliche Definition, jedoch Herausforderungen in der Operationalisierung des Empowerment-Konzeptes. Verwendung findet es im Sinne der Ermächtigung und Befähigung von benachteiligten Bevölkerungsgruppen, um soziale Ungleichheit abzubauen und vulnerable Gruppen wie Menschen mit chronischen Erkrankungen zu unterstützen.

Der Empowerment-Prozess fördert die Partizipation sowie die Gemeinschaftsbildung unter Betrachtung und Einbeziehung der gegebenen Rahmenbedingungen und Strukturen. Das Ziel ist die Entwicklung und Verbesserung der Fähigkeiten, die dazu beitragen, dass Betroffene ihr Leben und ihre soziale Lebenswelt selbstbestimmt und eigenverantwortlich gestalten können.

Psychoedukationen sind strukturierte Interventionen zu spezifischen Krankheitsbildern wie bspw. Demenz oder Schizophrenie, die dazu geeignet sind, Patient:innen und ihre Angehörigen über eine Krankheit und deren Behandlung zu informieren und dadurch das

Krankheitsverständnis zu fördern. Dabei werden die fachlichen Inhalte an die jeweilige Zielgruppe angepasst und so übersetzt, dass sie für die Teilnehmenden nachvollziehbar sind. Das Ziel liegt dabei in einem eigenverantwortlichen und selbstbestimmten Umgang mit der Krankheit sowie der Unterstützung bei der Krankheitsbewältigung. Insbesondere für chronische Beeinträchtigungen ist ein Verständnis für die Erkrankung und deren Behandlung eine Grundvoraussetzung für den selbstbestimmten Umgang und eine erfolgreiche Bewältigung des Alltags.

Psychoedukationsprogramme werden als Einzel- oder Gruppengespräch von verschiedenen Fachkräften des Gesundheitswesens angeboten und können variable Bausteine beinhalten (Deutsche Gesellschaft für Psychiatrie und Psychotherapie, Psychosomatik und Nervenheilkunde 2019). Häufig werden die einzelnen Bausteine (u. a. Krankheitsdefinition, Symptome und Frühwarnzeichen, Medikation, Therapie, Umgang mit Betroffenen, Belastungen, Krisenpläne) wöchentlich angeboten, damit sich die Betroffenen die Inhalte sukzessiv aneignen können. Neben der Förderung des Krankheitsverständnisses und der Autonomie der Betroffenen sind es die fachliche Unterstützung und der Austausch mit anderen Betroffenen, die zum Empowerment beitragen.

Die Methode der Sozialen Netzwerkarbeit als systematisches Unterstützungsinstrument legt bspw. den Fokus auf die Identifizierung der sozialen Bezüge von Personen, die Stabilisierung oder den Ausbau von nicht ausreichenden Netzwerken sowie die Identifizierung von Potenzialen (Galuske und Bock 2013). Somit ermöglichen Netzwerke und Netzwerkarbeit Menschen mit chronischen Erkrankungen wiederum Partizipation und Teilhabe. Dabei meint Partizipation, dass die Netzwerke auch für Menschen mit chronischen Erkrankungen barrierefrei zugänglich sind und Teilhabe, dass Betroffene die verfügbaren Netzwerke auch kennen und nutzen.

Die Netzwerkforschung unterscheidet primäre, sekundäre und tertiäre Netzwerktypen. Primäre bzw. mikrosoziale Netzwerke beziehen sich auf den unmittelbaren persönlichen Kontakt im Bereich von Familie, Verwandtschaft, Freundschaftsbeziehungen und Nachbarschaft. Sekundäre bzw. makrosoziale Netzwerke entwickeln sich z. B. durch den Arbeitsplatz, Freizeiteinrichtungen und das Bildungssystem. Tertiäre bzw. mesosoziale Netzwerke sind zwischen privatem und öffentlichem Sektor angesiedelt. Hierzu zählen bspw. Selbsthilfegruppen und Nichtregierungsorganisationen (Galuske und Bock 2013).

Netzwerke und deren Qualität lassen sich sowohl quantitativ als auch qualitativ plakativ darstellen. Die Distanz zwischen den einzelnen Verknüpfungspunkten visualisiert die räumliche und ggf. auch die emotionale Distanz. Ebenso kann durch die Ausprägung der einzelnen Verknüpfungspunkte die Häufigkeit sowie die Qualität der jeweiligen Kontakte aufgezeigt werden.

Wichtige Parameter der Analyse sind nach von Kardorff (1995):

- *Interaktionskriterien*, die sich z. B. auf die Häufigkeit, die Wechselseitigkeit und auf die Direktheit bzw. Indirektheit einer Verbindung beziehen
- *Interaktionsinhalte,* die z. B. die emotionale Unterstützung, die instrumentelle Hilfe sowie die Werteorientierung erfassen

- *Qualität der Interaktion* z. B. mit dem Fokus auf Intensität, Erreichbarkeit, Dauer, Belastbarkeit, Abhängigkeit und Kontrolle.
- *Rolle der Beteiligten* z. B. in Bezug auf Zentralität, Gatekeeper, Ausgeschlossene oder Brückenbaufunktion
- *Strukturmerkmale* wie z. B. Größe, Dichte und Clusterbildung
- *Funktionen* wie z. B. emotionale Stütze und kognitive Orientierung

Die aus den sozialen Beziehungen resultierenden Ressourcen und Kompetenzen ermöglichen oftmals die Auseinandersetzung mit der belastenden Situation als auch einen Perspektivenwechsel. Ältere Erwachsene nennen oftmals weniger soziale Kontakte als jüngere Erwachsene, jedoch unterscheidet sich die Anzahl nicht in Bezug auf emotional wichtige Sozialkontakte, sondern auf periphere Sozialkontakte, die bewusst abgebrochen wurden (Wrzus et al. 2013). Übertragen auf Menschen mit multimorbiden und chronischen Erkrankungen bedeutet dies, dass diese ihre sozialen Kontakte bewusst aufrechterhalten, die zwischenmenschlichen Rollen in späteren Lebensphasen einnehmen und von lang anhaltenden Beziehungen profitieren können.

19.4 Fazit

Für den Bereich der multiprofessionellen Versorgung chronischer Erkrankungen bedeuten GK, Empowerment, Psychoedukationsprogramme sowie soziale Netzwerkarbeit die Schaffung von Strukturen zur Ermöglichung und Realisierung eines selbstbestimmten und eigenverantwortlichen Lebens.

Wissen, Motivation und Kompetenzen ermöglichen zunächst das Finden, Verstehen, Beurteilen und Umsetzen von Gesundheitsinformationen. In Konstellation mit den situativen und individuellen Faktoren im weiteren Krankheitsverlauf ermöglichen sie auch die Krankheitsbewältigung, die Prävention bspw. vor Rezidiven sowie die Gesundheitsförderung. Umgesetzt werden diese durch gesellschaftliche und umgebungsbedingte Komponenten, zu denen auch die gesundheitsbezogene Infrastruktur zählt.

Literatur

Abel T, Bruhin E, Sommerhalder K, Jordan S (2018) Health Literacy/Gesundheitskompetenz. In: Bundeszentrale für gesundheitliche Aufklärung (Hrsg) Leitbegriffe der Gesundheitsförderung und Prävention: Glossar zu Konzepten, Strategien und Methoden. https://leitbegriffe.bzga.de. Zugegriffen am 25.05.2023

Brandes S, Stark W (2021) Empowerment/Befähigung. In: Bundeszentrale für gesundheitliche Aufklärung (Hrsg) Leitbegriffe der Gesundheitsförderung und Prävention: Glossar zu Konzepten, Strategien und Methoden. https://leitbegriffe.bzga.de. Zugegriffen am 25.05.2023

Deutsche Gesellschaft für Psychiatrie und Psychotherapie, Psychosomatik und Nervenheilkunde (Hrsg) (2019) S3-Leitlinie Psychosoziale Therapien bei schweren psychischen Erkrankungen: S3-Praxisleitlinien in Psychiatrie und Psychotherapie, 2. Aufl. Springer, Berlin

Dierks M-L, Schaeffer D (2023) Gesundheitskompetenz in Deutschland. In: Schwartz FW, Walter U, Siegrist J, Kolip U, Leidl R, Busse R, Amelung V, Dierks M-L (Hrsg) Public Health: Gesundheit und Gesundheitswesen, 4. Aufl. Elsevier, Berlin, S 490–500

Galuske M, Bock K (2013) Methoden der Sozialen Arbeit: Eine Einführung, 10. Aufl. Beltz Juventa, Berlin

Kardorff E v (1995) Soziale Netzwerke. In: Flick U, Kardorff E v, Keupp H, Rosenstiel L v, Wolff S (Hrsg) Handbuch qualitativer Sozialforschung, 2. Aufl. Beltz Psychologie-Verlags Union, Berlin, S 402–405

Schaeffer D, Hurrelmann K, Bauer U, Kolpatzik K (Hrsg) (2020) Nationaler Aktionsplan Gesundheitskompetenz: Die Gesundheitskompetenz in Deutschland stärken. KomPart, Berlin

Wrzus C, Hänel M, Wagner J, Neyer FJ (2013) Social Network changes and life events across the life span: a meta-analyses. In: Staats M, Steinhaußen J (Hrsg) (2021) Resilienz im Alter. Beltz Juventa, Berlin, S 93–95

Setting spezifische Versorgung: Anschlussfähigkeit als Herausforderung

20

Ulrike Höhmann

Inhaltsverzeichnis

20.1	Setting spezifische Versorgung	161
20.2	Der Reduktionismus des übergreifenden bio- und akutmedizinischen Versorgungsparadigmas	162
20.3	Versäulte Leistungen durch den Programmcharakter der Versorgung	163
20.4	Erschwerte Bedarfsgerechtigkeit durch ein konditionales Regelverständnis	164
20.5	Gemeinsame Herausforderungen für Gesundheits- und Nicht-Gesundheitsberufe	165
Literatur		166

20.1 Setting spezifische Versorgung

Die gesundheitliche Versorgung und Unterstützung chronisch kranker Menschen soll Gesundheit, soziale Teilhabe, Selbstständigkeit, Wohlbefinden und Würde der Betroffenen und ihrer Angehörigen in allen Krankheitsphasen individuell auf fachlich hohem Niveau gewährleisten. Dazu müssen sich die Einzelleistungen der beteiligten Einrichtungen und Berufsgruppen aller Settings anschlussfähig aufeinander beziehen. Seit langem wird beklagt, dass dies kaum gelingt (z. B. SVR 1987, 2007). Insbesondere

U. Höhmann (✉)
Universität Witten/Herdecke, Witten, Deutschland
E-Mail: ulrike.hoehmann@uni-wh.de

vier sich wechselseitig stabilisierende Merkmale des Gesundheitssystems befeuern dieses Misslingen systematisch:

1. das dominante bio- und akutmedizinische Paradigma,
2. der Programmcharakter der Leistungserbringung,
3. die Starrheit konditionaler Regulationsmechanismen sowie
4. die übergreifend betriebswirtschaftlichen Kalküle.

Gerade die letztgenannte betriebswirtschaftliche Wettbewerbslogik durchdringt alle Leistungsprozesse, wie oft beklagt wurde. Damit verstärkt sie Dysfunktionalitäten der drei übrigen Merkmale, die im Folgenden einzeln skizziert werden:

20.2 Der Reduktionismus des übergreifenden bio- und akutmedizinischen Versorgungsparadigmas

Gesundheitspolitische Analysen (z. B. Badura 1996; Rosenbrock und Gerlinger 2014) beschreiben seit langem die übergreifende Prägekraft des bio- und akutmedizinischen Notfallparadigmas, das die Bedarfslagen insbesondere chronisch Kranker reduziert und unzureichend berücksichtigt. Auf der Basis betriebswirtschaftlicher Kalküle strukturiert es eine unterkomplexe Ausrichtung sowohl der Versorgungsangebote als auch der Leistungserbringung vor und erzeugt blinde Flecken sowie Versorgungslücken. Diese fast nicht hinterfragte Handlungslogik fördert und konsolidiert vor allem die politisch-strategische, wissenschaftliche und wirtschaftliche Dominanz biomedizinischer, oft zweifelhaft evidenzbasiert begründeter Versorgungsleistungen. Mit oft hoher Einzelqualität arbeiten spezialisierte Reparaturagenten in autonomen Settings an der Beseitigung klassifizierter Einzelsymptome, wie z. B. in diagnostischen und operativen Hochleistungskliniken, spezialisierten Fach- oder Rehazentren, etc. Diese Perspektive durchzieht zudem die finanzielle Förderung der Forschung, Industrieentwicklung und Bildung.

Diese systemische Priorisierung führt umgekehrt zur konzeptionellen und ökonomischen Nachrangigkeit sprechender, nicht apparativer Medizin und den Settings, die auf komplexe Gesundheits-, Präventions-, Rehabilitations-, Palliativ- Care Bedarfe gerichtete, pflegerische oder therapeutische Leistungen von weniger definitionsmächtigen Gesundheits- und Sozialberufen erbringen.

Trotz unterschiedlicher Finanzierungsmodi im Detail haben alle Settings mit wettbewerblicher, auch kurzfristiger Renditeorientierung zu kämpfen. Die Konzentration auf gewinnträchtige Schwerpunktaufträge und geringe Vorhaltekosten sichert die eigenen Ressourcen und wird zum Nadelöhr der eigenen Handlungsfähigkeit. Durch die finanzielle Bevorzugung der Reparaturmedizin gestützt, formt so die paradigmatische Machtstellung der biomedizinischen Perspektive ein vorrangig auf physische Bedarfe reduziertes technizistisches Gesundheitsverständnis, das sich vorrangig an einer auf objektiv messbare Daten konzentrierten Apparatemedizin orientiert. Dysfunktionale gesundheitliche, aber auch volkswirtschaftliche Folgen des Ausblendens komplexer, damit nicht erfassbarer Funktionszusammenhänge zeigen sich vor allem in der Versorgung chronisch Kranker, z. B. bei Demenz, oder wenn eine Behandlung nach Klinikentlassung keine Kontinuität erfährt.

Die Apelle wissenschaftlicher Analysen, die bio- und akutmedizinische Denkstrukturen entlang der Bedarfe chronisch Kranker (z. B. Höhmann 2002; SVR Gutachten 1987, 2007) in Frage stellen und auf systemische Komplexitätsbewältigung drängen, entfalten kaum strukturbildende Wirkung. Setting übergreifende Leistungsvernetzungen fehlen systematisch bis auf Ausnahmen, wie z. B. Behandlungen nach § 39 und § 115 d SGB V.

Über dieses reduktionistische Krankheitsverständnis hinaus, stabilisieren auch die weiteren oben genannten Systemmerkmale Anschlussprobleme zwischen den Settings.

20.3 Versäulte Leistungen durch den Programmcharakter der Versorgung

Der Bezug auf Luhmanns (1972) Analyse der zunehmenden Differenzierung und Spezialisierung aller Systeme in modernen Gesellschaften erhellt weitere strukturelle Autonomie-, Anschluss- und Passungsprobleme. Mit dem Programmcharakter moderner Hilfesysteme begründet Luhmann die selbstreferenziell abgeschotteten und schwerfällig umzusteuernden Handlungsweisen der gesellschaftlichen Teilsysteme, also auch der verschiedenen Versorgungssettings, ihrer Organisationen und Berufe. Ein Programm ist jeweils spezialisiert auf die Bearbeitung abgegrenzter Problemausschnitte des Lebens. Der Rechtsanspruch von Betroffenen auf Programmleistungen ergibt sich aus zuvor rechtlich und finanziell definierten Problemzuordnungs- und Ausgestaltungsregeln.

Im ersten Schritt erfolgt die Zuordnung von Problemlagen eines Menschen zum zuständigen Programm. Dabei gilt es, die komplexen Hilfe- und Versorgungsbedarfe eines Betroffenen entlang der rechtlich und finanziell kodifizierten Zuständigkeitsregeln zu zerlegen und verfügbaren Programmleistungen eines Settings zuzuordnen, den Pflegebedarf z. B. nach den Regularien der Sozialen Pflegeversicherung (SGB XI) im Rahmen ambulanter oder stationärer Pflegesettings. Ein Setting kann mehrere Programme bedienen, die ambulante Pflege z. B. Hilfen nach SGB XI und SGB V (Gesetzliche Krankenversicherung) (siehe Beitrag 41).

Bedarfe und Leistungen sind dabei selten deckungsgleich.

Im zweiten Schritt entscheiden die Professionellen anhand geltender Rechts- und Finanzierungsregeln über die konkrete Ausgestaltung ihrer Leistungen, mit denen sie die identifizierten und programmgemäß zugeordneten Bedarfe in ihrem Setting bearbeiten.

Sie befinden nun darüber, auf welche der Hilfebedarfe, sie mit welchen Leistungen, in welchem Umfang, mit welchem Personal regelkonform reagieren.

Diese Programmlogik birgt insbesondere drei Probleme:

Erstens liegen grenzüberschreitende, person-zentrierte Passungs-Kooperationen zwischen Programmen, z. B. der ambulanten Pflege mit häuslicher orthopädischer Physiotherapie nicht im Blick. Ebenso wenig wie zweitens die systematische Frage, ob ein Programm für die individuellen Problemkonglomerate bedarfsgerecht breite und differenzierte Lösungen bereithält. Versorgungslücken durch ungedeckte Überschussbedarfe werden seitens der Professionellen oft mit Bedauern hingenommen oder ganz ausgeblendet. Letzteres vor allem, wenn drittens systematisch Programmgrenzen sprengende Hilfebedarfe in betriebswirtschaftlich getriggerten Bedarfsanalysen der Programme erst gar nicht identifiziert werden. Als systemkonforme Bearbeitungsmöglichkeiten ungedeckter Bedarfe werden Betroffene dann oft hilflos auf den Verschiebebahnhof des Flickenteppichs weiterer Programme geschickt, was in gleicher Logik erneute Passungsprobleme und Bruchstellen erzeugt.

20.4 Erschwerte Bedarfsgerechtigkeit durch ein konditionales Regelverständnis

Möglichkeiten, die Programmgrenzen problemadäquat zu flexibilisieren, kämpfen mit einem systeminhärenten konditionalen Regelverständnis, nach dem Leistungsentscheidungen nur auf Basis zuvor formulierter Regeln erfolgen können. Jede Erweiterung von Programmgrenzen bedarf zuvor neuer Regeln, die Problemzuordnungen und Interventionsoptionen systemischen Zuständigkeits- und Finanzierungsbereichen rechtlich zuordnen. Erst dann stehen neue konditionale weil-Begründungen für neue Leistungen zur Verfügung. Dieser langwierige Mechanismus wird oft als grundsätzliches Veränderungshemmnis, ja als Daseinsnachsorge (Luhmann 1972, S. 365), beklagt.

Pauschale Kritik läuft jedoch Gefahr, die andere Seite dieses Mechanismus auszublenden. Denn Ziel der Leistungsbegründung durch weil-Regeln ist, die Gleichbehandlung und Neutralität professioneller Hilfen, den Ausschluss von Beliebigkeiten sowie die Vorhersehbarkeit von Rechtsansprüchen auf bestimmte Leistungen zu sichern, z. B. im Versicherungsprinzip. Auch wenn situationsangemessene professionelle Versorgungshandlungen darüber inhaltlich begrenzt werden.

Gerade chronisch Kranke mit wechselnden Symptomen und komplexen Bedarfen leiden unter den Restriktionen konditional begründeter, entindividualisierter Leistungsangebote, denen meist betriebswirtschaftliche Kalküle und ein biomedizinisches Versorgungsparadigma unterliegen. Damit droht zusätzlich professionellen Versorgern die Sinnkohärenz ihrer Arbeit zu entgleiten, gerade wenn ihre Interventionen hinter ihrer fachlichen Handlungskompetenz zurückbleiben.

Systematische Flexibilisierungen und Veränderungen konditionaler Regeln sind also zäh und Aufgabe von Nicht-Gesundheitsberufen, die wiederum unter bestehenden Regeln, die alten ändern und/oder neue definieren müssen.

Versuche der direkten Versorger, ihre professionelle Handlungskapazität durch problemadäquatere um zu-Begründungen zu erweitern – etwa durch Aufspüren von Lücken in Programmregularien oder durch Leistungsvernetzung – bleiben oft labil, ausschnitt- oder modellhaft. Im Einzelfall können sie die Bedarfsgerechtigkeit verbessern und

Innovationen anregen. Sichere normkonforme Grundlagen entstehen jedoch nur durch legislative und exekutive Absicherungen neuer weil-Regeln.

Im Fazit gilt insbesondere die alltagspraktische Verselbstständigung dieses Regelprinzips der Leistungserbringung als kritikwürdig. Insbesondere bei einer verfahrenstechnisch aufgeblähten Starrheit, implizitem biomedizinischen Reduktionismus oder betriebswirtschaftlicher Überhöhung von Zielen haben direkte Versorger und Nicht Gesundheitsberufen aktive Veränderungschancen. Unterhalb verhältnisgestaltender Strukturen kann ihr berufliches Verhalten hinderliche Routinen sinnkohärent aufbrechen.

20.5 Gemeinsame Herausforderungen für Gesundheits- und Nicht-Gesundheitsberufe

Akteur:innen aller Versorgungssettings sind strukturell in autonome, rechtlich-ökonomische und konzeptionell-organisatorische Eigengesetzlichkeiten ihrer Silos eingebunden. Dieses Verhältnis limitiert ihre Veränderungskapazität, verhindert sie aber nicht (Höhmann et al. 2018), sofern sie sich aktiv ihrer fachlichen und konzeptionellen Handlungsspielräume bewusst sind. Nicht-Gesundheitsberufe können dann in ihrer Entscheidungs- und Auslegungspraxis die verselbstständigten Konditionalregeln systematisch in Frage stellen und sprengen. Direkte Versorger können – gerade im Team – verfahrenstechnisch aufgeblähte Abläufe, strangulierende Scheinbegründungen aufgrund fachlich-konzeptioneller Leerstellen und dysfunktionale Routinen identifizieren, abändern und dementgegen fachlich-inhaltliche Passungserfordernisse definieren, reklamieren und erproben. Das beeinflusst nicht nur die Bedarfsgerechtigkeit der Versorgung, sondern auch die berufliche Sinnkohärenz positiv. Zusammenfassend lassen sich dafür entlang der Systemcharakteristika drei akteurszugängliche Ansatzpunkte aufzeigen:

1. Konzeptionelle Begrenzungen des bio- und akutmedizinischen Paradigmas gilt es für jeden einzelnen Fall, fachlich-professionell zu überprüfen, inhaltliche Handlungsspielräume zu nutzen, um patient:innenindividuelle Bedarfe zu erkennen und eigene Behandlungsstrategien weitestmöglich daran auszurichten. Vernetzungsaktivitäten, die nach einem Setting übergreifenden Common Ground suchen, können Verbindungen zu weiterführenden Programmen glätten (siehe Beitrag 11).
2. Zuordnungs- und Ausgestaltungsregeln von Programmen sind als veränderbar zu erkennen. Eigene inhaltlich-fachliche Interpretations- und Handlungsspielräume lassen sich im Team konzeptionell bedarfsgerechter erweitern und in der Praxis erproben (z. B. über Anamnesekategorien, Fallbesprechungen, etc.). Ein gemeinsamer konzeptioneller Common Ground (siehe Beitrag 11) kann helfen, verselbstständigte Begrenzungen von Praxisabläufen fallangemessener und flexibler aufeinander zu beziehen. Systematische Programmlücken sollten gezielt ins politische System hinein transportiert werden, z. B. in regionalen runden Tischen.

3. Die Praxis konditionaler Regelbegründungen muss gezielt entlang der Versorgungsbelange von Menschen mit komplexen Bedarfen überprüft werden. Ihr Schutzcharakter vor Beliebigkeiten und Ungleichbehandlung hält nur solange, wie Regeln nicht allein formal legitimiert oder mechanisch aufgebläht als unveränderlich routineformend eingesetzt werden. Einrichtungsverantwortliche und direkte Versorger sollten auf die Suche nach eigenen praxissteuernden Regelauslegungen, Anweisungen und Routinen gehen. Sie werden entdecken, dass sie selbst eine bedarfsgerechtere Chronic Care Praxis beeinflussen können. Voraussetzung sind Motivation und eine entsprechende professionelle Haltung.

Literatur

Badura B (1996) Patientenorientierte Systemgestaltung im Gesundheitswesen. In: Badura B, Feuerstein G (Hrsg) Systemgestaltung im Gesundheitswesen. Juventa, S 225–310

Höhmann U (2002) Spezifische Vernetzungserfordernisse für chronisch kranke, langzeitpflegebedürftige Menschen. In: DZA (Hrsg) Expertisen zum 4. Altenbericht. Band III. Vincentz, S 289–428

Höhmann U, Lauxen O, Schwarz L (Hrsg) (2018) Gestaltungskompetenzen im Pflegealltag stärken. Mabuse

Luhmann N (1972) Formen des Helfens im Wandel gesellschaftlicher Bedingungen. In: Otto HU, Schneider S (Hrsg) Gesellschaftliche Perspektiven der Sozialarbeit I. Luchterhand, S 21–43

Rosenbrock R, Gerlinger T (2014) Gesundheitspolitik. Hans Huber

SVR (Sachverständigenrat für die Begutachtung und Entwicklung des Gesundheitswesens) (2007) Kooperation und Verantwortung. Nomos

SVR (Sachverständigenrat für die konzertierte Aktion im Gesundheitswesen) (1987) Jahresgutachten. Nomos

Person- und Patient-Centeredness als Versorgungskonzepte

21

Helen Güther und Heike Baranzke

Inhaltsverzeichnis

21.1	Personsein	167
	21.1.1 Das Problem der Depersonalisierung	168
	21.1.2 Menschenrechtlicher vs. interessenethischer Personbegriff	169
21.2	Die Versorgungskonzepte der Person- und Patient-Centeredness	170
21.3	Person-Centered Care (PCC) bei herausforderndem Verhalten	172
	21.3.1 Person-Centered-Care in der Kritik	173
21.4	Fallarbeit	174
Literatur		176

21.1 Personsein

Der Begriff der Person ist vieldeutig und wird nicht immer als Fachterminus verwendet. Alltagssprachlich bezeichnet er u. a. einzelne, konkret abzählbare Menschen. In Ethik und Recht ist Person ein Terminus für Menschen als Träger unveräußerlicher Menschen- und Grundrechte, denen als gleichberechtigte *Subjekte* zu begegnen ist, die im Gegensatz zu Sachen nicht dem Zugriff eines Anderen unterliegen dürfen. Personalistische Philosophen

---

H. Güther (✉)
Fakultät für Gesundheit, Department für Humanmedizin, Universität Witten/Herdecke,
Witten, Deutschland
E-Mail: helen.guether@uni-wh.de

H. Baranzke
Fakultät für Geistes- und Kulturwissenschaften, Bergische Universität Wuppertal,
Wuppertal, Deutschland
E-Mail: baranzke@uni-wuppertal.de

wie Martin Buber und Sozialphilosophen wie Axel Honneth unterstreichen die ethische Notwendigkeit wechselseitiger interpersonaler bzw. gesellschaftlicher Anerkennung des Personseins. Empirische psychologische Ansätze verweisen vor diesem Hintergrund auf die faktische Notwendigkeit eines dialogischen Kommunikations- und Interaktionsgeschehens für die Entwicklung und den Erhalt eines personalen Selbstgefühls des Individuums. Das bedeutet aber auch, dass Personsein in sozialer Interaktion missachtet oder gar verleugnet werden kann (Depersonalisierung) und so letztlich die personale Menschenrechtsgemeinschaft infrage gestellt wird. Die soziale Anerkennungspraxis des Personseins erweist sich daher als fragil.

21.1.1 Das Problem der Depersonalisierung

Weltweit sind insbesondere Menschen mit chronisch psychischen (z. B. Schizophrenie und Depression) oder geistig-degenerativen Einschränkungen (Demenzen) einer depersonalisierenden Praxis ausgesetzt. Sie werden als Menschen mit auffälligen Verhaltensweisen wahrgenommen, die den Normalitätserwartungen der Gesellschaft nicht entsprechen. Daher unterliegen sie dem Risiko, dass ihre menschen- und grundrechtlichen Ansprüche, insbesondere auf Selbstbestimmung und soziale Teilhabe, relativiert oder eingeschränkt werden, und sie Ausgrenzung und Diskriminierung erleiden (siehe Beitrag 37). Bezogen auf die Situation von Menschen mit Demenz lässt sich auf die Arbeiten des Sozialpsychologen und Theologen Tom Kitwood verweisen, der Ende des 20. Jahrhunderts aufdeckte, in welcher Weise Pflegefachkräfte wie auch Angehörige trotz hilfsbereiter Absichten Menschen mit Demenz herabwürdigen, beschämen, etikettieren, infantilisieren oder sie einfach ignorieren. Eine derart diskriminierende Praxis, die Menschen nicht als gleichberechtigte Subjekte der sozialen Gemeinschaft begegnet, bezeichnete er als „maligne Sozialpsychologie" (Kitwood et al. 2022). Ihr korrespondiert ein defizitorientierter, medikaler Blick (Foucault), der die medizinische Diagnose einer chronischen kognitiven Erkrankung in den Fokus der Wahrnehmung und des fachlichen Handelns stellt und daraus abgeleitet den personalen Status bestimmt. Damit wächst die Gefahr, die Person als Ganze zu pathologisieren. Das heißt, die Betroffenen werden unwillkürlich auf ein Dasein als Patient:innen, d. h. als Träger:innen von Krankheitssymptomen, reduziert und zu einem passiven *Objekt* medizinischer Behandlung degradiert. Die Inanspruchnahme der Menschenrechte auf Selbstbestimmung und Partizipation von Patient:innen wird in einem derartigen Behandlungsprozess nicht unterstützt. Für chronisch kognitiv beeinträchtigte Menschen ist eine derart depersonalisierende Praxis besonders riskant, da ein in der abendländischen Kultur tief verwurzeltes hyperkognitivistisches Paradigma die Anerkennung des rechtlichen Personstatus an die kognitive Leistungsfähigkeit menschlicher Individuen bindet (Wetzstein 2010) und so eine diskriminierende Grundhaltung begünstigt. Diese wird vielfach im medizinethischen Diskurs durch einen interessenethischen Personbegriff legitimiert.

21.1.2 Menschenrechtlicher vs. interessenethischer Personbegriff

Seit den 1970er-Jahren erfährt der menschenrechtliche Personbegriff, aufgrund derer sich Rechtsstaatlichkeit darin zeigt, dass staatliche Organe die unveräußerlichen Menschenrechte aller Menschen respektieren und garantieren, in der *medizinethischen* Person-Debatte Widerspruch. Hier wird darüber gestritten, ob alle Menschen gleichermaßen Person sind (menschenrechtlicher Personbegriff) oder ob der moralische Personstatus an empirische Leistungskriterien gebunden ist, die ein menschliches Individuum zunächst erfüllen muss, um fähigkeitsangepasste Rechtsansprüche zu erheben (interessenethischer, objektivierender Personbegriff).

Der menschenrechtliche Personbegriff drückt die *vorstaatliche (vorpositive), natürliche Rechtspersonalität*, d. h. Gleichberechtigung aller Menschen unabhängig von ihren je individuellen Eigenschaften und Leistungsvermögen aus. Alle Menschen gelten als gleichberechtigte Subjekte mit unveräußerlichen Menschenrechten wie dem auf körperliche Unversehrtheit, auf Schutz des Lebens, auf freie Entfaltung der Persönlichkeit, auf soziale Teilhabe u. a. m. Die unveräußerlichen Menschenrechte gründen seit der UN-Menschenrechtserklärung (1948) in der ethischen Idee universaler Menschenwürde, die jedem Menschen qua Menschsein innewohnt. Sie bildet das menschenrechtspolitische Äquivalent für das moralische Personsein und ist verfassungsrechtlich seit 1949 in Artikel 1 des Grundgesetzes der Bundesrepublik Deutschland wie in vielen anderen rechtsstaatlichen Verfassungen verbrieft.

Demgegenüber wurde im Rahmen des sprachanalytisch philosophischen Rechtediskurses, in dem nicht zwischen vorpositiven und positiven (politisch gesetzten) Rechten unterschieden wird, ein *interessenethischer, objektivierender Personbegriff* entwickelt, der die personalen Rechtsansprüche an spezifische Interessen individueller Rechtsträger bindet, die durch empirisch messbare Fähigkeiten (abilities) nachzuweisen sind. Auslöser war die seit den 1960er-Jahren in den USA heftig geführte gesellschaftspolitische Debatte um die Liberalisierung von Schwangerschaftsabbrüchen und lebensbeendenden Maßnahmen schwerkranker Menschen, die mit der Frage nach dem Wert des Lebens eines ungeborenen oder schwerkranken Menschen verbunden wurde. Mit Dworkin (1993) wird die interessenethische Persondebatte auf die Situation von Menschen mit Demenz und damit potenziell auf den Lebenswert aller chronisch kognitiv eingeschränkten Menschen übertragen, indem das Recht auf Leben bzw. das Interesse am Weiterleben an das Vorliegen kognitiver Selbstbestimmungsfähigkeiten gebunden wird. Ein sich im affektiven Lebensgenuss ausdrückender natürlicher Lebenswille genügt diesem kognitivistischen Maßstab nicht. Insofern unterscheidet Dworkin zwischen zeitübergreifend gültigen kritischen Interessen (*critical interests*), die er bei durchschnittlichem Verstand gegeben sieht, von je aktuell erlebensbezogenen Interessen (*experiental interests*), die er mit den je individuell gegebenen Fähigkeiten zu emotionalem und sensorischem Empfinden wie Freude oder Schmerz begründet. Nur den kritischen Interessen gesteht er die Möglichkeit der Fundierung des Rechts auf selbstbestimmtes Handeln zu. Den erlebensbezogenen Interessen räumt er lediglich die Begründung für ein Recht auf Fürsorge ein. Die offensichtliche medizinethische Brisanz des interessenethischen Personbegriffs für chronisch (kognitiv) beeinträchtigte Menschen resultiert aus der Bestreitung des natürlichen Rechtspersonenstatus und leistungsunabhängiger Menschenrechte aufgrund eingeschränkter, vor allem kognitiver Leistungsfähigkeit. Stattdessen sollte die Feststellung von Einschränkungen der Leistungsfähigkeiten für die empirische Ermittlung von Art und Ausmaß des Unterstützungsbedarfs fruchtbar gemacht werden, um Menschen mit chronischen Einschränkungen in der Ausübung ihres unveräußerlichen Menschenrechts auf Selbstbestimmung assistierend zur Seite zu stehen (anwaltschaftliche Begleitung). In der Logik eines interessenethisch definierten Personbegriffs werden hingegen die am meisten vulnerablen und schutzbedürftigen Personen schutzlos gestellt.

21.2 Die Versorgungskonzepte der Person- und Patient-Centeredness

Unterschiedlich konnotierte Begriffsverständnisse von *Person* unterliegen auch den verschiedenen Versorgungskonzepten der Person- und Patient-Centeredness, obwohl sie auf den ersten Blick einander verwandt erscheinen. Bei näherer Betrachtung werden ihre unterschiedlichen Wurzeln und Konsequenzen für die Praxis deutlich.

Person-Centeredness
Kongruenz, Empathie und Akzeptanz bilden die zentralen Elemente der nicht-direktiven Gesprächspsychotherapie nach Carl R. Rogers, die – zunächst auf den Fachkräftekreis von Psychotherapeut:innen bezogen – dazu dienen, die professionelle *Haltung* der Behandelnden zu reflektieren. Der Mitbegründer der Humanistischen Psychologie vollzog gegenüber der Psychoanalyse einen programmatischen Perspektivwechsel, indem er ratsuchende Klient:innen als Expert:innen ihres Lebens erachtete, während professionelle Therapeut:innen sich als anwaltschaftliche Begleitung verstehen sollten. Der zunächst gewählten Bezeichnung der klienten-zentrierten Therapie (Client-Centeredness) stellte er unter dem Einfluss der Ich-Du-Philosophie Martin Bubers zunehmend den, die Helfer-Beziehung dialogisch reflektierenden, Begriff der person-zentrierten Therapie zur Seite. Person-Centeredness beschreibt demnach nicht eine outcome-orientierte therapeutische *Technik*, sondern eine verstehende, lernende und assistierende *Haltung* in der therapeutischen Beziehungsgestaltung, in der die hilfebedürftige Person als Expertin ihres Lebens aktiv am Behandlungsprozess beteiligt wird (Subjektivierung). Der Fokus auf die individualisierte Beziehungsgestaltung verschafft der Person-Centeredness insbesondere für (medizinische, pflegerische, pädagogische u. v. m.) Versorgungskonzepte zentrale Relevanz für die Ausbildung von Fachkräften, die über einen längeren Zeitraum oder dauerhaft Menschen mit Hilfebedarf begleiten.

Die Rede von Personenzentrierung hingegen entspringt dem Diskurs über sozialpolitische Reformvorhaben innerhalb der Rehabilitationsversorgung und fordert die strukturelle und organisatorische Differenzierung und Identifizierung von unterschiedlich zu behandelnden Personengruppen. Im Gegensatz zur Person-Centeredness fokussiert sie nicht auf die Reflexion der professionellen Haltung der Fachkräfte sondern auf die Spezifizierung von Rehabilitationsangeboten für spezifische Personengruppen (Menschen mit Demenz, Depression, Schizophrenie, etc.) verbunden mit einer effizienzorientierten Organisationsentwicklung (Baranzke und Güther 2023).

Patient-Centeredness
Im Kontext der (klinischen) Gesundheitsversorgung hat sich als Übersetzung des Begriffs der Patient-Centeredness im Deutschen meist *Patientenorientierung* etabliert. Seine Wurzeln liegen ebenfalls im psychotherapeutischen Kontext. Anders als Rogers' humanistisch-psychologisches Konzept der Person-Centeredness entspringt die Patient-Centeredness der stärker medizinisch geprägten psychoanalytischen Schule, die das klassische expertenorientierte Therapeut:innen-Patient:innen-Gefälle beibehält. Den Ausgangspunkt markieren die Schriften von Enid Balint, die Ende der 1960er-Jahre die Einzigartigkeit einer jeden Patientin, eines jeden Patienten betonte. Zahlreiche weitere Publikationen lassen ein immer prominenteres, aber auch zunehmend uneindeutig werdendes Konzept der Patient-Centeredness entstehen, welches in Forschung und Praxis weit definiert und vielfältig interpretiert wird, möglicherweise begünstigt durch die semantische Übersetzungsungenauigkeit. Zudem basiert die konzeptuelle Bestimmung vorrangig auf wissenschaftlicher und klinischer Expertise, nicht auf Erfahrungen Betroffener. Entsprechend der empirisch abgeleiteten Konzeptbestimmung offenbart sich eine hohe Kontextualität. Bspw. wird Patient-Centeredness in dem US-amerikanischen Literaturreview von Mead und Bower (2000) durch fünf Kerndimensionen charakterisiert: 1) die Anerkennung der Patient:innen als Individuen; 2) das damit verbundene, über die bio-medizinische Diagnostik hinausgehende psychosoziale Verständnis von Krankheit; 3) eine Macht- und Verantwortungsteilung; 4) eine therapeutische Allianz und 5) die Berücksichtigung auch Fachkräfte als Person anzuerkennen. Die deutsche Variante der Patientenorientierung weist in einer Expertenbefragung ergänzend organisatorische und sozialpolitische Dimensionen auf: Empowerment der Patient:innen; individualisierte Dienstleistungen; Patienten-Outcome wie Zufriedenheits- und Lebensqualitätsmessungen; gesundheitspolitische Mitsprache; Koordination und Teamarbeit. Entsprechend variiert das Konzeptionsverständnis auch hinsichtlich der jeweils assoziierten Versorgungspraxis. So fokussiert die Patientenorientierung in der Versorgung von Multimorbidität in der Delphi-Studie von Kivelitz et al. (2021) neben der Individualität von Patient:innen vor allem auf die Arzt-Patienten-Kommunikation; die Einbeziehung von Patient:innen in pflegerische Prozesse; die physische, kognitive und emotionale Unterstützung von Patient:innen sowie auf die Einbindung von Familienangehörigen und Freunden.

Insbesondere der deutschsprachige Diskurs über Patientenorientierung weist – dem ökonomischen Begriff der Kund:innenenorientierung in mancher Hinsicht nicht unähnlich – neben individualistischen und sozialpolitischen auch organisatorische Konnotationen auf und gerät so in Spannung zum Anliegen einer gleichberechtigten Beziehungsgestaltung, wie sie das Konzept der Person-Centeredness fasst. Folglich konstatieren Zill et al. (2021) für das Versorgungskonzept der Patient-Centeredness auf der einen Seite eine hohe *Outcome-Relevanz*, die sich in einem verbesserten Gesundheitsverhalten und -zustand der Patient:innen, einer damit verbundenen Kostenreduktion im Gesundheitswesen und einer höheren Berufszufriedenheit bei Ärzt:innen niederschlägt. Auch weisen sie auf das 2013 eingeführte *Patientenrechtegesetz* zur Stärkung von Patientensicherheit, -information und -beteiligung hin, das sich auf den Diskurs zur Patientenorientierung zurückführen lässt. In seiner Umsetzung in die Praxis erweist sich Patient-Centeredness aber nicht selten als ein „Lippenbekenntnis für Marketingzwecke" (Zill et al. 2021, S. 53).

21.3 Person-Centered Care (PCC) bei herausforderndem Verhalten

Im Folgenden wird das Konzept der PCC von Kitwood vor dem Hintergrund der beiden Versorgungskonzepte der Person- und Patient-Centeredness reflektiert, zum einen, weil Kitwood es sich zur zentralen Aufgabe machte, der Depersonalisierung von Menschen mit Demenz mit einem Handlungskonzept für die Praxis zu begegnen, zum anderen, weil es sich um ein grundlegendes, basales Konzept handelt, welches auf die Situation von Menschen mit chronisch kognitiven Einschränkungen übertragbar ist.

In Anlehnung an Rogers forderte Kitwood zum Schutz vor Depersonalisierung eine Person-Centered Care (PCC), d. h. die Bereitschaft, Betroffene mit ihren psychischen und kognitiven Veränderungen als Personen und Experten ihrer selbst zu akzeptieren (Akzeptanz), ihre Kompetenzen wahrzunehmen, sich in ihre Situation einzufühlen (Empathie) und sich an ihrem Willen zu orientieren (Nicht-Direktivität). Wie Rogers so betonte auch Kitwood die Notwendigkeit der Echtheit (Kongruenz/Authentizität) der behandelnden Person für eine gelingende interpersonale, dialogische Beziehungsgestaltung, wodurch der (Selbst)Reflexion der *Haltung* zentrale Bedeutung zukommt. Die person-zentrierten Impulse inspirierten eine neue Wahrnehmung und einen veränderten Umgang mit sogenanntem herausfordernden Verhalten. Geprägt wurde der Terminus in der heilpädagogischen Fachdiskussion, mit dem Ziel, die Gefahren von Selbst- und Fremdgefährdung sowie von sozialer Exklusion für Personen mit kulturell als auffällig wahrgenommenen Verhaltensweisen von Menschen mit geistiger Behinderung abzuwenden (Baranzke und Güther 2023) und eine positive Verhaltensunterstützung durch Fachkräfte leisten zu können. Der Ausdruck soll dazu anregen, sich in disruptive Verhaltensweisen wie Wandering, Lautieren, Aggression, Depression aus der Perspektive der Betroffenen empathisch einzufühlen, um mögliche dahinterliegende auslösende Ursachen wie unerkannte Schmerzen, Unbehagen, Ängste oder Langeweile zu prüfen. Auffällige Verhaltensweisen können so als sinnhafte nonverbale Kommunikation neu gedeutet und als berechtigtes Ausdrucksverhalten verstanden und wertgeschätzt werden. Sie werden dann nicht mehr primär als Symptom hirnorganischer Einschränkungen betrachtet, sondern darauf geprüft, ob sie Ausdruck unerfüllter Bedürfnisse (unmet needs) sind. Entscheidend ist dabei die Wahrnehmung nicht nur physischer, sondern vor allem auch psychosozialer Bedürfnisse wie soziale Eingebundenheit, sinnstiftende Aktivitäten, Selbstverwirklichung (need-driven-behavior model nach Kolanowski). Der Versorgung physischer Bedürfnisse geht die Vergewisserung einer psychosozialen Beziehung als Fundament voran. Damit erweitert Kitwood die biomedizinische Perspektive um psychosoziale Dimensionen zu einem bio-psycho-sozialen Modell der Demenz, das ihm ermöglicht, auch exogene, in der sozialen Umwelt liegende Ursachen für herausforderndes Verhalten in den Blick zu bekommen – ohne jedoch schon den emanzipatorischen Impuls der Disability-Bewegung in sein Konzept der PCC übersetzt zu haben.

21.3.1 Person-Centered-Care in der Kritik

Zwar teilt Kitwood mit den Anfängen der Disability-Bewegung die Kritik an der Medikalisierung und medizinischen Depersonalisierung chronisch eingeschränkter Menschen. So wenig Menschen mit Behinderung durch die medizinisch-naturwissenschaftliche Perspektive auf ihre funktionalen Defizite reduziert und zum passiven Objekt medizinischer Behandlung gemacht werden wollen, so wenig sollen nach Kitwood Menschen auf ihre hirnorganischen Einschränkungen festgelegt und zum Behandlungsobjekt degradiert werden. Während Rogers Person-Centeredness mit einem von Buber geprägten Personverständnis die psychotherapeutische Beziehung als dialogisches Verhältnis zwischen (zwei) gleichberechtigten *Subjekten* konzipiert, operiert Kitwood mit einem bio-psycho-sozialen Vorverständnis von Person und damit mit einem primär *empirisch objektivierenden Zuschreibungsbegriff*, der mit dem Konzept der Patient-Centeredness konvergiert. Dies führt zu einer konzeptionellen Unschärfe, die dazu führt, dass PCC trotz des mit ihm verbundenen Anspruchs auf Subjektivierung unterschwellig als therapeutisches, outcome-orientiertes Konzept, mit dem sich herausforderndes Verhalten messbar verringern oder präventiv verhindern lasse, missverstanden werden kann. Das PCC-Konzept mit seiner bio-psycho-sozialen Ausrichtung ohne expliziten menschenrechtlichen Bezug droht damit das Problem der Depersonalisierung zu verschärfen. So besteht die Gefahr, dass Personen mit Verhaltensauffälligkeiten nach wie vor diskriminiert werden. Denn die empirisch ausgerichtete bio-psycho-soziale Orientierung bleibt einer outcome-orientierten Erwartungshaltung verhaftet, die auf messbare Effekte fokussiert und nicht auf einen Perspektiv- und Haltungswechsel der Fachkräfte. Damit wird eine unvoreingenommene Begegnung mit Menschen mit auffälligen Verhaltensweisen *behindert*. Sie bleiben als bspw. (demenz)krank ettikettiert (labeling). Bei herausforderndem Verhalten besteht so die Gefahr fort, ein subjektiv berechtigtes Verhalten weiterhin z. B. als Störung des Organisationsablaufs abzuwerten und kontrollieren zu wollen (Normalisierung). Hervorzuheben ist in diesem Zusammenhang die Studie von Doyle und Rubinstein (2014), die das Fortbestehen einer kulturellen Matrix des *Othering* trotz PCC-Schulung der Fachkräfte konstatiert. Herausforderndes Verhalten wurde in einem ethnografisch untersuchten, PCC-orientierten Pflegeheim unverändert als krankhaftes Verhalten gedeutet und sanktioniert. Fachkräfte grenzten sich von den Betroffenen ab, statt sich ihren Anliegen zuzuwenden. Vor diesem Hintergrund überrascht die in vielen Studien ebenfalls belegte fehl- und überdosierte psychopharmakologische Behandlung zur Symptomkontrolle von Menschen mit herausforderndem Verhalten trotz erhöhten Mortalitätsrisikos für die Betroffenen nicht – um so mehr muss sie alarmieren (Güther et al. 2021). Damit zeigt die Studienlage, dass PCC ohne menschenrechtsethische Fundierung den medikal verobjektivierenden Versorgungsrahmen in der Praxis oft nicht durch eine Subjektivierung der Betroffenen zu überwinden vermag, sondern in der Praxis allzu oft in einem behavioristisch verobjektivierenden Interventionismus stecken bleibt. So gestaltet sich denn auch dem Kitwoodschen Anliegen zum Trotz im Gegensatz zu der emanzipatorischen Disability-Bewegung, die gemäß dem Grundsatz: *Wir sind nicht behindert. Wir werden behindert!*, der Subjektstatus für Menschen mit chronischen kognitiven Einschränkungen und Demenz im PCC-Konzept diffus. Eine konsequente person-zentrierte Versorgung bedarf daher einer klaren Positionierung, die sich uneingeschränkt an einer menschenrechtsethisch geprägten Person-Centeredness orientiert und über bisherige Ansätze wie den hier von Kitwood diskutierten hinausgeht. Diese ist nicht an der Quantität ihres Einflusses zu messen, sondern als advokatorische, solidarische und respektvolle Praxis qualitativ zu bestimmen, zu schulen und über Fallarbeit zu kultivieren.

21.4 Fallarbeit

In der Alltagspraxis sollte das Fallverstehen für einen person-zentrierten Umgang mit herausforderndem Verhalten einen zentralen Platz einnehmen. Bei einem *Fall* handelt es sich um Situationen, Sachverhalte oder Einzelphänomene, denen unterschiedliche Handlungssubjekte (z. B. Angehörige unterschiedlicher Professionen) unterschiedliche Bedeutung beimessen. So kann im Kontext der Versorgung eines Menschen mit chronisch psychischen oder kognitiv-degenerativen Einschränkungen eine Verhaltensweise, die seitens der professionellen Akteure als herausfordernd erlebt wird, einen zu bearbeitenden Fall darstellen, für den Lösungsstrategien gesucht werden. Zu prüfen und zu sensibilisieren ist aber immer auch die Perspektive der Betroffenen. Methodologisch handelt es sich bei der Fallarbeit um einen hermeneutischen Interpretationsprozess, der das lebensweltliche Erleben von Personen in den Fokus nimmt und zu verstehen versucht. Methodisch setzt dies das Vorgehen der Fallrekonstruktion in Form von Fallbesprechungen voraus. Dokumente wie Pflegeakten, Situationsbeschreibungen und geschilderte subjektive Eindrücke zu einem Fall sind zusammenzutragen. Sie dienen als Informationssammlung und Grundlage für die Interpretationsarbeit. Um ein Verhalten richtig zu deuten und *blinde Flecken* in eigenen Deutungsgewohnheiten aufzudecken, ist es notwendig, unterschiedliche Sichtweisen zu eröffnen. So kann bspw. ein gesteigerter Bewegungsdrang aus medizinisch-psychiatrischer Sicht als symptomatisches Fehlverhalten diagnostiziert werden. Aus der Perspektive von Pflegenden kann das Verhalten als störend und überfordernd erscheinen, weil Organisationsabläufe bei chronischem Personalmangel nicht mehr reibungslos aufrechterhalten werden können. Physiotherapeut:innen mögen das Wandering als ein wertvolles Training im Dienst einer Sturzprophylaxe schätzen. Aus Sicht der Betroffenen kann das gleiche Verhalten aber Ausdruck von z. B. Gewohnheit (Biografie), Langeweile (Vernachlässigung), innerer Anspannung oder unerkannten Schmerzen sein (Schrems 2019).

Folgende Kern-Elemente einer Fallarbeit im Sinne von Person-Centeredness sind hervorzuheben:

1. *Verstehende Haltung und Gesprächsbereitschaft:* Auf der Seite der Fachkräfte bedarf es einer auf Verstehen hin ausgerichteten Haltung und dialogischen Gesprächsbereitschaft und -kompetenz. Gemeint sind Offenheit für Problemdefinition und -lösungen sowie die Bereitschaft zum aktiven Zuhören, Lernen und Forschen. Vertraute Lösungswege und Denkweisen sind immer wieder zu überprüfen, zu überdenken oder weiterzuentwickeln.
2. *Betroffenenperspektive und -expertise:* Persönliche Sicht- und Erlebensweisen sind gezielt zu erfragen. So ist gleich zu Beginn der Fallarbeit zu klären, für wen der *Fall* überhaupt als relevant erachtet wird, und für wen nicht! Dies kann insbesondere bei Menschen mit chronisch kognitiven Einschränkungen wie Demenz eine geschulte Kommunikation und Personen, die die Sicht der Betroffenen im Prozess anwaltschaftlich vertreten, erforderlich machen. Darüber hinaus ist die Expertise chronisch kranker Menschen, ihre Situation einschätzen zu können, unbedingt zu berücksichtigen (Empowerment).
3. *Multiprofessionalität:* Fallarbeit unterliegt fachlich geprägten Wahrnehmungen. Insofern sind möglichst viele Perspektiven in die Fallarbeit einfließen zu lassen, um den Fall in seiner Komplexität annähernd vollständig abbilden und erfassen zu können. Dazu sind Fallbesprechungen entsprechend mit allen, in den Fall involvierten Professionen sowie zusammen mit den Betroffenen und/oder den sie anwaltschaftlich vertretenden Personen durchzuführen, um darüber differenzierte Zugangsweisen zum Fall eröffnen zu können.
4. *Dokumentation und Selbstevaluation:* Um dem hermeneutisch lernenden Prozess von Fallarbeit gerecht zu werden, ist es erforderlich, Vorannahmen, Problemdefinitionen und konsentierte Lösungsansätze schriftlich und für alle nachvollziehbar zu dokumentieren, um Informationen zu sichern und um den Prozess evaluieren und ggf. korrigieren zu können.
5. *Organisationsentwicklung:* Die Umsetzung von Fallarbeit bedarf auch von Seiten der Organisation die Bereitschaft, Zeit, Raum und Fachkräfte, die durch den dialogisch lernenden Prozess der Fallarbeit führen, bereitzustellen. Zudem sind ggf. etablierte Abläufe und vertraute Hierarchien zu überdenken und zugunsten inklusiver Organisationskultur (Cultural Change) aufzugeben. Gefördert werden demokratische Organisationsentwicklungen, die über den Einzelfall hinaus zu mehr Diversitätskompetenz befähigt.
6. *Fachsprache:* Da unsere Sprache unsere Wahrnehmung und damit unser professionelles Handeln leitet, ist eine person-zentrierte Fachsprache zu entwickeln. An dem Fachausdruck des *herausfordernden Verhaltens* wird die Relevanz eines reflektierten Gebrauchs von Begriffen und die Notwendigkeit zur Entwicklung einer eigenen Fachsprache deutlich, um den Paradigmen- und Haltungswechsel und damit Person-Centeredness als Versorgungskonzept zu realisieren.

Literatur

Baranzke H, Güther H (2023) Die Entdeckung der PERSON mit Demenz in der stationären Langzeitpflege. In: Brandenburg H (Hrsg) Pflegehabitus in der stationären Langzeitpflege von Menschen mit Demenz. Personzentrierte Pflegebeziehungen nachhaltig gestalten. Kohlhammer, Stuttgart, S 39–99

Doyle PJ, Rubinstein RL (2014) Person-centred dementia care and the cultural matrix of othering. Gerontologist 54(6):952–963

Dworkin R (1993) Life's dominion. An argument about abortion, euthanasia, and individual freedom. Alfred A. Knopf, New York

Güther H, Baranzke H, Höhmann U (2021) Herausforderndes Verhalten bei Personen mit Demenz. MMW Fortschritte der Medizin 2021 163(S3):52–60

Kitwood T, Brooker D, Müller-Hergl C, Güther H (Hrsg) (2022) Demenz: Der person-zentrierte Ansatz im Umgang mit verwirrten, kognitiv beeinträchtigten Menschen, 9., vollst. überarb. u. erw. Aufl. Hogrefe, Bern

Kivelitz L, Schäfer J, Kanat M, Mohr J, Glattacker M, Voigt-Radloff S, Dirmaier J (2021) Patient-centeredness in older adults with multimorbidity: results of an online expert delphie study. Gerontologist 61(7):1008–1018. https://doi.org/10.1093/geront/gnaa223

Mead N, Bower P (2000) Patient-centredness: a conceptual framework and review of the empirical literature. Soc Sci Med 51(7):1087–1110

Schrems B (2019) Fallarbeit in der Pflege. Grundlagen, Formen und Anwendungsbereiche, 3., überarb. u. erg. Aufl. facultas, Wien

Wetzstein V (2010) Kognition und Personalität: Perspektiven einer Ethik der Demenz. In: Kruse A (Hrsg) Lebensqualität bei Demenz? Zum gesellschaftlichen und individuellen Umgang mit einer Grenzsituation im Alter. Akademische Verlagsgesellschaft, Heidelberg, S 51–70

Zill J, Zeh S, Scholl I (2021) Patientenzentrierte Versorgung. In: Brinkhaus B, Esch T (Hrsg) Integrative Medizin und Gesundheit. Medizinisch Wissenschaftliche Verlagsgesellschaft, Berlin, S 47–58

22 Palliativ und End of Life Care als Versorgungskonzepte

Christine Dunger

Inhaltsverzeichnis

22.1 Grundgedanken von Palliative Care 177
22.2 Allgemeine und spezialisierte Palliative Care 178
22.3 Krankheits- und Therapieverlauf 180
22.4 Begleitung zwischen Versorgungsauftrag und existenziellen Herausforderungen 181
      22.4.1 Symptomlinderung 182
      22.4.2 Individuelle Aspekte des Erlebens und Diversität am Lebensende 183
Literatur 183

22.1 Grundgedanken von Palliative Care

Begründerin der Hospizbewegung war Dame Cicely Saunders, welche als Krankenschwester, Sozialarbeiterin und Medizinerin in London in den 1960er-Jahren erlebte, wie dürftig die Versorgung v. a. von Tumorpatient:innen am Lebensende war. Sie gründetet 1967 das erste moderne Hospiz, welches es bis heute gibt (Oechsle und Scherg 2019).

C. Dunger (✉)
Lehrstuhl für Sozialphilosophie und Ethik im Gesundheitswesen, Universität Witten/Herdecke, Witten, Deutschland

Institut für Pflegewissenschaft und -praxis, Paracelsus Medizinische Universität, Salzburg, Österreich
E-Mail: Christine.Dunger@uni-wh.de; christine.dunger@pmu.ac.at

© Der/die Autor(en), exklusiv lizenziert an Springer-Verlag GmbH, DE, ein Teil von Springer Nature 2024
D. Schmitz et al. (Hrsg.), *Chronic Care – Wissenschaft und Praxis*,
https://doi.org/10.1007/978-3-662-68415-3_22

Im Rahmen ihrer Arbeit im St. Christophers Hospice in London benannte sie die Grundsätze von Palliative Care. Im Laufe der Zeit wurden diese modifiziert (Oechsle und Scherg 2019; May 2016), sind im Wesentlichen jedoch beibehalten worden:

- Die Behandlung erfolgt in der Umgebung der Wahl; stationär, z. B. im Hospiz, Krankenhaus, Pflegeheim oder zu Hause mit der Unterstützung ambulanter Dienste, wie z. B. Pflegedienst, Hospizverein, usw.
- Physische, psychische, soziale und spirituelle Bedürfnisse der Patient:innen und Angehörigen, aber auch des Behandlungsteams sollen beachtet werden.
- Das Menschliche soll in den Vordergrund treten, während das medizinisch, mit viel technischem Aufwand Machbare in den Hintergrund tritt.
- Ziel der Therapie ist die Steigerung der Lebensqualität der Patient:innen.
- Die individuelle Behandlung steht im Vordergrund.
- Es braucht ein interprofessionelles, geschultes Team.
- Offenheit und Ehrlichkeit sind die Grundlage des Vertrauensverhältnisses zwischen den Beteiligten.
- Es bedarf der Integration von Ehrenamtlichen in die Versorgung.
- Es gibt eine zentrale Koordination des Behandlungsteams.
- Es wird eine kontinuierliche Begleitung der Betroffenen und der Angehörigen gewährleistet, auch über den Tod der Patient:innen hinaus.
- Zentral ist die Akzeptanz von Sterben und Tod als Teil des Lebens, was auch bedeutet, dass der Tod weder beschleunigt noch herausgezögert wird.

Die aktuell gültige Definition von Palliative Care beschreibt diese als einen Versorgungsansatz „zur Verbesserung der Lebensqualität von Patient:innen und ihren Familien, die mit Problemen konfrontiert sind, welche mit einer lebensbedrohlichen Erkrankung einhergehen. Dies geschieht durch Vorbeugen und Lindern von Leiden durch frühzeitige Erkennung, sorgfältige Einschätzung und Behandlung von Schmerzen sowie anderen Problemen körperlicher, psychosozialer und spiritueller Art" (WHO 2020).

Im Fokus der Palliative und End of Life Care stehen also die Linderung von Schmerzen und anderen belastenden Symptomen. In die Versorgungsangebote werden psychologische und spirituelle Aspekte integriert. Damit soll eine Unterstützung gewährleistet werden, die Patient:innen hilft, ihr Leben so aktiv wie möglich bis zum Tod zu gestalten und die Angehörigen während der Erkrankung der Patient:innen und in der Trauerzeit mitberücksichtigt. (WHO 2020)

22.2 Allgemeine und spezialisierte Palliative Care

Menschen soll somit trotz schwerer Erkrankungen, welche mit Hilfs- und Pflegebedürftigkeit einhergehen, ein würdiges Leben bis zuletzt und ein Sterben in Würde ermöglicht werden. Dafür müssen die Versorgungsangebote an die Lebenssituation

22 Palliativ und End of Life Care als Versorgungskonzepte

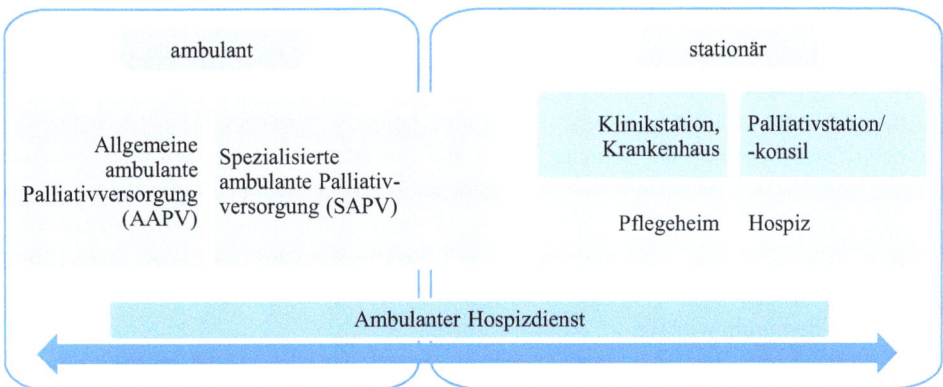

Abb. 22.1 Versorgungsangebote. (Eigene Darstellung)

der Betroffenen angepasst werden. Es bedarf nicht nur einer spezialisierten Palliative Care, sondern auch einer allgemeinen Palliative Care, d. h. einer Versorgung am Lebensende, die niedrigschwellig ansetzt und in den üblichen Versorgungsalltag integriert ist. Diese Angebote gibt es sowohl für den ambulanten als auch den stationären Bereich (s. Abb. 22.1).

Ambulante Palliativpflegedienste sind Teil der **allgemeinen ambulanten Palliativversorgung (AAPV)** und für schwerstkranke Menschen in ihrer vertrauten Umgebung zuständig: Speziell geschulte Pflegekräfte pflegen und begleiten Palliativpatient:innen in enger Kooperation mit Hospizdiensten und weiteren Anbietern vor Ort. Ärzt:innen mit der **Zusatzqualifikation Palliativmedizin** wiederum lindern belastende Symptome mit dem Ziel der bestmöglichen Lebensqualität für schwer erkrankte Menschen und deren Familie. In **ambulanten Hospizdiensten** engagieren sich Ehrenamtliche, um schwerkranke Menschen und ihre Angehörigen zu unterstützen. Sie beraten in Fragen der ambulanten Betreuung, arbeiten mit Ärzt:innen wie auch Pflegediensten zusammen und begleiten die Familie in der Zeit des Sterbens und der Trauer.

Die **spezialisierte ambulante Palliativversorgung (SAPV)** dient dem Ziel, Lebensqualität und Selbstbestimmung soweit wie möglich zu erhalten. SAPV-Teams kommen zu Schwerstkranken, wo immer sie sie brauchen, ob zuhause oder beispielsweise in Einrichtungen der Pflege oder Eingliederungshilfe.

Palliativstationen sind spezialisierte Einrichtungen eines Krankenhauses, auf denen Menschen mit einer fortgeschrittenen lebensbegrenzenden Erkrankung versorgt werden. Ziel ist die weitestgehende Linderung der Symptome und Verbesserung der Lebensqualität, sodass schwersterkrankte Menschen die ihnen verbleibende Lebenszeit möglichst in ihrer gewohnten Umgebung verbringen können. Sollte eine Entlassung nicht mehr möglich sein, steht das multiprofessionelle Team der Palliativstation Sterbenden und ihren Angehörigen zur Seite. In Stationären **Hospizen** pflegen und begleiten haupt- und ehrenamtlichen Mitarbeiter:innen in wohnlicher Umgebung schwerkranke Menschen und deren Angehörige nach deren persönlichen Bedürfnissen. Ein Palliativdienst im Sinne eines **Konsildienstes** bietet als spezialisiertes Team mit unterschiedlichen Berufsgruppen eine

Palliativbetreuung für Patient:innen auf allen Krankenhausstationen an. Diese Betreuung umfasst sowohl eine kontinuierliche und frühzeitige palliativmedizinische Beratung als auch die ergänzende Mitbehandlung im Falle komplexer Symptome und Bedürfnisse.

Es gibt somit vielfältige Möglichkeiten eine palliative Versorgung bereits frühzeitig einzubinden, ohne dass der primäre Fokus auf den letzten Lebenstagen oder -wochen liegt. Die Ziele von Palliative Care sollen also nicht erst dann in den Fokus treten, wenn vorhergegangene Therapien zur Heilung oder Lebensverlängerung ersetzt werden. Vielmehr soll die palliative Versorgung möglichst frühzeitig im Sinne einer *early integration* beginnen. Dafür sind die vorgestellten Strukturen der Allgemeinen Palliativversorgung in der Regelversorgung wichtig.

Early Integration bedeutet, dass schwer erkrankte Patient:innen früh im Erkrankungsprozess, am besten mit Diagnosestellung, Kontakt zum Palliativteam bekommen. Es geht jedoch nicht darum, dass das Team schon mit in die Versorgung einsteigt. Im Mittelpunkt stehen Informationsweitergabe und Beziehungsaufbau. Die Primärversorger behalten das Behandlungsregime und Therapien gegen die Grunderkrankung werden begonnen oder fortgesetzt. Sie können aber bei Bedarf durch die palliative Begleitung immer mehr ergänzt und schließlich abgelöst werden.

Besonders herauszuheben ist, dass es immer wieder Studien dazu gibt, dass eine gute Versorgungsqualität, die palliative Angebote einbettet und gezielt die Lebensqualität fördert, auch den Verlauf der Erkrankung positiv beeinflusst. Somit sorgen ergänzende kurative und palliative Anteile im Rahmen einer Therapie dafür, dass diese insgesamt die Lebensqualität erhöht und schließlich sogar zu einer Verlängerung der Lebensdauer führen kann.

22.3 Krankheits- und Therapieverlauf

Diese Vorstellungen und etablierten Versorgungsstrukturen entsprechen den neueren Ansätzen und Ideen der Palliative Care. Als erstes Screening auf eine palliative Situation wurde früher oftmals die sogenannte *Überraschungsfrage* gestellt: „Wäre ich überrascht, wenn dieser Mensch im nächsten halben Jahr sterben würde?" Der damit umrissene Zeithorizont beschreibt die letzte Lebensphase von Menschen, für die in den kommenden Wochen und Monaten eine spezialisierte Palliativversorgung relevant werden kann. Diese Prognose ist, wie alle Voraussagungen, nicht immer zutreffend. Sie ist aber nicht nur ein Hinweis auf die verbleibende Zeit, sondern auch auf die zu erwartenden Belastungen, Funktionseinschränkungen und Bedürfnisse der Betroffenen sowie ihrer An- und Zugehörigen.

Die Frage impliziert in gewisser Weise auch, dass eine palliative Versorgung ansetzt, wenn eine Kuration nicht mehr zu erreichen ist. Das entsprach dem Fokus zu Beginn der Entwicklung von Hospiz- und Palliativstrukturen. Damals standen Patient:innen mit Tumorerkrankungen im Fokus. Mittlerweile, vor allem in den letzten Jahren, wurde die Zielgruppe auf Patient:innen mit schweren organischen, chronischen Erkrankungen, wie z. B. Herz-Kreislauf-Erkrankungen erweitert (May 2016).

22 Palliativ und End of Life Care als Versorgungskonzepte

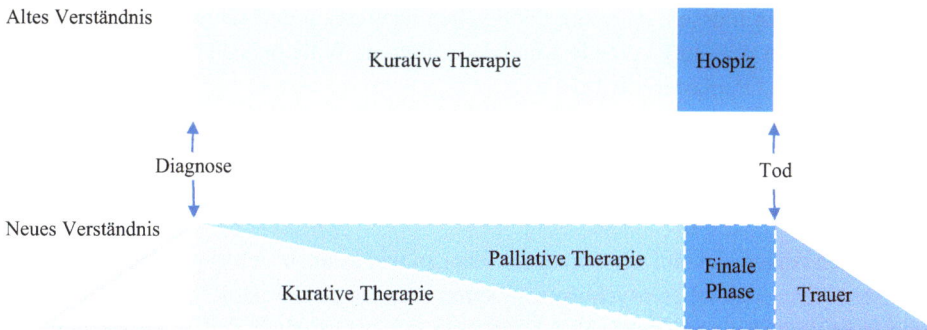

Abb. 22.2 Krankheits- und Therapieverlauf. (Eigene Darstellung, nach Lynn und Adamson 2003)

Heute wird somit zumeist dafür geworben, dass kurative und palliative Versorgung sich im Krankheitsverlauf ergänzen, wobei bei chronifizierten, nicht heilbaren und fortschreitenden Erkrankungen der palliative Schwerpunkt zunehmend an Bedeutung gewinnt (Finn und Malhotra 2019). Abb. 22.2 zeigt den Unterschied zwischen den beiden Ansätzen auf.

Die Krankheitsverläufe chronischer, fortschreitender Erkrankungen sind natürlich sehr verschiedenen (siehe Beitrag 11). So sind die Verlaufskurvenmodelle der Erkrankungen Krebs, Organversagen und Altersgebrechlichkeit sowie demenzielle Veränderungen sehr individuell und verweisen darauf, dass auch der jeweilige Versorgungsbedarf verschieden ist (Lynn und Adamson 2003). Sie zeigen zudem, dass es im Rahmen des allgemeinen Abbaus auch Phasen der Besserung und Regeneration geben kann. Die entsprechenden Versorgungsangebote sollten sich somit an diesen Verläufen orientieren. Das erfordert eine gute Kommunikation und entsprechende Assessments bezüglich der aktuellen Bedürfnisse sowie die Fähigkeit, adäquat darauf reagieren zu können.

Für eine allgemeine Palliativversorgung erscheint diese Perspektive auf Krankheitsverläufe besonders relevant. Schließlich geht es nicht ausschließlich um die letzten Tage, Wochen oder Monate. Die betroffenen Menschen bedürfen einer aktuell angemessenen Unterstützung. Diese kann bei einer sich verschlechternden COPD in der Akutversorgung vollkommen anders aussehen als bei der Schmerzepisode eines Bewohners im Altenheim oder der zunehmenden Ortsfixierung eines demenziell erkrankten Menschen im ambulanten Setting.

22.4 Begleitung zwischen Versorgungsauftrag und existenziellen Herausforderungen

Die gute, sichere und patient:innennahe Versorgung findet schließlich in der direkten Interaktion zwischen Betroffenen und professionellen wie ehrenamtlichen Helfenden statt. Vor diesem Hintergrund werden nochmals zwei Aspekte besonders betrachtet, die die Besonderheiten und den Ansatz von Palliative Care und End of Life Care verdeutlichen. Ausgangspunkt beider Ansätze ist, dass schwerkranke und sterbende Menschen sich damit auseinandersetzen müssen, dass ihre Fähigkeiten nachlassen und schwinden, private und berufliche Rollen sich stark verändern und der autonome Wille in den Hintergrund gerückt wird (Wasner und Pankofer 2014).

22.4.1 Symptomlinderung

Belastungen zeigen sich auf verschiedenen Ebenen und können sich gegenseitig bedingen. So äußern sich gelegentlich psychosoziale Symptome auf der körperlichen Ebene. Für eine umfassende Versorgung ist daher auch ein Assessment erforderlich, welches der Komplexität gerecht wird. Als palliative Symptome werden u. a. Fatigue, Schmerz, Dyspnoe (Atemnot), Appetitlosigkeit, Angst, Übelkeit und Erbrechen, Juckreiz, Obstipation und Delir benannt. Zur Behandlung dieser Symptome gibt es eine mehr oder weniger gute Evidenz, welche in der S3 Leitlinie „Palliativmedizin für Patient:innen mit einer nicht-heilbaren Krebserkrankung" aus dem Leitlinienprogramm Onkologie (2019) beschrieben wird.

Cicely Saunders entwickelte vor dem Hintergrund der Versorgungsplanung schwer erkrankter Patient:innen das Total Pain Konzept. Mit *Pain* ist in diesem Zusammenhang jedoch weniger Schmerz als physiologische Erscheinung gemeint, als vielmehr das erlebte Leid. Grundlage ist, dass palliative Patient:innen ihre Symptombelastungen in vier Dimensionen erleben können (Tab. 22.1). Da diese sich gegenseitig bedingen und beeinflussen, sollten alle Dimensionen in die Planung der Versorgung, der Linderung von Leid und der Förderung/Erhaltung von Lebensqualität einbezogen werden (Oechsle und Scherg 2019).

Tab. 22.1 Symptome in den vier Dimensionen des Total Pain Konzeptes. (Oechsle und Scherg 2019)

Dimension	Möglichkeiten der Erfassung
physisch	Schmerzen oder weitere körperliche Symptome werden individuell von den Betroffenen wahrgenommen und geäußert. Zur Erfassung kann z. B. die visuelle Analogskala dienen, die auch zur Evaluation ergriffener Maßnahmen dienen kann.
psychisch	Belastungen auf dieser Ebene interagieren häufig mit physischen Beschwerden. Sorgen und kreisende Gedanken, z. B. um die Familie oder das Versterben können, sollten Beachtung finden und bei Bedarf besprochen oder anderweitig ausgedrückt werden.
sozial	Menschen haben verschiedene Rollen, die sie ihrem Gefühl nach im Verlauf des Sterbeprozesseses und einer fortschreitenden Erkrankung nicht mehr erfüllen können. Hier entstehen oft innere Konflikte, die Beschwerden hervorrufen oder beeinflussen können. Die Angehörigen der Betroffenen einzubeziehen und auch ihre Belastungen zu kennen, einen offenen Austausch zu begleiten, kann hier eine Unterstützung sein.
spirituell	Religiöse Ansichten der Betroffenen, Sinn- und Existenzfragen sind relevant, wenn sich Menschen mit dem Ende ihrer Existenz auseinandersetzen. Es können sich Fragen nach dem Warum oder dem Danach stellen. Auch hier sollte ermöglicht werden, offen über eigene Gedanken zu sprechen.

Die Symptomlinderung kann so zu einem komplexen Vorgehen werden, welches sich nicht übergreifend und für alle Patient:innen standardisiert darstellen lässt.

22.4.2 Individuelle Aspekte des Erlebens und Diversität am Lebensende

Es zeigt sich trotz aller Individualität deutlich, dass insbesondere das Erleben von Verlusten die psychosoziale Situation Betroffener widerspiegelt und tiefe Traurigkeit auslöst (Wasner und Pankofer 2014). Die Auseinandersetzung mit der eigenen Sterblichkeit bedeutet ein Nachdenken über und Erleben des Verlustes der eigenen Zukunft sowie auch sozialer Rollen und Sicherung. Hinzu kommen der Verlust der Autonomie und die Frage nach der Gestaltung der letzten Lebenszeit und dem Ort des Sterbens angesichts dieser geringer werdenden Autonomie. Schließlich hat auch eine Bedeutung, wie der Abschied von Angehörigen und vertrauten Menschen gestaltet werden kann.

Die Besonderheit, der sich Palliative Care und End of Life Care nun stellen müssen, ist eine spezifische Diversität am Lebensende (Schnell 2023). Gemeint ist damit eine nicht aufzuhebende Asymmetrie zwischen Sterben und Weiterleben, welche es nur am Lebensende und damit in keinem anderen Bereich des Lebens oder der Gesundheitsversorgung gibt. „Niemand kann dem Anderen sein Sterben abnehmen. Der Tod ist der je eigene Tod. Die Kommunikation zwischen Arzt und Patient geschieht an der Grenze des Schweigens, weil am Lebensende die für den Dialog zwischen Ich und Du notwendige, gemeinsame Bedeutungswelt schwindet" (Schnell 2023, S. 108).

Neben allen fachlichen und organisatorischen Herausforderungen besteht somit eine besondere ethische Herausforderung. Dies meint, dass auf sterbende Menschen eingegangen wird, die gerade keine Patient:innen sind und dass Symptomkontrolle allein nicht ausreicht.

Die Leistung von Palliative Care und End of Life Care, ist nur im engeren Sinne als eine heilberufliche anzusehen. Sie ist im weiteren Sinne eine gesellschaftliche, die sich der gesellschaftlichen Regulierung und Interpretation des Sterbens wie der Gestaltung des menschlichen Lebens widmet.

Zusammenfassend ist festzuhalten, dass Palliative Care und End of Life Care eine Teamleistung sind, die das Mensch-sein und das existenzielle Erleben in den Mittelpunkt stellen, aber nicht losgelöst vom Krankheitsverlauf betrachtet werden können sowie hohe fachliche Ansprüche haben.

Literatur

Finn L, Malhotra S (2019) The development of pathways in palliative medicine: definition, models, cost and quality impact. Healthcare 7(22):1–10. https://doi.org/10.3390/healthcare7010022

Lynn J, Adamson DM (2003) Living well at the end of life adapting health care to serious chronic illness in old age. RAND white papers: Santa Monica, Pittsburgh

May A (Hrsg) (2016) Patientenverfügungen. Handbuch für Berater, Ärzte und Betreuer. Springer, Berlin

Oechsle K, Scherg A (Hrsg) (2019) FAQ Palliativmedizin. Antworten – prägnant und praxisnah, 1. Aufl. Elsevier, München

Schnell MW (2023) Der Tod als Andersheit. In: Schönefeld D, von Gahlen-Hoops W (Hrsg) Soziale Ordnungen des Sterbens. Theorie, Methodik und Einblicke in die Vergänglichkeit. Transcript, Bielefeld, S 103–14

Wasner M, Pankofer S (Hrsg) (2014) Soziale Arbeit in Palliative Care. Kohlhammer, Stuttgart

WHO (2020) Palliative Care. Online im Internet: Palliative care (who.int). Zugegriffen am 25.09.2023

Emergency und Critical Care als Konzepte der Versorgung

23

Hans Lemke

Inhaltsverzeichnis

23.1	Einführung	185
23.2	Die notfallmedizinische Entwicklung in den letzten Jahrzehnten	186
23.3	Strukturierte Versorgungsabläufe am Beispiel Traumaversorgung	187
23.4	Der geriatrische Patient	190
23.5	Ausblick	192
Literatur		192

23.1 Einführung

Die Begriffe Intensive Care und Critical Care werden häufig identisch verwendet als Versorgung von Personen in einem gesundheitlich kritischen Zustand auf einer Intensivstation. Schwere akute Verletzungen oder Erkrankungen münden häufig in eine notfallmedizinische und damit zeitkritische Versorgung (Emergency Care), sodass Intensiv- und Notfallversorgung als ein zusammenhängender Versorgungsprozess gedacht werden müssen. Die Zunahme der Zahl älterer Menschen erhöht die Komplexität, da mit zunehmendem Alter häufiger zusätzlich zu der akuten Erkrankung/Verletzung noch weitere chronische Begleiterkrankungen erkannt werden müssen.

H. Lemke (✉)
Klinik für Unfall-, Hand- und Wiederherstellungschirurgie, Klinikum Dortmund gGmbH, Dortmund, Deutschland

© Der/die Autor(en), exklusiv lizenziert an Springer-Verlag GmbH, DE, ein Teil von Springer Nature 2024
D. Schmitz et al. (Hrsg.), *Chronic Care – Wissenschaft und Praxis*,
https://doi.org/10.1007/978-3-662-68415-3_23

Der notfallmedizinischen Erstbehandlung mit Stabilisierung und evtl. Notfalleingriff folgt in der Regel die Überwachung, Weiterbehandlung und Pflege des akut schwer erkrankten/verletzten Menschen auf der Intensivstation. Auch hier spielt die frühe Erfassung sämtlicher Begleiterkrankungen eine essenzielle Rolle für den Erfolg der therapeutischen Maßnahmen und das Überleben.

23.2 Die notfallmedizinische Entwicklung in den letzten Jahrzehnten

Die gesamte Notfallmedizin hat sich in den letzten Jahrzehnten stark verändert. So erkannte man sehr früh, dass das Überleben der Patient:innen maßgeblich von der optimalen Abstimmung und Verknüpfung der einzelnen Schnittstellen zueinander in der Rettungskette abhängt. Der Outcome für die Patient:innen hängt also von der Versorgungsqualität eines jeden einzelnen Kettengliedes ab (Erste Hilfe 2004).

Unter der Rettungskette (s. Abb. 23.1) werden die einzelnen Phasen verstanden, die der Patient vom Notfallereignis über die Erste Hilfe der Laien bis zur Aufnahme auf die Intensivstation durchläuft.

Hatten wir vor 30 Jahren in erster Linie rettungsdienstliche Notfalltransporte nach dem Prinzip *load and run*, meist ohne präklinisch durchgeführte Stabilisierungsmaßnahmen, so änderte sich die präklinische Strategie mit der bundesweiten Einführung der Ärztlichen Leitung Rettungsdienst *(ÄLRD)* für jeden Rettungsdienst. Nach vielen Jahre ohne notfallmedizinische Erfahrung und entsprechender Zusatzqualifikation im Notarztdienst verlagerte sich mit Einführung der Ärztlichen Leitung Rettungsdienst der Schwerpunkt auf die bessere Ausbildung und Qualifikation der aktiven Notärzt:innen. Inzwischen müssen alle in der Notfallrettung eingesetzten Ärzt:innen den Fachkundenachweis Rettungsdienst nachweisen und die ÄLRD müssen sicherstellen, dass im öffentlichen Rettungsdienst nur noch Ärzt:innen eingesetzt werden, die regelmäßig in einem zweijährigen Zeitraum mindestens 20 Fortbildungspunkte in anerkannten notärztlichen Fortbildungen erworben haben. Mit der Einführung der Zusatzqualifikation und der regelmäßigen Weiterbildungspflicht wurde eine erhebliche Verbesserung der präklinischen Versorgungsqualität erreicht.

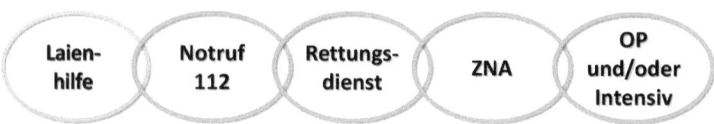

Abb. 23.1 Rettungskette. (Eigene Darstellung)

23.3 Strukturierte Versorgungsabläufe am Beispiel Traumaversorgung

In Anlehnung an die ATLS®-Maßnahmen (Advanced Trauma Life Support) im unfallchirurgischen Schockraum wurde die präklinisch eingeleitete, zeitkritische notfallmedizinische Erstversorgung in Form der Prehospital Trauma Life Surgery *(PHTLS®)* entwickelt und dem ATLS®-Standard angepasst. Die strukturierte Vorgehensweise wurde aufgrund ihrer hohen Effektivität auch als Empfehlung in die S3-Polytrauma-Leitlinie der Deutschen Gesellschaft für Unfallchirurgie (DGU) aufgenommen.

Das standardisierte, prioritätenorientierte, präklinische Vorgehen (Wölfl et al. 2008) hat zum Ziel

- den Patientenzustand schnell und genau einzuschätzen
- den kritischen Patienten schnell zu identifizieren
- der leichteren Entscheidung der Vor-Ort-Behandlung oder des sofortigen Transportes.

Ziel des standardisierten Vorgehens ist es:

- Sekundärschäden zu vermeiden
- die Zeit nicht aus den Augen zu verlieren
- die gleichbleibende Qualität der Versorgung zu sichern.

Mit Einführung der Funktion der ÄLRD wurde auch in erheblichem Maß die Gerätetechnik auf den Rettungsfahrzeugen weiterentwickelt. Inzwischen werden, neben Überwachungsmodulen für die Vitalparameter der Patient:innen, auch mehr diagnostische Möglichkeiten wie z. B. 12-Kanal-EKG, Sonografie, Telemetrie eingesetzt.

Noch vor wenigen Jahren war die Patientenübergabe des Rettungsdienstes an das Krankenhausteam die größte Schwachstelle in der gesamten Rettungskette. Durch Lärm und inkomplett besetzte Teams im Schockraum, aber auch durch fehlende Standards und Mindestvorgaben gingen viele wichtige Informationen in dieser wichtigen Phase verloren. Mit Bildung der durch die DGU initiierten lokalen, regionalen und überregionalen Traumazentren (Deutsche Gesellschaft für Unfallchirurgie [DGU] 2019) und den damit verbundenen Vorgaben kam es zu einer maßgeblichen Verbesserung der Patientenübergabe im Schockraum. So findet bei lebensbedrohlichen Verletzungen oder Erkrankungen unter Anwesenheit aller maßgeblichen Fachabteilungen (Schockraum-Team) und dem Schockraum-Leader eine zeitkritische und prägnante Übergabe von Notärzt:innen in ruhiger Atmosphäre statt, die nach standardisiertem Übergabeschema in Anlehnung an die ABCDE-Regel zu erfolgen hat (Hodgetts et al. 2006):

Unterstützt wird dies von für alle Schockraummitgliedern verpflichtenden Abläufen nach *ATLS®* (Advanced Trauma Life Support), die in Form von Schockraum-Leitlinien

Versorgung nach dem ABCDE-Schema	
Airway	Sicherung des Atemwegs
Breathing	Beruteilug und Behandlung der respiratorischen Funktionen bzw. deren Störungen
Circulation	Beruteilug und Behandlung der Kreislauffunktionen bzw. deren Störungen
Disability	Feststellung (neu aufgetretener) neurologischer Defizite
Exposure	Vollständige körperliche Untersuchung auf Verletzungshinweise

Abb. 23.2 Versorgung nach dem ABCDE-Schema. (Eigene Darstellung)

allen Schockraum-Mitarbeiter:innen zur Verfügung stehen. Hierbei handelt es sich um ein Ausbildungskonzept mit standardisierten diagnostischen und therapeutischen Handlungsabläufen in der frühen innerklinischen Erstversorgung von schwerverletzten (polytraumatisierten) Patient:innen im Schockraum. Das Hauptziel ist das Erkennen und Behandeln von lebensbedrohlichen Zuständen unter regelmäßiger Anwendung des ABCDE-Schemas (s. Abb. 23.2). Dabei stehen die verschiedenen Buchstaben für jeweils einen Punkt, der abgearbeitet werden muss, um erst dann mit dem Nächsten zu beginnen. Diese Abläufe müssen von den verantwortlichen Ärzt:innen regelmäßig überprüft und immer wieder in den lokalen Schockraum-Leitlinien angepasst werden. Jedes Traumazentrum verfügt über ein solches mit allen Fachabteilungen und Berufsgruppen konsentiertes Statut zur Schwerverletztenbehandlung (interdisziplinäre und interprofessionelle Standard Operating Procedures-Schockraum) mit Darstellung der Verantwortung der Erstbehandlung von Schwerverletzten. Das Statut muss den Mitarbeitenden in seiner aktuellen Version zugänglich sein. Die Mitarbeitenden müssen mit dem Inhalt vertraut sein. Die Qualifikation der einzelnen Schockraummitglieder, sowie Größe und Ausstattung des Schockraums sind klar definiert (DGU 2019). und werden alle drei Jahre von unabhängigen Prüfern rezertifiziert.

Nach der Schockraumübergabe des schwer verletzten/erkrankten Patienten erfolgen standardisierte diagnostische Schleifen, die sich streng an dem ATLS®-Schema (Advanced Trauma Life Support) orientieren (DGU 2019). Nach FAST-Sonografie, Trauma-Spirale und/oder EKG und Labor wird dann schnell entschieden, ob eine Notoperation, ein Herzkatheter, die Anlage einer Thoraxdrainage oder andere lebensrettende Eingriffe erfolgen müssen, oder ob Patient:innen aus dem Schockraum heraus direkt auf die Intensivstation verlegt werden.

Bei leicht- oder mittelschwer verletzten oder erkrankten Patient:innen, bei denen keine akute Lebensgefahr besteht, erfolgt in der Zentralen Notaufnahme (ZNA) nach Übergabe des Patienten durch den Rettungsdienst die unmittelbare Sichtung durch speziell ge-

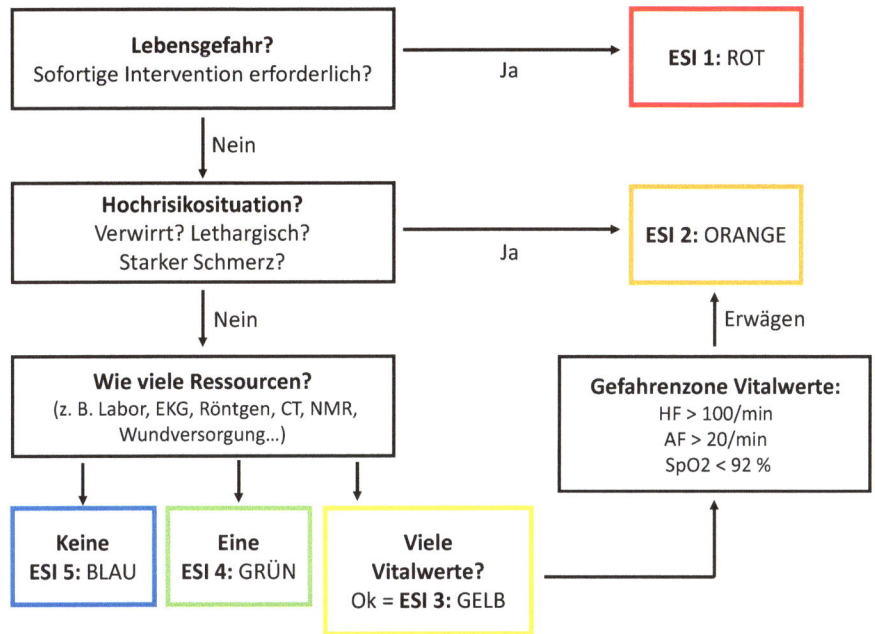

Abb. 23.3 Emergency Severity Index. (Erstellt durch ZNA Klinikzentrum Nord, Klinikum Dortmund gGmbH in Anlehnung an: Gilboy et al. 2005)

schultes Pflegepersonal, inzwischen vielfach mit der Zusatzqualifikation *Fach-Notfallpflege*. Für die Ersteinschätzung (Triage) werden in den meisten Krankenhäusern Deutschlands entweder der Emergency Severity Index *(ESI)* (Grossmann et al. 2009) oder die Manchester Triage Scale *(MTS)* (Mackway-Jones 2011) angewandt. Während der ESI nur von speziell ausgebildetem Fach-Notfallpflegepersonal einer ZNA (Deutsche Krankenhausgesellschaft e.V. [DKGeV] 2019) angewendet werden darf und sich an der Dringlichkeit der Erkrankung/Verletzung und am zu erwartenden Ressourcenverbrauch des Patienten orientiert (s. Abb. 23.3), darf die MTS auch vom nicht ärztlichen ZNA-Personal ohne Weiterbildung zur Fach-Notfallpflege angewandt werden.

Unter der MTS versteht man die erste Eingruppierung der in der ZNA neu eintreffenden Patient:innen. Ziel ist die schnelle Festlegung von sicheren und nachvollziehbaren Behandlungsprioritäten. Je nach Vitalparameter und Beschwerden werden Patient:innen nach der Erkrankungs- oder Verletzungsschwere eingeschätzt und einer von fünf verschiedenen Behandlungsdringlichkeiten zugewiesen, die auch farblich markiert sind (s. Abb. 23.4). Anhand der Farbgebung kann dann sehr schnell die Behandlungsdringlichkeit optisch erfasst werden. Je nach Farbeinteilung muss innerhalb eines definierten Zeitfensters der erste ärztliche Kontakt garantiert sein. Somit können schwerer erkrankte/verletzte Patienten schneller und vorrangig vor weniger schwer erkrankten/verletzten Patienten der erforderlichen Diagnostik und der ärztlichen Behandlung zugeführt werden (Mackway-Jones 2011).

Dringlichkeitsstufen im MTS				
Ziffer	Name	Farbe	Max. Zeit	Kontrolleinschätzung spätestens nach
1	Sofort	Rot	0 Minuten	
2	Sehr dringend	Orange	10 Minuten	10 Minuten
3	Dringend	Gelb	30 Minuten	30 Minuten
4	Normal	Grün	90 Minuten	90 Minuten
5	Nicht dringend	Blau	120 Minuten	120 Minuten

Abb. 23.4 Manchester Triage System (MTS). (Erstellt durch ZNA Unfallklinik Klinikzentrum Nord, Klinikum Dortmund gGmbH in Anlehnung an: Mackway-Jones et al. 2011)

23.4 Der geriatrische Patient

Gerade Patient:innen ≥ 70. Lebensjahr müssen vor dem Hintergrund körperlich-geistiger Degeneration und altersassoziierter Probleme, wie Gebrechlichkeit, kognitive Störungen, Multimorbidität, eine ganz besondere Berücksichtigung finden. So gibt das Weißbuch Alterstraumatologie Hinweise, um klinisch fachgebietsübergreifende Abläufe zu etablieren, die die Versorgungsqualität signifikant verbessern und zu einer nachhaltigen Verbesserung der Überlebenszeit dieser Patient:innen beitragen (Aigner et al. 2021) (siehe Abb. 23.5).

Die präoperative Risikoevaluation vor erforderlichen operativen Eingriffen mittels ausführlicher Anamnese und einer körperlichen Untersuchung sind hierbei die stärksten Prädiktoren für das Auftreten perioperativer Komplikationen. So ist die Erfassung kognitiver Beeinträchtigungen bei diesen Patient:innen Pflicht. Prophylaxe und Therapie eines Delirs, sowie flankierende multidisziplinäre Maßnahmen tragen dazu bei, postoperative Risiken gerade bei kognitiv beeinträchtigten Patient:innen zu minimieren.

Die Prävention des postoperativen Delirs erfolgt bei postoperativer Intensivpflicht auf den Intensivstationen, ansonsten danach auf den peripheren Pflegestationen. Dies gelingt durch die Etablierung einer Delirpflegekraft, die postoperative pflegerische und therapeutische Begleitung wie auch die kognitive Aktivierung bei älteren und kognitiv eingeschränkten Patient:innen durchführt, um das Risiko für ein postoperatives Delir zu verringern.

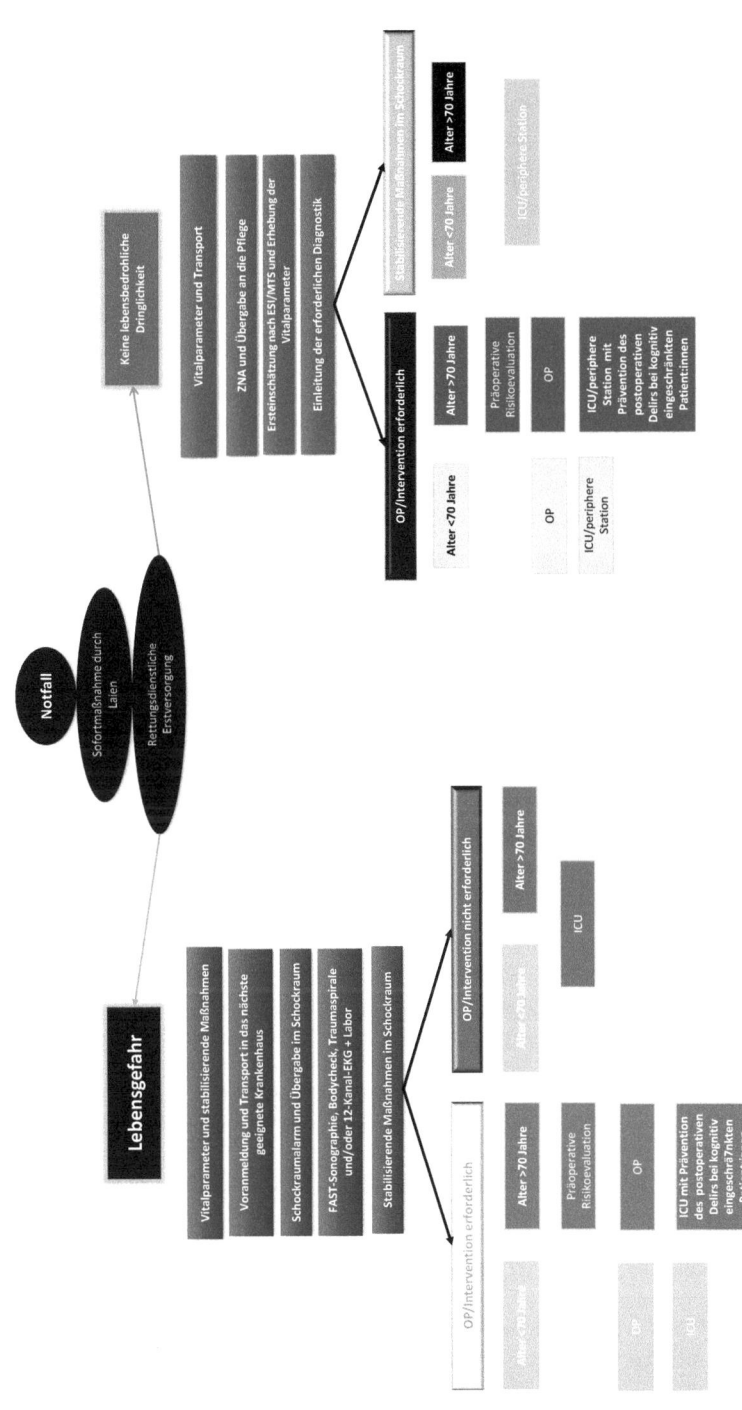

Abb. 23.5 Standardisiertes Ablaufschema der notfallmedizinischen Versorgung bei geriatrischen Patient:innen. (Eigene Darstellung)

23.5 Ausblick

Die besondere Gefährdung der geriatrischen Patienten, insbesondere nach einem schweren Trauma, wurde in den letzten Jahren im Rahmen des demografischen Wandels zunehmend erkannt. Ziel der Deutschen Gesellschaft für Unfallchirurgie und der Deutschen Gesellschaft für Geriatrie ist es bis 2025 flächendeckend in ganz Deutschland interdisziplinäre und interprofessionelle Einheiten (Alterstraumazentren) zu schaffen, die die Stärken sämtlicher Teammitglieder gegenseitig anerkennen und fördern (Aigner et al. 2021).

Bei praktisch allen älteren Patient:innen wird die Behandlung nicht mit der Entlassung aus dem Akutbereich oder der stationären Rehabilitation abgeschlossen sein. Die ambulante Weiterbehandlung weist zum heutigen Zeitpunkt leider noch erhebliche Defizite und Lücken auf. Hier ist unser Gesundheitssystem gefordert, diese Schnittstellen zu optimieren und die erkannten Lücken zeitnah zu schließen. Bei der Verbesserung dieser Schnittstellen steht Deutschland aber immer noch am Anfang (Aigner et al. 2021).

Literatur

Aigner R, Anderson P, Arnim C, v, Bales G, Bartl C, Bliemel C, Böcker W, Bollheimer C, Bork H, Bücking B, Bühl K, Burkhardt H, Coburn M, Denkinger M, Dreinhöfer K, Ernst F, Eschbach D, Eschweiler G, Friess T (2021) In: Liener UC, Becker C, Rapp K, Raschke MJ, Kladny B, Wirtz DC (Hrsg) Weißbuch Alterstraumatologie und Orthogeriatrie. Kohlhammer, Stuttgart

Deutsche Gesellschaft für Unfallchirurgie (2019) Weißbuch Schwerverletztenversorgung: Empfehlungen zur Struktur, Organisation, Ausstattung sowie Förderung von Qualität und Sicherheit in der Schwerverletztenversorgung in der Bundesrepublik Deutschland. Berlin. https://www.traumanetzwerk-dgu.de/fileadmin/user_upload/dgu-weissbuch_schwerverletztenversorgung_2020_3._Auflage.pdf. Zugegriffen am 18.01.2023

Deutsche Krankenhausgesellschaft e.V. (2019) DKG-Empfehlung für die Weiterbildung Notfallpflege. https://www.dkgev.de/fileadmin/default/Mediapool/2_Themen/2.5._Personal_und_Weiterbildung/2.5.11._Aus-_und_Weiterbildung_von_Pflegeberufen/Notfallpflege/DKG-Empfehlung_Weiterbildung_Notfallpflege.pdf. Zugegriffen am 18.01.2023

Erste Hilfe (2004) Lebensrettende Sofortmassnahmen am Unfallort, 2. Aufl. Österreichisches Rotes Kreuz (ÖRK)

Gilboy N, Tanabe P, Travers DA (2005) The Emergency Severity Index Version 4: changes to ESI level 1 and pediatric fever criteria. J Emerg Nurs 31(4):357–362. https://doi.org/10.1016/j.jen.2005.05.011

Grossmann FF, Delport K, Keller DI (2009) Emergency Severity Index: Deutsche Übersetzung eines validen Triageinstruments. Notfall + Rettungsmedizin 12(4):290–292. https://doi.org/10.1007/s10049-009-1156-7

Hodgetts TJ, Mahoney PF, Russell MQ, Byers M (2006) ABC to <C>ABC: redefining the military trauma paradigm. Emerg Med J 23(10):745–746. https://doi.org/10.1136/emj.2006.039610

Mackway-Jones K (Hrsg) (2011) Verlag Hans Huber Programmbereich Pflege. Ersteinschätzung in der Notaufnahme: Das Manchester-Triage-System, 3. Aufl. Huber

Mackway-Jones K, Marsden J, Windle J (2011) Ersteinschätzung in der Notaufnahme: Das Manchester-Triage-System. Deutsche Ausgabe übersetzt und bearbeitet von Krey J, Moecke HP (Hrsg.) 3., überarbeitete und ergänzte Aufl. Hans Huber, Bern

Wölfl CG, Bouillon B, Lackner CK, Wentzensen A, Gliwitzky B, Gross B, Brokmann J, Hauer T (2008) Prehospital Trauma Life Support (PHTLS): Ein interdisziplinäres Ausbildungskonzept für die präklinische Traumaversorgung [Prehospital Trauma Life Support (PHTLS): an interdisciplinary training in preclinical trauma care]. Unfallchirurg 111(9):688–694. https://doi.org/10.1007/s00113-008-1466-0

Pharmakotherapie, Polypharmazie und Adhärenz

Daniel Diehl

Inhaltsverzeichnis

24.1	Polypharmazie – Entwicklung des Begriffs	195
24.2	Epidemiologie	196
24.3	Ursachen unangemessener Polypharmazie	197
24.4	Folgen unangemessener Polypharmazie	199
24.5	Polypharmazie und Adhärenz	202
24.6	Strategien zur Verbesserung der Adhärenz	203
Literatur		205

24.1 Polypharmazie – Entwicklung des Begriffs

Chronische Erkrankungen stellen heute die größte Herausforderung für die globale Gesundheitsversorgung dar. Vor allem nicht übertragbare Krankheiten wie Herz-Kreislauf-Erkrankungen, Diabetes oder Krebs machen einen steigenden Anteil an den weltweiten Todesfällen aus (Lim et al. 2012; Murray et al. 2012). In den europäischen Gesundheitssystemen manifestiert sich dieser Trend als ein Rückgang der Sterberaten in Verbindung mit einer alternden Bevölkerung und durch eine steigende Prävalenz von Multimorbidität (siehe Beitrag 6).

Als Polypharmazie bezeichnet man die gleichzeitige Einnahme verschiedener Arzneimittel durch eine Person zur Behandlung eines oder mehrerer gesundheitlicher Probleme. Der Begriff wird in erster Linie mit älteren oder multimorbiden Menschen assoziiert, die

---

D. Diehl (✉)
Fakultät für Gesundheit, Lehrstuhl für Parodontologie, Universität Witten/Herdecke,
Witten, Deutschland
E-Mail: Daniel.Diehl@uni-wh.de

häufig viele Medikamente benötigen, um chronische Krankheiten und altersbedingte Beschwerden zu therapieren. Dabei bezieht sich der Begriff nicht exklusiv auf verschreibungspflichtige Arzneimittel, sondern schließt explizit rezeptfreie Medikamente und Nahrungsergänzungsmittel mit ein. Bis heute hat sich leider keine einheitliche Definition der Polypharmazie durchgesetzt, was die Bewertung von Sicherheitsaspekten in der klinischen Pharmakotherapie seitens der Angehörigen sämtlicher Gesundheitsberufe erheblich beeinträchtigt (Masnoon et al. 2017).

Gängige Definitionen der Polypharmazie reichen von rein numerischen Zählungen – die Einnahme von mehr als fünf Medikamenten ist hier die Gängigste – über die Therapiedauer bis hin zu deskriptiven Definitionen, die Attribute wie „geringfügige", „mäßige", „starke" und „exzessive" Polypharmazie umfassen. Die kontextlose, spezifische Anzahl der eingenommenen Medikamente ist jedoch nicht unbedingt ein Hinweis auf die Angemessenheit der Therapie, denn prinzipiell können alle Medikamente klinisch notwendig und für den Patienten geeignet sein. Weder das Vorhandensein spezifischer Komorbiditäten noch das mögliche Vorhandensein patientenindividueller, unerwünschter Arzneimittelwirkungen findet so Berücksichtigung.

Durch das Hinzufügen der Therapiedauer zur klassischen Definition lassen sich polypharmazierte Patient:innen zwar präziser eingrenzen, allerdings ohne klinisch relevanten Einfluss auf die Schadensminimierung da die Zeitangaben selbst häufig nur auf den Abgabedaten der Medikamente basieren und nicht auf einem evidenzbasierten Ansatz zur Identifikation unangemessener Therapien.

Um dem Zusammenhang zwischen einer erhöhten Anzahl verschriebener Medikamente und der Wahrscheinlichkeit von unerwünschten Arzneimittelwirkungen und Schäden Rechnung zu tragen, sollte die Polypharmazie treffender durch die Einnahme von mehr Medikamenten, als angesichts der vorhandenen Komorbiditäten klinisch angemessen wäre, charakterisiert werden. Um die Gruppe treffend zu beschreiben, welche im Rahmen polypharmazeutischer Therapie ein negatives Risiko-Nutzen-Verhältnis aufweist, wird der Begriff Polypharmazie daher durch die Attribute „angemessen" respektive „unangemessen" erweitert.

24.2 Epidemiologie

Die Prävalenz der Polypharmazie in der Literatur unterliegt einer starken Heterogenität, was angesichts der variablen Definitionen des Problems nachvollziehbar ist. Je nach Definition der Polypharmazie, Alter, Geschlecht und Region variieren die Angaben zwischen 4 % und 90 % (Guillot et al. 2020; Khezrian et al. 2020).

Im Rahmen der Kohortenstudie „Services and Health for Elderly in Long Term care" (SHELTER), konnte gezeigt werden, dass von 4000 Menschen mit einem Altersdurchschnitt von 83,6 Jahren mindestens 49,9 % mehr als 5, und weitere 24,3 % mindesten 10 Medikamente gleichzeitig einnehmen (Zazzara et al. 2023). Laut Analyse der Daten aus dem Survey of Health, Ageing, and Retirement (SHARE), die auf der Basis von 34232

Patienten mit einem Durchschnittsalter von 75 Jahren erstellt worden sind, liegt die europaweite Prävalenz der Polypharmazie bei 52 %.

Zwischen 2010 und 2013 wurde die Epidemiologie der Polypharmazie in Schweden im Rahmen einer umfangreichen, prospektiven, registerbasierten Kohortenstudie mit 1.742.336 Patient:innen untersucht. Hier konnte eine Prävalenz (Einnahme von fünf oder mehr Medikamenten) von 44 %, respektive 11,7 % (Einnahme von 10 oder mehr Medikamenten) festgestellt werden. Die Inzidenzrate der „exzessiven" Polypharmazie lag bei 8,0 pro 100 Personenjahre und die der neu entstandenen Polypharmazie bei 19,9 pro 100 Personenjahre (Morin et al. 2018).

In der Berliner Altersstudie untersuchten Steinhagen-Thiessen und Borchelt (1999) den Zusammenhang zwischen Morbidität, Medikamenteneinnahme und Funktionseinschränkungen im hohen Alter. Ziel der Studie war es zu verstehen, wie sich medizinische Probleme und verschreibungspflichtige Medikamente auf funktionelle Einschränkungen bei Menschen im Alter zwischen 70 und 100 Jahren auswirken. Die Prävalenz der Patient:innen, die mehr als 5 Medikamente einnehmen wurde hier mit 53,7 % beziffert. Aufgrund des Fragebogendesigns konnte in dieser Studie ferner erstmals gezeigt werden, dass viele der regelmäßig eingenommenen Medikamente nicht durch den Arzt verordnet sondern eigenständig erworben werden (Steinhagen-Thiessen und Borchelt 1999). Diese sogenannten „Over-the-Counter-drugs" (OTC) führen im Rahmen unangemessener Polypharmazie zu einer Verschlimmerung des kumulativen Risikos unerwünschter Arzneimittelinteraktionen und werden seither in Strategien zur Vermeidung von Polypharmazie berücksichtigt.

24.3 Ursachen unangemessener Polypharmazie

Polypharmazie betrifft in großer Häufigkeit ältere Menschen und wird daher oft als eigenständiges geriatrisches Syndrom definiert. Das ist allerdings keine adäquate Einordnung, da die Polypharmazie kein für ältere Menschen exklusives Problem darstellt (Wehling et al. 2010). Auch jüngere Menschen können multimorbide sein und haben ein dementsprechend gleich hohes Risiko für unangemessene Polypharmazie. Das macht sich auch an den Ergebnissen einer randomisierten, multizentrischen Studie in Europa bemerkbar. Unter 3904 Studienteilnehmern wurde hier nicht nur keine Assoziation zwischen Alter und Polypharmazie gefunden, sondern eher eine sinkende Prävalenz bei Menschen über 85 Jahre beobachtet. Die Autorengruppe fand hingegen eine sehr starke Assoziation mit Gebrechlichkeit (Frailty), Multimorbidität, Fettleibigkeit sowie schlechtem physischen und psychischen Gesundheitszustand. Es scheint daher so, dass lediglich das gehäufte Auftreten dieser Risikofaktoren im fortgeschrittenen Alter den Eindruck erweckt, dass das Alter per se ein Risikofaktor für unangemessene Polypharmazie ist (Rieckert et al. 2018).

Zur Qualitätssicherung evidenzbasierter Medizin in der Praxis werden krankheitsspezifische Therapieleitlinien erstellt und regelmäßig aktualisiert. In dem Bemühen, diesen Empfehlungen für ihre Patienten gerecht zu werden, verschreiben Ärzt:innen möglicherweise eine Vielzahl an Arzneimitteln. Bei Menschen mit multiplen chronischen Erkrankungen birgt die strikte Befolgung krankheitsspezifischer Empfehlungen und Behandlungsziele allerdings eine hohe Gefahr für unangemessene Polypharmazie. In der Studie von Dumbreck et al. (2015) wurden die Empfehlungen mehrerer Leitlinien des National Institute for Health and Care Excellence (NICE) zu unerwünschten Arzneimittelwirkungen und Arzneimittel-Wechselwirkungen eingehend untersucht. Im Ergebnis konnte die Untersuchung zeigen, dass Arzneimittelinteraktionen zwar thematisiert werden, allerdings wurden Diskrepanzen sowohl bei den vorgeschlagenen Änderungen der Verordnungsschemata als auch bei den erwähnten spezifischen Wechselwirkungen festgestellt (Dumbreck et al. 2015).

Die oftmals fragmentierte Versorgung chronisch kranker und multimorbider Patienten infolge mangelnder Koordination und Kommunikation zwischen den verschreibenden Ärzten in den verschiedenen Bereichen des Gesundheitswesens, führt zu einer Vielzahl von Fehlverordnungen. An der Versorgung chronisch kranker Patienten sind oftmals diverse voneinander unabhängige Einrichtungen beteiligt. Unter diesen Umständen überrascht es nicht, dass häufig Barrieren bei der interdisziplinären Kommunikation des arzneimitteltherapeutischen Konzepts bestehen (McCarthy et al. 2017). Aufgrund dieser mangelnden Koordinierung steigt jedoch die Wahrscheinlichkeit von Doppelverordnungen, Wechselwirkungen zwischen Medikamenten und unangemessenem Arzneimittelgebrauch. Eine retrospektive Untersuchung in der Provinz Hubei in China ergab ein 2,4-fach erhöhtes Risiko für unangemessene Polypharmazie bei Patient:innen, die für verschiedene Erkrankungen verschiedene Gesundheitseinrichtungen besuchten (Wang et al. 2021).

Viele Arzneimittel haben unerwünschte Wirkungen (UAW) oder weisen Arzneimittelinteraktionen mit anderen Medikamenten auf. Werden diese UAW fälschlicherweise als eigene Krankheitsbilder bewertet, kann dies selbst bei leitlinienkonformer Pharmakotherapie zu einer unangemessenen Pharmakotherapie führen. Dieses Phänomen wurde von Rochon und Gurwitz durch den Begriff der Verschreibungskaskade beschrieben (Rochon und Gurwitz 1997). Verschreibungskaskaden haben weitreichende Auswirkungen und werden durch eine Reihe von Faktoren beeinflusst (s. Abb. 24.1). Dazu gehören die falsche Einstufung negativer Arzneimittelnebenwirkungen als Erkrankungen, eine schlechte Kommunikation zwischen den Leistungserbringern, sowie eine zwar angemessene, aber schlecht überwachte Polypharmazie. Unnötige Medikamente erhöhen

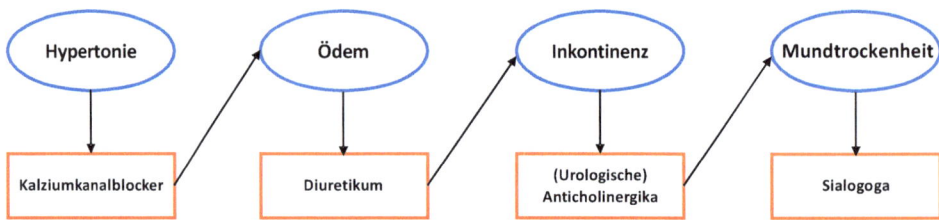

Abb. 24.1 Beispiel für eine mögliche Verschreibungskaskade eines Patienten mit arterieller Hypertonie

ihrerseits wiederum das Risiko unangemessener Polypharmazie und damit das Risiko schwerer unerwünschter Arzneimittelinteraktionen. Eine groß angelegte Kohortenstudie hat gezeigt, dass bis zu 9,5 % der Patient:innen, die aufgrund von arterieller Hypertonie mit Kalziumkanalblockern behandelt werden, im Anschluss ein Diuretikum zur Behandlung von Ödemen verordnet bekommen (Savage et al. 2020).

24.4 Folgen unangemessener Polypharmazie

Unterwünschte Arzneimittelwirkung (UAW)
Polypharmazie wirft ernste Probleme mit Arzneimittelinteraktionen und UAW auf. Die Wahrscheinlichkeit des Auftretens von UAW, d. h. ungünstiger und schwerwiegender Arzneimittelreaktionen, steigt mit der Einnahme zusätzlicher Arzneimittel. Diese können von leichten Nebenwirkungen wie Übelkeit oder Schwindel bis hin zu schwerwiegenderen, wie allergischen Reaktionen oder Intoxikationen reichen. Ein positiver Zusammenhang zwischen der Anzahl der eingenommenen Medikamente und der Wahrscheinlichkeit von UAW wurde in der Forschung wiederholt nachgewiesen. Eine Untersuchung der Bevölkerungsdatenbank von Guthrie et al. (2015) ergab, dass Polypharmazie stark mit einem höheren Auftreten von unerwünschten Arzneimittelwirkungen verbunden war. In der Kohorte der älteren Patienten liegt die Prävalenz von UAW bei 10 %, wobei sich das Risiko durch höheres Alter, chronische Erkrankungen und Polypharmazie drastisch erhöht (Alhawassi et al. 2014). Die hohe Prävalenz von UAW in der älteren Bevölkerung ist jedoch keine Konsequenz des Alters, sondern der mit hohem Alter assoziierten Phänomene Multimorbidität und Polypharmazie (Field et al. 2004).

Arzneimittelinteraktionen
Unerwünschte Arzneimittelinteraktionen (Drug-Drug-Interactions, DDI) stellen eine Art Sonderform der UAW dar, da sie nicht im Zusammenhang mit einem definierten Wirkstoff auftreten. Mit mehr als 2500 entdeckten Arzneimittelkombinationen gibt es eine lange Liste möglicher DDIs, jedoch sind nicht alle potenziellen Wechselwirkungen klinisch bedeutsam (Baxter und Preston 2010). Arzneimittelinteraktionen lassen sich modellieren und liegen bei 5,6 % wenn zwei Medikamente, aber bei 100 % wenn 7 Medikamente gleichzeitig eingenommen werden (Karas 1981). Die tatsächliche Prävalenz potenzieller DDIs ist dementsprechend schwierig zu bestimmen und liegt je nach Kontext und Untersuchungstechnik zwischen 0,8 % und 90,6 %. Demgegenüber sind klinisch feststellbare Interaktionen, die zu einem Krankenhausaufenthalt führen mit 1,2–2 % weitaus seltener (Fokter et al. 2010; Zheng et al. 2018).

Pharmakokinetische Arzneimittelinteraktionen
Die Absorption von oral verabreichten Arzneistoffen wird maßgeblich durch die Magen-Darm-Funktion bestimmt. Medikamente mit anticholinergen Wirkungen oder Opioide können die Motilität reduzieren, was die Aufnahme anderer Medikamente verzögern oder

vollständig blockieren kann. Dopaminrezeptorantagonisten und verschiedene Parasympathikomimetika wiederum erhöhen die Motilität, was die Aufnahme anderer Medikamente verstärkt. Diese Veränderungen der Transitzeit müssen sorgfältig überwacht und berücksichtigt werden, da sie einen maßgeblichen Einfluss auf den Wirkungseintritt und die Serumkonzentration von Medikamenten nehmen können.

Der Metabolismus von Arzneimitteln in der Leber ist die Ursache einer Vielzahl von Interaktionen. In erster Linie sind sechs CYP450-Enzyme für den Abbau diverser Arzneimittel verantwortlich. Die Kenntnis der spezifischen CYP450-Enzyme, die am Stoffwechsel eines Arzneimittels beteiligt sind, kann bei der Vorhersage und Vermeidung von Arzneimittelwechselwirkungen helfen. Insbesondere CYP3A4 und CYP2D6 metabolisieren zusammen mehr als 70 % der in der Leber metabolisierten Arzneimittel und Wechselwirkungen mit diesen Enzymen führen nicht selten zu klinisch relevanten UAW. Faktoren wie Alter, Leberfunktion- oder Erkrankungen üben ebenfalls starke Einflüsse auf den CYP450-Metabolismus aus.

Interaktionen, an denen CYP450-Enzyme beteiligt sind, erfolgen durch Hemmung oder Verstärkung der entsprechenden Enzymfunktion, wobei die Mehrzahl der klinisch relevanten, lebensbedrohlichen Interaktionen auf der Hemmung von CYP450-Enzymen beruht. Die Enzymhemmung erfolgt zumeist dadurch, dass mehrere Arzneistoffe vom selben Enzym abgebaut werden müssen, was zu einer verlangsamten Metabolisierung und somit erhöhten Konzentrationen beider Arzneimittel im Blut oder Gewebe führt. Die im Rahmen der chronischen Pflege relevanteste Interaktion betrifft CYP3A4, da das Isoenzym für die Metabolisierung vieler Medikamente verantwortlich ist, welche zur Therapie chronischer Krankheiten eingesetzt werden. So werden hier unter anderem Benzodiazepine, Immunsuppressiva, Kalziumkanalblocker, Antibiotika vom Typ Makrolide sowie Gerinnungshemmer wie Phenprocoumon und Apixaban metabolisiert. Etwa 830 Mio. definierte Tagesdosen gerinnungshemmender Medikamente wurden im Jahr 2020 eingenommen, in der Regel zur Therapie chronischer Erkrankungen und Zustände. Durch Interaktionen an CYP3A4 kann zu erhöhten Spiegeln von Gerinnungshemmern im Blut führen, was in seltenen Fällen schwere Blutungen zur Folge hat. Einer populationsbasierten Studie zu fatalen UAW zufolge machen Blutungen beinahe 80 % der tödlichen UAW aus (Wester et al. 2007).

Pharmakodynamische Wechselwirkungen
Wenn durch die Wirkung eines Arzneimittels unmittelbar die Wirkung eines anderen verändert wird, spricht man von Interaktionen der Pharmakodynamik. Diese Interaktionen treten häufig auf und haben sowohl synergistische als auch antagonistische Effekte. Diese Synergismen können sowohl beabsichtigt als auch unbeabsichtigt sein. So macht man sich additive pharmakodynamische Effekte häufig bei der medikamentösen Tumortherapie oder im Rahmen der Therapie des Diabetes mellitus (z. B. Sulfonylharnstoffe und Metformin) zunutze. Auch die absichtliche Kombination blutdrucksenkender Medikamente (z. B. ACE-Hemmer und Betablocker) zielt darauf ab,

24 Pharmakotherapie, Polypharmazie und Adhärenz

deren Gesamtwirkung zu verstärken. Demgegenüber kann es auch zu unbeabsichtigten Wechselwirkungen kommen. Das Serotonin-Syndrom, ausgelöst durch die Kombination von Tramadol und selektiven Serotonin-Wiederaufnahmehemmern, stellt zum Beispiel eine potenziell lebensbedrohliche Arzneimittelreaktion dar, die mit hoher Körpertemperatur und Muskelspasmen einhergeht.

Die American Medical Directors Association (AMDA) und die American Society of Consultant Pharmacists (ASCP) haben eine Handreichung ausgearbeitet, um Angehörige der interdisziplinären Gesundheitsversorgung dabei zu unterstützen, die klinischen Symptome von Arzneimittelinteraktionen schneller zu erkennen. Die Forscher untersuchten die therapeutische Bedeutung, das Schadenspotenzial, die Häufigkeit von Wechselwirkungen und die Verschreibungshäufigkeit der verschiedenen Medikamente in Pflegeheimen. So konnte eine Liste mit den zehn häufigsten Arzneimittelinteraktionen und ihren Symptomen erstellt werden, auf die sich Mitarbeiter in der chronischen Gesundheitsfürsorge konzentrieren sollten (s. Abb. 24.2).

Medikament 1	Medikament 2	Interaktionspotenzial	Vermeidung
ACE-Inhibitoren	Kalium-Nahrungsergänzungsmittel	Die ACE-Hemmung führt zu verringerten Aldosteronproduktion und zu einer verringerten Kaliumausscheidung. Gefahr einer Hyperkaliämie	Vor der Behandlung mit einem ACE-Hemmer Kaliumspiegel bestimmen (> 5,0 mmol/l). Nahrungsergänzungsmittel überwachen
	Spirinolacton	Es kann zu einer Hyperkaliämie kommen, da beide Medikamente die Kaliumkonzentration im Serum erhöhen können	
Digoxin	Amiodaron	Amiodaron kann die Clearance von Digoxin verringern, was zu einer Digoxin-Intoxikation führen kann. Die Digoxin-Dosierung muss halbiert und die Digoxin-Blutspiegel müssen überwacht werden	Die Digoxin-Dosierung muss halbiert und die Digoxin-Blutspiegel müssen überwacht werden
	Verapamil	Bradykardie und potenzieller Herzblock werden durch die Verlangsamung der Herzmuskelkontraktion und der Erregungsleitung aufgrund pharmakodynamischer Synergieeffekte verursacht	Digoxinspiegel sollten 2,6nmol/L nicht übersteigen
Theophyllin	Fluorchinolone	Mögliche epileptogene Wirkung; mögliche Theophyllin-Toxizität; Hemmung des hepatischen Metabolismus von Theophyllin durch Chinolone.	Gatifloxacin, Levofloxacin und Moxifloxacin sind Fluorchinolone, die keine starken Interaktionen mit Theophyllin aufweisen
Vitamin-K-Antagonisten	Makrolide	Makrolide inhibieren den CYP3A4 Metabolismus und die anschließende Ausscheidung von Warfarin aus dem Körper. Blutungsgefahr!	Alternative Antibiotika INR-Werte regelmäßig überprüfen Dosisanpassung des Phenprocoumons
	NSAID	NSAIDs die reizen den Magen und fördern die Erosion der schützenden Magenschleimhaut, was die Entstehung einer Magen-Darm-Blutung begünstigt. Außerdem vermindern NSAIDs die kohäsiven Eigenschaften der Blutplättchen, die für die Gerinnungsbildung notwendig sind	Wenn möglich vermeiden. Alternativen zu klassischen NSAID sind: Acetaminophen oder Coxibe
	Phenytoin	Mögliche verstärkte Wirkung von Warfarin und/oder Phenytoin	INR-Monitoring. Auf Blutungen achten
	Fluorchinolone	Blutungsgefahr durch verstärkte Wirkung von Vit.-K-Antagonisten.	Mikrobiologische Tests für gezielte antibiotische Therapie. Ggf. Ausweichantibiotikum
	Sulfonamide	verstärkt die Wirkung von Warfarin. Bei Personen, die unterernährt sind, kann sich dies deutlicher bemerkbar machen. Sulfamethoxazol kann die Verstoffwechslung von Warfarin verhindern und zu einer Verdrängung des Warfarin-Proteins führen.	Reduktion der Phenprocoumon-Dosis um 50 % während der Therapie

Abb. 24.2 Liste der zehn gefährlichsten Arzneimittelinteraktionen in der Langzeitpflege. (Quelle: https://paltc.org/top-10-particularly-dangerous-drug-interactions-paltc)

24.5 Polypharmazie und Adhärenz

Während der Behandlung chronischer Erkrankungen ist der dauerhafte Einsatz von Arzneimitteln weit verbreitet. Obwohl die Pharmakotherapie nachweislich die Lebenserwartung und Lebensqualität verbessert, zeigen Studien regelmäßig, dass Menschen mit chronischen Krankheiten nur 50–60 % ihrer verschriebenen Arzneimittel einnehmen (Laufs 2011). Diese Non-Adhärenz stellt eine erhebliche Belastung des globalen Gesundheitssystems dar und ist in Industrieländern auf der ganzen Welt zu beobachten.

Die WHO schätzt, dass die Verbesserung der pharmakotherapeutischen Adhärenz einen größeren Einfluss auf die globale Gesundheit hat, als die Entwicklung neuartiger Arzneistoffe. Gerade im Bereich der Herz-Kreislauf-Erkrankungen ist eine mangelhafte Adhärenz oftmals mit signifikant erhöhter Mortalität assoziiert (Gehi et al. 2007). Die Nichteinhaltung von Arzneimittelverordnungen verursacht aber mit geschätzten 10 Mrd. € jährlich auch unnötige Kosten im Gesundheitswesen (Laufs 2011).

Adhärenz ist definiert als das Ausmaß, zu dem das Verhalten eines Patienten mit den Anweisungen und Therapieempfehlungen seines Arztes/Therapeuten übereinstimmt. Dabei handelt es sich um ein multifaktorielles Geschehen. Es ist wichtig zu verstehen, dass die rechtzeitige und korrekte Einnahme einer Tablette zwar simpel erscheint, in Wirklichkeit aber ein komplexer Prozess ist. Die Vereinbarung von Terminen, die Beschaffung von Rezepten, das Einlösen von Medikamenten in der Apotheke, die vorschriftsmäßige Einnahme von Medikamenten, die Sicherstellung einer rechtzeitigen Versorgung mit Folgerezepten und die adäquate Kontrolle durch medizinisches Fachpersonal sind essenzielle Adhärenzfaktoren, an denen Patient:innen, Gesundheitsdienstleister und das Gesundheitswesen in gleichem Ausmaß beteiligt sind.

Patientenbezogene Faktoren
Die wichtigsten patientenseitigen Faktoren für Non-Adhärenz sind unerwünschte Wirkungen, Gedächtnisprobleme und finanzielle Engpässe. Weitere Faktoren, die zur Non-Adhärenz beitragen, sind geringe Lese- und Schreibkenntnisse sowie mangelndes Vertrauen in die Wirksamkeit der Behandlung.

Polypharmazie stellt hierbei noch ein zusätzliches Hindernis dar. Die Selbstverwaltung multipler Medikamente mit jeweils eigenen Dosierungsschemata führt schnell zu Überforderung. Folglich sind Patient:innen frustriert und weniger motiviert, die komplexen Einnahmeschemata einzuhalten. Systematische Übersichtsarbeiten zu chronischen Erkrankungen haben gezeigt, dass eine höhere Dosierungshäufigkeit und ein komplexeres Therapiesystem im gleichen Maße zu einer schlechteren Adhärenz führen, wohingegen Patient:innen, die ihre Medikamente nur einmal täglich einnehmen deutlich höhere Adhärenzraten aufweisen (Coleman et al. 2012; Saini et al. 2007). Dementsprechend sollten Medikamente mit einer geringen Anzahl an UAW bei täglicher Einnahme unter geeigneten Umständen in der Einnahmefrequenz reduziert werden, um die Adhärenz zu verbessern (WHO 2003).

Die individuelle Gesundheitskompetenz, d. h. die Fähigkeit, Gesundheitsinformationen zu verstehen und zu nutzen, um sich die Unterstützung durch das Gesundheitssystem zu sichern, ist einer der wichtigsten Prädiktoren für die Nichteinhaltung von Medikamentenplänen. Mit 54,4 % weist eine beträchtliche Anzahl der erwachsenen Bevölkerung Deutschlands ungenügende Kenntnisse auf, um sich im Gesundheitssystem zurechtzufinden. Geringe Gesundheitskompetenz ist in einigen Bevölkerungsschichten – darunter chronisch Kranke (73 %), Ältere (66 %), Menschen mit Migrationshintergrund (71 %) und mit niedrigem Sozialstatus (78 %) – weiter verbreitet als im Querschnitt der Gesamtbevölkerung (Schaeffer et al. 2017).

Faktoren ausgehend vom Gesundheitswesen
Die Packungsbeilage eines Arzneimittels zu verstehen und die Informationen korrekt einzuordnen erfordert ein hohes Maß an Gesundheitskompetenz. Idealerweise sollten Patient:innen bei der Kommunikation mit Ärzt:innen oder Apotheker:innen die notwendigen Informationen zur sicheren und angemessenen Anwendung der Medikamente erhalten. Studien zeigen jedoch, dass diese Gespräche häufig unvollständig sind oder gar komplett vergessen werden (Tarn et al. 2006). Viele Patient:innen scheinen nach einem Krankenhausaufenthalt nicht zu wissen, wie die Verordnungsmenge neuer Medikamente lautet und welche UAW zu erwarten sind (Makaryus und Friedman 2005).

Auch die bereits angesprochene Fragmentierung des Gesundheitssystems fördert die Non-Adhärenz, vor allem beim Übergang von stationärer zu ambulanter Behandlung. So führen Diskrepanzen zwischen Behandlungsplänen an der Schnittstelle verschiedener Gesundheitseinrichtungen häufig zu unnötigen Hospitalisationen.

24.6 Strategien zur Verbesserung der Adhärenz

Zur Verbesserung der Adhärenz können im Wesentlichen drei Strategien beitragen, welche in Kombination miteinander weitaus bessere Effekte zeigen als alleine (Spoelstra et al. 2015)

1. Individuelle Beratung
   Eine wirksame Kommunikation zwischen Gesundheitsdienstleistern und Patient:innen ist von entscheidender Bedeutung. Die Aufklärung der Patient:inen über ihre Medikamente, deren Zweck, mögliche Nebenwirkungen und die Bedeutung der Adhärenz verbessert insgesamt die Gesundheitskompetenz, was die Adhärenz auf Dauer um 11–36 % steigern könnte (Laufs et al. 2011). Es kann hilfreich sein, die Patienten nach ihren Kenntnissen und Überzeugungen in Bezug auf Medikamente zu befragen, bevor die Aufklärung stattfindet. Dabei werden offene Fragen gestellt, um die Adhärenzpraktiken des Patient:innen zu verstehen, Vertrauen aufzubauen und etwaige Hindernisse zu beseitigen

Verhaltensstrategien wie Selbstüberwachung, die Verknüpfung neuer und etablierter Verhaltensweisen und positive Verstärkung sind weiterhin gut untersuchte Optionen, um Adhärenzstrategien zu etablieren. Nach Möglichkeit sollten zudem Familienangehörige, Apotheken- und Pflegepersonal in die angewandten Motivierungsstrategien einbezogen werden, da Adhärenz ohne regelmäßige Remotivierung wieder sinken kann (Lee et al. 2006).
2. Anpassung der Arzneimitteltherapie
Zur Verbesserung der Einnahmepläne gehören die Verwendung von individuellen Pillenboxen und Wochenblistern zur Organisation der täglichen Dosen und die Vereinfachung des Einnahmeschemas auf die einmalige Einnahme. Die Menge an täglich einzunehmenden Tabletten korreliert signifikant mit der Adhärenz (Claxton et al. 2001). Daher sollten von allen Verordnenden von Arzneistoffen Medikamente bevorzugt werden, bei denen eine einmal tägliche Einnahme möglich ist.

Medikamentenpläne sollten regelmäßig auf potenzielle Arzneimittelinteraktionen und Mehrfachverordnungen überprüft werden, um unangemessene Polypharmazie zu reduzieren. Das gilt vor allem an der Schnittstelle zwischen verschiedenen Gesundheitseinrichtungen.
3. Hilfsmittel und Technologie
Die Verhaltensempfehlungen zur Einhaltung von pharmakotherapeutischen Maßnahmen sollten auch die Verwendung von Erinnerungssignalen in der täglichen Routine integrieren. Erinnerungssignale können dabei an feste und regelmäßige Alltagsaktivitäten wie dem Gang zur Toilette, bestimmte Mahlzeiten oder die Schlafenszeit gekoppelt sein. Ein Beispiel für ein Erinnerungssignal ist die prominente Platzierung der Medikamentenverpackung neben der Kaffeemaschine oder der Zahnbürste. Moderne Technologien und Erfindungen können hierbei eine professionelle Hilfestellung zur Bewältigung von Non-Adhärenz haben. So können z. B. Erinnerungshilfen für Mobiltelefone oder elektronische Pillenboxen eine signifikante Verbesserung der Adhärenz herbeiführen. Ferner können moderne Apps, gekoppelt mit intelligenten Pillenboxen Echtzeit-Feedback an Patient:innen und Gesundheitsdienstleister geben und damit eine adäquate Kontrolle der Medikamenteneinnahme gewährleisten (Granger und Bosworth 2011).

Die Adhärenz mit pharmakologischen Therapiemaßnahmen ist für eine hochwertige Gesundheitsversorgung von entscheidender Bedeutung. Sie erfordert jedoch eine Kombination aus Bildungs- und Verhaltensstrategien sowie regelmäßige, patientenindividuelle Revisionen der Therapie seitens aller Beteiligten. Die Therapietreue sollte auf mehreren Ebenen angegangen werden, einschließlich der Aufklärung der Patient:innen, der Einhaltung der Leitlinien durch den Arzt und der Unterstützung durch das Gesundheitssystem.

Literatur

Alhawassi TM, Krass I, Bajorek BV, Pont LG (2014) A systematic review of the prevalence and risk factors for adverse drug reactions in the elderly in the acute care setting. Clin Interv Aging 9:2079–2086. https://doi.org/10.2147/CIA.S71178

Baxter K, Preston CL (2010) Stockley's drug interactions, Bd 495. Pharmaceutical Press, London

Claxton AJ, Cramer J, Pierce C (2001) A systematic review of the associations between dose regimens and medication compliance. Clin Ther 23(8):1296–1310

Coleman CI, Limone B, Sobieraj DM, Lee S, Roberts MS, Kaur R, Alam T (2012) Dosing frequency and medication adherence in chronic disease. J Manag Care Pharm 18(7):527–539

Dumbreck S, Flynn A, Nairn M, Wilson M, Treweek S, Mercer SW et al (2015) Drug-disease and drug-drug interactions: systematic examination of recommendations in 12 UK national clinical guidelines. BMJ 350:h949

Field TS, Gurwitz JH, Harrold LR, Rothschild J, DeBellis KR, Seger AC et al (2004) Risk factors for adverse drug events among older adults in the ambulatory setting. J Am Geriatr Soc 52(8):1349–1354

Fokter N, Mozina M, Brvar M (2010) Potential drug-drug interactions and admissions due to drug-drug interactions in patients treated in medical departments. Wien Klin Wochenschr 122(3–4):81–88

Gehi AK, Ali S, Na B, Whooley MA (2007) Self-reported medication adherence and cardiovascular events in patients with stable coronary heart disease: the heart and soul study. Arch Intern Med 167(16):1798–1803

Granger B, Bosworth H (2011) Medication adherence: emerging use of technology. Curr Opin Cardiol 26(4):279–287

Guillot J, Maumus-Robert S, Bezin J (2020) Polypharmacy: a general review of definitions, descriptions and determinants. Therapies 75(5):407–416. https://doi.org/10.1016/j.therap.2019.10.001

Guthrie B, Makubate B, Hernandez-Santiago V, Dreischulte T (2015) The rising tide of polypharmacy and drug-drug interactions: population database analysis 1995–2010. BMC Med 13(1):1–10

Karas S (1981) The potential for drug interactions. Ann Emerg Med 10(12):627–630. https://doi.org/10.1016/S0196-0644(81)80085-6

Khezrian M, McNeil CJ, Murray AD, Myint PK (2020) An overview of prevalence, determinants and health outcomes of polypharmacy. Ther Adv Drug Saf 11:2042098620933741

Laufs U (2011) Medikamentenadhärenz bei chronischen Erkrankungen. Der Nervenarzt 82(2):153–158

Laufs U, Böhm M, Kroemer H, Schüssel K, Griese N, Schulz M (2011) Strategien zur Verbesserung der Einnahmetreue von Medikamenten. DMW-Dtsch Med Wochenschr 136(31/32):1616–1621

Lee JK, Grace KA, Taylor AJ (2006) Effect of a pharmacy care program on medication adherence and persistence, blood pressure, and low-density lipoprotein cholesterol: a randomized controlled trial. Jama 296(21):2563–2571

Lim SS, Vos T, Flaxman AD, Danaei G, Shibuya K, Adair-Rohani H et al (2012) A comparative risk assessment of burden of disease and injury attributable to 67 risk factors and risk factor clusters in 21 regions, 1990–2010: a systematic analysis for the Global Burden of Disease Study 2010. Lancet 380(9859):2224–2260

Makaryus AN, Friedman EA (2005) Patients' understanding of their treatment plans and diagnosis at discharge. Paper presented at the Mayo clinic proceedings

Masnoon N, Shakib S, Kalisch-Ellett L, Caughey GE (2017) What is polypharmacy? A systematic review of definitions. BMC Geriatr 17:1–10

McCarthy C, Clyne B, Corrigan D, Boland F, Wallace E, Moriarty F et al (2017) Supporting prescribing in older people with multimorbidity and significant polypharmacy in primary care (SPPiRE): a cluster randomised controlled trial protocol and pilot. Implement Sci 12(1):99. https://doi.org/10.1186/s13012-017-0629-1

Morin L, Johnell K, Laroche M-L, Fastbom J, Wastesson JW (2018) The epidemiology of polypharmacy in older adults: register-based prospective cohort study. Clin Epidemiol 10:289–298

Murray CJL, Vos T, Lozano R, Naghavi M, Flaxman AD, Michaud C et al (2012) Disability-adjusted life years (DALYs) for 291 diseases and injuries in 21 regions, 1990–2010: a systematic analysis for the Global Burden of Disease Study 2010. Lancet 380(9859):2197–2223. https://doi.org/10.1016/S0140-6736(12)61689-4

Rieckert A, Trampisch US, Klaaßen-Mielke R, Drewelow E, Esmail A, Johansson T et al (2018) Polypharmacy in older patients with chronic diseases: a cross-sectional analysis of factors associated with excessive polypharmacy. BMC Fam Pract 19(1):113. https://doi.org/10.1186/s12875-018-0795-5

Rochon PA, Gurwitz JH (1997) Optimising drug treatment for elderly people: the prescribing cascade. BMJ 315(7115):1096–1099

Saini SD, Schoenfeld P, Kaulback K, Dubinsky MC (2007) Effect of medication dosing frequency on adherence in chronic diseases. The American journal of managed care 15(6):22–33

Savage RD, Visentin JD, Bronskill SE, Wang X, Gruneir A, Giannakeas V et al (2020) Evaluation of a common prescribing cascade of calcium channel blockers and diuretics in Older Adults With Hypertension. JAMA Int Med 180(5):643–651. https://doi.org/10.1001/jamainternmed.2019.7087

Schaeffer D, Vogt D, Berens E-M, Hurrelmann, K (2017) Gesundheitskompetenz der Bevölkerung in Deutschland: Ergebnisbericht

Spoelstra SL, Schueller M, Hilton M, Ridenour K (2015) Interventions combining motivational interviewing and cognitive behaviour to promote medication adherence: a literature review. J Clin Nur 24(9–10):1163–1173

Steinhagen-Thiessen E, Borchelt M (1999) Morbidity, medication, and functional limitations in very old age. In: The Berlin aging study: aging from 70 to 100. Cambridge University Press, New York, S 131–166

Tarn DM, Heritage J, Paterniti DA, Hays RD, Kravitz RL, Wenger NS (2006) Physician communication when prescribing new medications. Arch Int Med 166(17):1855–1862

Wang J, Feng Z, Dong Z, Li W, Chen C, Gu Z et al (2021) Does having a usual primary care provider reduce polypharmacy behaviors of patients with chronic disease? A retrospective study in Hubei Province, China. Frontiers Pharmacol 12

Wehling M, Burkhardt H, Frölich L (2010) Arzneitherapie für Ältere, Bd 2. Springer, Berlin

Wester K, Jönsson A, Spigset O, Hägg S (2007) Spontaneously reported fatal suspected adverse drug reactions: a 10-year survey from Sweden. Pharmacoepidemiol Drug Saf 16(2):173–180

WHO (2003) Adherence to long-term therapies: evidence for action. World Health Organization, Genf

Zazzara MB, Villani ER, Palmer K, Fialova D, Corsonello A, Soraci L et al (2023) Frailty modifies the effect of polypharmacy and multimorbidity on the risk of death among nursing home residents: results from the SHELTER study. Front Med 10. https://doi.org/10.3389/fmed.2023.1091246

Zheng WY, Richardson L, Li L, Day R, Westbrook J, Baysari M (2018) Drug-drug interactions and their harmful effects in hospitalised patients: a systematic review and meta-analysis. Eur J Clin Pharmacol 74:15–27

Technische Unterstützungssysteme in der individuellen Versorgung

25

Beate Radzey

Inhaltsverzeichnis

25.1	Was sind technische Unterstützungssysteme in der individuellen Versorgung?	207
25.2	Smart Home und technische Assistenzsysteme – ein vernetztes Zuhause	208
25.3	Monitoring und Rehabilitation: Sicherheit und Versorgung im Fokus	208
25.4	Schleppender Einsatz technischer Unterstützungssysteme	209
25.5	Hemmnisse für einen Technikeinsatz	209
25.5.1	Technische und organisatorische Unzulänglichkeiten	209
25.5.2	Fehlende Nachweise der Wirksamkeit	209
25.6	Nutzer:innen im Fokus: Akzeptanz und Wirksamkeit	210
25.7	Nutzungsorientierte Entwicklung und das Setting im Blick	210
25.8	Weiterer Fokus: Beratung, Schulung und Implementierung	211
25.9	Immer Mitdenken: Ethische und datenschutzrechtliche Bewertung	211
Literatur		211

25.1 Was sind technische Unterstützungssysteme in der individuellen Versorgung?

Es gibt keine eindeutige Definition, um was es sich bei technischen Unterstützungssystemen im Kontext von Chronic Care handelt. Der Ausdruck wird häufig synonym mit Begriffen verwendet, die nicht weniger definitionsoffen sind wie z. B. Smart Home oder Ambient Assisted Living (AAL). Während die Zielgruppe von Smart Home weniger eindeutig ist, beschreibt AAL, dass vor allem älteren Menschen ein selbstständiges Leben in

B. Radzey (✉)
Leitung LANDaufwärts, Göppingen, Deutschland
E-Mail: beate.radzey@vinzenz-sd.de

den eigenen vier Wänden mithilfe unterstützender Assistenzsysteme ermöglicht werden soll. Stärker vom Kontext der Pflege heraus wirkt der Begriff *Digitalisierung in der Pflege*. Gemeint ist, dass Technologien eingesetzt werden, um die pflegerischen Erfordernisse zu erfüllen und letztlich eine Verbesserung der Lebensqualität zu erreichen. Unterstützt werden können die chronisch eingeschränkten Personen selbst oder aber auch die pflegenden Menschen. Im Fall der pflegebedürftigen Person geht es darum, Einschränkungen zu kompensieren, den Alltag zu erleichtern, Komfort und Sicherheit zu erhöhen sowie Teilhabe und Aktivität zu fördern. Liegt das Augenmerk auf den Pflegenden, so kann Technik einerseits direkt pflegerisch unterstützen, andererseits auch dabei helfen, Pflegeprozesse und -management sowie den Wissenstransfer effektiver zu gestalten (Kunze und König 2017).

25.2 Smart Home und technische Assistenzsysteme – ein vernetztes Zuhause

In Living Labs wird deutlich, wie die Sicherheits-, Komfort- und Energieeffizienzlösungen aus dem Bereich der Hausautomation Hand in Hand gehen mit assistiven technischen Lösungen und zu einem intelligenten Zuhause vernetzt werden: Eine Kamera überträgt ein Bild der Person vor der Haustür auf ein Display in der Wohnung, die Rollläden und das Licht lassen sich via Tablet steuern, Temperatursensoren regeln die Heizung, Hängeschränke lassen sich per Knopfdruck absenken oder eine Blitzleuchte zeigt das Türklingeln an. Die Vision ist, dass die Wohnung unaufdringlich und intelligent die Einschränkungen der Bewohner:innen kompensiert. Immer mehr Träger in der Altenhilfe nutzen diese Lösungen in seniorengerechten Servicewohnungen. Der Einbau in Einzelhaushalten ist eher die Ausnahme.

25.3 Monitoring und Rehabilitation: Sicherheit und Versorgung im Fokus

Steht die Überwachung einer Person im Mittelpunkt, wird auch von Monitoringsystemen gesprochen: Sensoren erfassen Gesundheits-, Verhaltens- sowie Umgebungsdaten und im Notfall wird automatisch eine Betreuungsperson informiert. Beispielsweise gleichen Inaktivitätsmelder mit einem Türkontakt die Anwesenheit der Person in der Wohnung ab und schlagen Alarm, wenn über ungewöhnlich lange Zeit keine Bewegung stattfindet. Aber auch das Monitoring medizinischer Parameter bis hin zur Videoüberwachung gehört in diesen Themenbereich. Hier treten ethische und datenschutzrechtliche Bedenken deutlicher zutage, die hinreichend adressiert und ernst genommen werden müssen (Niemeijer et al. 2010).

Im Kontext Chronic Care sind auch technische Unterstützungssysteme relevant, die eine Vernetzung der versorgenden Sektoren sowie rehabilitative Maßnahmen im häuslichen Umfeld ermöglichen. Dabei steht eine gute und effektive Versorgung bei geringeren personellen Ressourcen im Fokus, insbesondere in strukturschwachen Gebieten. Gleichzeitig kann die pflegebedürftige Person Zeit und Wege sparen. Beispielsweise genannt werden kann die langfristige telemedizinische Begleitung von Menschen mit chronischen Erkrankungen in Form von digital angebotenen Übungen und Therapien, Kontrollen und Beratungen.

25.4 Schleppender Einsatz technischer Unterstützungssysteme

Der Einsatz neuer Technologien hat im Kontext der Pflege weniger Beschleunigung erfahren als in anderen Bereichen des Lebens. Zwar kann in der Pflege generell eine aufgeschlossenere Haltung der Technik gegenüber als noch vor einigen Jahren konstatiert werden (Scorna 2021). Es besteht aber immer noch eine Diskrepanz zwischen Angebot und Nachfrage. Auch die Entwicklung von und Forschung zu technischen Unterstützungssystemen findet weiterhin ungebremst statt, jedoch verläuft die letztendliche Implementierung in Institutionen und privaten Haushalten weiterhin zögerlich.

Tatsächlich in der Praxis angekommen sind vor allem Dokumentations- und auch Sicherheitssysteme im stationären, in weit geringerem Maße auch im ambulanten Bereich. Auch digitale Medien zur Kommunikation und Unterhaltung werden im stationären Kontext genutzt (Haug 2021). Da der Einsatz assistiver Technologien nach wie vor als wichtige Zukunftsstrategie in Hinblick auf den demografischen Wandel und den Pflegenotstand gesehen werden muss, ist das Interesse jedoch groß, einen echten Durchbruch zu erreichen.

25.5 Hemmnisse für einen Technikeinsatz

Die Hürden, die bestehen, um technische Unterstützungssysteme in der individuellen Versorgung zu etablieren sind vielfältig. Zu den wesentlichen zählen:

25.5.1 Technische und organisatorische Unzulänglichkeiten

Zunächst müssen die technischen Voraussetzungen wie z. B. das flächendeckende Vorhandensein zuverlässiger W-LAN Systeme gewährleistet sein. Ein weiteres technisches Manko ist die oft fehlende Standardisierung der Systeme und damit unzureichende Kompatibilität verschiedener Hersteller und Anwendungsbereiche (Haug 2021). Auf organisatorischer Ebene fehlt es an Digitalisierungsstrategien der Institutionen hinsichtlich der Ausstattung und des Einsatzes technischer Unterstützungssysteme.

25.5.2 Fehlende Nachweise der Wirksamkeit

Technische Unterstützungssysteme müssen unweigerlich auch unter ökonomischen Gesichtspunkten beleuchtet werden. „Um die Potenziale und Risiken sowie den Nutzen und die Kosten entsprechender Assistenztechnologien abzuschätzen, sind methodisch hochwertige Evaluationsstudien nötig, die deren Evidenz belegen" (Mähs 2021, S. 330) und der Komplexität der Systematik gewachsen sind. Können beispielsweise verschiedene Technologien der Sturzerkennung (Radar, IR-Sensor, Falldetektor) miteinander verglichen werden? Macht es einen Unterschied, ob Nutzende kognitiv eingeschränkt sind oder nicht?

In einem Klima der Kostendämpfung und der Ökonomisierung wird Technik nur ihren Platz finden, wenn valide Belege für ihre Wirksamkeit bestehen und in der Folge Finanzierungsmodelle vorgelegt werden können, sodass auch Leistungsträger ermuntert werden, diese Systeme zu fördern (Meyer 2016).

25.6 Nutzer:innen im Fokus: Akzeptanz und Wirksamkeit

Um den Technikeinsatz zu fördern ist vor allem eine noch konsequentere Einbindung der Zielgruppen in die Entwicklung nötig. Dabei sollten auch die zu pflegenden Personen besondere Beachtung erfahren. Nach wie vor stehen die Bedarfe ihrer Umwelt im Vordergrund. Zum Beispiel ist die größte Anzahl eingesetzter Technologien im Bereich Demenz immer noch darauf ausgerichtet, vor allem die Sicherheit in der eigenen Häuslichkeit zu erhöhen (Lorenz et al. 2019).

Eine belegte Wirksamkeit sowie Produkttests mit der Zielgruppe bereits während der Entwicklungszeit würden die Akzeptanz bei den Nutzer:innen selbst befördern (Palmdorf et al. 2021). So könnte vermieden werden, dass sich die Defizite der Technik zu spät zeigen wie z. B. eine nicht intuitive Bedienung, die eine hohe Einarbeitungszeit zur Folge hat (Scorna 2021).

Zusammengefasst bringt Weber die zentrale Problematik wie folgt auf den Punkt: „Wer mehr Technik in der Pflege einsetzen will, muss nicht zuletzt die Gestaltung und Implementierung altersgerechter Assistenzsysteme als Bottom-Up-Prozess organisieren; es muss eine Abkehr vom ‚Technology Push' hin zum ‚Demand Pull' geben." (2021, S. 25)

25.7 Nutzungsorientierte Entwicklung und das Setting im Blick

Voraussetzung für die nutzungsorientierte Entwicklung ist das Verständnis, dass das gesamte Einsatzsetting der Technik in den Blick rückt. Technische Unterstützungssysteme werden nur dann als soziotechnische Systeme verstanden, wenn sie in unterschiedliche Kontexte mit einer Wirkung auf dieselben eingebettet sind. Folgerichtig gibt es nicht nur eine einzelne große Zielgruppe für ein technisches Unterstützungssystem: Die Bedarfe sind heterogen und z. B. abhängig von der jeweiligen Einschränkung oder der Pflegesituation.

25.8 Weiterer Fokus: Beratung, Schulung und Implementierung

In Anbetracht des unübersichtlichen Angebotes bedarf es auch der Unterstützung bei der Auswahl geeigneter technischer Systeme. Notwendig sind Schulungsangebote für Fachkräfte, Angehörige und Betroffene sowie Digitalisierungsexpert:innen in den Einrichtungen. Technikberatungen und Produktwegweiser müssen weiter ausgebaut und vernetzt werden. Beispielsweise entwickelt das Fraunhofer Institut für Pflegeheime ein Vergleichsportal für Plattformlösungen, die Technikberatungsstelle zu digitaler Assistenz der Stadt Hannover dagegen adressiert die Nutzer:innen in der eigenen Häuslichkeit.

Unterstützende Technologien sind lediglich Werkzeuge. Die Entfaltung ihres Potenzials für die Nutzer:innen hängt eng mit der Qualität des Implementierungsprozesses zusammen. Mit dem Einsatz der jeweiligen technischen Innovation muss gleichzeitig eine soziale Innovation vorbereitet werden (Gaugler et al. 2021). Dazu zählt z. B. die Analyse des Einsatzkontextes, Gespräche mit den Beteiligten, das Erfassen von Abläufen und ihre Anpassung, Schulungen im Umgang mit der Technik sowie das Benennen von Verantwortlichen für das System oder Teilbereiche. Der Einsatz technischer Systeme sollte von Beginn an partizipativ erfolgen.

25.9 Immer Mitdenken: Ethische und datenschutzrechtliche Bewertung

Wer den oder die Nutzer:in in Entwicklung und Implementierung der Technik im Fokus hat, wird auch durchgehend ethische Überlegungen miteinbeziehen. Ienca et al. (2018) fordern einen proaktiven Ansatz, mit dem die ethische Perspektive von Anfang an begleitend in den Entwicklungsprozess integriert ist. In Deutschland wurde zur Umsetzung einer solchen Vorgehensweise im Bereich altersgerechter Assistenzsysteme das Verfahren MEESTAR (siehe Beitrag 54) entwickelt (Manzeschke et al. 2013).

In einer technischen Welt kann und muss uns Technik auch in der Begleitung chronisch Kranker unterstützen. Technische Systeme sind jedoch kein alleiniges Mittel, sondern Baustein einer ganzheitlichen Unterstützungsstrategie. Der Fokus muss auf strategischen Vorschlägen zur gezielten Etablierung technischer Lösungen im Alltag der betroffenen Personen sowie dem Ausbau systematischer Auswertungen zu ihrem tatsächlichen Nutzen in der Versorgungspraxis liegen.

Literatur

Gaugler JE, Zmora R, Mitchell LL, Finlay J, Rosebush CE, Nkimbeng M, Peterson CM (2021) Remote activity monitoring for family caregivers of persons living with dementia: a mixed methods, randomized controlled evaluation. BMC Geriatr 21(1):715. https://doi.org/10.1186/s12877-021-02634-8

Haug S (2021) Nutzung, Planung und Bewertung digitaler Assistenzsysteme in der Pflege: Ergebnisse einer Befragung von Führungskräften in ambulanten und stationären Einrichtungen. In: Frommeld D, Scorna U, Haug S, Weber K (Hrsg) Gute Technik für ein gutes Leben im Alter? Akzeptanz, Chancen und Herausforderungen altersgerechter Assistenzsysteme. Transcript Verlag, Bielefeld, S 185–213

Ienca M, Wangmo T, Jotterand FA, Kressig RW, Elger B (2018) Ethical design of intelligent assistive technologies for dementia: a descriptive review. Sci Eng Ethics 24(4):1035–1055. https://doi.org/10.1007/s11948-017-9976-1

Kunze C, König P (2017) Systematisierung technischer Unterstützungssysteme in den Bereichen Pflege, Teilhabeunterstützung und aktives Leben im Alter. In: Hämmerle I, Kempter G (Hrsg) Umgebungsunterstütztes Leben: Beiträge zum Usability Day XV. Papst Science Publishers, S 15–21

Lorenz K, Freddolino PP, Comas-Herrera A, Knapp M, Damant J (2019) Technology-based tools and services for people with dementia and carers: mapping technology onto the dementia care pathway. Dementia 18(2):725–741. https://doi.org/10.1177/1471301217691617

Mähs M (2021) Anforderungen an die Evaluation von altersgerechten Assistenztechnologien aus gesundheitsökonomischer Sicht. In: Frommeld D, Scorna U, Haug S, Weber K (Hrsg) Gute Technik für ein gutes Leben im Alter? Akzeptanz, Chancen und Herausforderungen altersgerechter Assistenzsysteme. Transcript Verlag, S 317–339

Manzeschke A, Weber K, Rother E, Fangerau H (2013) Ethische Fragen im Bereich Altersgerechter Assistenzsysteme. Berlin. https://www.interaktive-technologien.de/service/publikationen/ethische-fragen-im-bereich-altersgerechter-assistenzsysteme. Zugegriffen am 21.07.2023

Meyer S (2016) Technische Unterstützung im Alter – was ist möglich, was ist sinnvoll? Expertise zum Siebten Altenbericht der Bundesregierung. Retrieved from Deutsches Zentrum für Altersfragen. https://nbn-resolving.org/urn:nbn:de:0168-ssoar-49980-9. Zugegriffen am 27.07.2023

Niemeijer AR, Frederiks BJ, Riphagen II, Legemaate J, Eefsting JA, Hertogh CM (2010) Ethical and practical concerns of surveillance technologies in residential care for people with dementia or intellectual disabilities: an overview of the literature. Int Psychogeriatr 22(7):1129–1142

Palmdorf S, Stark AL, Nadolny S, Eliass G, Karlheim C, Kreisel SH, Dockweiler C (2021) Technology-assisted home care for people with dementia and their relatives: scoping review. JMIR Aging 4(1):e25307. https://doi.org/10.2196/25307

Scorna U (2021) Digitale Technik in der ambulanten und stationären Pflege: Eine Interviewstudie zum Einfluss des Pflegepersonals auf die Einführung digitaler Assistenzsysteme. In: Frommeld D, Scorna U, Haug S, Weber K (Hrsg) Gute Technik für ein gutes Leben im Alter? Akzeptanz, Chancen und Herausforderungen altersgerechter Assistenzsysteme. Transcript Verlag, S 215–232

Weber K (2021) Gute Technik für ein gutes Leben?! In: Frommeld D, Scorna U, Haug S, Weber K (Hrsg) Gute Technik für ein gutes Leben im Alter? Akzeptanz, Chancen und Herausforderungen altersgerechter Assistenzsysteme. Transcript Verlag, S 11–26

Was wäre, wenn? Social Design als Kompetenzerweiterung in interdisziplinären Teams im Kontext von Chronic Care

26

Diana Cürlis und Carolin Schreiber

Inhaltsverzeichnis

26.1 Design und Chronic Care – passt das? 213
26.2 Social Design: Gestaltung im Kontext gesellschaftlicher Herausforderungen 214
26.3 Demenz Dinge – Partizipative Gestaltung mit Menschen mit Demenz 215
26.4 Interdisziplinäres Studierenden-Semesterprojekt *Palliative Care und Design* 217
26.5 Potenziale von Social Design im Kontext von Chronic Care 219
Literatur 220

26.1 Design und Chronic Care – passt das?

Berufsgruppenübergreifende Kooperation, insbesondere in Form von multiprofessionellen Teams, die einen synergetischen oder integrativen Behandlungsmodus verfolgen, gilt als ein bedeutendes Qualitätsmerkmal in allen Bereichen der Versorgung, so auch in der medizinischen Rehabilitation (Körner und Bengel 2004). Dieser Beitrag möchte anregen, Designer:innen und (partizipativ-) gestalterische Methoden als Kompetenzerweiterung für interdisziplinäre Teams im Kontext von Chronic Care in den Blick zu nehmen.

Der Begriff *Design* nicht geschützt und muss für ziemlich Vieles herhalten: Vom *Nagel-Design* bis zur *Designer-Yacht* ist die Bandbreite groß, suggeriert dabei, dass es bei Design vor allem um das *Verschönern* oder *Styling* ginge. Eine andere Betrachtungsweise des Designs stammt aus der historischen Entwicklung von Arbeitsteilung durch die

D. Cürlis (✉) · C. Schreiber
Münster School of Design (MSD), FH Münster University of Applied Sciences,
Münster, Deutschland
E-Mail: diana.cuerlis@fh-muenster.de; carolin.schreiber@fh-muenster.de

© Der/die Autor(en), exklusiv lizenziert an Springer-Verlag GmbH, DE, ein Teil von Springer Nature 2024
D. Schmitz et al. (Hrsg.), *Chronic Care – Wissenschaft und Praxis*,
https://doi.org/10.1007/978-3-662-68415-3_26

Industrialisierung: Designer entwerfen Produkte, die in Masse produziert werden. Oder aber Design wird mit Werbung assoziiert.

Design kann und konnte jedoch immer schon mehr – und der Ruf nach einer verantwortlichen Haltung im Design entstammt auch nicht erst der Neuzeit. Bereits in den 1970ern kam deutliche Kritik an der Disziplin aus den eigenen Reihen. Viktor Papenek, ein österreichisch-amerikanischer Designer, postulierte in seiner 1971 erschienenen Streitschrift „Design for the Real World" eine Haltung im Design, welche die realen Bedürfnisse der Menschen in den Mittelpunkt stellt. Zudem forderte er eine interdisziplinäre Ausrichtung des Designs sowie eine Orientierung der Gestaltungsdisziplinen[1] an Forschung und anderen Wissenschaften.

Die von Papanek postulierte verantwortliche Designhaltung versuchen die Autorinnen dieses Beitrags zu erfüllen, indem sie eine Designpraxis ausüben, in der nicht *für* einen User oder Menschen gestaltet wird, sondern *mit* den Menschen. So kann sichergestellt werden, dass reale Bedürfnisse adressiert werden, anstatt Designlösungen überzustülpen.

26.2 Social Design: Gestaltung im Kontext gesellschaftlicher Herausforderungen

Diese Überzeugung ist die Grundlage für eine Perspektivierung der Gestaltung als *Social Design*. Social Design ist als Begriff nicht vollkommen trennscharf. Die Autorinnen subsumieren darunter vor allem die Aspekte eines partizipativen Designs, welches sich wiederum an einem partizipativen Forschungsstil nach Hella von Unger (2014) orientiert. Gemeinsam hat das partizipative Design mit partizipativer Forschung die doppelte Zielsetzung, das gleichzeitige Verstehen und Verändern von sozialer Wirklichkeit sowie das Empowerment der Co-Forschenden.

Das Spezifische am partizipativen Design sind die explizit kreativen Werkzeuge und Methoden, die eingesetzt werden. Elisabeth Sanders spricht von Make-Tools und unterteilt drei Kategorien: *Telling*, *Enacting* und *Making* (Sanders 2013). Je nach Zielsetzung (oder Ressourcen der Co-Designer:innen) kommen also z. B. 2D oder 3D-Collagen zum Einsatz, es werden Karten nach Präferenzen sortiert oder im Designtheater werden Produkte nachgespielt und Szenarien erprobt.

Ein Vorteil von gestalterischen Methoden besteht darin, dass man über das gemeinsame Zeichnen, Bauen und Erproben Kommunikation auch da entstehen lassen kann, wo z. B. kognitive Einschränkungen den verbalen Austausch erschweren.

Des Weiteren helfen Visualisierungen oder Protoypen[2] dabei, auch abstrakte Phänomene oder Visionen im wahrsten Sinne des Wortes begreifbar zu machen. Das Überführen

---

[1] Die Begriffe Gestaltung und Design werden hier synonym verwendet.
[2] Unter Protoyp versteht man eine erste Annäherung an eine zu gestaltende Lösung, welche formal noch nicht final ist, aber bereits eine Erprobung der Eigenschaften zulässt.

von Konzepten in etwas Begreifbares ist insbesondere dann wichtig, wenn Gestaltungslaien an Gestaltungslösungen mitarbeiten sollen.

Diese Art des partizipativen Gestaltens wird auch oft unter dem Begriff Co-Design angesiedelt. Dabei ist die konsequente partizipative und qualitative Ausrichtung für die Autorinnen ein entscheidendes Kriterium für eine Social Design Praxis.[3]

Im Folgenden sollen 2 Beispiele die Potenziale einer *Social Design Praxis* skizzieren.

26.3 Demenz Dinge – Partizipative Gestaltung mit Menschen mit Demenz

Das Modellprojekt Demenz Dinge wurde von der Stiftung Wohlfahrtspflege NRW über einen Zeitraum von vier Jahren (2018–2022) gefördert. Das interdisziplinäre Forschungsteam bestand aus Gestalterinnen (Kommunikationsdesign, Industrial Design, Social Design), Demenzexpertinnen (Altenpflege, Soziale Arbeit, Gerontologie) und einem Soziologen, der das Projekt sozialwissenschaftlich begleitete. Das Projekt widmete sich u. a. der Fragestellung: *Wie kann das Leben von Personen mit Demenz und deren pflegenden Angehörigen (im häuslichen Kontext) durch partizipativ-gestalterische Interventionen und Designempowerment verbessert werden?*

Das Projekt umfasste 2 Phasen. In der ersten Phase ging es um das Eintauchen ins Feld. Dabei bildeten jeweils eine Designerin mit einer Demenzexpertin ein Kompetenzteam, die gemeinsam mit einer Person mit Demenz sowie einer pflegenden Person zusammenarbeiteten. Insgesamt konnten 14 Haushalte mit einer Person mit Demenz akquiriert werden, die bereit waren, die Kompetenzteams bei sich zu empfangen und an dem Projekt in regelmäßigen Treffen teilzunehmen.

Die Zusammenarbeit dauerte zumeist einige Monate, die längste knapp ein Jahr. Zunächst war die Zielsetzung der Kompetenzteams, die Personen mit Demenz und ihre pflegenden Angehörigen in deren Alltagssituationen kennenzulernen. Sukzessive wurden die individuellen Belange, Bedürfnisse und Wünsche gemeinsam erarbeitet und formuliert, sowie hier und da einige Herausforderungen und Schwierigkeiten aufgedeckt.

---

[3] Auch ein Human Centered Design kann partizipativ ausgerichtet sein, da es qua Nomenklatur den Menschen in den Mittelpunkt rücken soll. Oftmals geschieht diese Einbindung aber nur sporadisch oder läuft eher über quantitative Marktforschungsmechaniken ab.

Das Universal Design fordert ein universales Design für alle, also z. B. Produkte, die für einen blinden Menschen wie für einen Sehenden funktionieren. An sich ist die Idee, inklusivere Produkte oder Umwelten zu gestalten absolut zu befürworten. Jedoch können nicht alle spezifischen Bedarfe mit einer one-fits-all Lösung adressiert werden, ohne Gefahr zu laufen, dass die universalen Lösungen so vielschichtig werden, dass die daraus resultierende Komplexität wiederum exkludierend wirken kann.

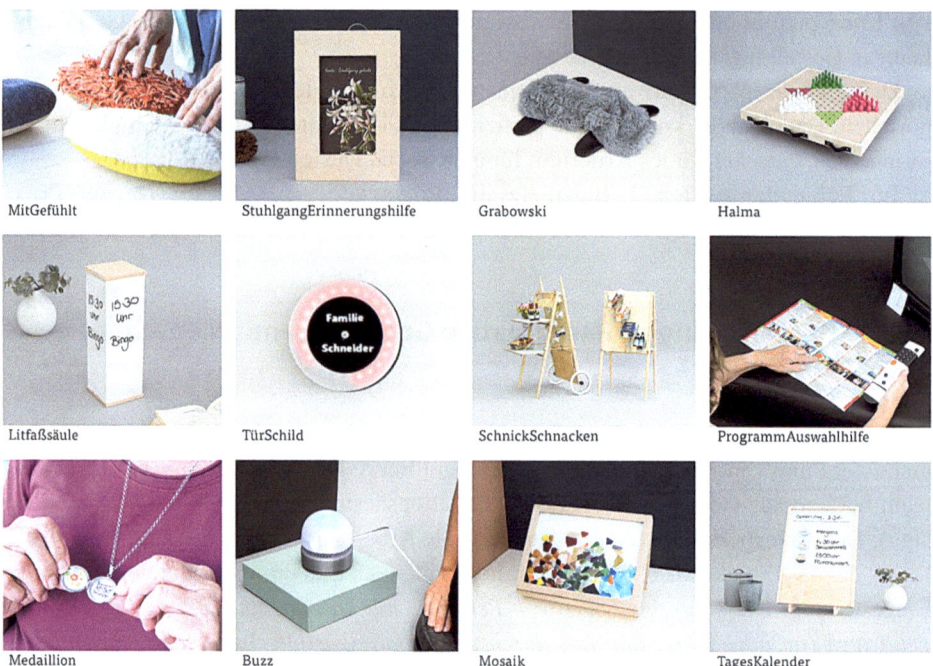

Abb. 26.1 Übersicht einiger DemenzDinge

Um diese Bedarfe zu adressieren – oder um eine problematische Begebenheit zu verbessern – wurden partizipativ die so genannten DemenzDinge entwickelt. Ein DemenzDing ist eine Art Alltagshilfe, die *mit* einer Person mit Demenz konzipiert, getestet, verbessert und in den Alltag integriert wird (siehe Abb. 26.1).

Die wichtigste Grundlage für die partizipativen Gestaltungsprozesse war ein ressourcenorientierter Blick auf die Co-Designer:innen mit Demenz.

Grundlegend erlauben viele DemenzDinge einen größeren Nutzungskontext. Der *TagesKalender* und das *Medaillon* adressieren das Bedürfnis nach Sicherheit durch eine verbesserte Orientierung in der Tagesstruktur. Die *StuhlgangErinnerungshilfe* adressiert Sicherheit bezogen auf die eigenen Körperfunktionen.

Auch das *Mosaik* entstammt zwar einem „hyper-personalised (designing for one) co-design approach" (Wilkinson und Hendriks 2022, S. 77) und wurde für einen Mann mit Demenz entwickelt, der sein geliebtes Hobby – das Bleiverglasen – nicht mehr ausführen kann.

Dennoch sind verschiedene Anwendungskontexte und andere Zielgruppen vorstellbar, auch jenseits von kognitiven Einschränkungen. Ein Mosaik zu legen, macht Spaß, wirkt beruhigend und meditativ, und besonders gelungene Kompositionen können zur eigenen und auch zur Freude anderer ausgestellt werden.

Neben dem Fokus auf das partizipative Gestalten von Alltagshilfen umfasste das Projekt auch noch eine zweite Ebene, die Entwicklung eines Schulungskonzeptes für

Pflegende. Hierbei wurden die pflegenden Angehörigen aber auch Pflegeschüler:innen in den Blick genommen, die durch die Vermittlung von partizipativ-gestalterischen Methoden und die Sensibilisierung für den Mehrwert von Gestaltungsinterventionen im Pflegealltag dazu befähigt werden sollen, sich den Herausforderungen des Pflegealltags selbstwirksam zu stellen.

Dazu wurden die Gestaltungsprozesse hin zu einem DemenzDing in den Familien dokumentiert und ausgewertet. Diese Erkenntnisse stellten die Grundlage dar für ein multimediales Schulungskonzept,[4] bestehend aus einem Handbuch, einer Videoreihe sowie einer virtuellen Demenzbegleitung in Form eines Chatbots, der das psychische Wohlergehen der pflegenden Angehörigen durch Anleitung von Self-Care-Techniken adressiert.

Im Projekt DemenzDinge wirkte die Gestaltung auf verschiedenen Ebenen:

Zum einen sorgen passgenaue Gestaltungsresultate – die DemenzDinge – im Alltag für mehr Wohlbefinden oder können Reibungen minimieren.

Zum anderen wirkte die Gestaltung auf prozessualer Ebene: Ein ressourcenorientierter Blick auf die Co-Designer:innen mit Demenz ist zugleich Voraussetzung als auch Folge eines erfolgreichen Gestaltungsprozesses und hat daher positive Effekte auf der Beziehungsebene.

Zum dritten konnte gezeigt werden, dass gestalterische Methoden hervorragend geeignet sind, auch über kognitive Einschränkungen hinweg eine Form der Kommunikation zu ermöglichen.

Zuletzt entfaltet das Projekt durch die entstandenen Schulungsmedien Wirkung hinsichtlich des Design-Empowerments, also der Befähigung der Pflegenden durch Vermittlung von gestalterischen Methoden.

26.4 Interdisziplinäres Studierenden-Semesterprojekt *Palliative Care und Design*

Im Sommersemester 2023 initiierten und lehrten die Autorinnen gemeinsam mit Kolleg:innen der Hochschule ein interdisziplinäres Projekt zwischen den Fachbereichen Gesundheit und Design der FH Münster. Es gelang bei diesem Tandem-Projekt, dass Master-Studierende aus dem Bereich Palliative Care mit Master-Studierenden des Studiengangs Design an gemeinsamen Fragestellungen bezogen auf Komplexe Interventionen arbeiteten. Dazu bildeten die Studierenden interdisziplinäre Arbeits-Teams. Die Design Studierenden konnten an einigen Seminaren ihrer Kommiliton;innen teilnehmen, um sich so in die Domäne Palliative Care einzufinden. Aufgrund der curricularen Strukturen und der sehr engen Taktung als berufsbegleitendes Studium gab es leider keinen Raum, dass die Palliative-Care Studierenden ihrerseits bei den Design-Seminaren zugegen sein konnten. Dafür wurden innerhalb der Palliativ Care Seminare Raum für die interdisziplinäre

---

[4] Weitere Informationen abrufbar unter www.demenz-dinge.com.

Zusammenarbeit geschaffen, darüber hinaus trafen sich die Tandem-Teams in ihrer Selbststudiumszeit.

Die Palliative Care Studierenden kamen aus sehr unterschiedlichen Gesundheits- und Pflegeberufen und hatten persönlich auch nur teilweise bereits Berührungspunkte zum Bereich Palliative Care. Die angehenden Designer:innen ließen sich demnach auf ganz verschiedene Schwerpunkte ein, je nachdem welche Vorerfahrungen seitens der Teampartner:innen aus dem FB Gesundheit mitgebracht wurden.

So entstanden unter anderem ein Spiel zur Enttabuisierung des Thema Sterbens oder ein Konzept für auf Wohlbefinden orientierte ergotherapeutische Behandlung von Palliative Care Patient:innen. Hier werden, mithilfe diverser Objekte und einer Dokumentationsmöglichkeit sukzessive die passenden Stimuli ausfindig gemacht, um die Behandlung ganz nach den Präferenzen der Person ausrichten zu können.

Beim Projekt Lebensausflug wurde das Prinzip der Genogrammarbeit adaptiert (siehe Abb. 26.2). Ein Genogramm stellt visuell die Familienverhältnisse einer Person dar. Auch ungelöste, prägende Ereignisse oder Konflikte zu Zugehörigen können vermerkt werden. Beim Lebensausflug gibt es kleine Köfferchen mit verschiedenen Objekten, die zur Person bezüglich Lebensalter oder Herkunft passen könnten, bspw. ein Koffer mit Objekten, die an die DDR erinnern. Diese sollen über die Objekte zum Erzählen anregen. Nach und nach können verschiedene *Themen-Köfferchen* ausprobiert werden. Dazu gibt ein Poster mit

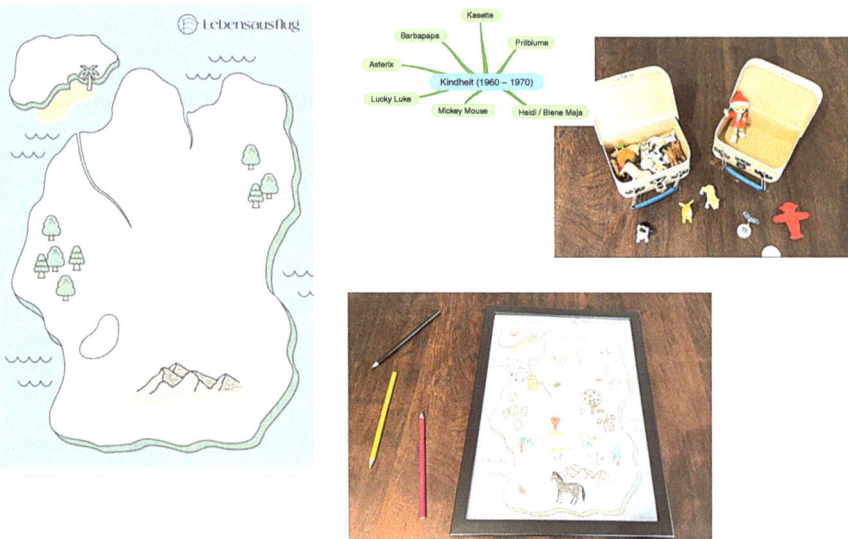

Abb. 26.2 Projekt Lebensausflug: Koffer und Poster, Adaption der Genogrammarbeit (mit freundlicher Genehmigung von Tobias Brägelmann)

einer Landkarte, auf der Hospiz-Gäste (mit Zugehörigen oder mit Pflegenden) biografisch wichtige Daten oder Ereignisse, aber auch Wünsche notieren können.

Aus der gemeinsamen Evaluation scheinen drei Aspekte im Kontext dieses Beitrages von Bedeutung zu sein.

1. Herausragend waren diejenigen Arbeiten, bei denen die Tandem-Teams einen engen Bezug zu den jeweiligen Akteuren aufweisen konnten, sei es durch Feldzugänge oder durch einen intensiven interdisziplinären Austausch.
2. Die Designer:innen haben es geschafft sich sehr einfühlsam in die fremde Domäne einzufinden.
3. Die Palliativ-Care Studierenden hatten mehr Mühe, sich auf ein interdisziplinäres Projektteam mit Designer:innen einzulassen als andersherum.[5]

26.5 Potenziale von Social Design im Kontext von Chronic Care

Die beiden Beispiele zeigen auf, welche Wirkweise Social Design im Sinne einer partizipativen Gestaltung im Kontext von Demenz und Palliative Care entfalten konnte. In beiden Projekten arbeiteten Designer:innen erfolgreich in inter- bzw. transdisziplinären Teams mit Expert:innen der jeweiligen Domäne. In beiden Projekten wurden durch die Gestaltungsresultate wie auch durch die partizipativen Gestaltungsprozesse deutliche Mehrwerte für die Betroffenen erkennbar.

Der Designtheoretiker Horst Rittel prägte in den 1960er-Jahren den Begriff der „wicked problems" (siehe Beitrag 56), also hochkomplexe Sachverhalte, die sich aus einer singulären Perspektive nicht erschließen lassen. Zu Recht wird daher der Ruf nach inter- und transdisziplinären Teams laut, um den vielschichtigen Herausforderungen begegnen zu können. Die Einordnung von chronic disease als „wicked problem" dürfte anerkannt sein. Je nachdem wie man den Begriff „singuläre Perspektive" operationalisiert, wäre zu diskutieren, inwiefern die bislang im Kontext Chronic Care verorteten Disziplinen bereits hinreichend breit aufgestellt sind, um den Herausforderungen bestmöglich zu begegnen.

Designer:innen und gestalterische Methoden zeigen großes Potenzial, in dem komplexen Umfeld Chronic Care vielseitige Mehrwerte zu generieren:

- ob auf prozessualer Ebene oder als Gestaltungsresultat
- ob als Objekt und Artefakt oder als eine veränderte soziale Praktik
- ob als Lösung für ein Problem oder als Steigerung des subjektiven Wohlbefindens

---

[5] Seitens der Professorin aus dem Bereich Gesundheit wurde hierzu die These geäußert, dass hier eine Art kundenorientierte Haltung der Designer:innen spürbar wäre. Die Autor:innen vertreten die These, dass Design (im Vergleich zur Kunst) nicht allein aus sich heraus Dinge hervorbringt, sondern stets im engen Austausch zu anderen Disziplinen steht. Daraus könnte man folgern, dass Designer:innen gut für eine Zusammenarbeit in inter- oder transdisziplinären Teams aufgestellt sind.

Design kann ansetzen bei der betroffenen Person, aber auch Veränderungsprozesse anstoßen oder begleiten auf struktureller, institutioneller oder auch Normen-Ebene.

Dabei kann Design nicht nur als Erhebungsmethode Erkenntnisse generieren, die einen Sachverhalt erläutern und den Zustand beschreiben, der *ist*. Gestaltung hat immer einen projektiven Charakter und fragt: Was sein *könnte* und beschreibt im Entwurf „das entstehen dessen, was noch nicht ist." (Aicher 1991, S. 196). Der Entwurf verharrt dabei nicht in einer Beschreibung des Möglichen, sondern beinhaltet bis zu einem gewissen Grad auch eine Herstellung des Möglichen (Bieling 2019).

Im Hinblick auf eine personenzentrierte Versorgung kann Gestaltung, im Sinne des dargestellten Social Design-Verständnisses und als Erweiterung eines inter- und transdisziplinären Care-Teams dazu beitragen, behutsam aufzuspüren „Was gebraucht oder gewollt wird" und gleichzeitig Perspektiven zu eröffnen auf das, „was möglich ist."

Literatur

Aicher O (1991) die welt als entwurf – Schriften zum Design. Ernst & Sohn, Berlin

Bieling T (2019) Inklusion als Entwurf: Teilhabeorientierte Forschung Über, Für Und Durch Design. Birkhauser, Basel

Körner M, Bengel J (2004) Teamarbeit und Teamerfolg bei multi- und interdisziplinären Teams in der medizinischen Rehabilitation. Die Rehabilitation 43(6):348–357

Sanders E (2013) Perspectives on Participation in Design. In: Mareis C, Held M, Joost G (Hrsg) Wer gestaltet die Gestaltung? Praxis, Theorie und Geschichte des partizipatorischen Designs. transcript Verlag, Bielefeld S 65–78

Von Unger H (2014) Partizipative Forschung: Einführung in die Forschungspraxis. Springer VS, Wiesbaden

Wilkinson A, Hendriks N (2022) The emerge of empathy: through designing for one. In: Rodgers P (Hrsg) Design research for change: caring for people living with dementia. Routledge, New York S 77–90

Digitale Assistenzsysteme für die Versorgung chronisch kranker Personen

Peter Rasche, Theresa Sophie Busse, Ina Carola Otte und Horst Christian Vollmar

Inhaltsverzeichnis

27.1	Assistenzsysteme	222
27.2	Ambient Assisted Living	222
	27.2.1 Geschichtliche Einordnung des Begriffs für den deutschsprachigen Raum	223
	27.2.2 Aktuelle Trends rund um den Begriff *Ambient Assisted Living*	223
27.3	Digital Health	224
	27.3.1 Digital Health im häuslichen Setting	224
	27.3.2 Digital Health im klinischen Setting und der stationären Langzeitversorgung	225
27.4	Ethische, rechtliche und soziale Aspekte rund um Assistenzsysteme	226
27.5	Finanzierung von Assistenzsystemen	227
27.6	Akzeptanz von Assistenzsystemen	227
27.7	Partizipative Entwicklung von Assistenzsystemen	228
27.8	Zusammenfassung	228
Literatur		229

P. Rasche (✉)
Hochschule Niederrhein, Krefeld, Deutschland
E-Mail: Peter.Rasche@hs-niederrhein.de

T. S. Busse · I. C. Otte · H. C. Vollmar
Ruhr-Universität Bochum, Abteilung für Allgemeinmedizin – Fach 15, Anke Prange MA 1/61, Bochum, Deutschland
E-Mail: Theresa.Busse@ruhr-uni-bochum.de; Ina.Otte@ruhr-uni-bochum.de; horst.vollmar@ruhr-uni-bochum.de

© Der/die Autor(en), exklusiv lizenziert an Springer-Verlag GmbH, DE, ein Teil von Springer Nature 2024
D. Schmitz et al. (Hrsg.), *Chronic Care – Wissenschaft und Praxis*,
https://doi.org/10.1007/978-3-662-68415-3_27

27.1 Assistenzsysteme

Ein Assistenzsystem (auch als assistive Technologie oder Assistenztechnologie bezeichnet) ist eine Sammlung von technischen Hilfsmitteln, Geräten, Software oder Systemen, die entwickelt wurden, um Menschen mit verschiedenen Arten von Einschränkungen oder Bedürfnissen zu unterstützen. Diese Systeme zielen darauf ab, die Selbstständigkeit, Mobilität, Kommunikation, Sicherheit und Lebensqualität der Nutzer:innen zu verbessern. Assistenzsysteme können in vielen verschiedenen Bereichen eingesetzt werden, darunter Gesundheitswesen, Bildung, Arbeitswelt, Alltagsleben und Freizeit (Luthe et al. 2022).

Die Varianz von Assistenzsystemen ist sehr breit und orientiert sich hierbei an dem Anwendungsbereich und den individuellen Bedürfnissen der Zielgruppe. Assistenzsysteme umfassen zunächst sehr bekannte Hilfsmittel wie beispielsweise den Rollstuhl oder das Hörgerät. Bedingt durch die Digitalisierung sind aber heute auch digitale Assistenzsysteme, wie Smartwatches zur Sturzerkennung oder Hausautomatisierungssysteme zur gezielten Unterstützung in der eigenen Häuslichkeit verfügbar. Diese reichen hierbei von automatisiertem Licht bis hin zu selbstständig nachbestellenden Kühlschränken. Bedingt durch diese Anwendungsbreite und den damit verbundenen Unterstützungsgrad finden sich Assistenzsysteme auch in verschiedenen Bereichen wieder. Allen voran sind hier die Bereiche Ambient Assisted Living oder auch Active Assisted Living und Digital Health zu nennen (Luthe 2022). Ambient Assisted Living beschreibt den Einsatz assistierender Technologien, um die häusliche Umgebung sowohl gesundheitsförderlich als auch mit dem Ziel der Gesundheitsprävention zu gestalten. Unter dem Begriff Digital Health werden verschiedene therapeutische oder auch in der Gesundheitsversorgung aktiv eingesetzte digitale Assistenzsysteme verstanden.

27.2 Ambient Assisted Living

Der Begriff Ambient Assisted Living oder auch Active Assisted Living (AAL) bezeichnet Technologien und Dienstleistungen, die das tägliche Leben von Menschen unterstützen und verbessern sollen (Luthe 2022). Dies bezieht sich insbesondere auf das Leben von älteren Menschen und Personen mit körperlichen und kognitiven Einschränkungen (Wallhoff und Bruns 2023). Eingesetzte Technologien reichen von Sensoren in der Umgebung bis hin zu Kommunikations- und Informationsplattformen. AAL zielt hierbei darauf ab, die Lebensqualität zu verbessern und die Autonomie der Patient:innen zu fördern. Darüber hinaus wird AAL jedoch auch eingesetzt, um Versorger:innen zu unterstützen. Ziel hierbei ist neben der physischen und psychischen Entlastung der Versorger:innen auch die Steigerung der Effizienz der Versorgung durch die Integration von unterstützenden Technologien in den (pflegerischen) Alltag. Auch hier stehen die Prävention und die Förderung der Gesundheit im Fokus.

27.2.1 Geschichtliche Einordnung des Begriffs für den deutschsprachigen Raum

Der Begriff AAL wurde erstmals in den frühen 2000er-Jahren geprägt und hat sich seitdem zu einem wichtigen Konzept in der Gesundheitsversorgung und Pflege entwickelt. In Deutschland und im deutschsprachigen Raum hat sich AAL als Antwort auf die wachsende Herausforderung des demografischen Wandels etabliert, bei dem die Bevölkerung zunehmend älter wird und die Nachfrage nach unterstützenden Diensten und Technologien steigt. Die deutsche Bundesregierung hat das Thema AAL in den letzten Jahren verstärkt gefördert, um Innovationen im Bereich der Assistenztechnologien voranzutreiben (Beyer-Wunsch 2021).

27.2.2 Aktuelle Trends rund um den Begriff *Ambient Assisted Living*

1. **Vernetzte Gesundheitsüberwachung:** Moderne AAL-Technologien ermöglichen die kontinuierliche Überwachung von Gesundheitsparametern wie Herzfrequenz, Blutdruck und Bewegung. Diese Daten können in Echtzeit an Versorger:innen oder Zugehörige übertragen werden, um frühzeitig auf Veränderungen im Gesundheitszustand reagieren zu können.
2. **Smart Home-Integration:** AAL-Systeme integrieren sich nahtlos in das häusliche Umfeld und nutzen Smart-Home-Technologien, wie beispielsweise eine intelligente Beleuchtung, Thermostate oder Sicherheitssysteme. Dies ermöglicht eine komfortable und sichere Umgebung für ältere Menschen und Personen mit Einschränkungen.
3. **(Assistenz-)Roboter:** Fortschritte in der Robotik haben zur Entwicklung von Assistenzrobotern geführt, die in der Lage sind, einfache Aufgaben wie das Anreichen von Gegenständen oder die Unterstützung bei der Mobilität auszuführen. Diese Roboter können die Selbstständigkeit und soziale Interaktion fördern.

Die Trends zeigen die enge Verbundenheit des AAL-Bereichs mit dem Thema Gesundheit und Gesundheitsvorsorge. Auch kann festgehalten werden, dass Assistenzsysteme, wie etwa die Smart Home Lösungen, chronisch kranken Menschen das langfristige Leben mit einer Erkrankung in der eigenen Häuslichkeit sowie in Pflegeeinrichtungen erleichtern (Hüning et al. 2022). Im Fokus steht hierbei der Erhalt der Autonomie der Patient:innen. Da diese Systeme aber nicht auf die Behandlung oder explizite Kompensation von Einschränkungen in Folge einer chronischen Erkrankung ausgerichtet sind, sind im Sinne dieses Beitrags weitere Forschungsbereiche zu digitalen Assistenzsystemen zu beleuchten.

27.3 Digital Health

Im Forschungsbereich Digital Health wird am Einsatz digitaler Technologien, Informations- und Kommunikationstechnologien (IKT) sowie elektronischer Medien zur Unterstützung und Verbesserung der Gesundheitsversorgung, Prävention, Diagnose, Behandlung und Nachsorge gearbeitet (Lorenz et al. 2022). Es handelt sich um ein breites Forschungsgebiet, welches auch die Untersuchung der Entwicklung und des Einsatzes digitaler Assistenzsysteme umfasst. Diese Systeme sind auf die Diagnose, Behandlung und langfristige Begleitung von Menschen mit chronischen Krankheiten ausgelegt und widmen sich insbesondere der Versorgung, Betreuung und Pflege dieser Zielgruppe.

Der Einsatz von Digital Health Lösungen erfolgt in zwei Settings; dem häuslichen sowie dem klinischen Setting. Im häuslichen Setting finden sich Anwendungen wieder, die von Patient:innen selbstständig genutzt werden. Im klinischen Setting hingegen dienen die Anwendungen vornehmlich dazu, die Arbeit von Versorger:innen zu unterstützen. Ziel dieser Unterstützung ist es, die Effizienz der eigenen Arbeit zu steigern oder die körperliche als auch psychische Belastung in Folge der Arbeitsausübung zu reduzieren.

27.3.1 Digital Health im häuslichen Setting

Im häuslichen Umfeld genutzte Assistenzsysteme des Bereichs Digital Health ermöglichen unter anderem die kontinuierliche Erfassung von Gesundheitsdaten, wie zum Beispiel Blutdruck, Herzfrequenz und Blutzuckerspiegel (Lorenz et al. 2022). Dadurch können Veränderungen im Krankheitsverlauf frühzeitig erkannt und therapeutische Maßnahmen ergriffen werden. Dies trägt zur Verbesserung der Behandlung und zur Vermeidung von Komplikationen bei.

Konkrete Beispiele sind:

1. **Telemedizinische Lösungen:** Telemedizin ermöglicht die Kooperation und Kommunikation zwischen Patient:innen und Versorger:innen über geografische Distanz hinweg. Chronisch kranke Menschen können ihre Gesundheitsdaten wie Blutdruck, Blutzuckerwerte oder Herzfrequenz zu Hause selbstständig erfassen und an ihre Ärzt:innen übermitteln. Auch die Kontaktaufnahme mit pflegerischem Personal zur Wundversorgung ist im Zuge der Telepflege ein mögliches Einsatzszenario. Diese Form der Kooperation ermöglicht eine kontinuierliche Kontrolle und regelmäßige individuelle Anpassung der Behandlungspläne.
2. **Smart Health-Apps:** Es gibt eine Vielzahl von mobilen Apps, die dazu dienen, chronisch kranke Menschen bei der Selbstverwaltung ihrer Gesundheit zu unterstützen. Diese Apps können Erinnerungen für die Medikamenteneinnahme bieten, Symptomverfolgung ermöglichen und Ernährung oder körperliche Aktivität erfassen.
3. **Implantierbare Medizingeräte:** Einige chronische Erkrankungen erfordern die kontinuierliche Überwachung interner Körperfunktionen. Implantierbare Medizin-

geräte wie Herzschrittmacher oder Insulinpumpen können dazu beitragen, die Gesundheit chronisch kranker Menschen zu stabilisieren, zu verbessern und ein selbstbestimmteres Leben zu führen.
4. **Intelligente Wearables:** Wearable-Geräte wie Smartwatches oder Fitness-Tracker können genutzt werden, um körperliche Aktivität, Schlafmuster und Herzfrequenz zu tracken. Diese Informationen können Patient:innen und Versorger:innen helfen, den Krankheitsverlauf zu beurteilen und Anpassungen vorzunehmen.
5. **Gesundheitsmonitoring in der Umgebung:** Sensorbasierte Technologien können in der häuslichen Umgebung installiert werden, um Bewegungsmuster und Aktivitäten zu erfassen. Diese Daten können genutzt werden, um Veränderungen im Verhalten zu erkennen, die auf mögliche gesundheitliche Probleme hinweisen. Zum Beispiel könnte ein plötzlicher Mangel an Aktivität auf eine Verschlechterung des Gesundheitszustands hinweisen oder Sensoren erfassen abrupte Bewegungen, die bei Stürzen auftreten können.

Diese Beispiele verdeutlichen, wie Digital Health dazu beitragen kann, die Versorgung und Unterstützung chronisch kranker Menschen zu verbessern. Digital Health ermöglicht eine engere Überwachung, frühzeitige Intervention und erleichtert die Selbstverwaltung der Gesundheit im Alltag.

27.3.2 Digital Health im klinischen Setting und der stationären Langzeitversorgung

Assistenzsysteme im klinischen Setting des Bereichs Digital Health unterstützen meist nicht nur die Patient:innen selbst, sondern auch medizinische Versorger:innen (Luthe et al. 2022). Bedingt durch den zunehmenden Pflegefachkräftemangel und die mit der Pflege verbundenen körperlichen Herausforderungen werden stetig Lösungen entwickelt, die professionell und informell Pflegende bei der Ausübung ihrer Aufgaben unterstützen sollen (Braeseke et al. 2022). Beispiele für Digital Health Systeme, die im klinischen Setting und der stationären Pflege eingesetzt werden, sind:

1. **Elektronische Patientenakten (EPA):** Diese Systeme ermöglichen es Gesundheitsfachberufen, alle relevanten Patient:innen-Daten elektronisch zu erfassen, abzurufen und kollaborativ zu nutzen. Dadurch wird die Dokumentation vereinfacht und der Zugriff auf wichtige Informationen erleichtert. Sie werden auch im ambulanten Setting eingesetzt.
2. **Medikamentenmanagement-Systeme:** Diese Systeme helfen bei der sicheren Verabreichung von Medikamenten. Sie können Dosierungen überwachen, Wechselwirkungen überprüfen und Erinnerungen für die Medikamenteneinnahme an Versorger:innen und/oder Patient:innen senden.
3. **Fernüberwachungssysteme:** Durch die Verwendung von Sensoren und Wearables können Patient:innen über räumliche Distanz hinweg überwacht werden. Pflegefachkräfte

erhalten Alarme oder Benachrichtigungen bei Veränderungen im Gesundheitszustand, was eine frühzeitige Intervention ermöglicht. Pflegefachkräfte können aber auch mithilfe von Telemedizin-Plattformen medizinische Beratungen per Videoanruf anfordern, was die stationäre Versorgung verbessern kann.

4. **Pflegeroboter:** Roboter können in der Pflege eingesetzt werden, um einfache Aufgaben wie das Mobilisieren und Positionieren von Patient:innen oder das Ausliefern von Medikamenten zu übernehmen. Sie können auch als soziale Begleiter:innen für Patient:innen dienen.
5. **Spracherkennung und -verarbeitung:** Diese Technologie ermöglicht es Pflegefachkräften, mündliche Informationen zu erfassen und in Text umzuwandeln. Das kann die Dokumentation und Kommunikation erleichtern.
6. **Krankenhausinformations- und Managementsysteme:** Diese Systeme unterstützen die Planung, Koordination und Überwachung von Pflegeprozessen in Krankenhäusern und anderen Einrichtungen.
7. **Datenanalyse und künstliche Intelligenz:** Durch die Analyse großer Datenmengen können Muster erkannt werden, die bei der Diagnose, Behandlung und Prävention von Krankheiten hilfreich sein können.

Assistenzsysteme des klinischen und stationär pflegenden Bereiches sind in erster Linie dazu gedacht, die Arbeit der vor Ort tätigen Versorger:innen zu unterstützen. Sie sollen dazu beitragen, die Qualität der Patientenversorgung zu verbessern und den Arbeitsalltag effizienter und entlastender zu gestalten.

27.4 Ethische, rechtliche und soziale Aspekte rund um Assistenzsysteme

Der Einsatz von digitalen Assistenzsystemen in der Betreuung chronisch kranker Menschen wirft komplexe ethische und rechtliche Fragen auf, die sorgfältig abgewogen werden müssen. Nachfolgend sind beispielhaft verschiedene Schlüsselbereiche, die bei der Implementierung dieser Systeme berücksichtigt werden sollten, dargestellt und erläutert. Wichtige Themen im Zuge des Einsatzes derartiger Systeme sind der Datenschutz, die Datensicherheit und die Privatsphäre (Luthe et al. 2022). Dies ist zum einen bedingt durch die Erfassung gesundheitsbezogener Daten und dem dadurch gesteigerten Schutzbedürfnis gemäß Datenschutzgrundverordnung. Zum anderen ist dies bedingt durch die eingesetzte Technologie. Eine Sprachassistenz ist kontinuierlich aktiv, um bei Aufforderung in Aktion zu treten. Ein Beispiel hierfür ist der Ausruf *„Hey Siri!"* oder aber die Benennung des Worts *„Computer!"*. Ein weiterer Schlüsselbereich ist die Zugänglichkeit und Gerechtigkeit. Die Implementierung von Assistenzsystemen sollte inklusiv sein und keine digitale Kluft schaffen. Damit einhergehend sollten derartige Systeme auch die Autonomie und Selbstbestimmung ihrer Nutzenden stärken. Dies kann dadurch erreicht werden, dass die Nutzer:innen die Kontrolle über ihre Entscheidungen und damit über das Assistenzsystem behalten. Bezogen auf den beruflichen Einsatz von Assistenzsystemen gilt es auch, die Fragen der Haftung und Verantwortung zu adressieren. Bei Fehlfunktionen oder falschen Diagnosen durch Assistenzsysteme muss geklärt sein, wer die Verantwortung trägt. Auch sollte die Frage eines Haftungsrisikos vor dem Einsatz eines Systems geklärt sein. Ganz grundlegend gilt es auch, den Schlüsselbereich Vertrauen und Akzeptanz zu betrachten (Luthe et al. 2022). Um den Nutzen von Assistenzsystemen zu realisieren, müssen Patient:innen und Betreuer:innen Vertrauen in deren Genauigkeit und Zuverlässigkeit haben und das System als eine Erleichterung der eigenen Aufwände wahrnehmen. Insgesamt erfordert der Einsatz von Assistenzsystemen eine ausgewogene Berücksichtigung dieser Aspekte, um die bestmögliche Unterstützung für chronisch kranke Menschen zu gewährleisten.

27.5 Finanzierung von Assistenzsystemen

Es ist wichtig zu betonen, dass die Finanzierung von digitalen Assistenzsystemen je nach individuellem Bedarf, Krankheitsbild, Pflegegrad und anderen Faktoren variiert. Es ist ratsam, sich bei den zuständigen Stellen, wie den Pflegekassen, Krankenkassen, Ärzt:innen oder dem Bundesamt für Soziale Sicherung, über die genauen Bedingungen und Möglichkeiten der Kostenübernahme zu informieren.

Der einfachste Weg der Kostenübernahme ist die Finanzierung des Assistenzsystems durch die Nutzenden selbst. Beispiele hierfür sind Smartphones, Sprachassistenzsysteme oder Smart Home Lösungen. Weiterhin kommen zur Finanzierung aber auch Kostenträger, wie die Pflegeversicherung, Kranken- und Pflegekassen oder Sozialhilfeträger in Frage. Die Finanzierung durch eine dieser Institutionen ist jedoch in der Regel mit einem spezifischen gesetzlichen Auftrag verknüpft und bedingt die Einhaltung spezifischer Formalia durch die Hersteller:innen der Systeme. Die Kostenübernahme erfordert in der Regel einen Nachweis, dass das System medizinisch notwendig und kosteneffizient ist.

27.6 Akzeptanz von Assistenzsystemen

Zudem stellt sich die Frage nach der Akzeptanz digitaler Technologien bei den Betroffenen. Die Akzeptanz von digitalen Assistenzsystemen ist ein entscheidender Faktor für ihren erfolgreichen Einsatz (Braeseke et al. 2022). Sie hängt davon ab, wie gut die Nutzer:innen die Technologie annehmen und in ihren Alltag integrieren.

Faktoren, die die Akzeptanz beeinflussen:

1. **Nützlichkeit und Nutzen:** Assistenzsysteme sollten einen klaren Nutzen bieten und die Bedürfnisse der Nutzer:innen erfüllen. Wenn die Technologie als hilfreich empfunden wird, steigt die Wahrscheinlichkeit der Akzeptanz.
2. **Einfache Benutzbarkeit:** Die Nutzeroberfläche und Interaktion mit dem System sollten intuitiv und leicht verständlich sein. Komplexe oder schwer zu nutzende Systeme können zu Frustration und Ablehnung führen.

3. **Verfügbarkeit von Support und Schulung:** Nutzer:innen benötigen Unterstützung bei der Einführung und Nutzung neuer Technologien, da Digital- und Gesundheitskompetenz variieren können. Die Bereitstellung von Schulungen und technischem Support kann die Digital- und Gesundheitskompetenz und damit die Akzeptanz erhöhen.
4. **Vertrauen und Sicherheit:** Datenschutz und Datensicherheit sind entscheidend. Nutzer:innen müssen Vertrauen in die Sicherheit ihrer Daten haben und sich vor Missbrauch geschützt fühlen.
5. **Anpassbarkeit:** Die Möglichkeit, das Assistenzsystem an individuelle Bedürfnisse anzupassen, kann die Akzeptanz steigern. Je besser die Technologie den persönlichen Präferenzen entspricht, desto wahrscheinlicher wird sie akzeptiert.

Insgesamt ist die Akzeptanz von digitalen Assistenzsystemen stark von der Vorerfahrung, dem wahrgenommenen Nutzen, der Nutzerfreundlichkeit und dem Vertrauen in die Technologie abhängig. Eine sorgfältige Gestaltung, Berücksichtigung der Bedürfnisse der Nutzer:innen und klare Kommunikation sind entscheidend, um eine hohe Akzeptanz zu erreichen.

27.7 Partizipative Entwicklung von Assistenzsystemen

Die Entwicklung von digitalen Assistenzsystemen ist anspruchsvoll und sollte partizipativ gestaltet werden. Es gilt zukünftige Nutzer:innen (Patient:innen, Versorger:innen und Zugehörige) bereits frühzeitig in die Entwicklung einzubinden, um ihre Bedürfnisse, Anforderungen und Präferenzen zu verstehen und in die Gestaltung des Assistenzsystems von Anfang an einzubeziehen. Zudem ist es relevant, die Nutzer:innen zu mehreren Zeitpunkten in die Entwicklung einzubeziehen, um sie stetig im Prozess zu beteiligen und umfangreiche Anforderungen berücksichtigen zu können. Hierdurch werden Assistenzsysteme entwickelt, die besser auf die Bedürfnisse und Lebensumstände der Nutzer:innen abgestimmt sind, wodurch die Akzeptanz und Adhärenz erhöht werden kann. Adhärenz bezeichnet in diesem Kontext die Nutzung der Systeme – im Sinne der Nutzung mit der entsprechend richtigen Dosis („use as it is designed" (Kernebeck et al. 2021, S. 1279)). Dies umfasst die jeweilige Frequenz, Intensität, Zeit und Art der Nutzung des Systems. Ansätze beispielsweise wie Gamification (Lernen mit spielerischen Elementen) können die Adhärenz erhöhen. Eine enge Zusammenarbeit zwischen Technologieentwickler:innen, Forscher:innen und zukünftigen Nutzer:innen ist dabei der Schlüssel zum Erfolg.

27.8 Zusammenfassung

Digitale Assistenzsysteme sind in unserem Alltag umfassend vertreten und gewinnen an immer größerer Bedeutung. Dies ist auch im Kontext der Versorgung und des Alltags chronisch kranker Menschen zu beobachten. Dennoch kann bisher noch nicht von einem flächendeckenden Einsatz digitaler Assistenzsysteme in Deutschland gesprochen werden. Trotz der Probleme in der Versorgung in Folge von Krankheit, Fachkräftemangel und gestiegenen Kosten, sind die Herausforderungen im Gesundheitswesen vielfältig und digitale Assistenzsystemen werden bisher nicht flächendeckend zu deren Lösung eingesetzt. Vielmehr zeigt sich der Trend, dass Assistenzsysteme, die für die breite Masse entwickelt werden (Spracherkennungssysteme wie etwa Siri oder Alexa) adaptiert in der Pflege eingesetzt werden.

Die Nutzung von digitalen Assistenzsystemen erfordert neben einer Akzeptanz der Technologie vor allem die Kompetenz und das Wissen mit diesen (sicher) umgehen zu können. Hier erfordert es Angebote zur Kompetenzsteigerung von Patient:innen, Zugehörigen und Versorger:innen, um die Befähigung zur Nutzung voranzutreiben und Hürden der Nutzung abzubauen.

Insgesamt zeigt sich, dass digitale Assistenzsysteme ein großes Potenzial haben, die Versorgung und Betreuung von Menschen mit chronischen Erkrankungen zu verbessern. Sie können zur Früherkennung und Behandlung beitragen und die Lebensqualität erhöhen. Gleichzeitig erfordert ihre Nutzung eine sorgfältige Abwägung zwischen Nutzen und möglichen Risiken sowie eine individuelle Anpassung an die Bedürfnisse der Betroffenen. Die kontinuierliche Weiterentwicklung und Forschung auf diesem Gebiet sind entscheidend, um die besten Lösungen für eine erfolgreiche Umsetzung von digitalen Assistenzsystemen im Chronic Care-Kontext zu finden.

Literatur

Beyer-Wunsch P (2021) Reichweite und Nomenklatur der AAL-Technologien. In: Sailer M, Mahr A (Hrsg) Active Assisted Living. Springer VS. https://doi.org/10.1007/978-3-658-34335-4_3

Braeseke G, Pflug C, Lingott N, Pörschmann-Schreiber U (2022) Technische Assistenzsysteme in der pflegerischen Versorgung. In: Luthe EW, Müller SV, Schiering I (Hrsg) Assistive Technologien im Sozial- und Gesundheitssektor. Gesundheit. Politik – Gesellschaft – Wirtschaft. Springer VS. https://doi.org/10.1007/978-3-658-34027-8_26

Hüning N, Schack E, Steinhart I (2022) Smart Home zur Unterstützung des Alltags von Menschen mit Beeinträchtigung. In: Luthe EW, Müller SV, Schiering I (Hrsg) Assistive Technologien im Sozial- und Gesundheitssektor. Gesundheit. Politik – Gesellschaft – Wirtschaft. Springer VS. https://doi.org/10.1007/978-3-658-34027-8_32

Kernebeck S, Busse TS, Ehlers JP, Vollmar HC (2021) Adhärenz digitaler Interventionen im Gesundheitswesen: Definitionen, Methoden und offene Fragen. Bundesgesundheitsbl 64:1278–1284. https://doi.org/10.1007/s00103-021-03415-9

Lorenz T, Pleger M, Schiering I (2022) Smart Devices als Assistive Technologien. In: Luthe EW, Müller SV, Schiering I (Hrsg) Assistive Technologien im Sozial- und Gesundheitssektor. Gesundheit. Politik – Gesellschaft – Wirtschaft. Springer Fachmedien Wiesbaden

Luthe EW (2022) Rechtliche Rahmenbedingungen assistiver Technologien im Gesundheits- und Sozialsektor. In: Luthe EW, Müller SV, Schiering I (Hrsg) Assistive Technologien im Sozial- und Gesundheitssektor. Gesundheit. Politik – Gesellschaft – Wirtschaft. Springer VS. https://doi.org/10.1007/978-3-658-34027-8_18

Luthe EW, Müller SV, Schiering I (Hrsg) (2022) Assistive Technologien im Sozial- und Gesundheitssektor. Springer Fachmedien Wiesbaden

Wallhoff F, Bruns FT (2023) Assistive Technologien. In: Groß M, Hennig B, Kappel S, Wallhoff F (Hrsg) Assistive Technologien, technische Rehabilitation und Unterstützte Kommunikation. Springer. https://doi.org/10.1007/978-3-662-64118-7_1

Teil III

Organisationsebene Chronic Care: Grundlegende Aspekte, institutionelle Formen der Versorgung und selbstbestimmtes Leben

Migration und Chronic Care

28

Patrick Brzoska und Yüce Yilmaz-Aslan

Inhaltsverzeichnis

28.1	Hintergrund	233
28.2	Die Gesundheit von Menschen mit Migrationshintergrund in Deutschland	234
28.3	Nutzung und Outcomes von Versorgungsangeboten	235
28.4	Barrieren in der Versorgung	235
28.5	Nachhaltige Umsetzung einer nutzerorientierten Versorgung unter Berücksichtigung intersektionaler Unterschiede	236
28.6	Schlussfolgerungen	237
Literatur		238

28.1 Hintergrund

Die Bevölkerung Deutschlands und anderer europäischer Länder umfasst einen bedeutenden Anteil an Menschen mit Migrationshintergrund. Diese Gruppe unterscheidet sich in einigen gesundheitsrelevanten Aspekten von Menschen ohne Migrationshintergrund. Im Durchschnitt treten bei ihnen bestimmte chronische Erkrankungen häufiger auf als bei Menschen ohne Migrationshintergrund gleichen Alters. Diese Unterschiede lassen sich auf soziale und gesundheitliche Einflüsse zurückführen, denen Menschen mit Migrationshintergrund ausgesetzt sind. Während einige dieser Einflüsse positiv sind, tragen belastende Arbeitsbedingungen, eine ungünstige soziale Lage und Diskriminierung

---

P. Brzoska (✉) · Y. Yilmaz-Aslan
Universität Witten/Herdecke, Fakultät für Gesundheit (Department für Humanmedizin), Lehrstuhl für Versorgungsforschung, Witten, Deutschland
E-Mail: Patrick.Brzoska@uni-wh.de; Yuece.Yilmaz-Aslan@uni-wh.de

© Der/die Autor(en), exklusiv lizenziert an Springer-Verlag GmbH, DE, ein Teil von Springer Nature 2024
D. Schmitz et al. (Hrsg.), *Chronic Care – Wissenschaft und Praxis*,
https://doi.org/10.1007/978-3-662-68415-3_28

als negative Faktoren zu gesundheitlichen Benachteiligungen bei. Versorgungseinrichtungen können diese Herausforderungen oft nicht flächendeckend adressieren, was dazu führt, dass Menschen mit Migrationshintergrund in allen Phasen des Versorgungsprozesses mit Barrieren konfrontiert sind, die ihren Zugang zu Angeboten behindern und Versorgungsergebnisse beeinträchtigen können. Der vorliegende Beitrag erläutert dies exemplarisch an den Versorgungsbereichen der Pflege und Rehabilitation. Dabei wird auch aufgezeigt, wieso neben dem Migrationshintergrund auch andere Diversitätsmerkmale berücksichtigt werden müssen, um eine nutzerorientierte Versorgung für die gesamte Bevölkerung nachhaltig zu ermöglichen.

28.2 Die Gesundheit von Menschen mit Migrationshintergrund in Deutschland

Die Bevölkerung Deutschlands verändert sich fortwährend. Über 22,3 Mio. Menschen und damit mehr als ein Viertel der Bevölkerung haben mittlerweile einen Migrationshintergrund (Statistisches Bundesamt 2022). Das bedeutet, dass sie selbst oder ihre Eltern aus einem anderen Land nach Deutschland zugewandert sind.[1] Menschen mit Migrationshintergrund sind aufgrund ihrer unterschiedlichen kulturellen, religiösen und sprachlichen Hintergründe sehr heterogen. Türkeistämmige und (Spät-)Aussiedler:innen zählen zu den größten Gruppen mit Migrationshintergrund in Deutschland.

Daten zur Gesundheit von Menschen mit Migrationshintergrund sind eingeschränkt. Verfügbare Surveyuntersuchungen und Routinedaten der Sozialversicherungsträger legen nahe, dass insbesondere ältere Menschen mit Migrationshintergrund eine höhere Prävalenz bestimmter chronischer Erkrankungen wie Diabetes mellitus Typ 2 haben. Im Hinblick auf andere, z. B. einige onkologische, Erkrankungen bestehen jedoch auch gesundheitliche Vorteile, was sich u. a. in geringeren Neuerkrankungsraten widerspiegelt. Was die arbeitsbedingte Morbidität anbelangt, so haben nichtdeutsche Staatsangehörige – eine Teilgruppe der Menschen mit Migrationshintergrund, die sich oft als einzige in Daten der Gesundheitsberichterstattung identifizieren lässt – ein höheres Risiko für Arbeitsunfälle, Berufskrankheiten und Erwerbsminderung. Dies lässt sich durch die Beschäftigungsprofile von Menschen mit Migrationshintergrund erklären, durch die sie häufiger belastenden Arbeitsbedingungen ausgesetzt sind. Personen, die als Geflüchtete nach Deutschland kommen, sind darüber hinausgehend weiteren besonderen körperlichen und psychischen Belastungen ausgesetzt. Sie haben nicht nur oft Gewalt in ihren Herkunftsländern erlebt, sondern haben auch häufig eine traumatische Flucht hinter sich. Diese Erfahrungen tragen auch dazu bei, dass die Prävalenz von psychischen

---

[1] Siehe zur kritischen Auseinandersetzung mit der Begrifflichkeit Migrationshintergrund u. a. *Fachkommission der Bundesregierung zu den Rahmenbedingungen der Integrationsfähigkeit (2020). Gemeinsam die Einwanderungsgesellschaft gestalten. Berlin: Bundeskanzleramt.*

Störungen wie Depressionen und posttraumatischen Belastungsstörungen bei ihnen oft deutlich höher ist (Brzoska und Razum 2015).

28.3 Nutzung und Outcomes von Versorgungsangeboten

Verfügbare Untersuchungen deuten darauf hin, dass sich Menschen mit Migrationshintergrund im Hinblick auf die Nutzung von Angeboten der Gesundheitsversorgung von Menschen ohne Migrationshintergrund unterscheiden. Vor allem Angebote der Primär- und Sekundärprävention wie Zahn- oder Krebsvorsorgeuntersuchungen werden von ihnen seltener in Anspruch genommen. Unterschiede gibt es auch in der Pflege, wo Menschen mit Migrationshintergrund vor allem finanzielle Hilfen in Anspruch nehmen und Pflege selbst leisten, und nur selten professionelle ambulante Pflegeleistungen nutzen (Yilmaz-Aslan et al. 2021). Zwar ist die Datenlage im Bereich der Rehabilitation inkonsistenter, aber auch hier deuten Untersuchungen darauf hin, dass manche Bevölkerungsgruppen mit Migrationshintergrund rehabilitative Versorgungsangebote seltener in Anspruch nehmen. Allein durch den Einfluss sozioökonomischer oder gesundheitlicher Faktoren sind diese Unterschiede dabei nicht zu erklären (Brzoska und Razum 2015).

Ähnlich wie die Inanspruchnahme der Versorgung stellen sich auch Unterschiede in Versorgungsoutcomes dar. Menschen mit Migrationshintergrund, die Versorgungsangebote nutzen, sind mit ihrer Versorgung nicht nur unzufriedener, sondern erlangen im Durchschnitt ungünstigere Versorgungsoutcomes (Brzoska und Razum 2015). Im Bereich der Rehabilitation spiegelt sich das z. B. in einem höheren Erwerbsminderungsrisiko nach der Rehabilitation, einem geringen selbstwahrgenommenen Rehabilitationserfolg oder einer ungünstigen sozialmedizinischen Begutachtung am Ende der Rehabilitation wider. So zeigt z. B. eine Untersuchung auf Basis von Routinedaten der Deutschen Rentenversicherung der Jahre 2006–2016 bei Personen, die eine Rehabilitation wegen Muskel-Skelett-Systems und des Bindegewebes abgeschlossen haben, dass Rehabilitand:innen mit einer Staatsangehörigkeit aus der Türkei oder den Nachfolgestaaten des ehem. Jugoslawiens im genannten Zeitraum eine ca. 50 % höhere statistische Chance hatten, die Rehabilitation mit einem ungünstigen Ergebnis abzuschließen (adjustiertes Odds Ratio [aOR] = 1,56; 95 %-CI = 1,45–1,67 bzw. aOR = 1,52; 95 %-CI = 1,41–1,65) (Brzoska et al. 2023).

28.4 Barrieren in der Versorgung

Eine Vielzahl verschiedener quantitativer und vor allem qualitativer Studien hat Herausforderungen und Barrieren identifiziert, mit denen Menschen mit Migrationshintergrund im Gesundheitssystem konfrontiert sind. Diese beeinträchtigen eine bedarfs- und bedürfnisgerechte Versorgung, was sich negativ auf den Zugang zur Versorgung und deren Outcomes auswirken kann. Herausforderungen werden z. B. in Bezug auf Probleme bei der Kommunikation und Interaktion zwischen Versorgungsnutzer:innen und Gesundheitspersonal deutlich, die auf unzureichende Informationen über Versorgungsangebote, eine eingeschränkte Gesundheitskompetenz sowie mangelnde Sprachkenntnisse zurückzuführen sind. Neben der Sprache und Informationsmängeln können Probleme in der Kommunikation und Interaktion aber auch durch eine mangelnde Sensibilität von Versorgungseinrichtungen für die Bedarfe und Versorgungserwartungen von Menschen mit Migrationshintergrund entstehen, z. B. im Hinblick auf Krankheits- und Behandlungsvorstellungen. Auch offene und verdeckte Diskriminierung, der Menschen mit Migrationshintergrund im Gesundheitssystem begegnen, wirken sich nachteilig auf die Versorgung aus (Brzoska und Razum 2015).

28.5 Nachhaltige Umsetzung einer nutzerorientierten Versorgung unter Berücksichtigung intersektionaler Unterschiede

Um eine nutzerorientierte Gesundheitsversorgung für Menschen mit Migrationshintergrund zu gewährleisten, reicht es nicht aus, sich auf spezialisierte Angebote für ausgewählte Bevölkerungsgruppen mit Migrationshintergrund zu beschränken. Dies wird weder der Heterogenität der Bevölkerungsgruppe noch der Tatsache gerecht, dass auch andere Diversitätsmerkmale, unabhängig vom Migrationshintergrund, mit Ungleichheiten in der Versorgung einhergehen können. So zeigte auch die o. g. Untersuchung von Brzoska et al. (2023), dass z. B. Frauen eine höhere statistische Chance als Männer hatten, die Rehabilitation mit einem negativen Ergebnis abzuschließen (aOR = 1,11; 95 %-CI = 1,08–1,13). Darüber hinaus hatten Rehabilitand:innen mit niedrigem sozioökonomischem Status eine höhere Chance für ein ungünstiges Rehabilitationsergebnis als Rehabilitand:innen mit hohem sozioökonomischem Status (aOR = 1,13; 95 %-CI = 1,10–1,17). Die Untersuchung legte ferner dar, dass Diversitätsmerkmale miteinander in Wechselwirkung stehen können (Intersektionalität). So nahmen die Unterschiede zwischen Männern und Frauen sowie zwischen Rehabilitand:innen mit niedrigem und hohem sozioökonomischem Status teilweise mit dem Alter ab, während die Unterschiede zwischen deutschen und ausländischen Staatsangehörigen mit dem Alter zunahmen. Eine explorative Analyse der Wechselwirkung zwischen Geschlecht, Staatsangehörigkeit und Alter ergab zudem, dass bei Männern Unterschiede zwischen deutschen Staatsangehörigen einerseits und Staatsangehörigen aus der Türkei und einem Nachfolgestaat des ehemaligen Jugoslawiens andererseits für alle Altersgruppen bestehen und mit dem Alter tendenziell zunehmen. Bei Frauen beider Gruppen nahmen die Unterschiede ebenfalls mit dem Alter zu, waren aber erst ab dem Alter von 45 Jahren ausgeprägt.

Dieses Beispiel zeigt, dass Ungleichheiten in der Gesundheitsversorgung nicht durch einen einzigen Faktor verursacht werden, sondern dass viele Determinanten beteiligt sind, die zum Teil miteinander interagieren. Folglich reicht es nicht aus, nur ausgewählte

Diversitätsmerkmale wie den Migrationsstatus in der Versorgungsgestaltung zu berücksichtigen, um allen Bevölkerungsgruppen eine angemessene Gesundheitsversorgung zukommen zu lassen. Stattdessen müssen Versorgungseinrichtungen Strategien und Rahmenbedingungen implementieren, die der Vielfalt von Bedürfnissen und Erwartungen und ihrer Wechselwirkung insgesamt Rechnung tragen. Durch einen solchen intersektionalen Ansatz können sie eine nutzerorientierte Versorgung besser umsetzen, was zu einer höheren Versorgungszufriedenheit und besseren Versorgungsoutcomes führen kann. Versorgungseinrichtungen sind sich der Notwendigkeit hierzu bewusst, wie Befragungen in verschiedenen Versorgungsbereichen zeigen (z. B. Aksakal et al. 2023b). Geeignete Strategien zur Förderung einer diversitätssensiblen Versorgung werden jedoch nur selten eingesetzt (Aksakal et al. 2023b). Das liegt auch daran, dass es an praktischen Übersichten über geeignete Instrumente fehlt, die zu diesem Zweck herangezogen werden können. In einem kürzlich durchgeführten Projekt wurde diese Einschränkung für die rehabilitative Versorgung in Deutschland durch die Entwicklung des DiversityKAT-Handlungskatalogs mit Instrumenten und Empfehlungen adressiert, die Rehabilitationseinrichtungen bei der Umsetzung diversitätssensibler Versorgungsansätze unterstützen können (Aksakal et al. 2023a). Diese Instrumente umfassen z. B. diversitätssensible Leitbilder, Diversity-Trainings, Mentoringprogramme, die Beschäftigung von Diversitätsbeauftragten, die Nutzung von Bedürfniserfassungsbögen oder den Einsatz von Dolmetscher:innen. Die Auswahl konkreter diversitätssensibler Versorgungsstrategien hängt dabei von den besonderen Merkmalen und Zielen der jeweiligen Versorgungseinrichtungen statt. Diese müssen im Rahmen einer Bedarfsanalyse ermittelt werden.

Ein diversitätssensibler Ansatz sollte ebenfalls berücksichtigen, dass auch das Personal im Gesundheitswesen durch Vielfalt geprägt ist. Diversitätssensible Personalmanagementstrategien können dazu beitragen, Herausforderungen zu bewältigen, die sich aus eingeschränkten Deutschkenntnissen, mangelnden Kenntnissen des deutschen Gesundheitssystems oder unterschiedlichen Ausbildungsinhalten in den Herkunftsländern ergeben. Gleichzeitig können die Potenziale genutzt werden, die mit einem anderen kulturellen Hintergrund und Fremdsprachenkenntnissen einhergehen, um Versorgungsprozesse zu optimieren und eine nutzerorientiertere Versorgung zu erleichtern.

28.6 Schlussfolgerungen

Menschen mit Migrationshintergrund sind im Vergleich zu Menschen ohne Migrationshintergrund in Bezug auf ihre Gesundheit und sozioökonomische Faktoren oft benachteiligt. Im Gesundheitssystem stoßen sie auf Barrieren, die sich negativ auf den Zugang zur Versorgung sowie Versorgungsoutcomes auswirken können. Um die Versorgung für die gesamte Bevölkerung nutzerorientierter zu gestalten und Teilhabemöglichkeiten zu verbessern, ist es entscheidend, diese Barrieren abzubauen und Versorgungseinrichtungen für die Bedürfnisse und Erwartungen ihrer vielfältigen Nutzer:innen zu sensibilisieren. Hierbei spielen die Implementierung und Evaluation geeigneter Strategien eine zentrale

Rolle. Langfristig ermöglichen dabei nur diversitätssensible Angebote eine nachhaltige Versorgung für die gesamte Bevölkerung, einschließlich Menschen mit Migrationshintergrund.

Literatur

Aksakal T, Mader M, Annac K, Erdsiek F, Korn M, Padberg D, Idris M, Yilmaz-Aslan Y, Razum O, Brzoska P (2023a) Handreichung zu Umsetzungsmöglichkeiten diversitätssensibler Versorgung in der Rehabilitation. https://www.deutsche-rentenversicherung.de/SharedDocs/Downloads/DE/Experten/reha_forschung/forschungsprojekte/handreichung_diversitykat.html. Deutsche Rentenversicherung Bund, Berlin

Aksakal T, Erdsiek F, Yilmaz-Aslan Y, Mader M, Padberg D, Razum O, Brzoska P (2023b) Umsetzungsstrategien einer diversitätssensiblen Gesundheitsversorgung und Unternehmensführung: Eine bundesweite postalische Befragung von Rehabilitationseinrichtungen. Die Rehabilitation 62:40–47

Brzoska P, Razum O (2015) Erreichbarkeit und Ergebnisqualität rehabilitativer Versorgung bei Menschen mit Migrationshintergrund. Bundesgesundheitsbl Gesundheitsforsch Gesundheitsschutz 58:553–559

Brzoska P, Annac K, Yilmaz-Aslan Y (2023) Intersectional differences in health care outcomes among patients with musculoskeletal disorders in Germany. Reports 6:20

Statistisches Bundesamt (2022) Bevölkerung und Erwerbstätigkeit: Bevölkerung mit Migrationshintergrund: Ergebnisse des Mikrozensus 2021. (Fachserie 1 Reihe 2.2)

Yilmaz-Aslan Y, Aksakal T, Annac K, Razum O, Özer-Erdogdu I, Tezcan-Güntekin H, Brzoska P (2021) Diversität in der Pflege am Beispiel von Menschen mit Migrationshintergrund. In: Bonacker M, Geiger G (Hrsg) Migration in der Pflege: Wie Diversität und Individualisierung die Pflege verändern. Springer, Heidelberg, S 155–171

Transkulturalität, Kulturadäquanz, Kultursensibilität, Kulturkompetenz in der Gesundheitsversorgung

29

Heike Becker und Manfred Fiedler

Inhaltsverzeichnis

29.1	Kulturbegriff	239
29.2	Zum Verständnis von Kultur und Kultursensibilität im gesundheitswissenschaftlichen Diskurs	240
29.3	Kultursensibilität (Cultural Sensitivity), Kulturkompetenz (Cultural Competency) oder kulturelle Angemessenheit (Cultural Equity) – Zur Differenzierung von Konzepten in der Gesundheitsversorgung	242
Literatur		243

29.1 Kulturbegriff

Eher wir uns den Schlagworten der Überschrift im Text nähern ist es angezeigt, zunächst zu klären, was in diesem Beitrag unter Kultur zu verstehen ist.

Diesem Text liegt der erweiterten Kulturbegriff von Hilmar Hoffmanns, mit der Formel *Kultur für alle* zugrunde. Er setzt die Alltagskultur gleichberechtigt neben die Hochkultur, wie sie z. B. in Museen und Opern gelebt wird (Hoffmann 1981). „Denn Kultur ist, wie

---

H. Becker (✉)
Fakultät für Gesundheit, Witten/Herdecke University, Witten, Deutschland
E-Mail: heike.becker@uni-wh.de

M. Fiedler
Department für Humanmedizin, Universität Witten/Herdecke, Witten, Deutschland
E-Mail: manfred.fiedler@uni-wh.de

der Mensch lebt und sich zu seinesgleichen verhält" (Hoffmann 1990, S. 58). Dieses Verständnis bezieht alle Formen des Miteinanders der Alltagskultur wie z. B. Wohnkultur, Esskultur, Arbeitskultur und demzufolge auch auf die Kultur von Gesundheit, Krankheit sowie deren Versorgungssettings ein (siehe Beitrag 37).

Demzufolge ist die subjektive, kulturadäquate (kulturelle) Gestaltung von Versorgungssettings (siehe Beiträge 16 und 17) eng mit der jeweiligen Biografie und der Identität der Betroffenen verwoben. Dennoch sind, wie im nachfolgenden Text ausgeführt, Biografie und Identität voneinander abzugrenzen.

Die Biografieforschung betrachtet die Biografie eines Menschen als eine Selbst- oder Fremdbeschreibung, die in formellen oder informellen Kontexten mündlich oder schriftlich geäußert und je nach Rahmenbedingungen den Vorgaben entsprechend dokumentiert wird.

Somit ist die Biografie eines Menschen eine aktive (Re)interpretations- und Konstruktionsleistung der Vergangenheit, die ggf. gesellschaftlichen oder institutionalisierten Mustern unterliegt, welche teilweise auch im Laufe des Sozialisierungsprozesses internalisiert wurden, um die eigene Lebensgeschichte zu erzählen. Dadurch erlangt die Person im Idealfall eine Deutungshoheit und darüber hinaus eine Orientierung in ihren Handlungsprozessen und Lebensentwürfen (Rosenthal 2014).

Die Identität hingegen bildet sich erst durch Kommunikation – extraverbale Kommunikation wie z. B. Gestik und Mimik inbegriffen – und Interaktion mit anderen Menschen in unterschiedlichen Normensystemen, Handlungskontexten und ihren jeweiligen Widersprüchlichkeiten aus. Somit ist sie einem ständigen dynamischen Wandlungs-, Arbeits- und Passungsprozess unterworfen, um ein Gleichgewicht zwischen Anforderungen und Erwartungshaltungen anderer und den individuellen Bedürfnissen zu erlangen (Krappmann 2010).

Die Bausteine der Identität sind Kohärenz, Authentizität, Anerkennung, Ressourcen, Handlungsfähigkeit und Narration, deren Ausbalancierung in der alltäglichen Identitätsarbeit elementar ist. Eine gelungene Identität entsteht, wenn eine Person in diesen dynamischen Zusammenhang ein für sich eigenes Maß erreicht hat (Keupp et al. 2013) (siehe Beitrag 37).

29.2 Zum Verständnis von Kultur und Kultursensibilität im gesundheitswissenschaftlichen Diskurs

Kultursensibilität ist in den vergangenen 20 Jahren zumindest begrifflich in der deutschen Gesundheitsversorgungslandschaft heimisch geworden. Angesichts der Zunahme von Migration z. B. durch Flucht hat sie an Bedeutung gewonnen, wie das durch die Robert-Bosch-Stiftung geförderte Projekt in NRW zur Förderung der Kulturkompetenz von Ärztinnen und Ärzten, Pflegekräften und medizinischen Fachangestellten (Bartig 2023; Kassenärztliche Vereinigung Nordrhein 2018) zeigen.

Obwohl der Kulturbegriff in der internationalen wissenschaftlichen Diskussion eher bunt und vielfältig verstanden wird, begegnen wir ihm zumindest in Deutschland vornehmlich mit Blick auf die ethnische, nationale und geografische Herkunft (Deutscher Ethikrat 2010). Zwar wird durch diese Definition des Begriffs eingestanden, dass die kulturelle (Selbst-) Definition von Menschen für den Umgang mit Krankheit und Gesundheit eine besondere Bedeutung hat. Andererseits stellt diese Eingrenzung des Kulturbegriffs auf die menschliche Verschiedenheit durch Fremdheit ab. Es unterstellt damit im Gegenzug, dass für die Einheimischen, die Nicht-Fremden, Versorgungsanforderungen innerhalb bestimmter Grenzen identisch sind und damit jeweils *kulturell* angemessen sind.

Belege dafür finden sich in epidemiologischen Auswertungen der Gesundheitsdaten für Migrant:innen im Vergleich zur einheimischen (im weitesten Sinne deutschstämmigen) Bevölkerung, die etwa bezüglich Lebenserwartung oder spezifischer Morbidität deutlich schlechtere Werte aufzeigen (Razum und Neuhauser 2008).

Längsschnittuntersuchungen deuten unter Berücksichtigung sozial-ökonomischer Daten, wie Einkommen oder Bildungsstand, darauf hin, dass die Versorgungsergebnisse auch innerhalb der kulturell so differenzierten sozialen Gruppen (Migranten – Nichtmigranten) jeweils stark differieren (Razum und Wenner 2016; Wadenpohl 2017). Mit anderen Worten, auch unabhängig vom Migrationshintergrund sind Gesundheitschancen ungleich verteilt.

Eine zweifache Hierarchisierung von sozialen Gesundheitschancen: im sozialen Querschnitt als migrantische und nicht-migrantische Differenzierung und im sozialkulturellen Längsschnitt für sozialökonomisch definierte soziale Schichten wird erkennbar (Bailey et al. 2017; Brownson et al. 2021; Kapadia et al. 2022).

Man könnte nun vereinfacht davon ausgehen, dass wir es im Falle der Längsschnittdifferenzierung ausschließlich mit sozialökonomisch determinierten Arbeits- und Lebensbedingungen, die als Restriktionen für die Realisierung eines gesundheitsgerechten Lebenswandels gelten, zu tun haben. Dies ist ein zu einfacher Schluss. Dennoch spielen unzweifelhaft sozialökonomische Faktoren eine außerordentlich bedeutende Rolle (Henseke 2018).

Räumlich verteilte Lebenslagen (Weisser 1978) bzw. Milieus, abweichend von dem schichtendifferenzierenden Milieubegriff (Wippermann 2009), haben gerade dann Bedeutung, wenn die medizinisch-pflegerische Versorgung im häuslichen Umfeld stattfindet und in die lebensweltlichen Bezüge, also Familie, Nachbarschaft, Freundeskreis eingreift oder mit diesen in eine handlungsorientierte Kommunikation tritt.

Vor diesem Hintergrund erscheint die Konzentration auf ethnische und/oder religiöse Fremdheit nicht ausreichend, um dem Anspruch an eine wirksamkeitsorientierte Gesundheitsversorgung gerecht zu werden. Eine Gesellschaft besteht daher aus einer Politik leitenden, gemeinten Kultur mit je nach Strenge normativem Charakter (Herrschaftskultur (Beichelt 2003)), und einer Vielzahl von gelebten Kulturen, die untereinander sowohl vertraute als auch unvertraute (fremde) Eigenschaften besitzen. Dieser realen Pluralität oder Diversität von Lebensstilen und Lebenswelten ist durch eine nicht normative Definition von Kultur, aber auch mit einem umfassenden Konzept des Entstehens treffender abzubilden.

Für den hier betrachteten Kontext geht es um die Anerkennung eines gruppenbezogenen und nicht gesellschaftsbezogenen Kulturbegriffs, der auf Unterschiedlichkeit (Diversität) abhebt. Einbezogen sind damit neben dem Thema Religion und Ethnie, auch sexuelle Orientierung, sozial-ökonomische Aspekte (z. B. Einkommen, Bildung, Berufsorientierung) sowie räumliche Prägungen des Kulturerlebens (z. B. Verdichtungsgrad-Metropolisierung, Quartier/Milieu).

Diese gruppenbezogene Differenzierung ist für die Annäherung an ein Verständnis kultursensibler Versorgung im Gesundheitswesen von Bedeutung, da sie die Diversität innerhalb moderner Gesellschaften als Arbeitsgrundlage anerkennt.

29.3 Kultursensibilität (Cultural Sensitivity), Kulturkompetenz (Cultural Competency) oder kulturelle Angemessenheit (Cultural Equity) – Zur Differenzierung von Konzepten in der Gesundheitsversorgung

In den Einwanderungsländern USA und Kanada, kann es nicht überraschen, dass man nicht nur einer Vielzahl von Aktivitäten kulturell differenzierender Versorgungskonzepte begegnet. Auch gibt es eine größere Zahl von gruppenspezifischen Prävalanzstudien, etwa zur Herzinsuffizienz, zum Übergewicht oder zu spezifischen Krebserkrankungen. Des Weiteren finden sich eine Anzahl von unterschiedlichen Konzepten, diesen aus der Pluralität kulturell beeinflusster Lebenswelten resultierenden Anforderungen an eine angemessene Gesundheitsversorgung zu entsprechen.

Demgegenüber sind deutsche Konzepte stärker praxisfeldbezogen und fokussieren vor allem die Barrieren zum Zugang zu Leistungen, insbesondere durch Sprache und Fremdheit (für Migrant:innen).

Es ist daher von Bedeutung, eine begriffliche Differenzierung vorzunehmen und diese jeweils einem grundlegenden konzeptionellen Verständnis nahezubringen.

In der angloamerikanischen Literatur lassen sich im Wesentlichen drei grundlegende Termini unterscheiden: 1. Cultural Sensitivity 2. Cultural Competency 3. Cultural Equity. Diese lassen sich übersetzen mit kultureller Sensibilität, kultureller Kompetenz sowie kultureller Angemessenheit.

Die Begriffe Cultural Sensitivity und Cultural Competency werden häufig synonym verwendet, insbesondere wird das, was im Deutschsprachigen als Kulturelle Sensibilität verstanden wird, im angloamerikanischen auch mit dem Begriff der der Cultural Competency beschrieben. Während in der deutschsprachigen Literatur kulturelle Kompetenz meist als Element der Personalentwicklung, also als personelle Befähigung bzw. Qualifikation verstanden (Droste et al. 2015), ist in der angloamerikanischen Literatur auch die institutionelle, organisatorische Befähigung mit Cultural Competency umschrieben (Betancourt 2002), anstatt des Begriffs Cultural Sensitivity, der seltener gebraucht wird. Kulturelle Angemessenheit oder Cultural Equity als Systemebene, findet sich in der deutschsprachigen Literatur hingegen nahezu nicht. Cultural Equity bezieht sich also auf die kulturelle Angemessenheit von systemischen Strukturen und Leistungen.

Durch diese drei Definitionen lassen sich die grundlegenden Ebenen der Gesundheitsversorgung erfassen; zum einen die Versorgungsebene, wo es um kulturell angemessene, bedarfsgerechte Versorgungsstrukturen geht, die einen nicht-diskriminierenden Zugang ermöglichen; zum anderen die betriebliche oder einrichtungsbezogene Ebene, die organisatorisch sensitiv ist, mit Diversität umzugehen; und schließlich die Ebene der Gesundheitsberufe, die im Sinne eines personzentrierten Verständnisses Kompetenzen entwickelt haben, um mit kultureller Diversität in ihrem professionellen Handeln umzugehen.

Literatur

Arbeitskreis Migration und öffentliche Gesundheit, Unterarbeitsgruppe Krankenhaus (2015) Das kultursensible Krankenhaus: Ansätze zur interkulturellen Öffnung. Praxisratgeber, Berlin

Bailey ZD, Krieger N, Agénor M, Graves J, Linos N, Bassett MT (2017) Structural racism and health inequities in the USA: evidence and interventions. Lancet 389(10077):1453–1463. https://doi.org/10.1016/S0140-6736(17)30569-X

Bartig S (2023) Gesundheit von Menschen mit ausgewählten Staatsangehörigkeiten in Deutschland – Ergebnisse der Studie GEDA Fokus. Vorab-Onlinepublikation. https://doi.org/10.25646/11089

Betancourt JR (2002) Cultural competence in health care: emerging frameworks and pracitical approaches. Field report

Brownson RC, Kumanyika SK, Kreuter MW, Haire-Joshu D (2021) Implementation science should give higher priority to health equity. Implement Sci 16(1):28. https://doi.org/10.1186/s13012-021-01097-0

Deutscher Ethikrat (Hrsg) (2010) Migration und Gesundheit: Kulturelle Vielfalt als Herausforderung für die medizinische Versorgung

Droste M, Gün AK, Kiefer H, Koch E, Naimi I, Reinecke H, Wächter M, Wesselman E (2015) Das kultursensible Krankenhaus: Ansätze zur interkulturellen Öffnung, 2. Aufl. Praxisratgeber erstellt vom bundesweiten Arbeitskreis Migration und öffentliche Gesundheit, Unterarbeitsgruppe Krankenhaus, Berlin

Henseke G (2018) Good jobs, good pay, better health? The effects of job quality on health among older European workers. Eur J Health Econ 19(1):59–73. https://doi.org/10.1007/s10198-017-0867-9

Hoffmann H (1981) Kultur für alle: Perspektiven und Modelle. Fischer, Frankfurt am Main

Hoffmann H (1990) Kultur als Lebensform. Fischer, Frankfurt am Main

Kapadia D, Zhang J, Salway S, Nazroo J, Booth A, Villarroel-Williams N, Bécares L, Esmail A (2022) Ethnic inequalities in healthcare; a rapid evidence review. Final report V7. https://www.nhsrho.org/wp-content/uploads/2022/02/RHO-Rapid-Review-Final-Report_v.7.pdf

Kassenärztliche Vereinigung Nordrhein (2018) Kultursensible Versorgung: Ärzte, Zahnärzte, MFA und Pflegende erproben interprofessionelles Fortbildungskonzept [Pressemitteilung] (14. März). Bielefeld. https://www.kvno.de/60neues/2018/pm_kultursensible-versorgung/index.html

Keupp H, Ahbe T, Gmür W, Höfer R, Mitzscherlich B, Kraus W, Strauss F (2013) Identitätskonstruktionen: Das Patchwork der Identitäten in der Spätmoderne, 5. Aufl. Rowolt, Hamburg

Krappmann L (2010) Soziologische Dimensionen der Identität: Strukturelle Bedingungen für die Teilnahme an Interaktionsprozessen, 11. Aufl. Klett-Cotta, Stuttgart

Razum O, Neuhauser H (2008) Migration und Gesundheit: Schwerpunktbericht der Gesundheitsberichterstattung des Bundes. Gesundheitsberichterstattung des Bundes. Robert-Koch-Inst. http://nbn-resolving.de/urn:nbn:de:0257-1002227

Razum O, Wenner J (2016) Social and health epidemiology of immigrants in Germany: past, present and future. Public Health Rev 37:4. https://doi.org/10.1186/s40985-016-0019-2

Reichelt T (2003) Herrschaftskultur: ein Konzept zur kulturwissenschaftlichen Öffnung der Vergleichenden Politikwissenschaft. Berliner Debatte Initial 14(1):60–74

Rosenthal G (2014) Biographieforschung. In: Bauer N, Blasius J (Hrsg) Handbuch Methoden der empirischen Sozialforschung. Springer, Wiesbaden, S 509–520

Wadenpohl S (2017) Gesundheit und Bildung von Kindern im Sozialraum: Integrierter Gesundheits- und Bildungsbericht 2017. Recklinghausen

Weisser G (1978) Beiträge zur Gesellschaftspolitik: Philosophische Vorfragen – beratende Sozialwissenschaft – soziale Sicherung – Mitbestimmung – Verteilungs- und Vermögenspolitik – Ordnungspolitik – besonders Einzelwirtschaftspolitik (Katterle S, Mudra W, Neumann L, Neumann LF Hrsg). Verlag Otto Schwartz & Co, Göttingen

Wippermann C (2009) Lebensstile und Milieus: Einflüsse auf die Gesundheit. In: Schumpelick V (Hrsg) Herder Taschenbücher. Volkskrankheiten: Gesundheitliche Herausforderungen in der Wohlstandsgesellschaft; Beiträge des Symposiums vom 4. bis 7. September 2008 in Cadenabbia; [„Cadenabbia-Gespräche Medizin – Ethik – Recht" in der Villa La Collina. Herder, S 143–156

Gegliederte Versorgung: Prävention – Kuration – Rehabilitation – Langzeitversorgung

30

Manfred Fiedler

Inhaltsverzeichnis

30.1 Begriffsbestimmung 245
30.2 Gegliederte Versorgung zwischen horizontaler und vertikaler Gliederung 246
30.3 Versorgungsbereiche in der gegliederten Versorgung 247
30.4 Chronisch kranke Menschen im System der gegliederten Versorgung 250
Literatur 251

30.1 Begriffsbestimmung

Gesundheitsversorgungssysteme sind funktionell und hinsichtlich inhärenter Versorgungsbezüge gegliedert. Diese gegliederte Versorgung zeichnet sich dadurch aus, dass auf den unterschiedlichen funktionellen Sektoren der Versorgung professionelle Akteur:innen in unterschiedlichen Institutionen mit spezifischen Versorgungsaufgaben tätig sind. Dabei unterscheiden sich die jeweiligen Leistungsinhalte und Leistungsziele.

Für die Leistungsempfänger:innen kann diese Aufgliederung zu Schnittstellen führen, die die Kontinuität der Versorgung beeinträchtigen (siehe Beitrag 31). Dennoch gibt die gegliederte Versorgung eines Gesundheitsversorgungssystems für die Beteiligten durchaus Orientierung, indem Zuständigkeiten und damit auch Ansprechstellen etwa auf Seiten von Versicherungen und für Patient:innen strukturiert werden.

Das Besondere an der gegliederten Versorgung stellt nicht nur deren funktionelle und fachliche Bedeutung auf Seiten des Leistungsangebots und Leistungsanbieter dar, sondern

M. Fiedler (✉)
Department für Humanmedizin, Universität Witten/Herdecke, Witten, Deutschland
E-Mail: manfred.fiedler@uni-wh.de

© Der/die Autor(en), exklusiv lizenziert an Springer-Verlag GmbH, DE, ein Teil von Springer Nature 2024
D. Schmitz et al. (Hrsg.), *Chronic Care – Wissenschaft und Praxis*,
https://doi.org/10.1007/978-3-662-68415-3_30

auch, dass mit Bezug auf diese Struktur finanzielle Regelungen (Vergütungsstrukturen) und im Weiteren sachliche Zuständigkeiten im Sinne einer institutionellen Federführung auf Seiten der Kosten- oder Leistungsträger verbunden sind. Das bedeutet, dass unterschiedliche Sozialversicherungsträger für unterschiedliche Versorgungsbereiche im Rahmen der gegliederten Versorgungsstruktur des Gesundheitssystems zuständig sind. So ist für die pflegerischen Langzeitversorgung die gesetzliche Pflegeversicherung zuständig und für die Versorgung von durch berufliche Tätigkeiten geschädigten Personen die gesetzliche Unfallversicherung. Mit dieser Gliederung auf Seiten der Sozialversicherungsträger verbindet sich ein Anspruch auf Leistung in einem Versorgungssektor nach Leistungsinhalt und Leistungsumfang (siehe Beitrag 41).

30.2 Gegliederte Versorgung zwischen horizontaler und vertikaler Gliederung

In der Regel wird zwischen horizontaler und vertikaler Gliederung unterschieden. In der horizontalen Gliederung unterscheiden wir nach funktionalen und fachlichen Aufgaben und Inhalten der Versorgung, also zwischen (pflegerischer) Langzeitversorgung, Kuration (Akutversorgung) oder Rehabilitation. Diese sind häufig auch spezialgesetzlich geregelt. Diese Versorgungsfelder sind hingegen vertikal gegliedert in institutionelle Orte der Versorgung, im Prinzip die großen Versorgungssettings.

Auf der horizontalen, fachlich-funktionellen Ebene differenzieren wir zwischen Kuration/Akutversorgung, Rehabilitation und Langzeitversorgung. (s. Abb. 30.1) auf der vertikalen Ebene unterscheiden wir in der Regel zwischen den Ebenen der häuslichen, der ambu-

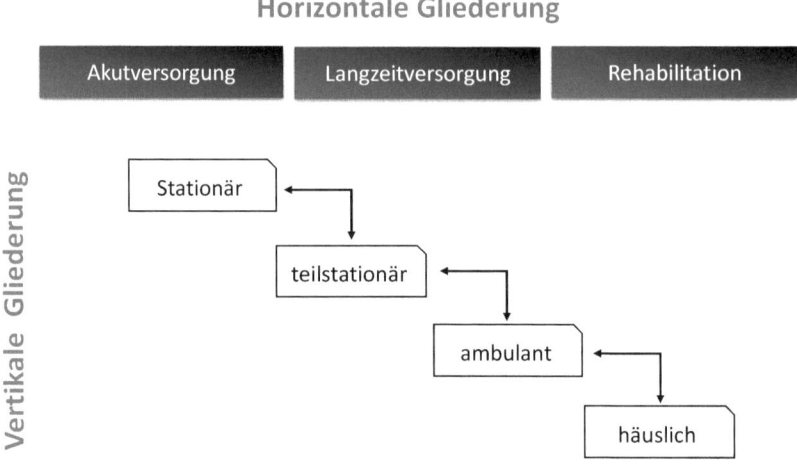

Abb. 30.1 Horizonatle – Vertikale Gliederung

lanten, der teilstationären und der stationären Versorgung. In der systemischen Gliederung gibt es durchaus Zwischenformen, wie bspw. die Kurzzeitpflege in der Langzeitversorgung.

Dies bedeutet, dass wir vertikal nach dem Grad der Institutionalisierung und nach dem räumlichen Bezug der Versorgung, also wie nah diese an der Lebenswelt der Betroffenen organisiert ist, fragen.

Während bei der horizontalen Gliederung Leistungen gleichzeitig erbracht werden können, bspw. im Kontext von Langzeitpflege und Kuration, erfolgen Leistungen in der vertikalen Gliederung im Rahmen einer Behandlungskette. Sie werden nicht gleichzeitig erbracht, sondern aneinander anschließend, krankheits- bzw. lebensphasenbezogen, in einer (strukturierten) Aneinanderreihung von Interventionen, etwa als Behandlungskette.

Beispielhaft ist der Übergang von der häuslichen in die stationäre Langzeitversorgung ein lebensphasenbezogener Wechsel, weil die häusliche Versorgung dauerhaft nicht mehr organisiert werden kann. Behandlungsketten im Sinne des Übergangs von ambulanter in stationärer und wieder zurück in die ambulante Versorgung finden wir in der kurativen Versorgung.

30.3 Versorgungsbereiche in der gegliederten Versorgung

Im Folgenden werden die einzelnen Versorgungsbereiche kurz eingeführt.

1. **Prävention als Prinzip der Verhütung oder Verzögerung einer Erkrankung**

Prävention hat das Ziel, Krankheit als solche bzw. deren Manifestation zu verhindern. Im Fokus steht das individuelle, aber auch gruppenbezogene Risiko für eine Erkrankung, und die Mittel zur Krankheitsverhütung.

Bei der Prävention handelt es sich weniger um einen klaren Leistungsbereich, weswegen sie der gegliederten Versorgung fachlich nicht einfach zuzuordnen ist. Prävention ist zum einen Ziel, etwa in Form von Gesundheitszielen mit unterschiedlichem räumlichen und Sozialgruppenbezug. Zum anderen ist sie ein grundsätzliches gesellschaftliches Handlungsfeld, das insbesondere im Bereich der öffentlichen Gesundheit z. B. (Lebensmittelsicherheit, Umweltschutz) und des Arbeitsschutzes ihr Bezugsfeld findet. Dabei geht es vor allem darum, die Prävalenz und Inzidenz zu verringern.

Primärprävention umfasst Maßnahmen und Leistungen, die das Entstehen von Krankheiten verhindern (Rosenbrock 2008). Die Früherkennung von Erkrankung wird Sekundärprävention genannt, bei der es darum geht, die Schwere des Krankheitsverlaufs zu beeinflussen oder eine Chronifizierung zu vermeiden. Damit verbunden ist auch das Ziel, eine Wiedererkrankung zu vermeiden (tertiäre Prävention). Klassisch sind dies gezielte rehabilitative, therapeutische Leistungen, die auf die physische und psychische Stärkung der Betroffenen im Anschluss an eine Akutbehandlung zielen.

Im Weiteren unterscheiden wir zwischen Verhältnisprävention und Verhaltensprävention. Bei der Verhältnisprävention geht es um Anforderungen an den Gesundheitsschutz in Bereichen, die nicht dem Gesundheitswesen zuzuordnen sind. Etwa im Gesundheitsschutz am Arbeitsplatz besteht die Verpflichtung zur Verhütung arbeitsbedingter Erkrankungen und Unfälle. Im Gesundheitsschutz am Arbeitsplatz unterscheiden wir eine Hierarchie von Maßnahmen. Zunächst steht die Gestaltung der Arbeitsumgebung, die Vermeidung von krankheitsförderlichen und Schaffung gesundheitsförderlicher Bedingungen in Arbeitsprozessen. Sind Maßnahmen der Verhältnisprävention nicht ausreichend, werden personenbezogene Maßnahmen, etwa der von Schutzausrüstungen wie auf Infektionsstationen im Krankenhaus, sowie schließlich verhaltenspräventive Maßnahmen durch Arbeitsanweisungen oder Schulung von Mitarbeitenden erforderlich.

Außerhalb dessen ist Verhältnisprävention auf Sozialraum und Lebensraum bezogen insbesondere als Public Health (siehe Beitrag 48). Verhaltensprävention wiederum findet ihre Bedeutung vor allem bei Maßnahmen im Zusammenhang mit Lebensstil und Alltagserleben von Personen. Von Bedeutung für diesen Kontext von präventiven Maßnahmen und Programmen ist die Identifikation von Risikogruppen und Risikoverhalten.

2. Kuration

Unter Kuration (Akutversorgung) verstehen wir alle Leistungen und Interventionen, die das Ziel haben, eine entstandene Erkrankung nach Möglichkeit zu heilen oder eine Besserung des durch die Krankheit entstandenen gesundheitlichen Zustandes zu erreichen. Die kurativen Leistungen stellen den größten Teil der gesamten Gesundheitsausgaben dar. Etwa zwei Drittel aller Gesundheitsausgaben gehen unmittelbar in die Akutversorgung.

In der Aktuversorgung wird zwischen Primärversorgung, Sekundärversorgung und akut-stationärer Versorgung unterschieden (s. Abb. 30.2).

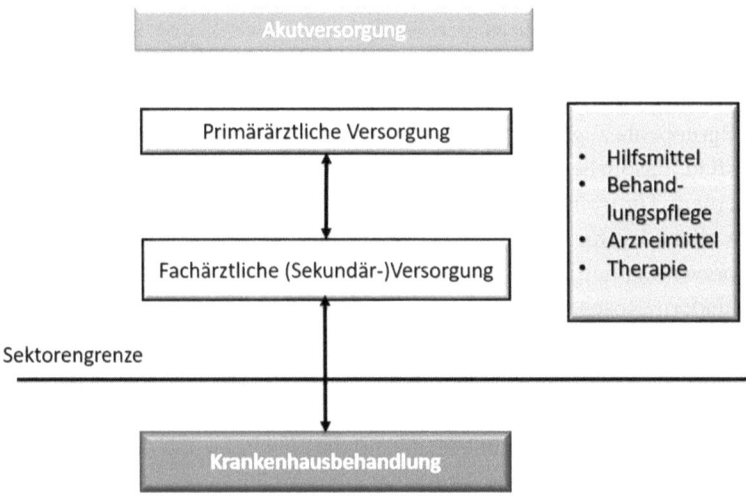

Abb. 30.2 Akutversorgung Gliederung (Eigene Darstellung)

Bei der Primärversorgung handelt es sich in Deutschland um die hausärztliche, allgemeinmedizinische Versorgung, zu der in der Regel auch die pädiatrische und die gynäkologische Versorgung gehört. Diese Definition ist der Gliederung des deutschen Gesundheitswesens geschuldet und entspricht nur z. T. dem internationalen Verständnis von Primary Care. Dies bedeutet, dass in anderen Ländern zunächst am Anfang einer Behandlung nicht unbedingt eine ärztliche Konsultation stattfinden muss. So können auch Krankenhäuser oder Personen mit heilkundlicher Befähigung der erste Anlaufpunkt bei einer akuten Erkrankung sein.

Zur Sekundärversorgung zählen wir die fachärztliche Versorgung bzw. die spezialisierte ärztliche Versorgung (Klein-Hitpaß und Leber 2012). Wenn wir uns genauer anschauen, was das bedeutet, dann sehen wir, dass die fachärztliche Versorgung in der Regel durch Zuweisung von primär versorgenden Ärzt:innen oder einen Primärversorgungseinrichtung erfolgt. International ist die Sekundärversorgung häufig sehr eng mit der stationären Versorgung verzahnt. Ambulant tätige Fachärzt;innen arbeiten regelhaft an oder in Verbindung mit Krankenhäusern. In Deutschland können Krankenhausärzt:innen regelhaft nur dann an der ambulanten Versorgung teilnehmen, wenn sie dazu ermächtigt sind oder im Rahmen einer privatärztlichen Tätigkeit handeln. Durch die ambulante Tätigkeit von Krankenhausärzt:innen lassen sich Schnittstellen zwischen Sekundärversorgung in der stationären Versorgung, etwa für die poststationäre Versorgung, verringern. Eine weitere Möglichkeit ist die Tätigkeit von hauptsächlich ambulant tätigen Ärzt:innen als Beleg:ärztinnen an Krankenhäusern.

Die stationären Akutversorgung umfasst die Versorgung aller somatischen sowie psychiatrischen und psychosomatischen Patient:innen an stationären Einrichtungen (Krankenhäusern), die aus fachlichen Gründen oder mit Blick auf die Patientensicherheit nicht ambulant behandelt werden können.

Diese Gliederung zwischen Primär-, Sekundär- und stationärer Versorgung ist eine vertikale, d. h. sie findet in der Regel nicht gleichzeitig, sondern jeweils durch Wechsel zwischen den Ebenen statt.

3. **Rehabilitation**

Rehabilitation hat das Ziel, durch vor allem therapeutische Maßnahmen krankheitsbedingte Folgen körperlicher, sozialer, mentaler und psychischer Art auszugleichen und in einen möglichst dem vor Erkrankung entsprechenden Zustand zurückzuführen.

Wir unterscheiden in der Regel zwischen medizinischer, beruflicher und sozialer Rehabilitation. Bei der medizinischen Rehabilitation geht es darum, den krankheitsbedingten Verlust körperlicher, mentaler und alltagsbezogener Fähigkeiten der Betroffenen so weit wiederherzustellen, dass eine möglichst selbstständige Lebensführung ohne oder mit möglichst wenigen externen Unterstützungsleistungen erreichbar ist. Bei der beruflichen Rehabilitation (Stöbe-Blossey et al. 2021) steht darüber hinaus das Ziel der Wiedereingliederung am Arbeitsplatz im Vordergrund, während die soziale Rehabilitation (Simeon 2014) die durch Krankheit oder Unfall eingeschränkten sozialen Teilhabechancen erhöhen soll.

Rehabilitation kann in der vertikalen Gliederung ambulant, tagesklinisch oder vollstationär durchgeführt werden. Die unterschiedlichen Ziele und Formen bedingen einen differenzierten Bezug zu anderen Versorgungsbereichen, etwa die Anschlussheilbehandlung im Anschluss an eine Akutbehandlung oder Rehabilitation zur Stabilisierung oder Verbesserung der Situation von Pflegebedürftigen.

4. **Langzeitversorgung**

Der Begriff Langzeitversorgung ist in Deutschland eher unüblich. International hingegen wird er als *Long Term Care* bezeichnet und meint die Versorgung von Menschen, bei denen eine kontinuierliche, auf Dauer angelegte Versorgungssituation besteht. In Deutschland werden darunter die pflegerischen Leistungen in der Häuslichkeit oder in der institutionellen Langzeitversorgung gefasst. Ärztliche oder therapeutische Leistungen werden hierunter nicht subsummiert. Die grundsätzliche vertikale Gliederung ist, wie schon erwähnt, meist als lebensphasenbezogener Wechsel zu sehen. Dennoch gibt es Versorgungsarten, wie etwa die Kurzzeitpflege, bei der Menschen wegen der temporär, kurzzeitig fehlenden Versorgung durch professionelle häusliche Pflege oder Laien-Pflegepersonen in einer stationären Pflegeeinrichtung versorgt werden. Auch kann eine vorübergehende stationäre oder auch ambulante Pflege notwendig werden, wenn aufgrund einer akuten medizinischen Intervention eine Übergangspflege vor einer Weiterbehandlung in einem anderen Setting notwendig wird.

30.4 Chronisch kranke Menschen im System der gegliederten Versorgung

Die Bedarfe chronisch kranker Menschen liegen quer zu der Gliederung im Versorgungssystem. Sozialpolitisch spricht Herder Dorneich von sozialwirtschaftlichen Regelungskreisen des Gesundheitswesens (Herder-Dorneich 1986). Neben der sozialrechtlichen Relevanz ist zu beachten, dass Betroffene stetig zwischen funktionellen, fachlichen Regelkreisen wechseln, denen jeweils spezifische Leitlinien, Qualitätsmaßstäbe, im Detail auch unterschiedliche Zugänge zu Krankheit und Krankheitssituation zugrunde liegen. Ein chronisch kranker Mensch hat Versorgungsbedarfe im Bereich der Rehabilitation im Sinne der Verbesserung oder zumindest Stabilisierung seines Gesundheitszustandes. Er oder sie hat Bedarfe im Bereich der klinischen und ambulanten Akutversorgung sowie dauerhaft diverse Versorgungsbedarfe in unterschiedlichen Settings innerhalb der Gliederungen des Gesundheitssystems, insbesondere bei Multimorbidität (siehe Beitrag 09).

Für viele besitzt die fachärztliche Versorgung den Charakter einer primärärztlichen Versorgung, da sie aufgrund ihrer Erkrankung dauerhaft auf spezialisierte Versorgung angewiesen sind.

Im heutigen Gesundheitssystem sind allerdings diese unterschiedlichen Regelkreise nicht automatisch miteinander verbunden. Es gibt auch in der Regel keine koordinierte geplante Gesamtintervention für chronisch kranke Menschen. Zukünftige Herausforderungen betreffen daher die auch institutionell bessere Zusammenführung der in der gegliederten Versorgung Beteiligten, im Sinne der Überwindung nicht nur von Sektorengrenzen, sondern auch die Überwindung von funktionellen Fachgrenzen. Bei chronisch kranken Menschen besteht zudem noch die Besonderheit, dass ihre Erkrankung immer auch Einfluss auf ihre tägliche Lebensführung hat. Chronisch kranken Menschen müssen nicht nur die Krankheit als solche bewältigen, sondern sie müssen die Krankheit in ihren Lebensalltag integrieren, was lebensweltorientierte Versorgungskontexte verlangt. Es bedarf daher auch der Berücksichtigung von Versorgungsfeldern, die mit dem gegliederten System der Gesundheitsversorgung weder finanziell noch strukturell verbunden sind.

Literatur

Herder-Dorneich P (1986) Theorie der sozialen Steuerung, die Theorie der Scheine, 1. Aufl. Nomos-Verl.-Ges., Baden-Baden

Klein-Hitpaß U, Leber W-D (2012) Spezialärztliche Versorgung – Plädoyer für eine Neuordnung. In: Klauber J, Geraedts M, Friedrich J, Wasem J (Hrsg) Ökonomie. Krankenhaus-Report 2012: Schwerpunkt: Regionalität, 1. Aufl. Schattauer GmbH Verlag für Medizin und Naturwissenschaften, S 206–236. https://bem.wido.de/fileadmin/Dateien/Dokumente/Publikationen_Produkte/Buchreihen/Krankenhausreport/2012/Kapitel%20mit%20Deckblatt/wido_khr2012_kap13.pdf. Zugegriffen am 03.10.2023

Rosenbrock R (2008) Primärprävention – was ist das und was soll das? (WZB Discussion Papers SP I 2008-303). Wissenschaftszentrum Berlin für Sozialforschung, Berlin

Simeon M (2014) Soziale Rehabilitation. In: Strubreither W, Neikes M, Stirnimann D (Hrsg) Klinische Psychologie bei Querschnittlähmung: Psychologische und psychotherapeutische Interventionen bei psychischen, somatischen und psychosozialen Folgen, 1. Aufl. Wien, Springer, S 42–46

Stöbe-Blossey S, Brussig M, Drescher S, Ruth M (2021) Schnittstellen in der Sozialpolitik: Analysen am Beispiel der Felder Berufsorientierung und Rehabilitation, 1. Aufl. Springer eBook Collection. Springer Fachmedien, Wiesbaden

Schnittstellen und Transitionen in der Versorgung chronisch kranker Menschen

31

Daniela Schmitz, Simone Hatebur und Manfred Fiedler

Inhaltsverzeichnis

31.1	Definition, Entstehung und Wirkung von Schnittstellen	253
31.2	Konzept der Schnittstellenanalyse	256
31.3	Umgang mit Schnittstellen und Lösungsansätze	259
	31.3.1 Strategien im Umgang mit Schnittstellen	259
	31.3.2 Kooperative Versorgungsformen	260
31.4	Beispiel: Schnittstellen in der Rehabilitation	261
Literatur		262

31.1 Definition, Entstehung und Wirkung von Schnittstellen

Chronisch kranke Menschen passieren in ihrem Krankheitsverlauf unterschiedliche Einrichtungen mit ihren jeweiligen Berufsgruppen in der Versorgung. In der multi- und interprofessionellen und sektorenübergreifenden Versorgung haben Schnittstellen und Transitionen eine besondere Bedeutung, da Informationsverluste und fehlende Informationsweitergaben zur Versorgungsbrüchen (siehe Beitrag 11) führen können. Schnittstellen

---

D. Schmitz (✉) · M. Fiedler
Department für Humanmedizin, Universität Witten/Herdecke, Witten, Deutschland
E-Mail: Daniela.Schmitz@uni-wh.de; manfred.fiedler@uni-wh.de

S. Hatebur
Fakultät für Gesundheit, Witten/Herdecke University, Witten, Deutschland
E-Mail: simone.hatebur@uni-wh.de

© Der/die Autor(en), exklusiv lizenziert an Springer-Verlag GmbH, DE, ein Teil von Springer Nature 2024
D. Schmitz et al. (Hrsg.), *Chronic Care – Wissenschaft und Praxis*,
https://doi.org/10.1007/978-3-662-68415-3_31

können drei Varianten Transition, Interferenz und Diffusion annehmen (Stöbe-Blossey et al. 2021). Transitionen beschreiben Schnittstellen, die durch einen Wechsel der zuständigen Institution gekennzeichnet sind und so Lücken und Versorgungsbrüche in der Leistungserbringung zur Folge haben können. Diese Schnittstellen erfordern sukzessive Bearbeitungsstrategien, in dem die jeweiligen Fälle an die nächste Institution mit den notwendigen Informationen, wie zum Zustand der Patient:innen, als auch zur Absicherung der Kontinuität des therapeutischen Vorgehens übergeleitet werden, wie zum Beispiel beim Entlassungsmanagement. Bei interferenten Schnittstellen überlappen Zuständigkeitsbereiche unterschiedlicher Institutionen, sodass Konflikte und Widersprüche bei der Versorgung entstehen können. Für die Arbeit an diesen Schnittstellen sind simultane Bearbeitungsstrategien hilfreich, die auf Abstimmungen basieren. Schnittstellen, die den Charakter einer Diffusion haben, zeichnen sich durch verteilte oder uneindeutige Zuständigkeiten und fehlender Verknüpfung aus, was dazu führt, dass Probleme verschoben und Ziele vernachlässigt werden können. Schnittstellen entstehen so auch dadurch, dass beteiligte Personen Ziele anderer Organisationen für ihr Handeln berücksichtigen sollen, wie es bei Querschnittsaufgaben wie im Bereich Diversity und Gleichstellung der Fall ist (Stöbe-Blossey et al. 2021). Als Lösung im Umgang mit Differenzen gelten sensible Bearbeitungsstrategien, indem Ziele anderer Organisationen im eignen institutionellen Kontext berücksichtigt werden.

Schnittstellen können durch veränderte Lebenslagen der Adressat:innen in der Versorgung, wie bedrohte Erwerbsfähigkeit oder Übergang in den Ruhestand, und ihrer Lösungsfindung von Problemen zwischen beteiligten Institutionen entstehen (Stöbe-Blossey et al. 2019). Schnittstellenprobleme entstehen dann beim Wechsel der Sektoren der Versorgung, zum Beispiel zwischen ambulant und stationär oder umgekehrt. Schnittstellen bestehen zudem systemisch zwischen unterschiedlichen Leistungssystemen (siehe Beitrag 30). Auch wenn im SGB V grundsätzlich eine Vermeidung von Schnittstellen in § 11 (4) festgelegt ist: „Versicherte haben Anspruch auf ein Versorgungsmanagement insbesondere zur Lösung von Problemen beim Übergang in die verschiedenen Versorgungsbereiche". Dennoch treten Schnittstellen sachlich und personell zu Tage. An diesen Übergängen müssen Informationen von einem System in das nächste weitergegeben werden, wobei oft Fehler durch mangelnde, falsche, widersprüchliche, redundante oder zeitverzögerte Informationen entstehen können. Abb. 31.1 verdeutlicht exemplarische Schnittstellen:

Die Entstehung von Schnittstellen liegt zum einen in der gegliederten Versorgung und sektoralen Trennung des Gesundheitssystems (siehe Beitrag 30) und zum anderen in zeitlichen und personellen Rahmenbedingungen. Prozesse der Versorgung sind innerhalb der jeweiligen Organisation festgelegt: überschreitet ein Prozess unterschiedliche Organisationen oder Organisationseinheiten, liegt eine Schnittstelle vor (Wendt 2020). Aus der Perspektive der beteiligten Personen am Versorgungsprozess münden die Berührungspunkte zwischen Personen ebenfalls in Schnittstellen. Diese Berührungspunkte können als funktionale, organisatorische oder personale Schnittstelle charakterisiert werden, je nachdem ob der Berührungspunkt zwischen verschiedenen Funktionseinheiten, Organisations-

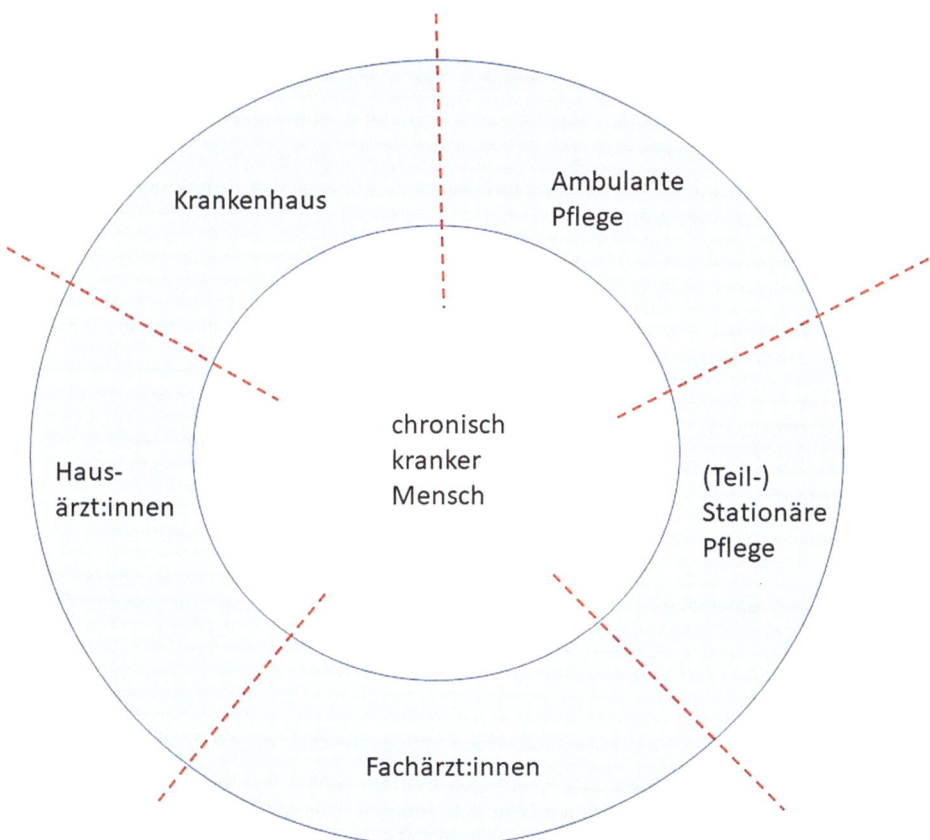

Abb. 31.1 Exemplarische Schnittstellen in der Versorgung chronisch kranker Menschen (Eigene Darstellung)

einheiten bzw. Verantwortungsbereichen oder in der Einbindung unterschiedlicher Personen innerhalb eines Prozesses liegen. Schnittstellen können zudem auch innerhalb nur einer Organisation zwischen unterschiedlichen Funktionsbereichen und Personen entstehen, wie zum Beispiel im Krankenhaus zwischen Medizin, Pflege und Verwaltung. Hintergrund für die mannigfaltigen Schnittstellen in der Versorgung sind zunehmende chronische Erkrankungen und Multimorbidität von älteren Menschen, die zahlreiche Akteure im Behandlungsgeschehen erforderlich machen. Das Versorgungssystem ist eher akutmedizinisch und punktuell orientiert und hat in Folge von Rationalitätslogiken, zunehmender technischer Potenziale, zunehmender Ausdifferenzierung institutioneller Strukturen und zunehmenden Spezialisierungen der Akteur:innen für Betroffene Brüche in der Versorgung (Höhmann 2009).

Die Wirkung von Schnittstellen zeigt sich sowohl für Betroffene als auch für Leistungserbringende. An der Versorgung beteiligte Personen verlieren die Gesamtsituation der Patient:innen aus dem Blick, da sie das vorliegende Problem aus der Logik ihres Handelns in ihrer Institution betrachten und sich weniger als ein Glied einer Versorgungskette sehen (Feuerstein 1993). Eine Folge davon sind Verständigungsbarrieren zwischen Professionen und Patient:innen. Gelingt es nicht, die eigenen professionellen Handlungsstrategien mit den Bewältigungserfordernissen der Betroffenen in Einklang zu bringen, können Lücken, Fehler und Probleme z. B. in der Compliance entstehen. Letztendlich werden dadurch Ressourcen im System vergeudet. Insbesondere mit Fokus auf chronische Erkrankungen und Multimorbidität muss das professionelle Handeln die Unvorhersehbarkeit und Langfristigkeit der Krankheitsverläufe und unterschiedlichen Phasen für Interventionen berücksichtigen. Durch die zunehmenden Spezialisierungen der Professionen sind diese in ihrem Zuschnitt zwar effektiv, jedoch bezogen auf den gesamten Handlungsverlauf durch die zahlreichen Schnittstellen nur begrenzt effektiv. Für eine professionsübergreifende Kooperation geht mit einer Spezialisierung auch eine Zersplitterung von Verantwortung einher, in der neue Spannungsverhältnisse in der Zusammenarbeit entstehen können. Aus organisatorischer Perspektive führt eine mangelnde Integration der einzelnen Beiträge lediglich zu einer Aneinanderreihung der jeweiligen professionellen Leistungen statt ineinandergreifender Kooperationen. Letztlich kann auch das Eigeninteresse der Akteur:innen und Organisationen darauf ausgerichtet sein, die Ziele der eignen Organisation in den Vordergrund zu stellen und den eignen Handlungsspielraum maximal auszuschöpfen, anstatt mit anderen Organisationen gemeinsam Problemlösungen zu suchen (Stöbe-Blossey et al. 2019).

Die Wirkung auf Betroffene zeigt sich in langen Behandlungsverläufen, wechselnden und oft als widersprüchlich erlebten Behandlungsarrangements, redundanten Untersuchungen, ständigem Wiederholen der Krankengeschichte im Behandlungsgeschehen, Unsicherheit und Umorganisation des Alltags auf das Leben mit der Erkrankung. Langfristig werden auch die persönlichen Unterstützungsnetzwerke damit gefordert, während ökonomische Folgeprobleme entstehen, und Rückzug, ein bedrohtes Selbstbild und soziale Isolation drohen (Feuerstein 1993).

Erwartungen, die chronisch kranke Menschen an Schnittstellen stellen, sind die Berücksichtigung ihrer Lebenskonzepte und Würde, abgestimmte Interventionskonzepte zwischen Personen und Institutionen sowie ein regelhafter Austausch aktueller, relevanter Informationen zum Gesundheitszustand und geplanter Maßnahmen. Sie erwarten, dass ihr Wohlbefinden unterstützt und Symptome wenn möglich gelindert werden sowie auch emotionale Unterstützung im Umgang mit Unsicherheiten und Ängsten in Bezug auf den Krankheitsverlauf (Feuerstein 1993). Zusammengefasst richten sich die Erwartungen an eine kontinuierliche Versorgung an die Rahmenbedingen der Versorgung, an einzelne Institutionen und Berufsgruppen sowie an die jeweiligen Akteur:innen im Behandlungsverlauf.

31.2 Konzept der Schnittstellenanalyse

Schnittstellen bestehen im Gesundheitssystem auf mehreren Ebenen. Auf der Makroebene bestehen prozedurale Vorgaben für die Arbeit an Schnittstellen und strukturell bestehen Rahmenbedingungen für Ziele und Aufgaben im System. Auf der Mesoebene werden

Schnittstellen zwischen den Organisationen im Gesundheitssystem betrachtet sowie zwischen ihnen bestehende Vereinbarungen zur Kooperation und Vernetzungen. Auf der Mikroebene sind es die einzelnen Akteure im Versorgungsgeschehen, ihr Handlungsspielraum, ihre Interaktionen untereinander und Kontakte zu den Adressat:innen (Stöbe-Blossey et al. 2019). Diese drei Ebenen sind wechselseitig miteinander verknüpft und schaffen Voraussetzungen und Folgen für das Handeln.

Feuerstein hat sich systematisch mit Schnittstellen im Gesundheitswesen befasst und das Konzept der Schnittstellenanalyse entwickelt. Ausgangspunkt seiner Beobachtungen von Schnittstellen sind ein Zuviel an hoch spezialisierten Einzelleistungen und zu wenige am gesamten Behandlungsverlauf orientierte Leistungen. Denn der Behandlungserfolg chronischer Erkrankungen liegt darin, dass zur richtigen Zeit, am vorgesehenen Ort und im angemessenen Umfang das für die Behandlung notwendige getan wird (Feuerstein 1993). Oft sind Patient:innen im Behandlungsverlauf mit einer Vielzahl technischer Verfahren zur Untersuchung, mit unterschiedlichen Institutionen und ihren jeweiligen Abteilungen als auch mit einer großen Anzahl teils relativ unabhängig voneinander handelnder Akteur:innen konfrontiert. Durch den zunehmenden Einzug von Technologien und apparativer Diagnostik kommt es zudem zu einer Aufmerksamkeitsverschiebung, weg von der Person der Patient:in, hin zu Daten: *„Die Person des Kranken, der soziobiographische Hintergrund des Krankheitsgeschehens und die psychischen Potentiale der Krankheitsbewältigung, rücken aus dem Zentrum medizinischer Wahrnehmung. Je geringer die Zeitanteile werden, die der Arzt für das direkte Gespräch mit dem Patienten aufbringen kann, desto größer wird die Dominanz der sogenannten harten Daten im Rahmen des diagnostizierten Krankheitsbildes"* (Feuerstein 1993, S. 45). Technik kommt so als neue Schnittstelle hinzu und erfordert Austausch und Verständigung über Daten sowie deren Integration in Prozesse und Organisationen. Dies führt zu einer Dominanz technikzentrierter Therapieformen mit einem Blick auf Krankheit als messbare Abweichung organischer Funktionen (Feuerstein 1993) und somit auch zu einer Technikspirale, in der das Ausmaß technischer Anwendung oft in keinem Verhältnis zur therapeutischen Relevanz steht (z. B. Individuelle Gesundheitsleistungen (IGeL)), die Technikanwendung jedoch mit Bedeutungszuwächsen verbunden ist. Aus der Perspektive des Systems führen Schnittstellenprobleme nicht zu Rückgängen in der Nachfrage von Leistungen des Systems, sodass jene Problematiken bestehen bleiben.

Das Konzept der Schnittstellenanalyse nach Feuerstein dient der Entschlüsselung komplexer Systeme und ihrer Schnittstellen, um dysfunktionale Effekte auf unterschiedlichen Ebenen zu identifizieren und ihre Folgen für Patient:innen und das System zu verstehen (Feuerstein 1993).

- Die Analyse von Schnittstellenproblemen: auf sachlicher Ebene beinhaltet die Aneinanderreihung von medizinisch-technischen Interventionen. Wenn diese mangelhaft verzahnt sind, resultiert daraus für Betroffene mangelnde Orientierung und Unterstützung und führt zu Irritation im Behandlungsverlauf und bei der Krankheitsbewältigung. Folge kann ein Mangel an Compliance und geringe Wirksamkeit eingesetzter Ressourcen sein.

- Die Analyse auf personaler Ebene betrachtet die zunehmende Spezialisierung und Arbeitsteilung insbesondere zwischen den Gesundheitsfachkräften. Für Betroffene bedeutet dies eine Vielzahl und häufige Wechsel von Bezugspersonen. Für das System besteht die Notwendigkeit, die Informationen zwischen den einzelnen Personen weiterzugeben, um zu einer reibungslosen Koordination in der Behandlung zu gelangen.
- Die Analyse auf institutioneller Ebene fokussiert die Folgen der fachlichen Spezialisierung im Gesundheitssystem, welche beispielsweise zu neuen Fachabteilungen, Spezialkliniken oder spezialisierten Einrichtungen führt. Für Betroffene entstehen so vermehrt ein Wechsel zwischen den Behandlungssettings. Das Nebeneinander von unterschiedlichen (Qualitäts-)Standards kann dabei zu Doppeluntersuchungen, aber auch widersprüchlichen Interventionen führen.
- Die Analyse von Schnittstellen auf der zeitlichen Ebene fokussiert die temporale Abfolge von Leistungen. Im Rahmen der Behandlung können Probleme entstehen, wenn die Diagnostik nicht zeitnah erfolgt, durch zeitliche Diskrepanzen zwischen kurativer Intervention und Rehabilitation oder grundsätzlich durch Diskontinuitäten und Leerläufen im Behandlungsverlauf zwischen aufeinander folgenden Behandlungsschritten. Für die Betroffenen kann dies z. B. zur Verringerung von Rehabilitationspotenzialen, zur Krankheitsmanifestation und zur unnötigen Verlängerung der Krankheitsphase führen.
- Schnittstellenprobleme auf konzeptioneller Ebene zeigen sich beispielsweise in inkompatiblen professionellen Leitbildern, die einem verzahnten Versorgungsgeschehen entgegenstehen können. Betroffene werden dadurch mit unterschiedlichen Interpretationen ihres Krankheitsgeschehen konfrontiert und treffen auf unterschiedliche Behandlungskonzepte. Im System entstehen Reibungen im Handeln und in der Durchsetzung verzahnter Versorgungskonzepte.

Um Schnittstellen zu analysieren, bestehen drei Zugangsmöglichkeiten: eine prozessuale Analyse aus der Perspektive des Systems oder der Patient:innen und eine punktuelle Analyse ausgewählter Schnittstellen. Methodisch beschreibt Feuerstein für die jeweilige Analyse drei Zugänge: Befragungen, Beobachtungen und Dokumentenanalysen.

Prozessuale Analyse aus Systemperspektive
Diese Form der Schnittstellenanalyse ist die komplexeste Variante, die umfassend Schnittstellen im System in Form von Prozessen abbilden möchte. Dabei können Schnittstellen auf unterschiedlichen Ebenen Gegenstand der Analyse sein: Schnittstellen auf der Mikro-, Meso- und Makroebene des Systems, Schnittstellen im sachlichen als auch sozialen und zeitlichen Kontext des Behandlungsgeschehen sowie im Rahmen der Zusammenarbeit zwischen Professionen, zwischen Institutionen und Schnittstellen zur Technik. Erhoben werden soll die Abfolgen und das Ineinandergreifen von Leistungen über die gesamte Versorgungskette und ihrer Brüche. Ergebnisse sollen Aufschlüsse über die Verknüpfung von Leistungen, Personaleinsätzen, Aufgabenstrukturen, Arbeitsabläufen, Technikeinsätzen und formale Kooperationsstrukturen liefern.

Prozessuale Analyse aus der Perspektive der Patient:innen
Die Analyse aus dem Blickwinkel der Patient:innen stellt eine Möglichkeit dar, linear sämtliche Leistungen aus der Wahrnehmung der Patient:innen zu beschreiben. Gegenstand der Analyse sind somit alle Handlungen in der Versorgungskette, die aus der Perspektive der Patient:innen sichtbar sind bzw. die sich in ihrem Wahrnehmungsbereich abspielen. Ergebnisse sollen Hinweise auf Schwachstellen im Zusammenwirken einzelner Handlungen und im Einsatz der Ressourcen aufzeigen. Letztendlich sollen Hinweise auf Probleme im Weitergeben von Informationen, in den Behandlungsstrukturen, in der Deutung und Vermittlung von diagnostischen und therapeutischen Daten, in Gesprächen mit Patient:innen sowie insgesamt die Kontinuität und Verzahnung der Versorgung ermittelt werden.

Punktuelle Analyse von Schnittstellen
Bei dieser Variante werden typische Verlaufsstrukturen und Stationen in Behandlungsverläufen bzw. besonders problematische oder häufige Schnittstellenprobleme als Gegenstand der Analyse gewählt. Eine oder mehrere Ebenen können methodisch über Befragungen, Beobachtung oder Analysen von Dokumenten im Behandlungsverlauf erhoben werden.

31.3 Umgang mit Schnittstellen und Lösungsansätze

Zentral für den Umgang mit Schnittstellen im Berufsalltag ist Wissen über die Zuständigkeiten, Aufgaben und Verantwortlichkeiten anderer Professionen im Behandlungsgeschehen sowie eine gemeinsame Sprache basierend auf einem gemeinsamen Verständnis. Feuerstein (1993) benennt drei Strategien im Umgang mit Schnittstellen: Schnittstellengestaltung, Schnittstellenmanagement und Schnittstellenvermeidung

31.3.1 Strategien im Umgang mit Schnittstellen

Die Schnittstellengestaltung fokussiert eine technikbezogene Handhabung und beinhaltet die Gestaltung von Technik an Mensch-Technik-Schnittstellen. Das bedeutet, die Technik wird besser an Funktionsbedingungen angepasst. Weiterhin erfolgt auch eine fortschreitende Technisierung einzelner Elemente des Systems, mit dem Ziel das Behandlungsgeschehen und Strukturen besser zu verzahnen. Technik wirkt so jedoch weiter als Wahrnehmungsfilter. Patient:innen werden somit in messbaren Dimensionen von Krankheit wahrgenommen und soziale Aspekte eher vernachlässigt (Feuerstein 1993). So können technikzentrierte Strategien im Umgang mit Schnittstellen zwar Vorteile in Effizienz und Kosten beinhalten, vergrößern aber die Distanz zu Patient:innen und setzen nicht auf allen Ebenen der Handhabung von Schnittstellen an.

Das Schnittstellenmanagement hingegen ist eine Strategie der sozialen Handhabung von Schnittstellen und der jeweiligen Eigenheiten. Es zielt darauf ab, Ergebnisse, Materialien, Daten oder Informationen, die für die weitere Prozessbearbeitung benötigt werden, bereit zu stellen (Wendt 2020). Problematische Situationen werden kreativ gelöst, um Schnittstellen zu handhaben. Die beteiligten Professionen sind darum bemüht, zwischen Leistungen und Institutionen zu vermitteln, können dabei aber auch nicht alle Ebenen der Handhabung von Schnittstellen bedienen.

Die Vermeidung von Schnittstellen setzt eine Veränderung bisheriger Strukturen in der Versorgung voraus, indem Einrichtungen besser miteinander verzahnt werden und Versorgung sachlich, sozial und zeitlich reorganisiert wird. Es bestehen zwar rechtliche, administrative, ökomische sowie auch professionskulturelle Erschwernisse, dennoch können integrierte, abgestimmte Versorgungskonzepte eine gemeinsame Verständigungsbasis und Behandlungskonzepte darstellen.

31.3.2 Kooperative Versorgungsformen

Lösungsansätze sind Konzepte kooperativer Versorgungsformen, allgemein auch als integrierte Versorgung diskutiert. Der Begriff wird uneinheitlich verwendet und umschreibt im Kern Konzepte der Versorgung, die jenseits formaler gesetzlicher Vorgaben eine ganzheitliche, fach- und sektorenübergreifende Versorgung zum Ziel haben (Hellmann 2021). Sektorenübergreifende Versorgung bezieht sich auf die organisatorische Integration ambulanter und stationärer Leistungen. Fachübergreifende Formen kooperativer Versorgungsformen sind Versorgungszentren, etwa ambulante Gesundheitszentren oder Primärversorgungszentren, in denen unterschiedliche fachliche Versorgungsleistungen (z. B. rehabilitive, medizinische, pflegerische oder soziale) und Professionen institutionell kooperieren. Professionelle Netzwerke als räumlich zusammenarbeitende, aber organisatorisch selbstständige Leistungserbringer (z. B. Diabetesnetzwerke oder Demenznetzwerke) etablieren sich zunehmende für chronische Erkrankungen mit dauerhaften komplexen Versorgungsanforderungen. Disease Management Programme (DMP) wurden in Deutschland etabliert, die es ermöglichen, dass Menschen mit einer chronischen Erkrankung durch Teilnahme am Programm qualitätsgesichert im Rahmen des DMP-Netzwerks der beteiligten Professionen kontinuierlich aufgrund individueller Therapiepläne und -ziele behandelt, aber auch flankierend sehr eng begleitet werden.

Ein inhaltlich orientierter Lösungsansatz sind Behandlungspfade, die krankheits-/diagnosebezogen Behandlungsprozesse beschreiben. Behandlungspfade konstruieren die Abfolge von Behandlungsschritten und die strukturelle Zusammenarbeit, um Informationen für die beteiligten Berufsgruppen verfügbar zu machen (Wendt 2020). Dort wo Leitlinien vorhanden sind, sollen Behandlungspfade leitlinienbasiert sein. In der Vergangenheit wurden Behandlungspfade für das klinisch Setting konzipiert. In jüngerer Zeit werden auch ambulante und sektorenübergreifende Behandlungspfade entwickelt (Hellmann 2021).

Ziel kooperativer Versorgungsformen ist es, medizinische, pflegerische, therapeutische und soziale Zuständigkeiten funktionell und wirtschaftlich sinnvoll zusammenzufassen, um eine bessere Qualität und höhere Bedarfsgerechtigkeit der Versorgung zu erzielen sowie den Einsatz von knappen Ressourcen zu optimieren (Wendt 2020). Für die Umsetzung derartiger Konzepte müssen rechtliche und finanzielle Rahmenbedingungen auf der Strukturebene, Einflussfaktoren auf der Ebene einzelner Organisationen sowie die Routinen, Zuständigkeiten und Aufgaben auf der Ebene der Akteur:innen Berücksichtigung finden.

31.4 Beispiel: Schnittstellen in der Rehabilitation

Rehabilitation dient der Beseitigung von Krankheitsfolgen, der Wiederherstellung körperlicher, geistiger, mentaler und sozialer Fähigkeiten sowie als tertiäre Prävention der Verhinderung der Wiedererkrankung. Sie lässt sich als komplexe Intervention verstehen, da sie stark personzentriert und unter Beteiligung unterschiedlicher Berufe durchgeführt wird. Rehabilitationsziele im Sinne medizinischer, beruflicher und sozialer Rehabilitation sind abhängig von der jeweiligen Krankheit und den Krankheitshintergründen, wozu auch sozialbiografische Eigenschaften und lebensweltliche Bezüge der Betroffenen zählen. Diese inhaltliche Vielfalt zeigt sich auch in sozialrechtlichen Zuständigkeiten aufseiten der Träger der Sozialversicherung, die sich nach den Indikationsstellungen und den Rehabilitationszielen sowie dem rehabilitativen Verfahren richtet. Gleichzeitig lässt sich zwar eine allgemeine Wirksamkeit für bestimmte Rehabilitationsverfahren feststellen. Die wiederum sehr fallspezifische Indikationsstellung lässt aber eine auf die therapeutische Einzelmaßnahme bezogene Wirksamkeitseinschätzung nicht zu (Lübke 2015), weswegen es im zeitlichen Verlauf wiederholte Assessments zur Feststellung der Wirksamkeit durch die am Rehabilitationsprozess beteiligten Akteur:innen geben muss.

In Deutschland gehören zu den häufigsten Rehabilitationsmaßnahmen solche im Anschluss an einen Schlaganfall und solche im Anschluss an Gelenkersatzmaßnahmen im Rahmen degenerativer Prozesse des Bewegungsapparates, welche jeweils die Grunderkrankung darstellen, die im Nachgang der akutklinischen Intervention die Rehabilitationsmaßnahmen begründen. Diese sind von gesundheitlichen Bedingungen begleitet, die den Rehabilitationsprozess beeinträchtigen, wie kardiovaskuläre Erkrankungen, starkes Übergewicht oder Adipositas, chronische Schmerzen, kognitive oder Bewegungseinschränkungen.

Im Anschluss an die akute Intervention bedarf es bereits im klinischen Setting angemessene frührehabilitativer Maßnahmen, um Betroffene für eine anschließende stationäre Rehabilitation vorzubereiten. Gerade bei Schlaganfallpatient:innen ist dies bedeutend, da Rehabilitationsziele durch zeitliche Verzögerungen gefährdet sein können. Prioritäten mit Blick auf die Art und die zeitliche Organisation der therapeutischen Intervention zur Vermeidung dauerhafter Krankheitsfolgen sind daher frühzeitig zu setzen, sowohl im klinischen Setting, als auch in Hinsicht auf die Überleitung in die stationäre Anschlussheilbehandlung. Bezogen auf die Gestaltung der Schnittstellen stellen sich folgende Herausforderungen: die zeitliche Koordination der Leistung, hier vor allem in

Verbindung mit der akutmedizinischen Intervention, die interne Organisation in Hinsicht auf multiprofessionelle Zusammenarbeit sowie in Hinsicht auf die Überleitung in die stationäre Rehabilitationsklinik. Bei der Transition spielen etwa Fragen der zeitlichen Nähe der Überleitung zum klinischen Aufenthalt eine Rolle, ob Betroffene übergangsweise in der eigenen Häuslichkeit leben können, welche Unterstützungsleistungen in dieser Phase notwendig sind, um etwa bei Patient:Innen mit einem Gelenkersatz eine Sturzprophylaxe zu organisieren. Schließlich ist es wichtig, dass der aufgrund der rehabilitativen Indikationsstellung bestimmte Maßnahmenbedarf zwischen den Fachkräften der beteiligten Institutionen qualitativ geklärt wird. Zwar ist der Soziale Dienst oder das Entlassungsmanagement der Krankenhäuser dafür regelhaft zuständig. Häufig leisten diese eher Vermittlungsarbeit, arbeiten also an der zeitlichen Dimension der transitiven Schnittstellen.

Gerade bei älteren, multimorbiden Patient:innen bedarf es einer anschließenden weiterführenden ambulante Rehabilitation, um das Therapieergebnis abschließend zu sichern. In Deutschland wird dieses durch niedergelassene Fachärzt:innen veranlasst und in Hinsicht auf das Rehabilitationsziel eingeschätzt und ggfs. gesichert. Inhaltlich erfahren Betroffene nicht nur institutionelle Transition, sondern es stellt einen Wechsel von Sektorengrenzen dar, der sowohl qualitativ wie auch in Hinsicht auf die Fachverantwortlichkeit einen differenten Regelkreis darstellt.

Komplexe Interventionen, wie sie bei der Gesundheitsversorgung chronisch kranker und häufig multimorbider Menschen die Regel sind, zeichnen sich durch eine Vielzahl von Schnittstellen aus. Schnittstellenanalyse und deren Management sind etwa in Form von Entlassungs- und zunehmend auf in Form von Case Management im akutklinischen Setting etabliert. Sektorenübergreifende Formen, etwa in Form von umfassenden Qualitätsnetzwerken für Rehabilitation, sind weitgehend die Ausnahme. Für chronisch kranke Menschen sind Formen verstetigter Kooperation notwendig, die allerdings, wie etwa Demenznetzwerke heute, nicht exzeptionell und ehrenamtlich strukturiert neben den etablierten Strukturen und Versorgungsprozessen angesiedelt sein dürfen, sondern unmittelbar Bestandteil des regionalen Gesundheitssystems sein sollen.

Literatur

Feuerstein G (1993) Systemintegration und Versorgungsqualität: Über Schnittstellen im Behandlungsgeschehen und ihre Bedeutung für die Analyse und Gestaltung komplexer Versorgungsstrukturen. In: Badura B, Feuerstein G, Schott T (Hrsg) System Krankenhaus: Arbeit, Technik und Patientenorientierung. Juventa, Weinheim/München, S 41–67

Hellmann W (2021) Kooperative Versorgungsformen: Chance für den ländlichen Raum. KU Gesundheitsmanagement. Mediengruppe Oberfranken, Bamberg

Höhmann U (2009) Voraussetzungen und Möglichkeiten einrichtungs- und berufsgruppenübergreifender Kooperation zur Verbesserung der Versorgungsqualität pflegebedürftiger Menschen. In: Stemmer R (Hrsg) Qualität in der Pflege trotz knapper Ressourcen? Schlütersche, Hannover, S 11–28

Lübke N (2015) Explorative Analyse vorliegender Evidenz zu Wirksamkeit und Nutzen von rehabilitativen Maßnahmen bei Pflegebedürftigen im Hinblick auf eine mögliche Anwendbarkeit im Rahmen der Feststellung des Rehabilitationsbedarfs bei der Pflegebegutachtung. G3 Gutachten im Auftrag des Medizinischen Dienstes des Spitzenverbandes Bund der Krankenkassen e.V. (MDS) online verfügbar: https://md-bund.de/fileadmin/dokumente/Publikationen/GKV/Rehabilitation/Gutachten_Reha_bei_Pflegebeduerftigkeit_KCG.pdf

Stöbe-Blossey S, Brussig M, Ruth M, Schulz SE (2019) Der komplexe Sozialstaat: Eine Heuristik zur Rekonstruktion von Schnittstellen. Soz Fortschr 68:749–768

Stöbe-Blossey S, Brussig M, Drescher S, Ruth M (2021) Schnittstellen in der Sozialpolitik: Analysen am Beispiel der Felder Berufsorientierung und Rehabilitation. Springer VS, Wiesbaden

Wendt J (2020) Prozessoptimierungen und Schnittstellenmanagement in der Gesundheitsversorgung. In: Leal W (Hrsg) Qualitätsmanagement in der Gesundheitsversorgung. Springer, Berlin/Heidelberg, S 55–72

Personalentwicklung und Personalbedarf unter Berücksichtigung der Versorgung chronisch kranker Menschen

32

Manfred Fiedler

Inhaltsverzeichnis

32.1	Gesundheitsversorgung und Personalentwicklung	265
32.2	Zum Verständnis von Personalentwicklung	266
32.3	Anforderungen und Kompetenzen	273
32.4	Personelle Anforderungen an die Versorgung chronisch kranker Menschen	274
Literatur		274

32.1 Gesundheitsversorgung und Personalentwicklung

Gesundheitsleistungen sind als personenbezogene Dienstleistungen sehr personalintensiv. Hinzu kommt, dass die Arbeit mit Menschen in einem existenziell bedeutenden, in Einzelfällen kritischen Aufgabenfeld hohe Anforderungen an Qualifikation und Kompetenz der beteiligten Gesundheitsfachberufe stellt. Dies gilt nicht nur für die konkrete fachliche Handlung, sondern auch für die Frage der Beziehung zwischen der Fachkraft und den Betroffenen und ihren sozialen Netzwerken sowie den besonderen Bedingungen der jeweiligen Versorgungssettings.

Grundsätzlich ist das eingesetzte Personal in Hinsicht auf Qualifikation und Anzahl Bestandteil der Strukturqualität. Unzureichendes oder nicht angemessen qualifiziertes Personal stellt eine Patient:innengefährdung dar und ist häufig als Organisationsverschulden der für den Personaleinsatz Verantwortlichen einzuschätzen. Dies gilt insbesondere dort, wo verbindliche externe Personalvorgaben vorhanden sind.

M. Fiedler (✉)
Department für Humanmedizin, Universität Witten/Herdecke, Witten, Deutschland
E-Mail: manfred.fiedler@uni-wh.de

Die Diskussion um die Akademisierung etwa der Pflegeberufe, wird, neben einer grundsätzlich eher berufsständisch normativen Konnotation, zum einen mit der besseren Prozesskompetenz akademisch qualifizierter Personen (Görres et al. 2019), zum anderen aber mit dem besseren Patient:innenoutcome begründet (Kutney-Lee et al. 2013).

Auch fachverbandliche Mindestvorgaben zu Zentren oder Einrichtungen, insbesondere in der stationären Akutversorgung, etwa zu Notfallambulanzen oder Perinatalzentren sowie gesetzliche Regelungen, wie die Pflegepersonaluntergrenzenverordnung (PUGV) zu patientenbezogenen Mindestbesetzungen in sogenannten *pflegesensitiven* Bereichen oder die Psychiatriepersonalverordnung (PsychPV) haben die Sicherheit der Betroffenen zum Gegenstand.

Die demografische Entwicklung verstärkt den seit Jahren beobachteten Fachkräftemangel. Klassisches Personalrecruiting findet insbesondere in strukturschwachen, ländlichen Regionen seine Grenzen. Die Entwicklung des eigenen Personals hat dabei drei Wirkungsziele: die Anpassung an die Versorgungsanforderung, die Bindung des Bestandspersonals und schließlich die Unterstützung des eigenen Recruitings durch das Angebot der individuellen Weiterentwicklung.

32.2 Zum Verständnis von Personalentwicklung

Das Verständnis von Personalentwicklung (PE) ist vielfältig (Meifert 2010). Vor allem in Gesundheitseinrichtungen wurde es vor allem mit der mehr oder minder strukturierten betrieblichen Fort- und Weiterbildung gleichgesetzt. Systematik im Sinne eines PE-Bedarfs bekam es durch betriebliche Abfragen von gewünschten Fortbildungsangeboten. Weiterbildung, etwa im Bereich der pflegerischen Fachweiterbildung, wurde als traditionelles Angebot begrenzt an betriebliche Anforderungen angepasst. Ausgaben für Personalentwicklungen in diesem Verständnis waren daher häufig Betriebshygiene, insbesondere durch Angebote der Selbstpflege und nicht selten vor allem ein nur begrenzt zugelassener Kostenfaktor. Selbst im ärztlichen Bereich, wo kontinuierliche Fortbildung als Erhaltungsqualifikation zwingend war, wurde sie betrieblich nicht konsequent verfolgt und nicht selten durch zuliefernde Gesundheitsunternehmen, insbesondere Pharmaunternehmen, gefördert.

Somit wurde PE häufig nicht als strategisch verstanden, also angelehnt an die zielorientierte Unternehmensentwicklung. Da viele Gesundheitseinrichtungen auch keine daran angelehnte quantitative und qualitative Personalplanung und ein daran ausgerichtetes Personalcontrolling hatten, blieb PE als solche lange Zeit unbedeutend.

Durch die vor allem äußeren Anforderungen aufgrund des Fachkräftemangels, die Etablierung von externen Vorgaben in Hinsicht auf Personalstärke und Qualifikation sowie die sich stetig entwickelnden und verändernden auf Versorgungsprozesse bezogene S1- und S3-Leitlinien und berufsschliche Standards, insbesondere die pflegerischen Expertenstandards, ist PE zunehmend unternehmerische Kernaufgabe geworden.

Das hier bezogene Verständnis ist ein integratives. Während im Allgemeinen Personalplanung als Vorbedingung der PE gesehen wird, wird nicht zwischen quantitativem und qualitativem Personalbedarf und seiner Entwicklung getrennt. PE fragt danach, welches Personal, wann und in welcher Zahl gebraucht wird und nach den Mitteln, um die auf die Zukunft gerichteten Personalziele sicherzustellen.

1. Organisationsentwicklung und Personalentwicklung
Wenn wir Organisationsentwicklung (OE) als einen stetigen Prozess der innovativen Veränderung betrieblicher Strukturen und Prozesse zur Bewältigung von betrieblichen Herausforderungen identifizieren (siehe Beiträge 43 und 46), dann ist PE ein fundamentaler Bestandteil davon. Gleichzeitig ist OE eine wichtige Vorbedingung für systematische Personalentwicklung.

Die Wechselwirkung zwischen OE und PE beruht auf dem unternehmerischen Verständnis von OE und dahinter sich verbergenden hierarchischen Strukturen.

In stark hierarchisch strukturierten Betrieben stellt OE ein TOP-Down initiierter Prozess dar. In diesem Augenblick beruht PE auf OE. Veränderungen werden geplant und daraufhin wird das dafür benötigte Personal entwickelt.

Wird OE als partizipativer Prozess verstanden und initiiert, ist PE ein voraussetzender Bestandteil von OE. Wir fragen zunächst danach, was gebraucht wird, um Veränderung zu initiieren und umzusetzen.

PE und OE stehen somit in einem Wechselverhältnis zueinander, im Sinne, dass PE Voraussetzung für und Ergebnis von betrieblichen Veränderungsprozessen ist.

Das hängt auch damit zusammen, dass wir in Gesundheitsbetrieben eine besonders hohe Bedeutung berufsfachlicher formaler Qualifikationen und Kompetenzen haben. (Invertierung). Gleichzeitig haben wir es mit einem multiprofessionellen Handlungsfeld zu tun, in dem das Zusammenwirken unterschiedlicher Professionen entscheidend für das Ergebnis ist. Veränderungsprozesse sind damit einerseits ohne den Einbezug der jeweiligen professionellen Kompetenz, andererseits ohne das Zusammenwirken der beteiligten Berufe nicht nachhaltig durchführbar.

Dieses lässt sich durchaus als Effekt von durch externe Beratungsunternehmen gestalteten OE-Prozessen beobachten. Die von diesen eingebrachten Kompetenzen leiten zeitlich befristet Veränderungsprozesse mit den meist im Vorfeld vereinbarten Zielen ein. Nach Beendung des Beratungsauftrags fallen die Einrichtungen wieder in vorherige Aushandlungsprozesse zurück, mit der Folge, dass die erneuerte Organisation durch die Beteiligten nicht dauerhaft gelebt wird und erzielte ökonomische und nicht ökonomische Verbesserungen verpuffen.

PE stellt somit nicht nur eine personenbezogene Entwicklungsarbeit dar, sondern eine gezielte Handlung einen Betrieb für Veränderung zu qualifizieren. In diesem Verständnis geht es sowohl um *staff mix* als auch *skill mix* (Dubois und Singh 2009) als Aufgabe der PE.

Gerade in Gesundheitsbetrieben und mit Blick auf den gerade dort sich auswirkenden Fachkräftemangel kommt PE dabei nicht nur die betriebliche Funktion der Unterstützung von OE zu, sondern auch die Förderung der persönlichen Entwicklung des Mitarbeitenden. Gerade hier macht sich die oftmals noch vorhandene Legitimationslücke von PE deutlich, die sich auch als Widerspruch zwischen der Unterstützung der betrieblichen Ziele und der Förderung von individuellen Zielen der Mitarbeitenden darstellt (Jung 2009). Dieser Widerspruch liegt nicht zuletzt auch darin begründet, dass Maßnahmen der betrieblichen Fortbildung immer auch die Kompetenzen der Mitarbeitenden in ihren jeweiligen Arbeitskontexten einbeziehen und in diesem Sinne mittelbar konkrete betriebliche Entwicklungsziele fokussieren.

2. Personalentwicklung und Kompetenzentwicklung
In diesem Zusammenhang bezieht sich PE auf das Feld der Kompetenzentwicklung. Der Begriff der Kompetenz selbst ist dabei sehr diffus, weil er stark in die Alltagssprache eingedrungen ist und damit einen weniger fachlichen Bezug entwickelt hat. Hinzu kommt, dass der Kompetenzbegriff mehrdeutig ist (Huber 2004).
Etymologisch lässt sich Kompetenz auf das Lateinische *competere* zurückführen, das *etwas (gemeinsam) anstreben, erreichen* bedeutet. *Competens* wiederum hat die Bedeutung von *angemessen, rechtmäßig*.

Aus diesen sprachlichen Hintergründen speisen sich die zwei wesentlichen Bedeutungen des Kompetenzbegriffs. Historisch früh entstand Kompetenz als zugelassener Handlungsraum, als rechtmäßige Befugnis einer Person, etwas tun, entscheiden oder veranlassen zu dürfen. Später wurde daraus das gemeinsame Begehren, der Wettstreit, was in das englische Competition mündete.

Das hier interessierende Verständnis mit Relevanz zu PE ist dagegen sehr jung und wurde zunächst als kompetitive, also durchaus als die vergleichende Positionierung der eigenen Fähigkeiten gegenüber denen anderer Personen gesehen, Tätigkeiten und Aufgaben durchzuführen. Erst später entwickelte sich das Verständnis von Kompetenz als Fähigkeit (gemeinsame und mit anderen) Ziele zu verfolgen und zu erreichen und im Weiteren mit Bezug auf erworbene Qualifikationen und Wissen dieses in das Praxisfeld geeignet umsetzen zu können.

Zwei Begriffe werden mit Kompetenz noch in Verbindung gebracht: 1. Abilities, als sich durch und in der Person selbst entwickelnde Fähigkeiten, 2. Skills, als zum einen fachliche Fertigkeiten und mit dem bisweilen durch sie spezifischen Verständnis der persönlichkeitsbezogen (soft) skills, als von der Person selbst erworbene besondere Fähigkeiten.

Im deutschsprachigen Raum wird für die Ausbildung häufig auf das Kompetenzmodell von Lehmann und Nieke Bezug genommen (s. Abb. 32.1):

Der Bezug auf diese fünf Kompetenzarten beinhaltet als Kernkompetenz, die Fähigkeit zielorientiert zu handeln, lässt sich aber als klassische Unterteilung ansehen. Daneben finden sich in Theorie und Praxis aber eine Vielzahl anderer Kompetenzbegriffe, wie Führungskompetenz oder Kulturkompetenz, außerhalb des betrieblichen Kontextes etwa wird von Gesundheitskompetenz, digitaler oder Medienkompetenz gesprochen.

Da ein Teil dieser Kompetenzbegriffe zunehmend im betrieblichen/beruflichen Kontext genutzt werden, macht es im betrieblichen Kontext Sinn, den Kompetenzbegriff zunächst offener zu halten und Kompetenzentwicklung mit Blick auf betriebliche Anforderungen zu definieren und für die zunächst betrieblich unspezifischen Anforderungen die Persönlichkeitsentwicklung in den Vordergrund zu stellen.

Abb. 32.1 Kompetenzmodell (Eigene Darstellung i.A.a. Lehmann und Nieke o. J., S. 2)

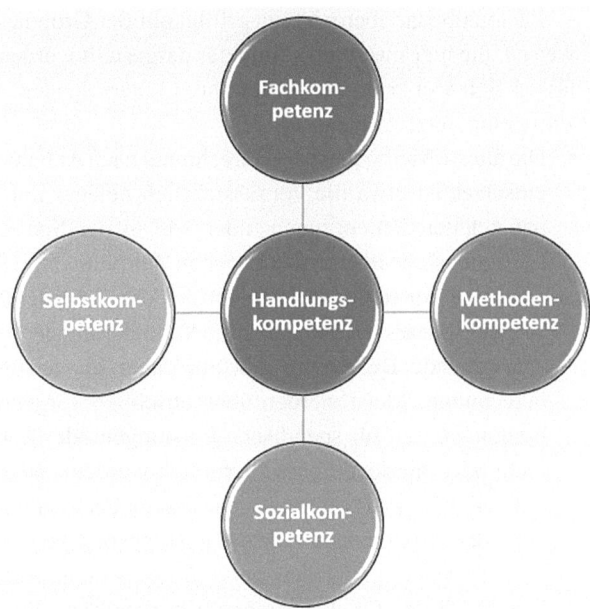

3. Quantitative Personalentwicklung – Personalplanung

Unmittelbar mit der Personalplanung verbunden ist die berufsgruppenbezogene quantitative Entwicklung der für die betriebliche Leistung notwendigen Mitarbeitenden. Im Gesundheitswesen wird dieses als Personalbedarfsberechnung oder Personalbedarfsermittlung bezeichnet. Das hat auch den Hintergrund, dass Personaleinsatz und Personaleinsatzplanung in der Regel dezentral erfolgt, was es häufig erforderlich macht als Rahmensetzung die bereichsbezogene Vollkraftzahl im Vorhinein im Wege der Vereinbarung festzulegen. Zudem werden in vielen Teilen der Gesundheitsversorgung Budgets oder Vergütungen zwischen Kostenträgern und Leistungsträgern ausgehandelt. Nachweise von Personal und Personalbedarf sind dabei Maßstäbe und Legitimation für die Höhe des Budgets bzw. der Vergütung.

Schließlich spielt die quantitative und qualitative Planung, der Einsatz und der Nachweis des eingesetzten Personals in der Gesundheitsversorgung als Bestandteil der externen Qualitätssicherung eine zunehmend bedeutende Rolle, die etwa im Fall der PUGV zur Schließung von Leistungsbereichen und/oder zu Umsatzeinbußen führen kann, oder wie etwa beim Perinatalzentren als Strukturvoraussetzung für die Anerkennung gilt. Gerade bei dieser Form von Strukturvorgaben wird nicht nur die Berufsgruppe vorgegeben, sondern auch eine berufsfachbezogene spezialisierte Weiterbildung oder Zusatzbezeichnung.

Personalplanung beantwortet also die Frage, welches Personal in welcher Zahl und wann benötigt wird. Bei dieser Aufgabe bedarf es eines intensiven Zusammengehens von Personalcontrolling, -recruiting und -entwicklung.

Personalbedarfsberechnung erfolgt auf der Grundlage unterschiedlicher Vorgehensweisen, die hier nur sehr rudimentär dargestellt werden können. Im Gesundheitswesen lassen sich vier prinzipielle Verfahren unterscheiden, die in der Praxis häufig gleichzeitig eingesetzt werden:

- Die älteste Methode ist die Berechnung nach Anhaltszahlen. Grundlage des Personaleinsatzes ist etwa die voraussichtlich belegte Zahl an Pflegebetten, die Zahl der behandelten Patient:innen, oder wie in der Speisenversorgung die Zahl der Beköstigungstage in einem bezogenen Zeitraum. Notwendigerweise ist diese Zahl sehr grob und vor allem in Hinsicht auf die Veränderung von Behandlungs- und Versorgungsprozessen und daher die Veränderung der Arbeitsdichte starr und inflexibel.
- Zunehmende Bedeutung gewinnt daher die leistungsorientierte Personalbedarfsberechnung. Meist werden überbetrieblich vorgegebene, standardisierte Personalbindungszeiten für spezifische Leistungen oder Leistungskomplexe eingesetzt, die mehr oder minder empirisch ermittelt worden sind. Aus der Summe jeweiliger Leistungen und daraus ermittelten gesamten Personalbindungszeiten in Form von Stunden oder Minuten lässt sich der leistungsbezogene Personalbedarf ermitteln.

  Berücksichtigt werden muss der Erhebungsaufwand, der abhängig ist von der Detailtiefe der für die Personalbemessung zu dokumentierenden Leistungen. Die Leistungserfassung in der Pflege (LEP), bei der sehr detailliert einzelne pflegerische Tätigkeiten erfasst werden, unterscheidet sich etwa von Pflegepersonalregelung, bei der aufgrund der Einstufung von Patient:innen nach Pflegeaufwand der Bedarf ermittelt wird. Ein Verfahren mittlerer Detailtiefe ist das der PsychPV, bei der die berufsgruppenbezogene Personalbindung nach Behandlungsbereich und Patient:innenkategorisierung ermittelt wird.

  Bei neuen Interventionen, z. B. bei der Kalkulation des Home-Treatments (stationsäquivalente Leistungen) für psychiatrische Patient:innen liegen diese Daten nicht vor, sodass die Personalbindung auf der Grundlage einer tätigkeitsbezogenen, arbeitsanalytischen Zeiterfassung spezifisch vorgenommen werden muss.

  Das Problem dieser Verfahren ist zum einen der Wahrheitsgehalt der dokumentierten Leistungen, zum anderen aber auch deren Ausdifferenzierung. Bspw. beeinflussen technische Innovationen die Personalbindung. So waren in der Frühzeit der Schichtbilddiagnostik die Scanzeiten relevante Trigger für die Personalbindung. Der technische Fortschritt hat die Scanzeiten deutlich verringert, sodass etwa die Lagerungszeiten bei immobilen und/oder schwergewichtigen Patient:innen für die Personalbindung große Bedeutung erlangt haben.
- Die erlösbasierte Personalbedarfsbemessung ist ein junges Konzept, die durch die Einführung extern ermittelter Vergütungssätze an Bedeutung gewonnen hat. Entlang der in den externen Vergütungen kalkulierten Anteile für einzelne Berufsgruppen lässt sich der Erlösanteil auf die jeweilige Einrichtung runterbrechen und mit den hauseigenen Personalkosten vergleichen. Bei pauschal vergüteten Leistungen, wie etwa in der Notfallversorgung oder der ambulanten Versorgung werden allgemeine pauschale Kalkulationen in Hinsicht auf das beteiligte Fachpersonal angewandt.

Der Nachteil hier ist, dass man es eigentlich nicht mit echtem Personalbedarf zu tun haben, sondern nur mit dem finanzierten Personal, wobei das Ergebnis zudem abhängig ist von den einrichtungsbezogenen Personaldurchschnittskosten und den besonderen baulichen und leistungs-(mengen-)bezogenen Strukturen der Einrichtung.
- Bei der strukturbezogenen oder auch arbeitsplatzbezogenen Personalbemessung als letztes Verfahren wird die Zahl der zu besetzenden Arbeitsplätze über den Zeitverlauf zum Maßstab. Hier geht es um die zeitbezogene Bindung von Mitarbeitenden, zum einen aufgrund von Arbeitszeitmodellen, aber auch strukturelle und qualitativen Voraussetzung, die einrichtungsspezifisch sind (z. B. Wegezeiten) oder etwa um angesichts der Versorgung über 24h/7T die notwendige personelle Absicherung eines unregelmäßigen Leistungsbedarfs zu gewährleisten.

Diese Frage ist gerade dann von Bedeutung, wenn wir einen spezialisierten fachberuflichen Bedarf haben, der kontinuierlich vonnöten ist, aber zur Absicherung eine höhere Zahl von qualifizierten Fachkräften zwingend ist. Ein Beispiel ist die Absicherung von Risikogeburten durch eine kontinuierliche fachärztliche Präsenz für den zeitnahen Einsatz in der Geburtshilfe.

Insbesondere das strukturelle Verfahren macht ein Dilemma in der Gesundheitsversorgung deutlich. Je spezifischer ein Versorgungsbedarf, je besonderer und je spezialisierter die Eigenschaften der dafür benötigten Fachkräfte sind, desto weniger lassen sie sich über standardisierte Personalbedarfsverfahren abbilden.

4. Theoretische Bezüge: Humankapital – Human Resource Development

PE wird sowohl in Hinsicht auf betriebswirtschaftliche Bezüge als auch in Hinsicht auf die personenbezogenen Aspekte mit dem Konzept des Humankapitals begründet. Wenn Bourdieu vom Kulturkapital spricht (siehe Beitrag 37), das ein Aspekt der gesellschaftlichen Position einer Person darstellt, dann stellt das primär ökonomische Verständnis (Thoma 2006) des Humankapitals ein zumindest verwandtes Konzept dar. Als *personal assets* stellen erworbene Qualifikationen, Fähigkeiten und Fertigkeiten ein persönliches Vermögen dar, dass die Person in Bezug auf die Möglichkeit des ökonomischen Erwerbs (Einkommen und Vermögen) auszeichnet. Auch auf der betrieblichen Ebene stellt die Bindung von Hochqualifizierten an das Unternehmen ein nicht aktivierbares Kapital dar, das das betriebliche Entwicklungspotenzial stärkt. PE stellt insofern eine Investition dar, weil qualifiziertes Personal der monetären Werterhaltung und Wertsteigerung dient. Eine ärztliche Koryphäe bindet Zuweisungen, hoch qualifizierte Mitarbeitende nutzen technisches Gerät besser. Die Entwicklung und Bindung der für den betrieblichen Erfolg relevanten personal assets wird als Human Resource Development definiert (Nafukho et al. 2004).

Diese betriebliche Funktionalisierung persönlicher Eigenschaften einer Person hat ethische Implikationen, da sie den Wert von Menschen allgemein auf deren ökonomische Funktion und letztliche Wertschöpfungseigenschaft reduziert. Gleichzeitig unterminiert sie den gesellschaftlichen Wert von personalen Eigenschaften auf den betriebswirtschaftlichen Nutzen. Es geht mit den Worten von Nafukho et al. um den Effekt auf das „Wohlbefinden von Organisation, Gemeinschaften und Gesellschaften" (eigene Übersetzung, Nafukho et al., S. 549). Gleichzeitig muss bedacht werden, dass der Antagonismus zwischen kompetitiver Kompetenz und gemeinsamen betrieblichen Zielen insbesondere in Gesundheitsbetrieben widersprüchliche Wirkungen entfalten kann. Wo für den Versorgungserfolg interprofessionelle Zusammenarbeit erforderlich ist, kann kompetitives Handeln kontraproduktiv sein (Nafukho et al. 2004).

Abseits dieser Kritik hat die Humankapitaltheorie einen starken Realitätsbezug, auch als gesellschaftlicher Konsens zum Wert von Bildung und Qualifikation, aber auch als verteilungspolitische Folge, im Sinne das diese *intangiblen* Assets ein wichtiger Aspekt der Ungleichverteilung gesellschaftlicher Chancen sind.

5. Arbeitswissenschaftliche Zugänge

Die Diskussion um die Arbeitsbedingungen in nahezu allen Versorgungssettings und Gesundheitseinrichtungen macht einen weiteren Aspekt von PE jenseits der traditionellen betriebswirtschaftlichen Funktion deutlich. PE ist ein Instrument, um am Wohlbefinden von Mitarbeitenden zu arbeiten. Theoretische Grundlage kann das Job-Demand Resources Modell (Schaufeli und Taris 2014) sein, das anders als klassische Belastungs-Beanspruchungsmodelle, die situativ-analytisch angelegt sind, einen in sich kohärenten Bezug von arbeitsbedingten Anforderungen, arbeitsbezogenen Ressourcen sowie Stressoren und Förderfaktoren herstellt (siehe Abb. 32.2).

Das Verständnis der Arbeitsressourcen in Form von Qualifikationen, Skills und personellen Ressourcen hat eine große Nähe zum Kompetenzmodell. Gleichzeitig lassen sich in Hinsicht auf die Analyse von Stressoren als Arbeitsbedingungen und Arbeitsorganisation Bezüge zur OE herstellen, die sich dort als organisatorische Bewältigungskompetenz (Resilienz) darstellen, und in Hinsicht auf die PE Maßnahmen entwickeln, die die personelle Kompetenz/Resilienz zur Bewältigung der Arbeitsanforderungen und kritischen Arbeitssituationen fördern.

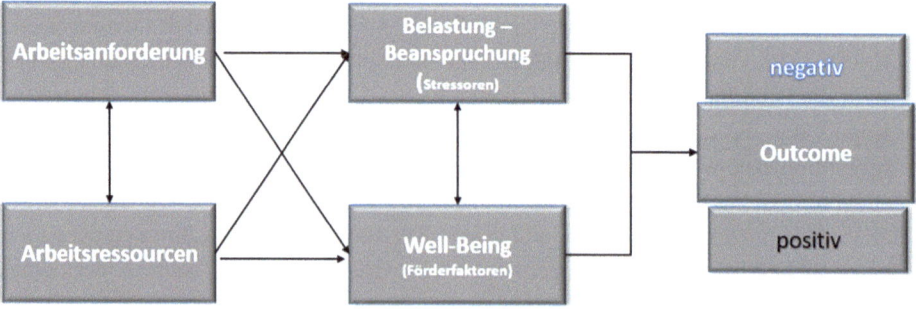

Abb. 32.2 Job Demand Resources Model nach Schaufeli und Taris (2014)

32.3 Anforderungen und Kompetenzen

Der vorgenannte Bezug der PE zum Job Demand-Resources Modell lässt sich auch in der Methodik der Kompetenz- oder auch Potenzialanalyse (Gunkel 2014; Prien et al. 2003) wiederfinden. Bei der Potenzialanalyse geht es um die Einschätzung von personenbezogenen Ressourcen und Kompetenzen in der Regel in Bezug auf bestimmte Anforderungen einer Tätigkeit oder eines Tätigkeitsfeldes. Während der Begriff Kompetenzanalyse meist eher auf die Einschätzung der Eignung für eine Aufgabe oder Tätigkeit Bezug nimmt und damit mehr in das Feld des Recruiting fällt, stellt die Potenzialanalyse auch auf Mitarbeitende ab, die bereits in betrieblichen Arbeitsbezügen arbeiten und von dort aus durch PE-Maßnahmen weiterentwickelt werden sollen oder aber, die bei denen eingeschätzt werden soll, welchen Entwicklungsbedarf diese haben, um die Anforderungen, die ihnen in ihrem Aufgabenfeld gestellt werden, besser bzw. angemessen bewältigen zu können.

Klassische Personalassessments beziehen sich eher auf allgemeine Kompetenzen ohne unmittelbaren Arbeitsfeldbezug, hingegen benötigen PE-bezogene Potenzialanalysen ein aufgaben- oder tätigkeitsbezogenes Anforderungsprofil. Ein solches Anforderungsprofil unterscheidet sich von klassischen Tätigkeits- oder Stellenbeschreibungen, die neben formalen Qualifikationen meist Aufgaben bzw. Tätigkeitsinhalte beschreiben. Solche Stellenbeschreibungen dienen damit nicht nur dem Recruiting, sondern auch der Einordnung im Rahmen eines Vergütungs- oder Tarifsystems.

Anforderungsprofile gehen in dieser Hinsicht weiter, da sie unter Betrachtung der tätigkeitsfeldbezogenen Arbeitsanforderungen neben den formalen Qualifikationen nach benötigten Kompetenzen und personenbezogene Eigenschaften und Fähigkeiten fragen und diese in Form des Anforderungsprofils den vorhandenen Kompetenzen eines Mitarbeitenden oder auch eines Teams gegenüberstellen.

Ziel des Matching kann die Eignung sein, aber vor allem auch der team- oder personenbezogene PE-Bedarf. Insofern stellt die Kompetenzanalyse eine komplexe Stärken-Schwächenanalyse der Mitarbeitendenteams dar.

Wie jedes Verfahren, dass unter betriebswirtschaftlichen Rahmenbedingungen eingesetzt wird, hat auch die Potenzialanalyse Widersprüche. Wenn sie in hierarchisierten Unternehmen als Personalselektionsinstrument eingesetzt wird, riskiert sie die Vertrauensbasis, die, da auch nach unsichtbaren Personaleigenschaften gefragt wird, für die Ehrlichkeit der Teilnahme und damit die Richtigkeit der Ergebnisse notwendig ist.

Nicht weniger bedeutsam ist daneben, wie bei jedem Assessmentverfahren, grundsätzlich zu hinterfragen, ob die gewählten Items zur Einschätzung der Potenziale in Hinsicht auf das Anforderungsprofil verlässlich sind. Diese methodische Reliabilität ist nicht immer gewährleistet, wenn etwa subjektive Einschätzung entlang einer Likertskala vorgenommen werden und diese nachher als Punktewert oder, wesentlich besser, als Kompetenzfeldanalyse dargestellt werden. Schließlich bedarf es zur abschließenden Bewertung grundsätzlich einer Feedbackschleife, um das Ergebnis mitarbeiterbezogen und partizipativ einzuordnen, was gerade vor dem Hintergrund des Vorgesagten nahezu zwingend ist. Auch Potenzialanalysen sind keine exakten Wunderinstrumente, sondern, immerhin, ein nützliches Instrument für eine mitarbeitendenorientierte PE.

32.4 Personelle Anforderungen an die Versorgung chronisch kranker Menschen

Die Versorgung chronisch kranker Menschen ist ein komplexes Handlungsfeld. Die Anforderungen im Arbeitsfeld sind sehr vielfältig. Neben Einzelarbeitsplätzen finden sich monoprofessionelle, aber auch multiprofessionelle teambezogene Arbeitskontexte. Selbst dort, wo interprofessionelle Zusammenarbeit nicht unmittelbar erfolgt, gibt es interprofessionelle Arbeitsbezüge. Hinzu kommt, dass Gesundheitsarbeit immer auch Emotionsarbeit ist, die die Ausbalancierung der eigenen Emotionen in Bezug auf die Emotionen und Reaktionen der Betroffenen und ihrer sozialen Netzwerke verlangt. Dabei spielen personenbedingte Milieus und kulturelle Selbstdefinitionen der Betroffenen und ihrer Angehörigen und damit verbundene Zugänge zu Krankheit, Leiden und Sterben im Versorgungskontext eine nicht unerhebliche Rolle. Wir sprechen fachlich von Interprofessionalität, Kulturkompetenz und Interpersonalität und schließlich von Bewältigungskompetenz. Die vorgenannten Instrumente und Perspektiven der PE können für Mitarbeitende in der Versorgung von chronisch kranken Menschen ein unterstützendes Instrument sein, um ihre Aufgabe im Wellbeing zu erfüllen.

Literatur

Dubois C-A, Singh D (2009) From staff-mix to skill-mix and beyond: towards a systemic approach to health workforce management. Human Res Health 7:87. https://doi.org/10.1186/1478-4491-7-87

Görres S, Silke Böttcher S, Schumski L (2019) Rationaler Personaleinsatz in der Alten- und Langzeitpflege. In: Jacobs K, Kuhlmey A, Greß S, Klauber J, Schwinger A (Hrsg) Springer eBook Collection: Bd. 2019. Pflegereporrt: Mehr Personal in der Langzeitpflege – aber woher. Springer, Berlin-Heidelberg, S 137–157

Gunkel L (2014) Akzeptanz und Wirkung von Feedback in Potenzialanalysen: Eine Untersuchung zur Auswahl von Führungsnachwuchs. Springer VS, Wiesbaden. https://search.ebscohost.com/login.aspx?direct=true&scope=site&db=nlebk&db=nlabk&AN=1073663. https://doi.org/10.1007/978-3-658-04505-0

Huber HD (2004) Im Dschungel der Kompetenzen. In: Staatliche Akademie der Bildenden Künste Stuttgart (Hrsg) Visuelle Netze: Wissensräume in der Kunst. Hatje Cantz, Ostfildern-Ruit, S 15–29

Jung K (2009) Krankenhäuser brauchen eine integrierte Personalentwicklung: Stand und Perspektiven einer integrierten Personalentwicklung an den Universitätsklinika Deutschlands, Österreichs und der Schweiz [Dissertation]. Leuphana UniversitätLüneburg, Lüneburg

Kutney-Lee A, Sloane DM, Aiken LH (2013) An increase in the number of nurses with baccalaureate degrees is linked to lower rates of postsurgery mortality. Health Aff (Project Hope) 32(3):579–586. https://doi.org/10.1377/hlthaff.2012.0504

Lehmann G, Nieke W (o.J.) Zum Kompetenzmodell. Universtität Bayreuth. sinus.uni-bayreuth.de/fileadmin/sinusen/PDF/modul10/text-lehmann-nieke.pdf. Zugegriffen am 03.07.2018

Meifert MT (2010) Was ist strategisch an der strategischen Personalentwicklung? In: Meifert M.T (Hrsg) Strategische Personalentwicklung: Ein Programm in acht Etappen; Bonusmaterial im Web, 2., überarb. u. akt. Aufl., S 3–28. Springer, Berlin/Heidelberg

Nafukho FM, Hairston N, Brooks K (2004) Human capital theory: implications for human resource development. Human Res Devel Int 7(4):545–551. https://doi.org/10.1080/1367886042000299843

Prien EP, Schippmann JS, Prien KO (2003) Individual assessment: as practiced in industry and consulting. Applied psychology series. L. Erlbaum Associates. https://search.ebscohost.com/login.aspx?direct=true&scope=site&db=nlebk&db=nlabk&AN=83858. Zugegriffen am 29.03.2023

Schaufeli WB, Taris TW (2014) A critical review of the job demands-resources model: implications for improving work and health. In: Bauer GF, Hämmig O (Hrsg) Bridging occupational, organizational and public health: a transdisciplinary approach, 1. Aufl. Springer, Dordrecht, S 43–68

Thoma D (2006) Die Theorie des Humankapitals zwischen Kultur und Ökonomie. Z Wirtsch Unternehmensethik (ZfWU) 7(3):301–323

Interprofessionelles Handeln und Kompetenzen für interprofessionelle Zusammenarbeit

Daniela Schmitz und Jan-Hendrik Ortloff

Inhaltsverzeichnis

33.1	Formen von Interprofessionalität	277
33.2	Frameworks und Kompetenzen zur interprofessionellen Zusammenarbeit	279
33.3	Förderliche und hinderliche Bedingungen für interprofessionelle Zusammenarbeit	281
33.4	Interprofessionelle Praxis in großen Teams	282
Literatur		283

33.1 Formen von Interprofessionalität

Interprofessionell beschreibt eine dauerhafte, institutionalisierte und regelbasierte Form des Austauschs zwischen Angehörigen von zwei und mehr Professionen, deren Kompetenzen sich überschneiden können (zur Abgrenzung von den Begrifflichkeiten multiprofessionell und transprofessionell siehe Beitrag 04 bzw. Beitrag 56). In der Regel wird mit interprofessionell die Zusammenarbeit im klinischen Kontext zwischen Medizin, Pflege und Therapieberufen beschrieben. Die Literatur verwendet unterschiedliche Begriffe verwendet, wie interprofessionelles Handeln, interprofessionelle Zusammenarbeit, interprofessionelle Ko-

---

D. Schmitz (✉)
Department für Humanmedizin, Universität Witten/Herdecke, Witten, Deutschland
E-Mail: Daniela.Schmitz@uni-wh.de

J.-H. Ortloff
Fakultät für Gesundheit, Witten/Herdecke University, Witten, Deutschland
E-Mail: Jan-Hendrik.Ortloff@uni-wh.de

© Der/die Autor(en), exklusiv lizenziert an Springer-Verlag GmbH, DE, ein Teil von Springer Nature 2024
D. Schmitz et al. (Hrsg.), *Chronic Care – Wissenschaft und Praxis*,
https://doi.org/10.1007/978-3-662-68415-3_33

operation oder Kollaboration sowie interprofessionelles Lernen bzw. interprofessionelle Ausbildung (Walkenhorst et al. 2015). Dahinter liegen drei Betrachtungsweisen:

1) das Erlernen bzw. die Ausbildung für interprofessionelle Zusammenarbeit (interprofessional education = IPE), die zwischen Lernenden aus zwei oder mehr Professionen umgesetzt wird und bei der die Beteiligten miteinander, übereinander und voneinander lernen sowie
2) die daraus erworbenen Kompetenzen für eine gelungene Zusammenarbeit (interprofessional collaboration = IPC) als auch
3) die Betrachtung des alltäglichen Handelns (interprofessional practice = IPP), welche die Zusammenarbeit der Professionen erfordert. Ausgangspunkt hierzu waren die Thesen zur Kooperation der Bundesärztekammer von 1997 sowie das Gutachten zur Kooperation und Verantwortung des Sachverständigenrats von 2007. Eine allgemeingültige, einheitliche Verwendung der unterschiedlichen Termini besteht derzeit nicht.

Interprofessionelle Ausbildung (IPE) soll für das interprofessionelle Handeln (IPP) im Beruf vorbereiten sowie zu einer zielorientierten Kooperation (IPC) befähigen, um eine sichere Patient:innenversorgung zu gewährleisten (WHO 2010). Im deutschsprachigen Raum bestehen für die IPE unterschiedliche Konzepte, „aber es mangelt noch an tragfähigen und nachhaltigen Konzepten, die die Bildungseinrichtungen darin unterstützen, eigene interprofessionelle Konzepte und die dafür notwendigen Strukturen zu entwickeln" (Kaap-Fröhlich et al. 2022, S. 15). Zudem muss IPE auch als regelmäßiger, ausbildungsbegleitender Prozess statt als punktuelles Ereignis stattfinden. Dazu wird die Idee des „Learning together to work together for better health" seit 2010 im Framework for Action on Interprofessional Education & Collaborative Practice der Weltgesundheitsorganisation proklamiert. Metaanalysen können positive Auswirkungen von IPE auf Einstellungen, Wissen und Rollenverständnisse nachweisen. Unterstützend wirken im Allgemeinen informelle Kontaktmöglichkeiten, kleine Gruppen und berufliche Vorerfahrungen. Unklar bleibt, welche Faktoren die Lernerfolge bei den unterschiedlichen Berufsgruppen positiv beeinflussen. Zudem mangelt es auch an nachweisbarer Kausalität, dass IPE zu einer grundsätzlichen messbaren Verbesserung der Patient:innenversorgung in der Praxis führt. Oft wird auf Kennzahlen, wie Liegezeiten oder Todesfälle in einem bestimmten Zeitraum zurückgegriffen. Um konkrete Auswirkungen von IPE auf die berufliche Praxis zu fassen, bedarf es weiterer Studien. Studien können jedoch immer nur Teilausschnitte betrachten und beschränken sich oft auf die Messung von Einstellungen zur IPE und zu anderen Berufsgruppen. Nachgewiesene Outcomes von interprofessioneller Ausbildung finden sich vor allem im Bereich veränderter Wahrnehmung des gemeinsamen Lernens, veränderten Einstellungen zur IPE bzw. anderen Professionen und in der Generierung von Wissen über andere Professionen (Reeves et al. 2017).

Die positive Wirkung und Effektivität von IPE für unterschiedliche Gesundheitsberufe weisen auch Guraya und Barr nach. In ihrer systematischen Übersichtsarbeit und Metanalyse zur Integration von IPE-Lerneinheiten identifizieren sie einen verbesserten Erwerb von Wissen über Fähigkeiten zur Zusammenarbeit sowie positivere Einstellungen von Lernenden zu IPC. Weiterhin steigt die Arbeitszufriedenheit und Stereotype werden abgebaut (Guraya und Barr 2018).

Interprofessionelle Zusammenarbeit ist insgesamt durch fünf grundlegende Begriffe definiert: wechselseitiger Austausch unter den Professionen, gemeinsames Handeln aller Beteiligten, gemeinsam ausgeübte Macht, wechselseitige Abhängigkeit und dynamische Prozesse (D'Amour et al. 2005). Für dieses interprofessionelle Praxisfeld sollen entsprechende Kompetenzen von allen Beteiligten erworben werden.

33.2 Frameworks und Kompetenzen zur interprofessionellen Zusammenarbeit

Kompetenzrahmen wurden bisher überwiegend auf nationaler Ebene entwickelt. Eine vergleichende Übersicht dieser Kompetenzrahmen aus Kanada, den USA, Großbritannien und Australien ist bei Thistlethwaite et al. 2014 zu finden. Der erste Kompetenzrahmen entstand in Großbritannien mit dem Ziel, einen integrierten und patientenzentrierten Ansatz zur Modernisierung der Ausbildung künftiger Professionen im Gesundheitswesen zu entwickeln. Inhalte sind das Wissen in der Praxis, ethische Praxis, die interprofessionelle Zusammenarbeit sowie eine Reflexion der Lernprozesse. Die Canadian Interprofessional Health Collaborative (CIHC) hat anschließend 2010 einen eigenen, nationalen Kompetenzrahmen zur IPC publiziert. Auf Basis eines systematischen Reviews zu interprofessionellen Kompetenzen wurden diese zu sechs Kompetenzbereichen zusammengefasst: interprofessionelle Kommunikation, patientenzentrierte Versorgung, Rollenklarheit, Funktionieren des Teams, kollaborative Führung des Teams und interprofessionelle Konfliktlösungen. Die Kompetenzrahmen der USA (Werte & Ethik, Rollen & Verantwortlichkeiten, interprofessionelle Kommunikation, Teamwork & teambasierte Versorgung) und Australien (Kommunikation, Funktionieren des Teams, Rollenklarheit, Konfliktlösung, Reflexion) wurden in 2011 veröffentlicht.

Aus den genannten Ländern und auch aus Deutschland (Nationales Mustercurriculum Interprofessionelle Zusammenarbeit und Kommunikation in der Medizin aus 2015) bestehen zudem uniprofessionelle Ansätze aus der Medizin, die interprofessionelle Kompetenzen definieren und Hinweise zur Vermittlung in der medizinischen Ausbildung mit anderen Professionen festlegen. So sollen die vier interprofessionellen Kompetenzebereiche; gegenseitiger Respekt und gemeinsame Werte, die Rolle der Gesundheitsberufe, die Kommunikation in Teams sowie Agieren als Mitglied eines Teams in gemeinsamen Lernabschnitten zwischen zwei oder mehr Professionen erworben werden. Die jeweiligen Ausformulierungen und Teilkompetenzen können im NKLM (Nationaler Kompetenzbasierter Lernzielkatalog Medizin) eingesehen werden. Auf übergeordneter Ebene sind für diese vier Bereiche die folgenden Kompetenzen definiert. Die Absolvent:innen …

- arbeiten mit unterschiedlichen Gesundheitsberufen auf der Grundlage gegenseitigen Respekts und gemeinsamer Werte zusammen
- können die eigene Rolle und die Rolle anderer Gesundheitsberufe für die Gesundheit der Bevölkerung und für die Versorgung von PatientInnen erklären. Sie können dieses Wissen in der Gesundheitsförderung und Prävention, Kuration, Rehabilitation und Palliation anwenden
- kommunizieren als Mitglied eines Teams adäquat mit Vertreter:innen unterschiedlicher Gesundheitsberufe, um die Zusammenarbeit und Versorgungsqualität zu optimieren
- können als Mitglied eines Teams erfolgreich agieren, mit dem Ziel die Gesundheitsförderung, Prävention, Kuration, Rehabilitation und Palliation optimal zu gestalten (nklm.de Abschnitt VIII.3).

Ein stärker auf IPP orientiertes und anpassbares Modell wurde vom European Interprofessional Practice and Education Network (EIPEN) entwickelt. Das Modell umfasst die fünf zentralen Bausteine: Planen und Managen, Weiterleiten und Überleiten, Umgang mit Problemen und Chancen, Beraten und Zusammenarbeit sowie Reflektieren und Bewerten. Die dazugehörigen Kompetenzen sind so formuliert, dass sie kontextspezifisch angepasst werden können. Darüber hinaus gibt es einen Bewertungsbogen, der die Verhaltensindikatoren zur IPC enthält. Dieser kann zu unterschiedlichen Zeitpunkten eingesetzt werden, um Erweiterungen in den Kompetenzen – von noch nicht vorhanden/erworben bis hin zu vollständig erworben/vorhanden – zu erkennen und sichtbar zu machen.

Die Forschergruppe um Vaseghi ist in einem Review den Kompetenzen zur IPC in der Praxis nachgegangen. Die Kompetenzen aus 17 Studien wurden in sechs Bereiche geclustert: Transparenz von Aufgaben und Verantwortlichkeiten, patientenzentrierte Versorgung, interprofessionelle Kommunikation, partizipative Führung, Konfliktlösung und Teamarbeit. Die patientenzentrierte Versorgung und interprofessionelle Kommunikation sind als zentrale Kompetenzen für das Handeln in der Praxis identifiziert worden, sodass die verschiedenen Fachkräfte des Gesundheitswesens Wissen, Ideen und Werte in Bezug auf Patient:innen austauschen können (Vaseghi et al. 2022). Die Kompetenz zur partizipativen Führung schafft ein entsprechendes Arbeitsumfeld, in dem interprofessionelle Beziehungen und Informationsaustausch ermöglicht werden. Die Klärung von auftretenden Unstimmigkeiten oder Konflikten erfolgt durch Kompetenzen der Konfliktlösung. Die Kompetenz zum Herstellen von Transparenz unterstützt zudem dabei, ein Verständnis der eigenen Aufgaben sowie der Aufgaben anderer zu entwickeln und die entsprechenden Kenntnisse und Fähigkeiten zur Aufgabenbearbeitung einzuholen.

Festzuhalten bleibt, dass sich sowohl für die Ausbildung als auch für die Praxis übergreifend, die Kompetenzen in die Bereiche Kommunikation, Werte, Rolle, Führung und Kooperation einteilen lassen. Dies sind zugleich die Rahmenbedingungen, die sich förderlich oder hinderlich auf die Zusammenarbeit auswirken können.

33.3 Förderliche und hinderliche Bedingungen für interprofessionelle Zusammenarbeit

Eine unabgestimmte IPC auf Basis mangelnder Kommunikation und Informationsaustausch kann sich negativ auf die Gesundheitsdienstleistungen und Patient:innenversorgung auswirken. Jedoch gibt es laut eines Cochrane Reviews bisher auch keine eindeutige Evidenz über die Auswirkungen abgestimmter Maßnahmen anhand einer gemeinsamen Wissensbasis (Reeves et al. 2017). Es lassen sich jedoch Hinweise erkennen, dass die IPC zur Verbesserung von Versorgungsprozessen und Gesundheitsergebnissen der Patient:innen führt.

Aus einzelnen Studien werden in unterschiedlichen Settings mit unterschiedlichsten Populationen einzelne Maßnahmen durchgeführt und evaluiert. Doornebosch et al. (2022) identifizierten förderliche und hinderliche Faktoren der IPC zur Versorgung multimorbider Menschen in der stationären Langzeitpflege und in der geriatrischen Rehabilitation im Rahmen eines systematischen Reviews. Die beeinflussenden Faktoren lassen sich in drei Themenschwerpunkte einteilen: Teamleistung, organisationale Rahmenbedingungen und Informationsaustausch.

Hinsichtlich der Teamleistung sind die Beziehungen zwischen den Teammitgliedern untereinander als auch zu Patient:innen und ihren Angehörigen sowie das Vorhandensein einer gemeinsamen Vision bzw. gemeinsamer Ziele wichtig. Vorteilhaft wirken sich ein gleicher Status sowie Kenntnisse über die Aufgaben, Rollen und Verantwortlichkeiten der Teammitglieder aus. Unterstützend sind ferner Vertrauen, Respekt und Wertschätzung innerhalb des Teams sowie ein Gefühl der Zugehörigkeit. Im Umkehrschluss wirken Grenzen, Spannungen, Statusungleichheiten, mangelndes wechselseitiges Wissen, Stereotype, negative Verhaltensweisen und Einstellungen hinderlich. Auch das Teamklima und die teaminterne Kultur können sich förderlich oder hinderlich auf die IPC und das Team auswirken und ferner die Einstellung der Beteiligten bezüglich Arbeitszufriedenheit, Engagement und Wohlbefinden beeinflussen (Doornebosch et al. 2022).

Organisatorische Rahmenbedingungen können die Zusammenarbeit unterstützen oder verhindern. Dementsprechend sollte die Organisation förderliche Bedingungen bereitstellen, damit interprofessionell zusammengearbeitet werden kann, d. h. entsprechende Ressourcen und gemeinsame Arbeitsprozesse ermöglichen. Auch formale Strukturen wie die Zusammensetzung von Teams und Abteilungen, Machtstrukturen und deren Verteilung sowie Zugänglichkeiten und Zuständigkeiten können die Zusammenarbeit beeinflussen. Wahrgenommene sowie strukturell festgelegte Hierarchen können sich hinderlich auswirken.

Nur eine effektive Kommunikation führt dazu, dass benötigte Informationen geteilt werden und verfügbar sind. Diese Kommunikation basiert auf einer gemeinsamen Sprache, einer Priorisierung, Feedback und Offenheit darüber, auch kritische Themen ansprechen zu können. Keine bzw. eine ineffektive Kommunikation kann die IPC behindern

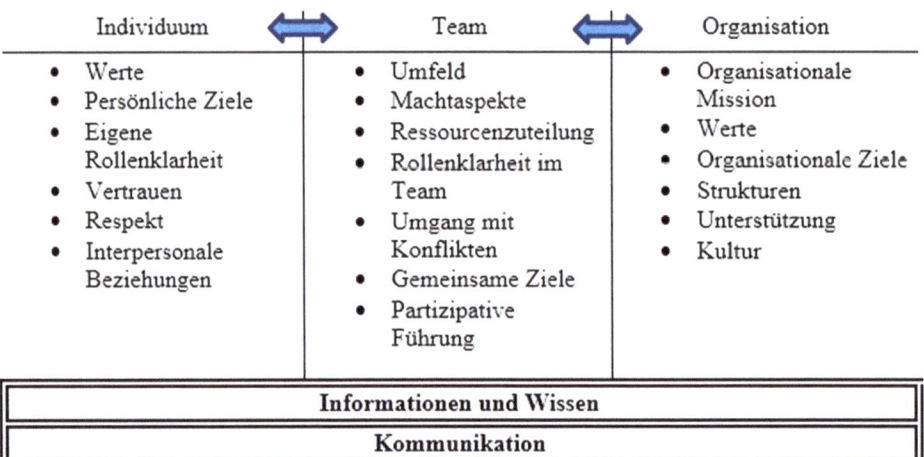

Abb. 33.1 Beeinflussende Faktoren der IPC, erweiterte Darstellung nach Wei et al. 2022, S. 11

und dazu führen, dass Informationen nicht weitergetragen werden und inhaltlich/fachlich in professionsspezifischer Sprache verharren.

Förderliche und hinderliche Faktoren sind zwei Seiten der Medaille. Je nach Handhabung einzelner Faktoren, können diese eine förderliche oder negative Wirkung entfalten. Organisationen sollen danach streben, die förderlichen Faktoren für IPC zu erhöhen. Die genannten Faktoren bedingen sich dabei gegenseitig. Organisationen, Teams und Individuen stehen dabei in wechselseitigen Beziehungen zueinander und können IPC stärken. Im Kern lassen sich die beeinflussenden Rahmenbedingungen in die drei Säulen; individuelle Faktoren, Teamfaktoren und organisationale Faktoren zusammenfassen (Wei et al. 2022). Die beiden Fundamente für die interprofessionelle Zusammenarbeit sind in der folgenden Abb. 33.1 verdeutlicht.

Mit Blick auf die Teamfaktoren schließt dieser Beitrag mit Hinweisen für große interprofessionelle Teams, die in der Literatur eher weniger fokussiert werden.

33.4 Interprofessionelle Praxis in großen Teams

Versorgungs- und Bildungsexperten empfehlen eine interprofessionelle Zusammenarbeit der Gesundheitsberufe, um den Anforderungen in der Praxis gerecht zu werden und die Effektivität und Effizienz der Versorgung zu steigern. Je größer jedoch ein interprofessionelles Team wird, umso eher bilden sich (z. T. disziplinäre) Subgruppen, die in unterschiedlichen Ausprägungen temporär kohäsiv sind. Ein wesentlicher Faktor dieses Zusammenhaltes ist die Kohärenz im Sinne disziplineigener und interprofessioneller Ziele in der Patientenversorgung.

In Bezug auf interprofessionelles Handeln gilt, dass insbesondere globale Ziele wie die Steigerung von Lebensqualität, Autonomie und Partizipation etc. in der Versorgung chronisch kranker Menschen von diversen Professionen parallel angestrebt wird. Gleichwohl verfolgt jede Profession spezifische Ziele, welche die Verwirklichung globaler Ziele erst ermöglichen. Um globale Ziele durch Kohärenz zu erreichen, bedarf es eines interprofessionellen Handelns, welches sich anhand der Kompetenzen zur interprofessionellen Zusammenarbeit optimieren lassen. Auf der einen Seite sind interdisziplinäre Kompetenzen und Befugnisse, welche die gemeinsamen Werte betonen und zur Rollendefinierung der eigenen als auch der anderen Profession beitragen notwendig, um Spezifität zu fördern und zu ermöglichen. Besonders die IPP erfordert dazu ein gegenseitiges Vertrauen, Respekt sowie Wertschätzung und muss sich ggf. von traditionellen bzw. hierarchischen Strukturen und Denkmuster befreien. Partizipative Führung in der Patientenversorgung meint nicht zuletzt auch, dass alle Gesundheitsfachberufe (aktiv) in Entscheidungen einbezogen werden und eine offene Diskussionskultur mit Raum für Innovation, Konfliktlösung sowie Teamarbeit gepflegt wird. Auf der anderen Seite können durch transparente Aufgaben und Verantwortlichkeiten in Kombination mit einer adäquaten Kommunikation spezifische Ziele der eigenen Profession vermittelt und ein Bewusstsein für die Ziele anderer Professionen geschaffen werden. Zudem können dadurch professionsinterne Vorgehensweisen für eine patientenzentrierte Versorgung vermittelt werden.

Durch einen Vergleich und ggf. eine Adaption aller professionsspezifischen Ziele kann eine Kohärenz geschaffen werden, welche die Verwirklichung der globalen Ziele der Patient:innen und eine Identifikation aller beteiligten Professionen ermöglicht. Als Beispiel sei hier die aktivierend-therapeutische Pflege anhand des Postulats Hilfe zur Selbsthilfe aufgezeigt. Um das globale Ziel der größtmöglichen Autonomie zu erreichen, sind es die spezifischen Ziele der Pflege (Steigerung der pflegerischen Selbstversorgung), der Ergotherapie (gezielte Handlungsplanung und –umsetzung), der Physiotherapie (Verbesserung der Mobilität und Ausdauer) sowie der Logopädie (sichere Nahrungsaufnahme) usw., welche durch eine kohärente Zusammenarbeit die Autonomie der Patient:innen im Sinne einer selbstständigen Lebensführung ermöglichen.

Literatur

D'Amour D, Ferrada-Videla M, San Martin Rodriguez L, Beaulieu MD (2005) The conceptual basis for interprofessional collaboration: core concepts and theoretical frameworks. J Interprof Care 19(Suppl 1):116–131

Doornebosch AJ, Smaling HJA, Achterberg WP (2022) Interprofessional collaboration in long-term care and rehabilitation: a systematic review. J Am Med Dir Assoc 23(5):764–777.e2

Guraya SY, Barr H (2018) The effectiveness of interprofessional education in healthcare: a systematic review and meta-analysis. Kaohsiung J Med Sci 34(3):160–165

Kaap-Fröhlich S, Ulrich G, Wershofen B, Ahles J, Behrend R, Handgraaf M, Herinek D, MItzkat A, Oberhauser H, Scherer T, Schlicker A, Straub C, Waury Eichler R, Wesselborg B, Witti M, Huber

M, Bode SF (2022) Position paper of the GMA committee interprofessional education in the health professions – current status and outlook. GMS J Med Educ 39(2):Doc17

Reeves S, Pelone F, Harrison R, Goldman J, Gurein M (2017) Interprofessional collaboration to improve professional practice and healthcare outcomes. Cochrane Database Syst Rev 6(6):CD000072

Thistlethwaite JE, Forman D, Matthews L, Rogers G, Steketee C, Yassine T (2014) Competencies and frameworks in interprofessional education: a comparative analysis. Acad Med 89(6):869–875

Vaseghi F, Yarmohammadian MH, Raeisi A (2022) Interprofessional collaboration competencies in the health system: a systematic review. Iran J Nurs Midwifery Res 27(6):496–504

Walkenhorst U, Mahler C, Aistleithner R, Hahn EG, Kaap-Fröhlich S, Karstens S, Reiber K, Stock-Schröer B, Sottas B (2015) Positionspapier GMA-Ausschuss – „Interprofessionelle Ausbildung in den Gesundheitsberufen". GMS Z Med Ausbild 32(2):Doc22

Wei H, Horns P, Sears SF, Huang K, Smith CM, Wie TL (2022) A systematic meta-review of systematic reviews about interprofessional collaboration: facilitators, barriers, and outcomes. J Interprof Care 36(5):735–749

World Health Organization (2010) Framework for action on interprofessional education and collaborative practice. https://www.who.int/publications/i/item/framework-for-action-on-interprofessional-education-collaborative-practice. Zugegriffen am 03.02.2023

Wissensmanagement in multiprofessionellen Versorgungsprozessen

Daniela Schmitz und Jan-Hendrik Ortloff

Inhaltsverzeichnis

34.1	Wissen, Wissensmanagement und Wissenstransfer	285
	34.1.1 Formen des Wissens	285
	34.1.2 Ansatzpunkte für organisationales Wissensmanagement	286
	34.1.3 Transfer von Wissen	287
34.2	Relevanz von Wissenstransfer in der multiprofessionellen Versorgung	288
34.3	Methoden für die Umsetzung von Wissenstransfer	289
34.4	Voraussetzungen und Hindernisse für die Umsetzung von Wissenstransfer	290
34.5	Dokumentation als konkretes Anwendungsfeld für Wissensmanagement	290
Literatur		292

34.1 Wissen, Wissensmanagement und Wissenstransfer

34.1.1 Formen des Wissens

Nicht jede Information muss im Rahmen eines Wissensmanagements gespeichert und in einem Wissenstransferprozess übermittelt werden. Zentral ist die Unterscheidung in Daten, Informationen und Formen des Wissens. Daten sind Zeichen und Symbole, also

---

D. Schmitz (✉)
Department für Humanmedizin, Universität Witten/Herdecke, Witten, Deutschland
E-Mail: Daniela.Schmitz@uni-wh.de

J.-H. Ortloff
Fakultät für Gesundheit, Witten/Herdecke University, Witten, Deutschland
E-Mail: Jan-Hendrik.Ortloff@uni-wh.de

© Der/die Autor(en), exklusiv lizenziert an Springer-Verlag GmbH, DE, ein Teil von Springer Nature 2024
D. Schmitz et al. (Hrsg.), *Chronic Care – Wissenschaft und Praxis*,
https://doi.org/10.1007/978-3-662-68415-3_34

einzelne Elemente einer Information. Zum Beispiel die Datenfolge 31011961. Zu einer Information werden diese Daten, wenn ihnen ein Kontext zugewiesen wird, sie also mit weiteren Informationen verknüpft werden. Im Beispiel wird der Kontext durch Einfügen von Punkten deutlich: 31.01.1961. Per Definition werden Informationen zu Wissen, wenn diese mit einer persönlichen Bedeutung verknüpft werden, im Beispiel könnte dies der Geburtstag eines Familienangehörigen sein.

Wissen wird unterschieden in explizites und implizites Wissen. Explizites Wissen ist eindeutig kommunizierbares Wissen als versprachlichtes Regel- und Faktenwissen. Diese Form des Wissens lässt sich leicht in Worte fassen und somit einfach an andere Personen weitergeben (Wilkesmann und Wilkesmann 2009). Exemplarisch seien hier Foreneinträge bei gängigen Softwareproblemen benannt, in denen Nutzer:innen für andere Nutzende eine Handlungsanleitung zur Lösung des Problems verfassen und so ihr Wissen bereitstellen. Implizites Wissen hingegen ist weniger leicht zugänglich und teils schwer sprachlich zu fassen, da es sich um verinnerlichtes Wissen aus Erfahrungen und Routinen handelt. Bildlich steckt es in den Köpfen der Mitarbeitenden und ist nicht dokumentiert. Im Rahmen von Wissenstransfers soll dieses Wissen bspw. bei ausscheidenden Mitarbeitenden an nachfolgende Mitarbeitende übergeben werden. Als Beispiel mag das Wissen eines Maschinenführers dienen, der an veränderten Laufgeräuschen einer Maschine hört, worin das Problem besteht und welches Teil repariert werden muss.

34.1.2 Ansatzpunkte für organisationales Wissensmanagement

Die leitende Frage aus der Perspektive von Organisationen ist, was weiß die Organisation, wie lässt sich ihr Wissen feststellen, bewahren und verteilen? Ziel ist ein bewusster und verantwortungsvoller Umgang mit der Ressource Wissen. Modelle des Wissensmanagements stammen aus den Wirtschaftswissenschaften, da Wissen hier als zentraler Wettbewerbsfaktor neben den klassischen Produktionsfaktoren Arbeit, Boden und Kapital fungiert. Durch Prozesse der Globalisierung und Digitalisierung kommt es zu einem exponentiellen Anstieg und Volatilität von Wissen, sodass eine Organisation stets bilanzieren muss, welches Wissen gespeichert und verteilt werden muss. Probst et al. (2012) haben dazu Aufgabenbereiche – sogenannte Bausteine des Wissensmanagements – identifiziert:

- Wissensziele: Was und zu welchem Zweck will ich etwas wissen?
- Wissensidentifikation: Was weiß ich bereits?
- Wissenserwerb: Welche Wissensprodukte gibt es, welche Wissensträger?
- Wissensentwicklung: Wie kann ich benötigtes Wissen aneignen?
- Wissensverteilung: Wie kann ich mein Wissen verteilen?
- Wissensnutzung: Wie kann ich mein Wissen produktiv einsetzen?
- Wissensbewahrung: Welche Techniken des Selektierens, Speicherns und Aktualisieren sind notwendig?
- Wissensbewertung: Wie ist die Qualität des zu sammelnden Wissens? Welche Maßstäbe eignen sich dafür?

Alle diese Tätigkeiten können als Kreislauf verstanden werden und stehen zudem in wechselseitiger Beziehung zueinander. Als Fazit der Wissensbewertung kann eine Anpassung der Wissensziele erforderlich werden.

34.1.3 Transfer von Wissen

Damit ein Transfer von Wissen von einer Person an andere erfolgen kann, bedarf es eines wiederholten Blicks auf die beiden Formen explizites und implizites Wissen, welcher Konsequenzen für den Wissenstransfer generiert. Dies erläutern Nonaka und Takeuchi (2012) anhand einer Wissensspirale, dem sogenannten SECI-Modell (= Sozialisation, Externalisierung, Kombination, Internalisierung), in der die Aufnahme von Wissen aus der Perspektive der Person beschrieben wird:

- **S**ozialisation fokussiert den Transfer von implizitem Wissen einer Person, welches als implizites Wissen von einer anderen Person aufgenommen wird. Dies lässt sich als Erfahrungsaustausch umschreiben, in dem implizites Wissen durch Beobachtung oder Nachahmung in der Praxis erworben wird und als implizites Wissen einer Person aufgenommen wird.
- **E**xternalisierung beschreibt den Transfer und die Umwandlung von implizitem zu explizitem Wissen. Dies ist ein häufiges Ziel von Wissenstransfer, damit bspw. das implizite Wissen von ausscheidenden Mitarbeitenden explizit und somit dauerhaft für die Organisation verfügbar ist. Dabei wird das implizite Wissen in Form von Metaphern oder Analogien artikuliert. Durch eine Reflexion und Interpretation des Wissens werden Lücken zwischen der bildlichen Darstellung und dem sprachlichen Ausdruck gefüllt. Dies stellt den Schlüssel zur Wissensschaffung dar, da so aus implizitem Wissen, neues explizites Wissen entwickelt wird.
- **K**ombination umfasst Wissenstransferprozesse, in denen explizites Wissen durch Hinzufügen oder Verknüpfen zu neuem explizitem Wissen weiterentwickelt wird.
- **I**nternalisierung stellt die Umwandlung von explizitem zu implizitem Wissen dar. Die Erfahrungen anderer Personen werden durch ein learning by doing nachvollzogen, in ihrem Kern erfasst und in ein individuelles, implizites mentales Modell überführt.

Da Wissen immer an eine Person gebunden ist und nur durch Kommunikation und Interaktion übermittelt werden kann, ist das in einem Wissenstransfer übermittelte Wissen einer Person nie dasselbe Wissen, dass die wissensnehmende Person für sich konstruiert. Dahinter steht die erkenntnistheoretische Position des Konstruktivismus, die umfasst, dass Wissen eine individuelle Konstruktion des Sachverhalts darstellt. Daher kann Wissen auch nur über Prozesse im Rahmen eines Interaktionsmodells übergeben werden und stellt so letztendlich eine Wissenstransformation dar. Auch der Wissensgeber kann in der Interaktion sein Wissen verändern (Renzl 2003). In der Interaktion handeln beide Wissenstransferpartner eine gemeinsame Verständigung über das Wissen aus. Das schließt überholte Vorstellungen eines Paketmodells aus, in der Wissen, verpackt als Päckchen, distributionslogistisch von einer Person an die nächste überreicht wird.

34.2 Relevanz von Wissenstransfer in der multiprofessionellen Versorgung

Wissenstransfer hat in der multiprofessionellen Versorgung chronisch kranker Menschen eine doppelte Funktion. Zum einen innerhalb des Teams, nämlich die Weitergabe und Entwicklung von Wissen und zum anderen immer als dritten Wissenstransferpartner die zu versorgende Person. In der Zusammenarbeit der Professionen verfügt jede Disziplin über professionsspezifisches Wissen sowie Wissensbereiche, die sich zu anderen Professionen überschneiden. So können sie auch als Wissensberufe verstanden werden (Kurtz 2003), die über den Austausch des Wissens zu gemeinsamen Problemdeutungen gelangen. Auf dieser Basis findet eine gemeinsame Problembearbeitung von und für Personen statt, die auch das Wissen der zu Versorgenden berücksichtigt und diese an einem für sie relevantem Austausch von Wissen beteiligt.

Für professionsübergreifende Wissenstransfers geht es letztendlich auch um Wissenskooperationen. Diese umfassen die Bereitschaft und das Ausmaß das eigene Wissen in multiprofessionelle Arbeitsprozesse einzubringen (Stichwort: Wissen ist Macht). Die beteiligten Berufsgruppen verfolgen idealerweise das gemeinsame Ziel, sich mit dem eigenen Wissen gegenseitig zu unterstützen, auch wenn kein individueller Nutzen erkennbar ist (Moser 2002). Die gelebte Wissenskooperation entsteht reziprok zwischen Mitarbeitenden und der Organisation. Die beteiligten Mitarbeitenden müssen daher die Möglichkeit haben, ihre Kompetenzen einzubringen (siehe Beitrag 32) und sich kompetent zu erleben, eine Motivation für das Leistungsgeschehen zu entwickeln und sich selbst als wirksam erleben. Die Organisation muss ein aktives Wissensmanagement betreiben, zeitliche und finanzielle Rahmenbedingungen für Wissenstransfers bereitstellen und ein positives Bild von Reziprozität transportieren. Die eigene Bereitschaft zum Austausch von Wissen muss eine entsprechende Anerkennung erfahren und erwidert werden, damit sich eine Wissenskooperation lohnt. Die individuellen und organisationalen Faktoren fließen im Rahmen einer Wissenskooperation in kollektive Faktoren ein, die auf wechselseitigem Vertrauen basiert, eine qualitative Kommunikation beinhaltet und auf einer kollektiven Wirksamkeitserwartung fußt, in der alle Mitarbeitenden davon ausgehen, dass sich der wechselseitige Austausch von Wissen lohnt, um gemeinsam eine gute Versorgung zu leisten.

Insgesamt sind für das Wissensmanagement sowie den Wissenstransfer im Gesundheitswesen zwei Bereiche zu gestalten: zum einem aus der betrieblichen Sicht von Führungskräften, Wissensprozesse zu ermöglichen und zu organisieren, und zum anderen aus der Sicht der Akteur:innen, das benötigte Wissen zur richtigen Zeit am Patientenbett verfügbar zu machen (Giehoff 2008). Inhaltlich sollten Besprechungen mit dem multiprofessionellen Team und den Patient:innen voneinander unterschieden werden, da sie unterschiedliche Ziele verfolgen. Während erstere sich inhaltlich auf das Team selbst fokussieren, benötigen vor allem die häufig stattfindenden Besprechungen mit und über Patient:innen einen formal und inhaltlich koordinierten Zeitraum. Insbesondere in der Pflege wird Wissenstransfer als Praxisfrage zur Vermittlung von Wissen in der Ausbildung behandelt (Schaeffer 2006). Die Einführung von Wissensmanagement und Wissenstransfer steht und fällt mit den Führungskräften und der von ihnen gelebten Kultur im Umgang mit Wissen sowie der Förderung eines Wir-Gefühls.

34.3 Methoden für die Umsetzung von Wissenstransfer

Für die konkrete Umsetzung der Wissenstransfermethoden zwischen einer wissensgebenden und einer wissensnehmenden Person gibt es verschiedene Möglichkeiten (Pleskina 2002). Methoden der direkten sprachlichen Umsetzung der zu transferierenden Erfahrung sind zum Beispiel Analogien, in denen das Verständnis bildhaft über etwas Bekanntem hergestellt wird, wie *diese Einheit funktioniert wie ein Staubsauger* oder Metaphern, mit bildlichen Vorstellungen aus dem täglichen Leben, wie dem Bild einer Brücke.

Methoden einer indirekten Verbalisierung des zu übertragenden impliziten Wissens sind zum Beispiel After-Action-Reviews oder aktive Beobachtungen mit anschließendem Feedback. Erste zeichnet sich dadurch aus, dass nach einer Schulung eine Umsetzung und eine Reflexion erfolgt. Dabei wird bilanziert zwischen dem, was geplant war, wie es umgesetzt wurde und worin die Unterschiede bestehen, um fehlende Wissensanteile zu identifizieren. Bei der aktiven Beobachtung erfolgen längere Beobachtungsphasen der wissensgebenden Person durch die wissensnehmende, um die für das implizite Wissen zentralen Verhaltensweisen zu identifizieren.

Andere Methoden sehen die Schaffung von Erfahrungssituationen vor, in denen das Erfahrungswissen bewusstgemacht und reflektiert werden soll. Dies kann durch Interviews oder die Formulierung von Lessons-Learned umgesetzt werden. Im Rahmen von Interviews können durch explizite Nachfragen zur Vorgehensweise, den Gedanken und dahinterliegenden Vorstellungen das Verhalten und Handeln bewusstgemacht werden, um das damit verbundene implizite Wissen reproduzierbar zu machen. Lessons-Learned werden oft bei Projekten verschriftlicht, welches die relevanten Erfahrungen für Folgeprojekte sind. Ziel ist es dabei, kritische Erfahrungen festzuhalten, welche Problemstellungen künftig bedacht werden müssen. Alternativ können auch Situationen geschaffen werden, in denen typische Fälle dargestellt werden und das implizite Wissen so vorgeführt wird.

Für längerfristige Wissenstransfers bieten sich so genannte Sozialisationsmethoden an, wie zum Beispiel Job-Rotation, Communities of Practice oder Patenmodelle. Bei der Job-Rotation werden regelmäßig die Arbeitsinhalte und der Arbeitsplatz verändert, um den Erwerb neuen und Ausbau vorhandenen Wissens anzuregen. Communities of Practice sind freiwillige, informelle Austauschrunden, die sich aufgrund einer gemeinsamen Tätigkeit mit einem gemeinsamen Interesse am Austausch zusammenschließen. So können bei einem informellen, gemeinsamen Mittagessen aktuelle Problemstellungen durch den Austausch impliziten Wissens bearbeitet werden. Patenmodelle sind zum Beispiel Coaching oder Mentoring, bei dem Pat:innen als Ansprechpartner:in für fachliche und organisatorische Probleme für eine wissensnehmende Person zur Verfügung stehen, um Prozesse des Wissensaufbaus zu begleiten.

34.4 Voraussetzungen und Hindernisse für die Umsetzung von Wissenstransfer

Die erfolgreiche Umsetzung von Wissenstransfer hängt von mehreren Faktoren ab, die in dem zu übermittelnden Wissen selbst, den beteiligten Personen und den Rahmenbedingungen liegen. Die Qualität des zu transferierenden Wissens muss in der methodischen Konzeption des Wissenstransfers gut durchdacht werden, da bspw. stärker erfahrungsgebundene Wissensanteile mehr Zeit und mehr Erfahrungssituationen mit persönlichen Interaktionen benötigen (von Krogh und Köne 1998).

Aus der Perspektive der wissensgebenden und wissensnehmenden Person beeinflussen zunächst bisherige Erfahrungen mit Wissenstransfer den anstehenden Transfer. Weiterhin sind Motivation, Offenheit und die mitgebrachten Fähigkeiten zentral. Hinderlich auf der Seite der wissensgebenden Person sind eine fehlende Motivation zur Weitergabe von Wissen, eine fehlende gemeinsame Sprache, eine schlechte Beziehung zur wissensnehmenden Person sowie mögliche Generationenkonflikte bzw. negativ geprägter Generationenbilder. Barrieren bei der wissensempfangenden Person können eine mangelnde Motivation zur Akzeptanz und Annahme des zu transferierenden Wissens, ein mangelndes Vertrauen zum Transferpartner sein oder in der Wahrnehmungs- und Verarbeitungsfähigkeit der Person liegen. Letztendlich muss zwischen den Transferpartner:innen eine vertrauensvolle Beziehung vorhanden sein, in der offen mit Fehlern umgegangen und offen Wissen geteilt wird. Bestehen seitens der Organisation Anreize für einen Wissenstransfer, können diese positiv wirken (von Krogh und Köne 1998).

Die Rahmenbedingungen für erfolgreichen Wissenstransfer liegen vor allem in ausreichender Zeit, Raum und Selbstständigkeit, diesen durchzuführen. Die Organisation muss also entsprechende Strukturen schaffen und Ressourcen bereitstellen. Die Organisationskultur muss zudem ein positives Bild über Zusammenarbeit und dem Teilen von Wissen haben, in der Wissen nicht als Macht interpretiert und dadurch zurückgehalten wird. Entscheidend können da auch die Organisationsstrukturen sein, welche Interaktions- und Kommunikationsstile gepflegt werden, welche Hierarchien, Anpassungsfähigkeiten und Transparenz in der Organisation bestehen und wie gut Informationsflüsse funktionieren. Letztendlich ist hier auch die Rolle von Führungskräften und ihr Führungsstil entscheidend, also welchen Stellenwert und welche Einstellung sie zum Wissenstransfer haben und somit Unterstützung ermöglichen.

34.5 Dokumentation als konkretes Anwendungsfeld für Wissensmanagement

Die Dokumentation im Gesundheitswesen beinhaltet sämtliche Informationen, die von den beteiligten Disziplinen mitgeteilt werden. Zusätzlich zu den fachlichen Befunden müssen alle erbrachten Handlungen dokumentiert werden, um als Leistungsnachweise zu gelten. Daraus ergibt sich eine Flut an Dokumentationsangaben und ein zeitintensiver Prozess für die beteiligten Akteur:innen, da die Informationen gesammelt, selektiert und möglichst konkret formuliert werden müssen, um Zusammenhänge zwischen Diagnostik, Therapie und dem aktuellen Stand nachvollziehbar darzustellen. Insbesondere chronische Erkrankungen und Multimorbidität erfordern eine umfangreiche Dokumentation, da die Behandlung über einen längeren Zeitraum, von mehreren Professionen und über Schnittstellen hinweg erbracht wird. Anhand der Bausteine des Wissensmanagements kann Wissen mittels Dokumentation durch ein Ziel fokussiert, erworben, identifiziert, bewertet, verteilt, bewahrt und genutzt werden. Dabei beinhaltet die Dokumentation auch eine kommunikative Absicht. Ressourcenorientierte Dokumentationen können aktuelle Maßnahmen erklären, während beschriebene Defizite die Notwendigkeit zukünftiger Behandlungen begründen können.

Auf der formalen Ebene ist es sinnvoll, sich die Adressat:innen der Dokumentation bewusst zu machen. Dabei kann es sich um interne Fachpersonen aus der eigenen Profession, dem eigenen Fachbereich bzw. der eigenen Institution und um externe Personen, z. B. Kostenträger, bevollmächtigte Angehörige sowie die Patient:innen selbst handeln. Somit handelt es sich häufig, aber nicht immer um einen Fachbericht mit Fachtermini, die eloquent eingesetzt werden sollten. Zudem ist die Zugänglichkeit eine weitere formale Voraussetzung für einen gelingenden Wissenstransfer. Nur wenn alle beteiligten Professionen einen barrierefreien Zugang zu den benötigten Informationen haben, kann ein Wissenstransfer auf Augenhöhe stattfinden.

Entsprechend dem Qualitätsmanagement erfolgt die Dokumentation schriftlich, jedoch häufig über mehrere Kanäle in digitaler, ausgedruckter und handschriftlicher Form gleichzeitig. Aufgrund der Menge an Informationen (explizitem Wissen) kann es dabei jedoch zu Doppelinformationen, Informationslücken als auch widersprüchlichen Aussagen kommen. Diese sollten für eine effiziente Dokumentation möglichst vermieden werden, da Doppelinformationen und widersprüchliche Aussagen unnötige Ressourcen in einem ohnehin umfassenden Prozess verbrauchen und Informationslücken während des Behandlungsprozesses erst entdeckt werden müssen. Neben den Patientenbesprechungen kann insbesondere die digitale Dokumentation eine niedrigschwellige Möglichkeit zum Wissenstransfer von explizitem Wissen darstellen, wenn sie adäquat organisiert ist.

Die multiprofessionelle Dokumentation lässt sich anhand des SECI-Modells als Wissenstransfer begreifen, indem Informationen einer Fachkraft (Wissensgeber) anderen Wissensnehmern zugänglich gemacht werden. Während der Einarbeitung neuer Mitarbeiter:innen kann implizites Wissen bspw. weitergegeben werden, indem Routinen bezüglich der formalen und inhaltlichen Gestaltung übernommen werden. Die Art und Weise, wie (ausgiebig), wo und wann dokumentiert wird, ist folglich auch das Ergebnis der *Sozialisation*.

Der Krankheitsverlauf und aktuelle Versorgungsstand der Patient:innen sollte möglichst objektiv ermittelt werden. Gleichwohl können Wechselwirkungen, Kontextfaktoren und Zielsetzungen durch Erfahrungen (implizites Wissen) interpretiert werden. Durch die Dokumentation kann dieses implizite Wissen zu explizitem Wissen werden, indem implizites Wissen bewusst gemacht und als relevante Informationen verschriftlicht wird. Diese Form der *Externalisierung* beinhaltet, was an Wissen weitergegeben wird. Eine präzise Dokumentation mit strukturierten Leseerleichterungen kann den Prozess der Externalisierung erleichtern und Rückschlüsse ermöglichen. Folglich ist es wichtig, insbesondere bei einer multiprofessionellen Dokumentation die inhaltliche Schwerpunktsetzung und Zuständigkeit zu koordinieren.

Aus der Perspektive der Adressant:innen ist es zudem hilfreich, wenn Vergleichswerte zwischen Diagnostikbefund und dem Verlaufs- bzw. Abschlussbericht hervorgehen und sie durch die Dokumentation wissen, wie Schlussfolgerungen zustande gekommen sind, welche Vorinformationen bzw. Vergleichswerte die behandelnden Fachpersonen erhalten (Fremdanamnese) oder selbst erhoben (Eigenanamnese) haben. Dies ermöglicht es den Adressant:innen, durch *Kombination* neues Wissen zu generieren. Wenn die Informationen den beteiligten Akteur:innen zugänglich sind, können diese das explizite Wissen durch *Internalisierung* zu implizitem Wissen machen und auf ihre Behandlung am Patienten übertragen.

Das bio-psycho-soziale Modell und die International Classification of Functioning, Disability and Health können als strukturierende Grundlage des Gesundheitszustandes genutzt werden, um auch soziale Aspekte und individuelle Umweltfaktoren aufzugreifen. Da diese jedoch nur eine begrenzte Orientierung für eine person-zentrierte und ganzheitliche Betrachtung bieten, ist es sinnvoll, die multiprofessionelle Dokumentation gemeinsam und nicht hierarchisch zu gestalten. Eine gleichzeitig an die Patientensituation angepasste Dokumentation muss den Auswirkungen chronischer Krankheiten als auch den arbeitsbedingten Ressourcen der Fachkräfte gerecht werden.

Das Ziel eines multiprofessionellen Wissenstransfers kann somit u. a. in einer optimierten Dokumentation liegen, die effizient gestaltet ist und deren Akteur:innen entsprechend geschult sind.

Literatur

Giehoff C (2008) Wissensmanagement in der Pflege. Shaker, Aachen.

Krogh von G, Kröne M (1998) Der Wissenstransfer in Unternehmen: Phasen des Wissenstransfers und wichtige Einflussfaktoren. Die Unternehmung 52(5/6):235–252

Kurtz T (2003) Professionen und Wissensberufe. Sind alle Professionen Wissensberufe, sind alle Wissensberufe Professionen? ARBEIT 12(1):5–16

Moser KS (2002) Wissenskooperation: Die Grundlage der Wissensmanagement-Praxis. In: Wehner T (Hrsg) Wissensmanagement – Praxis: Einführung, Handlungsfelder und Fallbeispiele. vdf Hochschulverlag, S 97–113

Nonaka I, Takeuchi H (2012) Die Organisation des Wissens. Wie japanische Unternehmen eine brachliegende Ressource nutzbar machen, 2. Aufl. Campus, Frankfurt am Main

Pleskina S (2002) Explikation von Wissen. Mehrung von Erfahrungswissen in Unternehmen. Emporias, Unterföhring

Probst G, Raub S, Romhardt K (2012) Wissen managen. Wie Unternehmen ihre wertvollste Ressource optimal nutzen. 7. Aufl. Gabler, Wiesbaden

Renzl B (2003) Wissensbasierte Interaktion. Selbst-evolvierende Wissensströme in Unternehmen. Dt. Univ.-Verl, Wiesbaden

Schaeffer D (2006) Wissenstransfer in der Pflege. Ein Problemaufriss. In: Schaeffer D (Hrsg) Wissenstransfer in der Pflege. Ergebnisse eines Expertenworkshops. Institut für Pflegewissenschaft an der Universität Bielefeld (IPW), Bielefeld, S 1–14

Wilkesmann U, Wilkesmann M (2009) Wissensmanagement. In: Gessler M (Hrsg) Handlungsfelder des Bildungsmanagements. Ein Handbuch. Waxmann, S 157–182

Settingspezifische Prozessplanung und Organisationsentwicklung

35

Manfred Fiedler

Inhaltsverzeichnis

35.1 Zur Notwendigkeit von Organisationsentwicklung 293
35.2 Besonderheiten der Organisation von Gesundheitsbetrieben 294
35.3 Grundsätze der Organisationsentwicklung 294
35.4 Die Bedeutung von OE in Gesundheitseinrichtungen 297
Literatur 299

35.1 Zur Notwendigkeit von Organisationsentwicklung

Gesundheitsversorgung ist eine komplexe Angelegenheit. Der Anlass für unterschiedliche Interventionen ist oftmals eine akute oder chronische Erkrankung. An der Versorgung sind gleichzeitig, vor und nachgelagert, unterschiedliche Einrichtungen und Berufe beteiligt. Häufig findet die Versorgung in unterschiedlichen Versorgungssettings statt, selbst dann, wenn Leistungen als solche beschreibbar sind, variieren die Prozessabläufe in Abhängigkeit von den Eigenschaften betroffener Personen. Bei einer CT-Aufnahme etwa variiert die Dauer aufgrund der Komplexität der Lagerung der betroffenen Person, je nach Mobilitätseinschränkung, Körpergewicht oder kognitiver Beeinträchtigung. Klassische Pfade *der Herstellung von Gesundheit* werden daher in der Organisationsentwicklung (OE) und Prozessplanung verlassen.

M. Fiedler (✉)
Department für Humanmedizin, Universität Witten/Herdecke, Witten, Deutschland
E-Mail: manfred.fiedler@uni-wh.de

© Der/die Autor(en), exklusiv lizenziert an Springer-Verlag GmbH, DE, ein Teil von Springer Nature 2024
D. Schmitz et al. (Hrsg.), *Chronic Care – Wissenschaft und Praxis*,
https://doi.org/10.1007/978-3-662-68415-3_35

35.2 Besonderheiten der Organisation von Gesundheitsbetrieben

In Gesundheitsbetrieben steht die Fachverantwortung der Gesundheitsfachkraft vor der Organisationsverantwortung des Unternehmens. Die Beziehung zwischen der Fachkraft und den Betroffenen beinhaltet eine besondere Kenntnis über Gegenstand, Inhalte und Wirkung des gesundheitsfachlichen Handelns. Wir sprechen deshalb von invertierter Organisation. Die Fachverantwortlichkeit für die konkrete Handlung am und mit den Betroffenen kann nur sehr begrenzt durch Führungskräfte auf den *höheren* Hierarchieebenen eingeschränkt werden. Diese hat Konsequenzen für die Organisationsentwicklung von Gesundheitsbetrieben. In Krankenhäusern bspw. ist die Betriebsleitung traditionell berufsfachlich gegliedert in ein Direktorium aus Pflege, Medizin und Verwaltung. Auch Pflegeeinrichtungen werden in der Regel berufsfachlich geleitet.

Die Aufgaben dieser fachlichen Leitungen sind aber nicht die der klassischen Fachvorgesetzten. In der Krankenhausbetriebsleitung stellen sie den berufsfachlichen Standpunkt dar. In der berufsfachlichen Linienorganisation wiederum ist die Rolle diffuser. Insbesondere beim mittleren Management kann es zu Unklarheiten kommen, da es die Aufgabe hat, globale betriebliche Vorgaben in die Praxis umzusetzen. Studien zu pflegerischen Stations- und Bereichsleitungen zeigen, dass diese sich einerseits dem Pflegeteam zugehörig fühlen, gleichzeitig aber als Führungskraft als Teil der praxisferneren Leitungsebenen fungieren.

Ärztliche Direktor:innen wiederum haben in der Linie eine Moderatorenfunktion, da die fachliche Verantwortung grundsätzlich bei den jeweiligen Fachbereichsleitungen liegt. Die ärztliche Fachbereichsleitung ist aufgrund der Funktion in der ärztlichen Fachweiterbildung gegenüber den Weiterbildungsassistent:innen sowohl fachlich vorgesetzt, gleichzeitig aber auch in einer Mentor:innenposition als fachliches Vorbild. Gegenüber den Fachärzt:innen ist die Rolle deutlich diffuser, da diese ihre Fachverantwortung im ärztlichen Handeln nicht auf die Fachbereichsleitung delegieren können.

Im Krankenhaus dominierte die berufsfachlichen Gliederung, als Versäulung, nebeneinander stehenden starren Hierarchien, die die berufsfachliche Zusammenarbeit auf der horizontalen Ebene erschwert, aber auch innerhalb der Säulen traditionelle Hierarchieverständnisse repräsentierte.

Die Leistungsanforderungen der letzten Jahre sind durch eine zunehmende Komplexität geprägt. Dies betrifft die intra- und interprofessionelle Zusammenarbeit sowie die intra- und interinstitutionelle Zusammenarbeit, die Auswirkungen auf die Aufbau- und Prozessorganisation und damit die Aufgaben in der Führung hat. Die Führungsrollen unterscheiden sich also berufsfachlich trotz der in der Linie ähnlichen Führungsposition.

35.3 Grundsätze der Organisationsentwicklung

Die vorgenannte Herausforderung ist Gegenstand der OE als „eine langfristige Bemühung, die Problemlösungs- und Erneuerungsprozesse in einer Organisation zu verbessern, vor allem durch eine wirksamere und auf Zusammenarbeit gegründete Steuerung der

Organisationskultur" (French und Bell 1990) unter Anwendung sozialwissenschaftlicher Methoden. Dabei geht es vor allem um die Bewältigung von jetzigen und zukünftigen Herausforderungen an die Organisation in den Faktoren der organisatorischen, sozialen und wirtschaftlichen Umwelt. Das hier gezeigte Verständnis ist das einer partizipativen OE, als Action in Action (French und Bell 1990), als Veränderung direkt im Handlungsfeld. Demgegenüber stehen hierachische-Strukturen, in denen Veränderungsprozesse als Top-Down-Vorgaben initiiert und umgesetzt werden. Hierarchie wird hier als Rangdifferenzierung verstanden, die auf dem (Droh-) Potenzial negativer und positiver Sanktionen beruht (Kühl 1998).

Hierarchien bilden sich in der Aufbauorganisation als statische Struktur, Prozesse in der Ablauforganisation als dynamische Struktur eines Betriebs ab.

Die klassische Form der Aufbauorganisation ist die Linienorganisation, bei der die hierarchische Struktur der Pyramidenform (siehe auch Abb. 35.1) folgt, die sich mit der Betriebsleitung an der Spitze hierarchisch und funktionell immer stärker auffächert.

In der Matrixorganisation wird die Linie in Teilen aufgegeben. Innerbetriebliche fachliche Bezüge sind wesentliches strukturelles Ordnungsprinzip. Das bedeutet, sich die interne Organisation einer Abteilung an den fachlichen betriebsinternen Beziehungen orientiert. Dies soll zum einen den internen Dienstleistungscharakter stärken und zum anderen Problemlösung in Form einer dezentralen Projektorganisation ermöglicht wird.

Vor allem mit der Matrixorganisation lässt sich die Dezentralisierung von Verantwortung in Form der Verschlankung von Hierarchieebenen (Lean Management) verbinden. Lean Management soll die Adaption an technische Innovation, Leistungsveränderungen und neue Leistungsstrukturen erleichtern, indem Lösungen dezentral durch und mit den betroffenen Arbeitsteams erarbeitet worden und gleichzeitig Entscheidungen sachgerechter und schneller gefällt werden. Struktur verbindet sich in diesem Augenblick mit methodischem Vergehen.

Eng verbunden mit der schlanken Organisation ist das Verständnis des Kontinuierlichen Verbesserungsprozesses (KVP). Häufig wird KVP mit dem Deming Kreis (Plan-Do-Study-Act-PDSA) erklärt, den der us-amerikanische Ingenieur Deming in den 1950er-Jahren in Japan erstmalig als Entwicklungskreis vorgestellt hat (Moen und Norman 2009). Ursprünglich für die Produktentwicklung entwickelt, hat der Kreis sich als Grundverständnis des Qualitätsmanagements entwickelt. Im Gefolge dieses Verständnisses wurde,

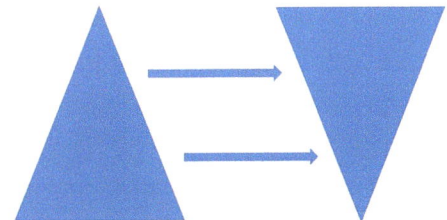

Abb. 35.1 Umkehrung der Hierarchie in Gesundheitsbetrieben (Eigene Abbildung)

zunächst in Japan, das Konzept der teilautonomen Arbeitsgruppen entwickelt, in dem die Teammitglieder eines Bereichs unter grundsätzlichen Vorgaben zum Leistungsprozess autonom an der Verbesserung der eigenen Arbeitsprozesse arbeiten.

Eine besondere Organisationsstruktur ist die fraktale Organisation, bei der die klassische Linie aufgegeben wird. Die Leistungsbereiche organisieren sich selbst, die betrieblichen Beziehungen und damit die Zusammenarbeit ist in Netzwerken organisiert, die Kommunikation ist direkt und enthierarchisiert. Weitere Prinzipien sind die Selbstähnlichkeit, d. h. die fraktalen Bereiche strukturieren sich nach ähnlichen Grundsätzen, sowie eine durch die Netzwerkbeziehungen geforderte stetige Entwicklungsdynamik (Probst 1991).

Dezentrale Strukturen haben insbesondere in Betrieben mit hoher Fachverantwortung Stärken in Hinsicht auf die Sachgerechtigkeit, Nachhaltigkeit und Dynamik von Veränderungsprozessen. Allerdings gibt es auch Grenzen und Widersprüche. Diese resultieren aus der Multidimensionalität von OE-Prozessen (siehe Abb. 35.2).

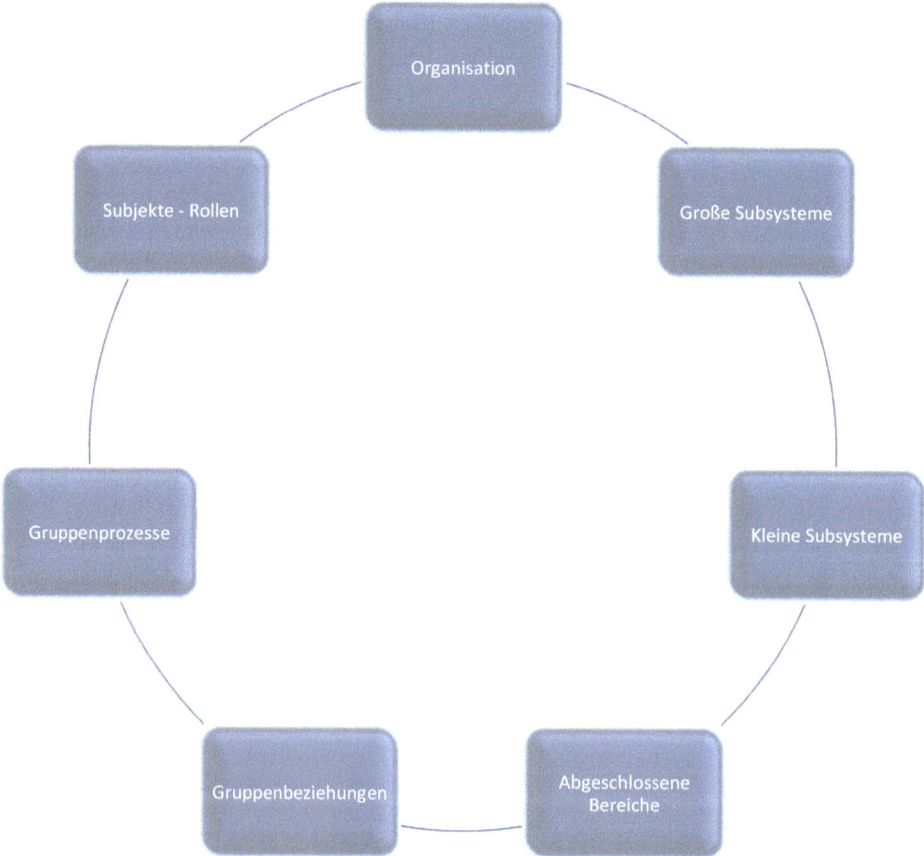

Abb. 35.2 Ebenen der Organisationsentwicklung (Eigene Darstellung angelehnt an Hill et al. (1989))

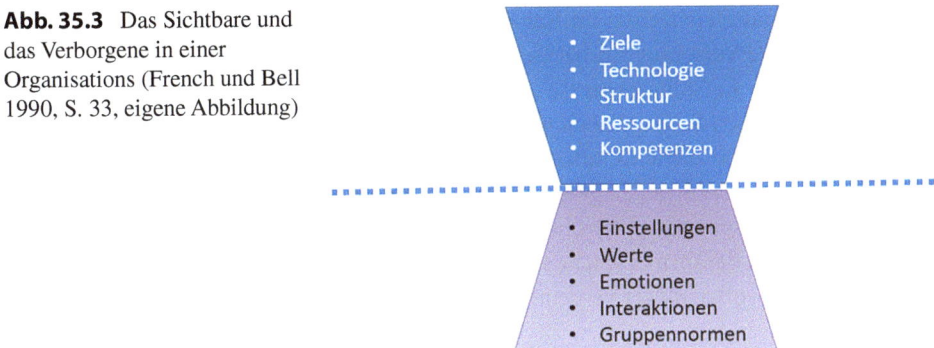

Abb. 35.3 Das Sichtbare und das Verborgene in einer Organisations (French und Bell 1990, S. 33, eigene Abbildung)

Gesamtstrategien und dezentrale Prozesse müssen *harmonisiert* werden. Insbesondere dann, wenn OE zwar dezentral organisiert ist, aber hierarchische Entscheidungswege weiterhin vorhanden sind, können dezentrale Lösungen blockiert werden, die Dynamik dezentraler Prozesse konterkariert werden.

Schließlich besitzt jede Organisation sichtbare und verborgene Eigenschaften (siehe Abb. 35.3). So können in dezentralen Teams Konflikte dadurch entstehen, dass schwächere Teammitglieder die Dynamik im Team bremsen. Auch sind fraktale Organisationen im Beziehungsnetzwerk nicht immer mit den gleichen Interessen unterwegs. Das Verständnis eines Radiologieteams zur Selbstorganisation kann sich von dem eines chirurgischen Teams unterscheiden, und es besteht die Gefahr, dass Schnittstellenprobleme statisch ungelöst bleiben. Auch können berufsfachliche Einstellungen und Normen dezentrale Prozesse wiederum hierarchisch werden lassen, was dazu führt, dass es einerseits *Letztentscheider:innen* gibt und zum anderen die Teamdynamik verloren geht.

OE-Prozesse bedürfen daher immer auch ergänzender OE-Strukturen, die einerseits Entwicklungen zusammenführen und andererseits Prozesse im Team und zwischen Teams und Bereichen moderieren. Benötigt weden dabei Zugang zu Wissen, d. h. der Organisation von Wissen sowie Information und Transparenz über die betrieblichen Entwicklungsprozesse, in Form eines angepassten, dezentralen Controllings, ein internes Kommunikationsmanagement, eine interne oder extern organisierte Organisationsberatung sowie ein etabliertes gesamtbetriebliches Wissensmanagement.

35.4 Die Bedeutung von OE in Gesundheitseinrichtungen

Ein großer Teil der Gesundheitsleistungen sind komplexe Interventionen. Das bedeutet, dass Einzelinterventionen, bisweilen auch als singuläre Intervention bezeichnet, in einem Zusammenhang mit anderen Leistungen zeitlich und prozessual zusammenhängend erbracht werden. Sie bedingen und beeinflussen sich zudem gegenseitig. Regelhaft sind mehrere Berufsgruppen beteiligt (Robert Koch-Institut 2012). Diese Kohärenz bedingt entlang berufsfachlicher Kompetenzen einerseits professionelle situative Entscheidungsverantwortung und gleichzeitig, im Rahmen des multiprofessionellen Settings, wechselseitig abgestimmte Versorgungsprozesse.

Die Frage, wie Leistungsprozesse gestaltet werden, ist abhängig vom Versorgungssetting. Im häuslichen Setting haben wir es überwiegend mit Einzelarbeitsplätzen zu tun, die in der Intervention zunächst monoprofessionell organisiert sind. In der institutionellen Versorgung finden wir hingegen grundsätzlich multiprofessionelle Teamstrukturen vor.

Die Settingbedingungen unterscheiden sich vor allem aufgrund der Komplexität der Interventionen und der institutionellen Einbindung.

Drei Beispiele sollen dieses verdeutlichen:

- Home Treatment ist eine psychotherapeutische Behandlung im häuslichen Umfeld. Sie wird durch ein multiprofessionelles Team, aus Ärzt:innen, Fachpflegekräften und Therapeut:innen patientenbezogen organisiert. Singuläre Interventionen werden häufig monoprofessionell oder in kleinen Teams durchgeführt. Neben regulär geplanten Interventionen finden auch Kriseninterventionen statt, die im Einzelfall auch digital durchgeführt werden. Gegenseitige Informationen über die Durchführung von Interventionen und Fallbesprechung müssen im Team organisiert werden.
- Häusliche Langzeitpflege wird in Abstimmung mit den Betroffenen und deren Angehörigen in der Regel durch eine Bezugspflegekraft durchgeführt. Die Betroffenen sind meist in ambulanter ärztlicher Versorgung, über die eine meist dauerhaft und im Einzelfall akute Pharmakotherapie (siehe Beitrag 24), vor allem bei multimorbiden Patient:innen als polypharmazeutisches Arrangement veranlasst ist. Ergänzend werden fallbezogen therapeutische Interventionen durchgeführt. Die Bezugspflegekraft kennt in der Regel die pflegerische, häusliche Situation der Betroffenen. Weitere zeitweise tätige Pflegekräfte sollten geeignet informiert werden. Abstimmung im Team des Pflegedienstes über Einsätze, Entwicklung der Situation der Betroffenen, kritische Situationen und fachliche Anforderungen in der Versorgung und an die pflegerischen Prozesse sind im Team zu besprechen. Informationen aus dem ärztlichen, therapeutischen Versorgungsarrangement sind hingegen nicht selbstverständlich verfügbar. Im Einzelfall kann auf ärztliche Verordnung hin Behandlungspflege ergänzend geleistet werden, etwa zur sicheren Medikamenteneinnahme.
- Auch eine Normalstation in einem Akutkrankenhaus ist ein überwiegend pflegerisch gesteuertes Setting. Die medizinische Versorgung wird durch Stationsärzt:innen gewährleistet, die in der Regel aber keine Facharztqualifikation besitzen. Die Aufnahme, Übernahme sowie Entlassung von Patient:innen sind alltäglich und müssen grundsätzlich und im Einzelfall organisiert werden. Patient:innen müssen in Hinsicht auf nicht-pflegerische diagnostische, medizinische und -therapeutische Interventionen koordiniert, ggfs. begleitet werden. Die Tagesbetreuung, vor allem Medikamentengabe, Nahrungsmittelaufnahme oder pflegerische Aktivierung sind patientenbezogen zu gestalten. Aufgrund des kontinuierlichen Schichtbetriebs, der ungeplanten Aufnahme und Entlassung von Patient:innen ist eine systematische Abstimmung und Einschätzung im Pflegeteam notwendig. Diese pflegerischen Abstimmungen und Übergaben werden ergänzt durch medizinische Visiten bei den Patient:innen.

Die nur grob skizzierten Beispiele verdeutlichen die Anforderungen an OE-Prozesse. Selbst dort, wo zunächst wenig komplexe, monoprofessionelle Prozesse bestehen, gibt es relevante Bezüge zu Interventionen aus anderen Leistungsprozessen, die aber nicht routinemäßig zur Verfügung stehen. Gleichzeitig zeigen die Beispiele, dass OE im Gesundheitswesen nur als partizipativer Prozess zu gestalten ist.

Literatur

French WL, Bell CH (1990) Organisationsentwicklung: Sozialwissenschaftliche Strategien zur Organisationsveränderung, 3. Aufl. Bern-Stuttgart, UTB für Wissenschaft Uni-Taschenbücher, Bd 486. Haupt

Hill W, Fehlbaum R, Ulrich P (1989) Organisationslehre: Ziele, Instrumente und Bedingungen der Organisation sozialer Systeme, 4., durchges. Aufl. UTB für Wissenschaft Uni-Taschenbücher Betriebswirtschaft, Bd 259. Haupt

Kühl S (1998) Wenn die Affen den Zoo regieren: Die Tücken der flachen Hierarchien, 5., akt. u. erw. Neuaufl. Campus

Moen R, Norman C (2009) Evolution of the PDCA Cycle [In Proceedings of the 7th ANQ Congress, Tokyo]. https://rauterberg.employee.id.tue.nl/lecturenotes/DG000%20DRP-R/references/Moen-Norman-2009.pdf. Zugegriffen am 08.09.2023

Probst GJB (Hrsg) (1991) Vernetztes Denken: Ganzheitliches Führen in der Praxis, 2., erw. Aufl. Gabler

Robert Koch-Institut (2012) Beiträge zur Gesundheitsberichterstattung des Bundes. Evaluation komplexer Interventionsprogramme in der Prävention: Lernende Systeme, lehrreiche Systeme. Robert-Koch-Inst

Konzepte der Digitalisierung aus der Perspektive der Organisation

36

Wolfgang Deiters und Sven Meister

Inhaltsverzeichnis

36.1	Digitalisierung in Organisationen	302
36.2	Gesundheitsorganisationen als Expert:innenorganisationen: Der ‚Faktor Mensch' in Zeiten digitaler Transformation	303
36.3	Digitalisierung in verschiedenen Gesundheitsorganisationen	304
	36.3.1 Digitaler Reifegrad: Status quo Messung der Digitalisierung	305
	36.3.2 Krankenhaus	305
	36.3.3 Arztpraxis	306
	36.3.4 Pflegeeinrichtung	307
	36.3.5 Therapeutische Einrichtung	308
36.4	Die Stärke der Einzelorganisation liegt im Zusammenspiel mit der Gesamtheit der Gesundheitsorganisationen	309
36.5	Ausblick	311
Literatur		312

W. Deiters (✉)
Hochschule für Gesundheit, Department of Community Health, Bochum, Deutschland

Abteilung Gesundheitswesen, Fraunhofer-Institut für Software- und Systemtechnik ISST, Dortmund, Deutschland
E-Mail: wolfgang.deiters@hs-gesundheit.de

S. Meister
Lehrstuhlinhaber für Gesundheitsinformatik, Fakultät für Gesundheit/Department Humanmedizin, Universität Witten/Herdecke, Witten, Deutschland

Abteilung Gesundheitswesen, Fraunhofer-Institut für Software- und Systemtechnik ISST, Dortmund, Deutschland
E-Mail: sven.meister@uni-wh.de

© Der/die Autor(en), exklusiv lizenziert an Springer-Verlag GmbH, DE, ein Teil von Springer Nature 2024
D. Schmitz et al. (Hrsg.), *Chronic Care – Wissenschaft und Praxis*,
https://doi.org/10.1007/978-3-662-68415-3_36

36.1 Digitalisierung in Organisationen

Einer der führenden Begriffe in diesem Artikel ist die Digitalisierung, ein weit verbreiteter, aber unscharf verwendeter Begriff. Die englische Sprache bietet mit den Begriffen *digitization* und *digitalization* mehr Trennschärfen, um einerseits die Überführung analoger Daten und Informationen in 0en und 1en von einem Transformations- bzw. Änderungsprozess zu differenzieren. Digitalisierung wird nachfolgend im Sinne digitaler Transformation nutzen. In diesem Definitionsumfang werden wir im Folgenden die Perspektive von Organisationen im Rahmen von Chronic Care Prozessen betrachten.

Aus der Perspektive von Organisationen der Gesundheitsversorgung ist Digitalisierung mittlerweile einerseits eine freiwillige Option, um Prozesse im eigenen Unternehmen zu unterstützen sowie zusätzliche Dienstleistungen anbieten zu können. Andererseits ist Digitalisierung mehr und mehr auch gesetzliche Pflicht. Mitunter legen Gesetze wie das Krankenhauszukunftsgesetz (KHZG), das Digitale-Versorgung-und-Pflege-Modernisierungs-Gesetz (DVPMG) oder das Gesundheitsdatennutzungsgesetz (GDNG) Zeitpunkte zur Umsetzung einzelner digitaler Prozesse fest. Beides führt in Organisationen zu einem stetigen Wandel der bestehenden Arbeits-/Versorgungsprozesse, welcher unweigerlich auch Auswirkungen auf die an den Prozessen beteiligten Menschen hat. Diese Veränderung (Change) muss adressiert und strukturiert werden. Dieser Notwendigkeit werden wir uns im Kap. 2 dieses Artikels widmen.

Chronic Care bedeutet Multiprofessionalität bei den beteiligten Berufsgruppen, sowohl innerhalb einer versorgenden Organisation wie aber auch über Organisationsgrenzen hinaus. Versorgung findet somit über Raum- aber auch Zeitgrenzen hinweg statt. Letzteres meint, dass Teilprozesse zur Erbringung der Versorgung parallel oder auch asynchron stattfinden. Im besten Falle steht immer allen Akteur:innen zum Zwecke der Versorgung die richtige Information zur richtigen Zeit am richtigen Ort zur Verfügung, zum Beispiel der Medikationsplan. Digitalisierung ermöglicht es nunmehr, Informationen anders zu verteilen. Diesem a*nders* wird zumeist Schnelligkeit, Verständlichkeit, Qualität, Kostengünstigkeit sowie andere Eigenschaften zugeschrieben. Evidenz hierzu besteht – wenn überhaupt – nur für wenige spezifische Teilprozesse, weshalb wir uns im Verlauf des Kap. 3 hiermit kritisch auseinandersetzen werden.

Zuletzt stellen wir uns die Frage, inwiefern die heutige Versorgung in Deutschland als ein gesteuerter Prozess verstanden werden kann. An manchen Stellen als Patient Journey bezeichnet, blicken wir auf den intra- sowie interorganisationalen Versorgungsabschnitt und die Auswirkungen der Digitalisierung. In diesem Zuge kommen Begriffe wie Case Management, Lotsenfunktionen oder Gesundheitskiosk auf. Es erscheint evident, dass die bestehenden Steuerungsprinzipien in Deutschland eher gering zu bewerten sind.

Die Betrachtung von Konzepten der Digitalisierung aus der Perspektive von Organisationen zeichnet somit ein multidimensionales Bild aus Mensch, Technik, Versorgung und Prozessen ab. Das Zusammenbringen dieser Dimensionen bedarf strategischer Komponenten innerhalb der Organisationen.

36.2 Gesundheitsorganisationen als Expert:innenorganisationen: Der ‚Faktor Mensch' in Zeiten digitaler Transformation

Die Adressierung von Chronic Care erfordert zumeist den Einbezug einer Vielzahl von Versorgungsendpunkten mit multiprofessionellem Charakter. Einrichtungen des Gesundheitswesens haben die Digitalisierung als geeignetes Mittel zur Bewältigung universeller Herausforderungen wie der zunehmenden Komplexität der Dienstleistungen, des Kosten- und Reformdrucks und des Mangels an qualifizierten Fachkräften erkannt. Die Digitalisierung wird zumeist mit der Einführung von Technik verbunden. Der Diskussionsraum besteht dann aus der Art der einzusetzenden Technik sowie dem Umfang dessen Nutzung. Technik soll Prozesse unterstützen, Prozesse, in welchen der Mensch weiterhin eine bedeutende Rolle spielt. Dieses Kapitel setzt sich mit dem *Faktor Mensch* und dessen Rollen im Rahmen der digitalen Transformation auseinander.

Expertenorganisationen betrachten Rasche und Braun von Reinersdorff (Rasche und Braun von Reinersdorff 2016) als eine wissens- und kompetenzintensive Dienstleistungsorganisation, deren Wertschöpfungsleistung primär auf der Rekrutierung, Veredelung und Nutzung hochgradig spezialisierten Humankapitals beruht. Expert:innen zeichnen sich somit dadurch aus, dass diese hoch qualifiziert sind, häufig leitende bzw. koordinierende Funktionen einnehmen, ein hohes Maß an Autonomie haben und sich mit komplexen Dienstleistungen oder Produkten auseinandersetzen. Expert:innenorganisationen sind ein geeigneter Raum für die individuelle Weiterentwicklung von Wissen in Richtung einer stärkeren Spezialisierung, nicht aber für integrierte, interprofessionelle Lernprozesse über die Grenzen der eigenen Profession und des Subsystems, dem man angehört (Schmerfeld und Schmerfeld 2000).

Sowohl die intra- wie auch die interorganisatorische Betrachtung von Gesundheitseinrichtungen als Expert:innenorganisationen führt unabdingbar zu der Anforderung über die eigene Profession hinweg arbeiten zu wollen und zu können. Um das Expert:innenwissen jedoch optimal zu nutzen (siehe Beitrag 34) und zu einer bestmöglichen Behandlung der Patient:innen beizutragen, bedarf es der kontinuierlichen Kooperation der unterschiedlichen medizinischen Fachdisziplinen. Das *Wollen* ist die motivationale Betrachtung „Warum mache ich das?" und das *Können* setzt sich mit dem „Wie" auseinander, welches im Kontext dieses Artikels bewusst eindimensional mit der Digitalisierung beantwortet wird.

Die Digitalisierung führt unabdingbar zu Veränderungen (Change) und eben solche sollten geleitet sowie gelenkt (Management) werden – es bedarf eines Change Managements. Das Fehlen dieses, wie es in den meisten Gesundheitseinrichtungen der Fall ist, beeinflusst das Verhalten von Menschen enorm. Es gibt eine Vielzahl von verhaltensbezogenen Effekten wie der Offenheit gegenüber und der Akzeptanz von Veränderungen. Häufig anzutreffende Darstellungen in Bezug auf Digitalisierung sind: Künstliche Intelligenz oder der Mensch bzw. Roboter oder Gesundheitsberufe. Diese konkurrenzbezogene Darstellung ist Realität aber nicht akzeptanzfördernd. Menschen müssen Teil des Veränderungsprozesses sein, um ein hohes Maß an Selbstbestimmung zu empfinden. Die

Selbstbestimmungstheorie nach (Deci und Ryan 2012) beschreibt das Zusammenspiel von Autonomie, Kompetenz und sozialer Verbundenheit als wichtige Eckpfeiler für eine hohe Motivation und Wohlbefinden.

Das derzeitige Herangehen zur Umsetzung von Digitalisierung in Organisationen macht den Menschen zu Nebendarsteller:innen auf der eigenen Bühne. Die fehlende partizipative Gestaltung verhindert das Denken kollaborativer, kooperativer oder koexistenzieller Mensch-Technik-Interkation aber auch möglicher positiver Effekte, wie einer höheren Bedürfnisorientierung in der Gesundheitsversorgung.

Die Selbstbestimmungstheorie betont bereits den hohen Stellenwert von Kompetenzen. Eine Über- oder Unterforderung kann zur Minimierung der Akzeptanz gegenüber sich verändernder Prozesse führen. In einer Erhebung im Auftrag des Europäischen Parlaments aus dem Jahr 2016 wurde bereits konstatiert, dass eine Vielzahl der Angehörigen von Gesundheitsberufen keine oder nur unzureichende Weiterbildungen im Bereich *Digital Health* erhalten haben (Dalati et al. 2016). Das Bundesministerium für Gesundheit (BMG) betont die Notwendigkeit von Digital- und Datenkompetenzen in Bezug auf die die in 2023 vorgestellte Digitalisierungsstrategie für Gesundheit und Pflege (Bundesministerium für Gesundheit 2023).

Das Bildungssystem reagiert in den Bereichen der Aus- und Weiterbildung träge. Der neue Nationale Kompetenzbasierte Lernzielkatalog Medizin (NKLM 2.0) benennt für das zukünftige Medizinstudium verpflichtend zu erzielende digitale Kompetenzen – Umsetzung laufend. Einen breiten Blick auf die notwendigen Kompetenzen verschiedener Akteur:innen und Rollen im Gesundheitswesen tätigt das *TIGER International Framework for Recommendations of Core Competencies in Health Informatics 2.0* (Hübner et al. 2019). Bei Betrachtung der Fortbildungsangebote der Bundesärztekammer zeigen sich erste Anknüpfungspunkte zum Thema der Digitalisierung. Weitere Aktivitäten sind meist projektbezogen wie zum Beispiel das BMG-geförderte Projekt *Digi-Manager:in* zur Weiterbildung von medizinischen Fachangestellten im Bereich der Digitalisierung in der ambulanten Versorgung.

Der Blick auf die bildungspolitischen Akteur:innen darf jedoch die Organisationen des Gesundheitswesens nicht aus der Pflicht nehmen. *Learning on the job*, also der Aufbau von Wissen im Rahmen eines Beschäftigungsverhältnisses, ist ein elementarer Baustein für den kontinuierlichen Wissenserwerb. Dieser braucht Rahmenbedingungen wie die finanzielle Unterstützung sowie Freistellung von Mitarbeiter:innen.

36.3 Digitalisierung in verschiedenen Gesundheitsorganisationen

Digitale Technologien versprechen zahlreiche Möglichkeiten, darunter die Sicherung der Qualität der Pflege durch Datenzugriff, -qualität und -lesbarkeit, die Einsparung wertvoller Zeit durch die Erleichterung der Dokumentation und die Reduzierung sich wiederholender Aufgaben durch Automatisierung (Sætra und Fosch-Villaronga 2021). Dieses Kapitel widmet sich der intraorganisationalen Digitalisierung und betrachtet den Status quo in verschiedenen Organisationen des Gesundheitswesens.

36.3.1 Digitaler Reifegrad: Status quo Messung der Digitalisierung

Verschiedene Ansätze aus dem industriellen Bereich, wie Modelle zur Beschreibung der Industrie 4.0, können eine Orientierung zur strukturellen Erhebung der digitalen Reife, zur Identifikation von Unternehmenszielen und zur Überwindung der dazwischenliegenden Gaps geben. Die Messung des Status quo der Digitalisierung erfolgt branchenübergreifend mithilfe sog. Reifegradmodelle. Diese haben häufig ihren Ursprung in der Softwareentwicklung im Capability Maturity Model (CMM). Auch Einrichtungen des Gesundheitswesens nutzen Reifegradmodelle, u. a. für Benchmarking, Selbstbewertung, Veränderungsmanagement oder organisatorisches Lernen. Die World Health Assembly weist auf den Nutzen von Reifegradbewertungen hin, um Bereiche mit Verbesserungsbedarf zu ermitteln. Sie fordert daher die Mitgliedsstaaten auf, den Einsatz digitaler Technologien zu bewerten.

Für den Bereich der stationären Versorgung, insbesondere für Krankenhäuser, wurden in letzter Zeit mehrere Reifegradmodelle entwickelt. Das in diesem Zusammenhang international am weitesten verbreitete Reifegradmodell ist das Electronic Medical Record Adoption Model (EMRAM) der Healthcare Information and Management Systems Society (HIMMS). Dazu gehört auch das HIMSS Outpatient Electronic Medical Record Adoption Model (O-EMRAM), eine Anpassung des klassischen EMRAM für ambulante Gesundheitseinrichtungen.

Kritisch ist an dieser Stelle anzumerken, dass sich der Großteil der Modelle zur Messung digitaler Reife auf Technik fokussiert und den Faktor Mensch nicht hinreichend berücksichtigt (Burmann und Meister 2021; Neunaber und Meister 2023). Gerade Aspekte der Motivation, Akzeptanz und Kompetenz werden nicht erfasst und können den erzielbaren Effekt durch Digitalisierung in Organisationen negativ beeinflussen.

36.3.2 Krankenhaus

Anhand einer Vielzahl von Erhebungen zeigte sich, dass deutsche Krankenhäuser im europäischen wie auch internationalen Vergleich in Bezug auf Digitalisierung deutlich abgeschlagen sind. Mitunter wurde als Grund angeführt, dass die Auseinandersetzung mit der Digitalisierung entsprechende finanzielle Mittel erfordere. Mit dem Krankenhauszukunftsgesetz (KHZG) aus dem Jahr 2020 wurde entlang von elf Fördertatbeständen (förderfähige Schwerpunktthemen) die Finanzierung von Projekten ermöglicht. Die formulierten Fördertatbestände, die kurzfristigen Deadlines sowie erste Erfahrungsberichte zeigen schon jetzt deutlich: Der *Faktor Mensch* droht in den Hintergrund zu rücken.

Zu diesem Sachverhalt haben die Autoren gemeinsam mit der Krankenhausgesellschaft Nordrhein-Westfalen (KGNW) eine Erhebung bei den Krankenhaus-Geschäftsführungen (n = 184 von N = 354) zum aktuellen digitalen Entwicklungsstand, den Herausforderungen und Hemmnisse in Bezug auf die Weiterentwicklung hinsichtlich Digitalisierung und das Stimmungsbild zum damit einhergehenden Wandel durchgeführt (Fischer et al. 2019). Es zeigte sich, dass Geschäftsführung, IT, Medizintechnik oder ein Steuerungsgremium maßgebliche Treiber für Digitalisierungsinitiativen waren, wobei die finale Entscheidung in der Verantwortung der Geschäftsführung lag. Die Beteiligung der Mitarbeitenden am Prozess geschah zumeist über Schulungen. Die Patientenabrechnung führte mit einer digitalen Durchdringung von 74 % – die Arbeit auf Station war mit 47 % weit abgeschlagen. Von der Papierlosigkeit war die Überzahl der Krankenhäuser noch weit entfernt.

Menschen sind in diesem System jedoch das wesentliche Gut, sowohl in ihrer Rolle als handelndes Subjekt (Dienstleistende) wie auch als behandeltes Objekt. Um ein einzelnes Krankenhaus oder einen Krankenhausverbund digital zu transformieren ist es essenziell, Transparenz über den Ausgangszustand herzustellen, sowie die für diesen Prozess relevanten Organisations- und Betrachtungsebenen und deren Entwicklungsstände zu kennen. Die kurzen Entwicklungszyklen digitaler Innovationen können beim Fehlen eines strukturierten Change Management zu einer Überbelastung des *Faktor Mensch* führen.

Diese Struktur zu schaffen, bedeutet wiederum zunächst den Status quo zu erheben. Mit dem DigitalRadar wurde ein weiteres Instrument zur Bewertung des Digitalisierungsstandes von Krankenhäusern entwickelt. Dieses im Zuge des KHZG angestoßene Instrument hat zum Ziel, Mittel aus dem über dieses Gesetz finanzierten Krankenhauszukunftsfond zu lenken, Entwicklung aufzuzeigen und Bedarfe einzelner Krankenhäuser (im Kontext von Verteilung von Förderungen aus dem Fond) zu identifizieren. Im Jahr 2022 wurden die ersten Ergebnisse vorgestellt, welche einen Mittelwert von 33/100 Punkten berechneten (Hesser 2022) – also deutlich Luft nach oben besteht. Leider lässt auch dieses Instrument eine explizite Messung des *Faktor Mensch* vermissen.

36.3.3 Arztpraxis

Ein Blick in das Jahr 1994 des National Health Systems (NHS) führt zu der Frage, welchen Effekt die Papierlosigkeit der Dokumentation in der allgemeinmedizinischen Versorgung haben könnte (Purves 1996). Schon damals konstatierte man, dass bei einer hinreichenden Prozessunterstützung der Wegfall des Papiers zu hohen Effizienz- und Effektivitätspotenzialen führen kann. Einige Jahrzehnte später sehen wir nun, dass dieser Erkenntnis nur bedingt Rechnung getragen wurde.

Die Arbeit von Hausärzt:innen ist mittlerweile mehr und mehr durch die Digitalisierung geprägt. Die Einsatzmöglichkeiten der Digitalisierung in Allgemeinpraxen und Primärversorgungseinrichtungen sind vielfältig. Die Anwendungsbeispiele reichen von der Vereinfachung administrativer Prozesse über die Online-Terminvergabe bis hin zum direkten Einsatz telemedizinischer Anwendungen bei der Behandlung von Patient:innen. Während im Wartezimmer digital verknüpfte Anamnesebögen verwendet werden, helfen Entscheidungshilfesysteme bei der Diagnose und telemedizinische Anwendungen bei der Behandlung. Patient:innen können E-Rezepte ausgestellt werden, was zu weniger Arztbesuchen führt. Auch administrative Prozesse einer Allgemeinpraxis wie die Materialverwaltung oder die Dienstplanung können digital unterstützt werden. Der Einsatz digitaler Lösungen kann zu einer qualitativ hochwertigen Gesundheitsversorgung beitragen, indem beispielsweise die Patientensicherheit verbessert wird.

Im Gegensatz zu den zuvor beschriebenen Krankenhäusern besitzen Arztpraxen eine sich deutlich unterscheidende Aufbau- und Ablauforganisation. Die Strukturen und Teamgrößen sind kleiner und häufig vertreten die Praxisinhaber:innen die Rollen zur Strategieentwicklung, Unternehmensführung sowie zur Digitalisierung – neben der medizinischen Versorgung. Diese Mehrfachbelastung lässt zumeist nur wenig Raum für eine adäquate Adressierung der nicht-medizinischen Verantwortungsbereiche. Der Betrieb einer versorgenden Einrichtung erfordert neben den Ärzt:innen weiteres Personal, insbesondere sind die medizinischen Fachangestellten zu nennen. Der Erfolg einer Arztpraxis ist von diesen und deren Zufriedenheit abhängig. Letzteres bedeutet jedoch auch, dass Prozesse nicht nur an den Bedarfen von Patient:innen und den Praxisinhaber:innen, sondern auch an den Bedarfen der Mitarbeitenden ausgerichtet sein müssen. Das PraxisBarometer Digitalisierung 2021 (Albrecht et al. 2022) konstatiert, dass die Niedergelassenen der Digitalisierung offen gegenüberstehen, jedoch die Praxistauglichkeit der angebotenen Anwendungen zumeist nicht gegeben ist. Auf eine hohe Fehleranfälligkeit trifft ein ungünstiges Kosten-Nutzen-Verhältnis.

Kann in dieser Struktur digitale Reife adäquat gemessen werden? Im Unterschied zu Krankenhäusern befinden sich Reifegradmodelle für diesen Bereich noch stark in der Entwicklung. Somit bleibt zunächst der Blick über den Tellerrand und der Frage nach dem anzustrebenden Zielbild aus Sicht der Bürger:innen. Ein prominentes Beispiel aus Europa ist die Umsetzung der Strategie im National Health Service (NHS) mit seinem Ziel *GP at hand* (Allgemeinmediziner:in immer griffbereit). Das Smartphone oder der Desktop-PC sind der Zugang zur Primärversorgung, unterstützt durch Künstliche Intelligenz sowie einer Steuerung der Patient:innen entlang von Versorgungspfaden.

36.3.4 Pflegeeinrichtung

Bei einer Betrachtung der Pflege kann festgestellt werden, dass der Grad der Digitalisierung dort deutlich weniger ausgeprägt ist als im medizinischen Sektor. Zunächst einmal wird der größte Teil der Pflege durch nicht professionell Pflegende (häufig Familienangehörige) erbracht. Für diesen Anteil der Pflege findet so gut wie gar keine Technikunterstützung statt, abgesehen von einigen Angeboten an Apps, die eine Kommunikation und Koordination von Pflegenden unterstützen.

Für den Bereich der professionellen Pflege gilt, dass das Thema Unterstützung durch Technologie/Digitalisierung erst in der letzten Zeit Fahrt aufgenommen hat. Dies liegt insbesondere daran, dass Pflege in hohem Maße als Beziehungsarbeit verstanden wird, in der die persönliche Zuwendung des Pflegenden mit dem zu Pflegenden im Vordergrund steht. Emotionale Zuwendung, soziale Interaktion, körperliche Pflege, werden als die Kernaspekte pflegerischen Handelns verstanden. Jede Form von Technik, die sich in diese Beziehungspflege einbringt (sich zwischen Pflegendem und zu Pflegenden stellt) wurde häufig als Zerstörung der pflegerischen Grundprinzipien verstanden und zunächst vehement abgelehnt – der Faktor Mensch wird als zentral gesehen.

Digitalisierung in der Pflege fand daher zunächst fast ausschließlich im Umfeld Dokumentation in der Pflege statt. Sowohl in der ambulanten wie auch in der stationären Pflege wurden gesetzliche Vorschriften zur Dokumentation des pflegerischen Handelns wiederholt verschärft, sodass hier der Zeitbedarf einer solchen Dokumentation zulasten des verbleibenden Zeitfensters für das eigentliche pflegerische Handeln immer wieder beklagt wurde. Auf diesem Hintergrund werden digitale Systeme, die es ermöglichen, den Dokumentationsaufwand zu begrenzen bzw. effektiver zu gestalten, positiv gesehen, im Kontext eines Freiwerdens für die eigentliche Pflege. In der Unterscheidung stationärer und ambulanter Pflege wurden zunächst im stationären Sektor Pflege-Dokumentationssysteme eingeführt, der ambulante Sektor folgte mit einigem Zeitverzug. In der Zwischenzeit findet sich auch in der ambulanten Pflege flächendeckend eine digital gestützte Pflege-Dokumentation; viele Pflegedienste gehen dazu über, die Dokumentation nicht nur im zentralen Pflegebüro, sondern auch mit mobilen Endgeräten am Point of Care im Wohnumfeld des zu Pflegenden durchzuführen.

Im Zuge eines – durch die Corona Pandemie noch einmal verstärkt öffentlich gewordenen – Fachkräftemangels im Bereich der Pflege, reift die Erkenntnis, dass digitale Anwendungen einen Baustein bei der Bekämpfung des sogenannten Pflege-Notstands darstellen können. Die Palette der betrachteten Lösungen reicht von Ambient Assisted Living Systemen (sensorische Systeme, die Hilfsbedarfe erkennen und melden können sowie Datenauswertungen für eine Einschätzung eines Pflegebedarfes geben können), über spezielle Technologien zur Betreuung konkreter Pflegegruppen (etwa Demenzklient:innen) bis hin zu robotischen Systemen, die bei Hebe- bzw. Umbettungsaktionen, Hol- und Bringdiensten bzw. Beobachtungen (etwa Trinkprotokolle/Dehydration) unterstützen können. Für alle diese Technologien gilt aber, dass sie zwar in einzelnen Projekten/in einzelnen Einrichtungen genutzt werden, dass sie aber noch nicht flächendeckend im Einsatz sind. Dies gilt auch für die Gruppe der digitalen Pflegeanwendungen (DiPAs), für die in Anlehnung an das Konzept der Digitalen Gesundheitsanwendungen (DiGAs) in 2022 eine gesetzliche Grundlage geschaffen wurde. Für eine regelhafte Finanzierung über Pflegekassen ist zuvor aber noch der Aufbau eines DiPA-Verzeichnisses durch das Bundesinstitut für Arzneimittel und Medizinprodukte (BfArM) vonnöten, Arbeiten hierzu werden aktuell durchgeführt. Zusammenfassend bleibt festzuhalten, dass über den Bereich der digitalen Pflege-Dokumentation hinaus noch keine breiten Erfahrungen über die Effekte dieser Technologien existieren – insbesondere damit auch nicht, wie sie sich auf den *Faktor Mensch* in der Pflege auswirken.

36.3.5 Therapeutische Einrichtung

Ähnlich wie im Bereich der Pflege findet Digitalisierung in vielen Einrichtungen therapeutischer Gesundheitsberufe häufig nicht strategisch geplant statt. Eine Anbindung an die Telematik-Infrastruktur ist vielfach gar nicht vorhanden bzw. steckt noch in den Kinderschuhen. Damit sind therapeutische Praxen häufig nicht in digitale, medizinisch intersektorale Versorgungsstrukturen eingebunden.

Natürlich hat Digitalisierung in diesem Bereich dennoch seinen Eingang gefunden. Es existieren IT-Systeme zum Leistungsnachweis, d. h. zur Behandlungsdokumentation und Abrechnung der erbrachten Dienstleistungen. Therapeutische Einrichtungen bedienen sich digitaler Anwendungen zur Dienstplangestaltung oder Darstellung für eine Kundenpräsenz (Web-Auftritt). Diese Digitalisierung der administrativen Prozesse trägt zu einem effizienteren Praxismanagement bei, hilft Abläufe zu optimieren und Qualität zu sichern. Sie liefert somit einen kleinen Lösungsbeitrag bei einem Fachkräftemangel, indem sie Zeit freigibt für das therapeutische Kerngeschäft und die Arbeit an/mit Patient:innen.

Darüber hinaus gibt es in allen therapeutischen Disziplinen digitale Lösungen zur Unterstützung der jeweiligen therapeutischen Dienstleistung (z. B. in der Logopädie Apps zur Therapieunterstützung bei Aphasien, in der Physiotherapie digitale Tools zur Förderung von Mobilisierungen oder Behandlung von Gleichgewichtsstörungen, Gangunterstützung, etc.). Diese digitalen Anwendungen können z. T. hochinnovative KI gestützte oder robotische Systeme darstellen (etwa Exoskelette zur Gangunterstützung in der (Neuro)-Rehabilitation bei Patient:innen nach Schlaganfall oder bei Paraplegie). Oft sind dies aber (teilweise hoch spezialisierte) Einzelsysteme, deren interoperables Zusammenspiel selbst innerhalb der Einrichtung verbesserungswürdig ist, von einer darüber hinaus gehenden Vernetzung ganz zu schweigen.

Somit findet Digitalisierung in therapeutischen Einrichtungen zumeist auch als Insellösung statt. Aus der Perspektive der Organisation bedeutet dies maximal eine Unterstützung der innerorganisationalen Perspektive, der organisationsübergreifende und auch multiprofessionelle Blick wird quasi nicht unterstützt.

36.4 Die Stärke der Einzelorganisation liegt im Zusammenspiel mit der Gesamtheit der Gesundheitsorganisationen

Mit Blick auf Konzepte der Digitalisierung aus der Perspektive der Organisation fällt auf, dass die verschiedenen Anstrengungen zur Digitalisierung sich vornehmlich auf einzelne Sektoren oder einzelne Organisationen fokussieren. Dies spiegelt die stark im deutschen Gesundheitssystem verankerte Segmentierung von medizinischer, therapeutischer und pflegerischer Versorgung sowie von ambulantem und stationärem Sektor wider. Ein intersektoraler und vor allem interprofessioneller Blickwinkel ist oft noch verkümmert und nicht der Regelfall.

Zwar war und ist es das explizite Ziel des bereits im Jahr 2004 gestarteten Aufbaus einer Telematik-Infrastruktur, mit digitalen Lösungen eine intersektorale Kommunikation und damit verbesserte Zusammenarbeit zu unterstützen; allerdings haben Fragestellungen zu Datenschutz, technologischer Umsetzung und vor allem Bedenken der verschiedenen Interessensverbände (Ärztekammern, Krankenkassen, Apothekerverbände, …) zu einer starken Verzögerung des Systems geführt. Neben Einführung entsprechender Authentifizierungssysteme für Patient:innen und Ärzt:innen (EGK, HBA) wurde 2015 ein erster verwaltungsbezogener Dienst (VSSD) realisiert. Erst 2019 wurde auf Basis des Terminservice-Versorgungsgesetzes (TSVG) bzw. 2020 auf Basis des Patientendaten-

Schutzgesetzes (PSDG) mit der elektronischen Patientenakte (ePA) ein erster medizinischer Dienst eingeführt, der aber bis heute keine signifikante Bedeutung in der medizinischen Versorgung aufweist. Die ePA bietet gerade bei der Versorgung im Bereich des Chronic Care ein hohes Potenzial, ermöglicht sie doch den Zugriff auf die Versorgungshistorie. Auch bei diesem Projekt zeigt sich der stark segmentierte Blick des deutschen Gesundheitssystems. So sah das ursprüngliche Konzept der Telematik-Infrastruktur nur einen Zugang für medizinisches Personal zu diesem System vor. Erst seit 2021/22 werden auch Heilberufsausweise für nichtverkammerte Gesundheitsberufe (Pflege, Hebamme, Physiotherapeut:innen zunächst, andere folgen) ausgegeben und damit diesen Personengruppen eine Partizipation an dem System ermöglicht.

Während die Diskussion um die Telematik-Infrastruktur den technischen Blick auf eine Vernetzung und einen interoperablen Datenaustausch zwischen verschiedenen Organisationen nimmt, wird darüber hinaus auch der Blick auf die verschiedenen Gesundheits-Professionen und insbesondere deren Kooperation in medizinisch/pflegerischen Versorgungssituationen notwendig. Einer interprofessionellen Zusammenarbeit verschiedener Gesundheitsberufe wird eine große Bedeutung zugeschrieben (Behrend et al. 2020). Insbesondere bei der Berücksichtigung von zunehmenden multimorbiden und auch älter werdenden Patient:innen wird etwa die Zusammenarbeit von Mediziner:innen, Pfleger:innen, Therapeut:innen, Ernährungsberater:innen etc. wichtig, die nur zusammen ein holistisches Bild über eine zu versorgende Person entwickeln und in kooperativer arbeitsteiliger Zusammenarbeit eine ganzheitliche Versorgung umsetzen können. Häufig entsteht dieses ganzheitliche Bild aber aufgrund von mangelhafter Zusammenarbeit – eine Zusammenarbeit, für die es aber auch erst noch geeignete gemeinsame Lernkonzepte zu entwickeln gilt (Behrend et al. 2020). Beispiele hierfür gibt es viele, etwa wenn eine zu pflegende Person für eine medizinische Behandlung nach einem Krankenhausaufenthalt wieder in seine/ihre Einrichtung zurückverlegt wird und dort nicht bekannt wird, dass aufgrund einer Ummedikamentierung ein erhöhtes Sturzrisiko besteht.

Eine adäquate intersektorale Zusammenarbeit über Organisationsgrenzen und eine interprofessionelle Zusammenarbeit über verschiedene Berufsgruppen hinweg bleibt also häufig verbesserungswürdig. In diesem Zusammenhang bleiben dann auch Potenziale einer Digitalisierung im Sinne von Gestaltung neuer, interprofessioneller Arbeitsprozesse (engl. digitalization) über verschiedene Berufsgruppen für eine Gestaltung effizienter und effektiver Versorgungsstrukturen oft ungenutzt. Diese Diskussion zeigt dann aber auch, dass der Blick der Digitalisierung aus der Perspektive einer Organisation zu kurz greift, gerade die organisationsübergreifende und berufsübergreifende Perspektive zeigt große Potenziale für eine Digitalisierung zur Koordination und Kooperation verschiedener Health Professionals im Sinne ganzheitlicher, innovativer Versorgungsstrukturen.

Aus der Perspektive der Betroffenen ergibt sich ein ähnliches Bild. Oft wandern sie zur Behandlung ihres Leidens durch das System, werden von Hausärzt:innen zu Fachärzt:innen zu Therapeut:innen und zurückgeschickt. Damit entstehen Patient Journeys, die zum einen aus Systemsicht nicht effizient sind, aus Sicht des Betroffenen oft auch planlos und nicht zielführend sind im Sinne einer schnellen Kuration seines/ihres Leidens. Da es keine digitale Unterstützung der Patient Journey gibt (etwa über eine elektronische Patientenakte), wird diese auch nicht transparent und bewertbar.

Neben der Forderung nach Transparenzschaffung von Patient Journeys mit digitalen Lösungen ergeben sich dadurch auch Forderungen nach neuen Berufsbildern und Organisationen. Es werden Lotsenkonzepte benötigt, die in der Lage sind, Patient Journeys zu lesen, zu analysieren/optimieren und auf dieser Basis Patient:innen beraten und kompetent durch das System der gesundheitlichen Versorgung führen zu können. Hierzu gehören Beratungen zur medizinischen Situation, genauso wie zur Bewegungs- oder Ernährungssituation. Gesundheitslots:innen verbinden Prävention, Diagnose und Kuration, sind als Berater:innen ein wertvolles Instrument im Sinne eines Patient Empowerment und im Sinne einer Stärkung der Patient Compliance in einer optimierten Patient Journey.

Lotsenkonzepte lassen sich in verschiedene Berufsbilder implementieren (etwa Community Health Nurses, Berater:innen im Quartiersmanagement, Case Manager:innen), sie können in verschiedenen organisatorischen Einrichtungen installiert werden. In dieser Hinsicht ist insbesondere auch das Konzept des Gesundheitskiosks interessant: quartiersnahe Beratungs- und Vermittlungsangebote, die derzeit in der politischen Diskussion und Umsetzung sind. Angesiedelt in sozial benachteiligten Regionen bieten sie niedrigschwellige Beratung oft für besonders vulnerable Gruppen an. Sie vermitteln Leistungen der medizinischen Behandlung, Prävention und Gesundheitsförderung und können bei der Koordination von Leistungen gerade an der Schnittstelle zwischen gesundheitlichen und sozialen Angelegenheiten unterstützen. Gesundheitskioske als neue Organisationsform oder Lotsenkonzepte als Baustein neuer Gesundheitsberufe können interorganisationale Brücken in der Versorgung schlagen. Dies kann aber nur mithilfe digitaler Lösungen in integrierten Datenbeständen funktionieren. Mit diesen Organisationen und Berufsbildern kann der heutige systemische Fokus wieder auf den Fokus von Patient:innen gerichtet werden und so der Faktor Mensch in einer digital gestützten Patient Journey gestärkt werden.

36.5 Ausblick

Menschen arbeiten in Expertenorganisationen entlang von Prozessen zusammen und werden hierin mehr und mehr durch digitale Innovationen unterstützt. Das Zielbild muss eine multiperspektivische Betrachtung sein, wie es die Abb. 36.1 zeigt.

Digitalisierung ist kein Selbstzweck und bedarf deshalb der Patient:innen-, Mitarbeiter:innen-, Prozess- und Strategieorientierung. Der *Faktor Mensch* (Patient:innen und Mitarbeiter:innen) ist prominent und somit auch die Mensch-Mensch-Interaktion. Menschen agieren gemeinsam mit anderen Menschen entlang von Prozessen – mal vermittelt über Digitalisierung (z. B. digitale Pflegekurve, Videosprechstunde, etc.) und mal auf analoger Weise. Prozesse sollten entlang von strategischen Zielen (Versorgungszielen, Unternehmenszielen, etc.) entwickelt werden. Dabei ist ein vormals analoger Prozess nicht immer auch ein guter digitaler Prozess.

Abb. 36.1 Zielbild Digitalisierung (Eigene Darstellung)

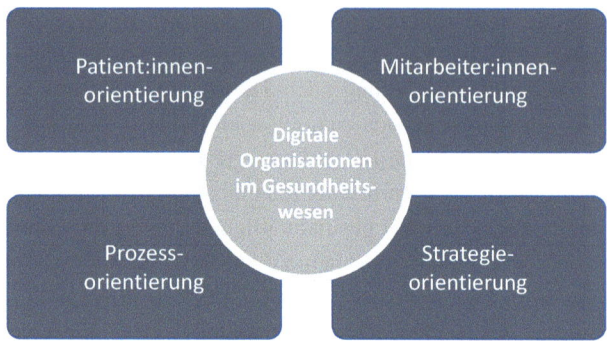

Das Einbringen digitaler Innovationen in Prozesse fördert meist das Entstehen von Daten, welche wiederum zur Forschung, Versorgung oder für unternehmensspezifisch-strategische Entscheidungen herangezogen werden können. Mit dieser Datenverfügbarkeit geht ebenso der Diskurs zum Einsatz von Verfahren der Künstlichen Intelligenz einher. Dabei steht wieder der Faktor Mensch im Fokus, denn die Darstellung lautet *Mensch oder KI*. Diese konfrontative Darstellung muss zukünftig durch Möglichkeiten der Kooperation oder Kollaboration aufgelöst werden, um für Organisationen Potenziale aus der Digitalisierung zu heben.

Einer stringenteren Kooperation und Kollaboration bedarf es auch interorganisational. Die Diversität und Häufigkeit der Interaktion mit Gesundheitseinrichtungen im Rahmen von Chronic Care macht ein hohes Maß an Zusammenarbeit notwendig. Digitalisierung kann Informationsbrüche zwischen Organisationen überwinden. Innerhalb einer einzelnen Organisation kann, zum Beispiel durch asynchrone Kommunikation, der Informationsstand zum Versorgungsstatus transparent gehalten werden. Mensch und Technik werden in diesem Zuge Veränderung erfahren, welche strategisch gesteuert werden muss. Steuerung bedeutet, dass ein Zielbild zu formulieren ist, Ressourcen bereitgestellt werden müssen und die notwendigen Kompetenzen zu schaffen sind. Diese Form der Veränderung setzt eine Beteiligung aller Akteur:innen voraus, denn sie betrifft uns alle.

Literatur

Albrecht M, Sander M, Otten M (2022) PraxisBarometer Digitalisierung 2021: Stand und Perspektiven der Digitalisierung in der vertragsärztlichen und -psychotherapeutischen Versorgung. https://www.kbv.de/media/sp/IGES_PraxisBaroDigit2021_Kurzbericht.pdf. Zugegriffen am 10.02.2024

Behrend R, Maaz A, Sepke M, Peters H (2020) Interprofessionelle Teams in der Versorgung. In: Jacobs K, Kuhlmey A, Greß S, Klauber J, Schwinger A (Hrsg) Pflege-Report 2019. Springer, Berlin/Heidelberg/Deutschland S 201–209

Bundesministerium für Gesundheit (2023) Gemeinsam Digital: Digitalisierungsstrategie für das Gesundheitswesen und die Pflege. https://www.bundesgesundheitsministerium.de/fileadmin/Dateien/3_Downloads/D/Digitalisierungsstrategie/BMG_Broschuere_Digitalisierungsstrategie_bf.pdf. Zugegriffen am 01.04.2023

Burmann A, Meister S (2021) Practical application of maturity models in healthcare: findings from multiple digitalization case studies, proceedings of the 14th international joint conference on biomedical engineering systems and technologies. SCITEPRESS – Science and Technology Publications, Scitepress/Setúbal/Portugal, S 100–110

Dalati F, Lenglet G, Steen L, Giedrojc M, Filipe J, Florindi F, Gohlar M, Lim R, Mao X, Pastore M, Schmidt M, Vandamme T (2016) Digital skills for health professionals. https://www.healthparliament.eu/wp-content/uploads/2017/09/Digital-skills-for-health-professionals.pdf. Zugegriffen am 22.01.2023

Deci EL, Ryan RM (2012) Self-Determination Theory. In: van Lange PAM (Hrsg) Handbook of theories of social psychology. Sage, London/United Kingdom, S 416–437

Fischer B, Burmann A, Brinkkötter N, Meister S (2019) Das Digitale Krankenhaus. www.das-digitale-krankenhaus.nrw. Zugegriffen am 24.05.2023

Hesser A (2022) Erste Ergebnisse des Digitalradar: „Solide" Digitalisierung in den Kliniken. kma 27:26–29

Hübner U, Thye J, Shaw T, Elias B, Egbert N, Saranto K, Babitsch B, Procter P, Ball MJ (2019) Towards the TIGER international framework for recommendations of core competencies in health. Informatics 2.0: extending the scope and the roles. Stud Health Technol Informat 264:1218–1222

Neunaber T, Meister S (2023) Digital maturity and its measurement of general practitioners: a scoping review. IJERPH 20:4377

Purves IN (1996) The paperless general practice. BMJ (Clinical research ed.) 312:1112–1113

Rasche C, Braun von Reinersdorff A (2016) Krankenhäuser als Expertenorganisationen. In: Pfannstiel AM, Rasche C, Mehlich H (Hrsg) Dienstleistungsmanagement im Krankenhaus. Springer Fachmedien, Wiesbaden, S 1–23

Sætra HS, Fosch-Villaronga E (2021) Healthcare digitalisation and the changing nature of work and society. Healthcare 9:1007

Schmerfeld K, Schmerfeld J (2000) Interprofessionelle Kooperation im Krankenhaus 1. Problembeschreibungen. Jahrb Krit Med 33:94–109

Normalität und Gleichheit im selbstbestimmten Leben mit chronischen Erkrankungen

37

Helen Güther und Manfred Fiedler

Inhaltsverzeichnis

37.1	Normalität und (Un)Gleichheit	316
	37.1.1 Chronische Krankheit als Abweichung von der Norm (Diskriminierungserfahrungen)	316
37.2	Soziale Konstruktion von Normalität und Abweichung	317
	37.2.1 Stigmatisierung – zwischen sozialer und personaler Identität (Erving Goffman)	317
	37.2.2 Disziplinierung des Körpers (Michel Foucault)	319
	37.2.3 Habitus und soziale Ungleichheit (Pierre Bourdieu)	321
37.3	Förderung von Gleichheit durch Selbstbestimmung	322
	37.3.1 Cultural Change	322
	37.3.2 Habitussensibilität	323
Literatur		324

H. Güther (✉)
Fakultät für Gesundheit, Department für Humanmedizin, Universität Witten/Herdecke, Witten, Deutschland
E-Mail: helen.guether@uni-wh.de

M. Fiedler
Department für Humanmedizin, Universität Witten/Herdecke, Witten, Deutschland
E-Mail: manfred.fiedler@uni-wh.de

© Der/die Autor(en), exklusiv lizenziert an Springer-Verlag GmbH, DE, ein Teil von Springer Nature 2024
D. Schmitz et al. (Hrsg.), *Chronic Care – Wissenschaft und Praxis*,
https://doi.org/10.1007/978-3-662-68415-3_37

37.1 Normalität und (Un)Gleichheit

Der Wunsch *normal* zu sein, ist in uns Menschen als soziale Wesen tief verankert. Er vermittelt das Gefühl, dazuzugehören und die Vorstellung einer idealen Lebensführung. Als solche prägt die Vorstellung über das *Normale* unser alltägliches Wahrnehmen, Denken, Sprechen und Handeln. Zugleich ist uns die Normalität, an der wir uns orientieren, solchermaßen vertraut, dass wir sie in der Regel nicht in Frage stellen, sondern als selbstverständlich ansehen. Dabei gibt es *das* Normale nicht. Normalität stellt vielmehr ein historisch und soziokulturell geprägtes und daher variabel gestaltetes und gestaltbares Konstrukt dar (Normalismus), dem mit der Entwicklung größerer Nationalstaaten seit dem 18 Jh. hinsichtlich des Verständnisses gesellschaftlicher Ordnungsprozesse zunehmend Bedeutung zukommt.

Der Literaturwissenschaftler und Diskurstheoretiker Jürgen Link (1997) bezieht sich in seinen Untersuchungen zum *Normalismus* konzeptionell auf das statistische Maß der Normalverteilung, das über ein mittleres Normalspektrum und an seinen Rändern über Grenzwerte (Normalitäts- oder Toleranzgrenzen) definiert wird. Die Verteilungskurve verläuft mathematisch stetig, d. h. die Grenze zwischen normal und anormal verläuft fließend. Historisch lassen sich für die westlichen Industriegesellschaften zwei idealtypisch verlaufende Konzepte unterscheiden: der Protonormalismus und der flexible Normalismus. Der *Protonormalismus* zeichnet sich durch eng definierte Normalitätsgrenzen und rigide Eingrenzung des Normalen aus mit der Folge autoritärer bis gewaltvoller Ausgrenzung und Sanktionierung all derer, die als anormal deklariert werden (Beispiele hierfür sind frühere geschlossene psychiatrische Anstalten und die Euthanasiegesetze des NS-Regimes). Erst in modernen Industriegesellschaften der Nachkriegszeit wandelt sich das Normalitätsverständnis hin zum *flexiblen Normalismus* mit einem breiteren Spektrum an Eigenschaften und Verhaltensweisen, die als normal akzeptiert werden. Denn das, was im Protonormalismus als anormal oder entartet bewertet wird, ist im Verständnis des flexiblen Normalismus ein tolerables Anderssein, das in das Spektrum des Normalen inkludiert wird. Im flexiblen Normalismus ist die Vorstellung des Normalen im Zeitverlauf wandelbar, sodass eine Vielzahl von Normalitäten entsteht (Link 1997). Dennoch bleibt zu konstatieren, dass die Erfahrungen von Menschen mit chronischen Erkrankungen und Behinderungen trotz eines heute überwiegend flexiblen Normalismus in westlichen Gesellschaften (immer noch) ein Bild teilweise massiver Ausgrenzung zeichnen. Zu problematisieren sind ungleiche gesundheitliche, soziale, ökonomische, demografische, geografische und weitere Voraussetzungen, die zu gesundheitlicher und sozialer Ungleichheit führen.

37.1.1 Chronische Krankheit als Abweichung von der Norm (Diskriminierungserfahrungen)

Allen voran sind Menschen mit Behinderungen, Menschen mit (schweren) psychischen, verhaltensbezogenen und geistigen Erkrankungen (Depression, Schizophrenie, Demenzen) von Stigmatisierung und in der Folge von Diskriminierung betroffen. Ebenfalls ist die

Lebenssituation von Menschen mit übertragbaren Infektionskrankheiten, wie Geschlechtskrankheiten oder HIV durch Ausgrenzungserfahrungen hoch belastet. Menschen mit eher alterstypischen Erkrankungen, wie Diabetes Mellitus oder Herz-Kreislauf-Erkrankungen sind dagegen seltener betroffen. Zugangsbarrieren (z. B. zum Arbeitsmarkt, zu Versorgungseinrichtungen außerhalb bestimmter Quartiere/Stadtteile), Segregation (z. B. durch Institutionalisierung von Betroffenen in psychiatrische Kliniken oder Pflegeheime) und eine arztzentrierte Gesundheitsversorgung, unzureichende Personalausstattung und Personalentwicklung sowie eine mangelnde Beteiligung Betroffener (z. B. in der Entscheidungsfindung und Versorgungsforschung) als auch finanzielle Benachteiligung können als *strukturelle* Diskriminierungen verstanden werden. Herabwürdigende und das Schamgefühl verletzende Handlungen wie sprachliche Herabsetzung (etwa Duzen, baby-talk u. a. m.) oder auch freiheitsentziehende Maßnahmen sind als *depersonalisierende* Diskriminierung einzuschätzen. Das aufgezeigte Spektrum sozialer Benachteiligung lässt danach fragen, *warum* sich von chronischer Erkrankung betroffene Menschen und Menschen mit Demenz auch in Zeiten eines verbreiteten flexiblen Normalismus an den Grenzen des Normalen erfahren und bewegen.

37.2 Soziale Konstruktion von Normalität und Abweichung

Das Normalismuskonzept nach Link sagt etwas zum grundlegenden Verständnis von Normalität in Gesellschaften aus. Die strukturellen und funktionellen Einflüsse auf eine Gesellschaft, die Diversität entsprechend eines flexiblen Normalismus oder aber Homogenität im Sinne des Protonormalismus verursachen, sind damit aber noch nicht abschließend erklärt. Zu vertiefen sind daher die Fragen: Welche Mechanismen befördern Anormalität auf der interpersonellen Ebene (Abschn. 37.2.1)? Wie wird Normalität auf der gesellschaftlichen Ebene hergestellt (Abschn. 37.2.2)? Wie entsteht (soziale und gesundheitliche) Ungleichheit (Abschn. 37.2.3)?

37.2.1 Stigmatisierung – zwischen sozialer und personaler Identität (Erving Goffman)

Diskriminierung als faktisch gegebene Ausgrenzung und Benachteiligung geht mit Stigmatisierung Hand in Hand. 1963 veröffentliche Goffman seine Schrift „Stigma", die danach nicht nur zahlreich rezipiert, sondern auch Ausgangspunkt eines breiten wissenschaftlichen Diskurses um das soziale Phänomen der Stigmatisierung wurde. Stigma (lat. = Tattoo, Brandmal, Markierung einer Person) wird als negative Abweichung verstanden, die in der Person liegt. Tatsächlich aber sind Stigmata nie natürlich gegeben, sondern immer deutungsabhängig und werden einer Person zugesprochen (*labeling*). Darüber werden Personen sozial abgewertet (Diskreditierung) und ausgegrenzt (Diskriminierung). Im Kontext von Krankheit kommt es zu Stigmatisierungen vor allem dann, wenn angenommen wird, dass die erkrankte Person für ihren Makel verantwortlich zu machen ist, oder wenn eine geistige Einschränkung (wahrgenommen als Verhaltensauffälligkeit, siehe Beitrag 21) besteht. Stigmatisierung setzt dort ein, wo die Identität einer Person von normativen und stereotypen Erwartungshaltungen, d. h. vereinfachten, gesellschaftlich etablierten oder auch persönlichen Werturteilen über Personen(-gruppen) abweicht. Im Zentrum der Analysen Goffmans steht daher die *Identität* der Betroffenen, die an Merkmalen ihres Körpers, ihres Verhaltens, ihres kognitiven Leistungsvermögens oder schlicht der Zugehörigkeit zu einer Gruppe, z. B. der der Menschen mit chronischer Erkrankung festgemacht wird. Goffman unterscheidet drei Aspekte der Identität, die jede Person innehat:

1. Die öffentliche *soziale Identität* (social identity), die einerseits den gesellschaftlichen Status zum Ausdruck bringt, aber auch äußerliche Merkmale beinhalten kann, wie zugeschriebene Fähigkeiten und Eigenschaften. Sie ist wandelbar, denn auf sie können sowohl Prestige als auch negative, zugeschriebene Eigenschaften (Stigmata) projiziert werden. Als solche kann und muss sie von den Betroffenen organisiert werden.
2. Die *personale Identität* (personal identity), die die Einzigartigkeit der Person beinhaltet und vor allem biografische Eigenschaften umfasst, die mit der Person unverwechselbar verbunden sind.
3. Die *Ich-Identität*, als selbst reflektierende, selbst konstruierte Identität, die sich mit der personalen und gesellschaftlichen Identität auseinandersetzt und diese organisiert.

Soziale und personale Identität stehen in einem Spannungsfeld, vor allem dann, wenn mit der personalen Identität Eigenschaften verbunden sind, die diskreditierbar (*discreditable secrets*) sind, also Gegenstand von Stigmatisierung werden oder werden können.

Um dieses Spannungsfeld zu handhaben, bedienen sich die Betroffenen aus der Perspektive der Ich-Identität verschiedener Techniken (*Stigmamanagement*). Dazu gehören insbesondere das Verbergen diskreditierbarer Eigenschaften (*Covering*), das sich Fernhalten von stigmatisierten und stigmatisierenden Gruppen, Personen und Situationen (*Distancing*), die gezielte Informationskontrolle, also wem welche Informationen zugänglich gemacht werden, schließlich aber auch die Inszenierung einer öffentlichen Identität (*professional presentation*).

So unterscheiden bspw. Menschen mit diskreditierbaren Eigenschaften wie mit chronischer Erkrankung oder Behinderung zwischen der Gruppe der Normalen, denen sie sich nicht zugehörig fühlen und denen sie Informationen vorenthalten oder eine erwartete soziale Identität vorspielen, und der eigenen Gruppe (*own group*), wie die der chronisch Kranken, in der die Betroffenen mehr oder andere Informationen über sich offenbaren. Goffman verdeutlicht seine Überlegungen beispielhaft an der Situation einer kleinwüchsigen Frau: Diese muss ihre soziale Identität aufgrund der kaum zu verbergenden Eigenschaft des Kleinwuchses an die Erwartungen der Gruppe der vermeintlich normalen, nicht-behinderten Menschen anpassen. Dazu inszeniert sie die ihr aufgezwungene Rolle eines Clowns und verleugnet ihre personale Identität. Im Schutz ihrer own-group, in der die gesellschaftlich dominante Normalitätserwartung einer bestimmten Körpergröße an Bedeutung verliert, kann sie ihre personale Identität, d. h. ihr Bedürfnis nach gleichberechtigter Anerkennung, ungehinderter und un*be*hindert aus- und erleben. Die own-group besteht nicht allein aus Menschen, die durch eine chronische Erkrankung oder Behinderung direkt betroffen sind, sondern auch aus engen Bekannten, Angehörigen, Partner:innen sowie vertrauensvollen Betreuungs- und Gesundheitsfachkräften bis hin zu ganzen Berufsgruppen (wie Pflege, Psychiatrie und pädagogische Therapieberufe). Dabei kann durch die Zugehörigkeit zu einer own-group bspw. nahen Familienangehörigen verdeckt oder offen dasselbe Stigma zugeschrieben werden, mit dem die/der Betroffene konfrontiert ist. Zwar kommt den nicht direkt Betroffenen in der own-group die wichtige Funktion zu, nach außen als Advokat:in und vermittelndes Bindeglied für die primär stigmatisierte Person zu wirken. Gleichzeitig kann diese Verbundenheit dazu führen, dass sie zu sekundär stigmatisierten Personen werden (*courtesy stigma*) und entsprechende Diskriminierungen erfahren.

Zu problematisieren ist das Stigmamanagement aber nicht allein dahingehend, dass die Betroffenen sich wie zwischen zwei Welten (der Welt der Normalen und der der Anormalen) bewegen müssen. Das Augenmerk ist auch auf den Sozialisationsprozess zu richten, über den die tatsächliche IST-Identität (*actual social identity*) der Betroffenen an eine normative stereotype, gesellschaftliche Erwartungshaltung (*virtual social identity*) angepasst wird. Denn, indem sie den an sie herangetragenen gesellschaftlichen Erwartungshaltungen entsprechen, orientieren sie sich unwillkürlich an einer, an sie herangetragenen Normalität, die sie zu teilen beginnen (*normification*). Mit dem Hinweis Goffmans auf eine *Normification* wird eine auf die soziale Lebenssituation von Menschen mit chronischen Einschränkungen und ihre own group einwirkende und rahmende gesellschaftliche Normalität angedeutet – jedoch ohne dass Goffman selbst den gesellschaftlichen Normhorizont reflektiert hat. Daher sind an dieser Stelle Überlegungen zum Machtkonzept von Foucault und zur Habitustheorie von Bourdieu weiterführend.

37.2.2 Disziplinierung des Körpers (Michel Foucault)

Anders als Goffman, der auf der sozialen Mikroebene das Stigmatisierungsgeschehen entlang alltäglicher Interaktionen nachzeichnet, rekonstruiert Foucault (2016) das Entstehen gesellschaftlicher Funktionen und Strukturen und damit Hierarchien als Ausübung von Macht. Ausgangspunkt ist ebenfalls der *Körper*, allerdings weniger als Ausdruck von Information und Träger subjektiver Identität (bzw. Stigmata), sondern in seiner gesellschaftlichen Funktionalität als (Zurichtungs-)Gegenstand struktureller, institutionalisierter Macht. Dabei zeigt Foucault auf, dass der Körper und über ihn ausgeübte Verhaltensweisen über die biologische Funktionalität hinaus vor allem als ein sozial diszipliniertes und kontrolliertes Objekt behandelt wird (Körperdisziplin). Diese *Disziplinierung* sichert gesellschaftliche Hierarchien und wird von vorherrschenden Normen geleitet. Zugleich begrenzt sie Individualität bzw. abweichendes Verhalten. Foucault stellt gesellschaftliche Körpertechniken heraus, die zur Beherrschung der menschlichen Vielfalt über die Kontrolle des Körpers dienen. Entscheidende Merkmale, anhand derer sich die Disziplinierung des Körpers nachzeichnen lässt, sind *Raum* (Parzellierung), *Funktion* (Codierung), *Tätigkeit* (Entwicklungen, Handlungen) und *Zeit* im Lebensverlauf. So können die Verhaltensweisen von Kindern und auch Kranken im Gegensatz zu (gesunden) Erwachsenen als zeitlich und situativ befristete Normabweichung geduldet werden. Ihnen wird – zeitlich begrenzt – eine höhere Individualität zugesprochen. Parallelen zu Parsons Krankenrolle, in der Betroffene für die Dauer der Erkrankung von gesellschaftlichen Normen und Funktionen befreit sind, drängen sich auf. Bei dauerhafter Normabweichung wie bspw. hervorgerufen durch eine chronische Erkrankung wird der Körper jedoch als dysfunktional verstanden und verliert seine Wertigkeit im Rahmen der je vorherrschenden gesellschaftlichen Ordnung, da für die Betroffenen keine Chance besteht, zu einer normgerechten Körperstruktur zurückzukehren. So verliert der chronisch kranke Mensch seine Funktion und seinen Platz in der Gesellschaft. Dabei weist Foucault darauf hin, dass die Disziplinierung des (chronisch kranken) Körpers Ergebnis eines genealogischen Entwicklungsprozesses ist: Mit dem Siegeszug der naturwissenschaftlich begründeten Medizin im 18. Jh. veränderte sich die Bedeutung von Krankheit. Der medizinische Blick prägte sich aus und entscheidet seitdem aufgrund von empirisch messbaren Symptomen und diagnostizierbaren Abweichungen über das Gesundsein als das Normale und das Kranksein als das Abweichende (*Medikalisierung*). Die therapeutische Intervention gibt den Pfad für die Rückkehr aus der Erkrankung und Anormalität in die Gesundheit resp. Normalität vor. Um das Anormale auszugrenzen, kommt es in der medikalisierten Gesellschaft im Extremfall zur institutionellen Exklusion (etwa aus dem Unternehmen) oder zur räumlichen Be- und Ausgrenzung (Institutionalisierung) in z. B. geschlossene psychiatrische Krankenhäuser (bei Goffman als *totale Institution* bezeichnet) von als krank diagnostizierten Menschen. Macht ist als eine abstrakte Herrschaft zu verstehen, in der die gesellschaftliche Bedeutung über Raum und Zeit zum Ausdruck kommt und daran bemessen wird. Damit reichen die Ausdrucksformen über den eigentlichen menschlichen Körper hinaus und beziehen auch eine virtuelle, räumliche Körperlichkeit mit ein: Je höher die hierarchische Stellung, je bedeutender die gesellschaftliche Funktion, desto größer der virtuelle Köper, d. h. der dem Einzelnen zugestandene Raum (Körperstruktur). Umgekehrt formuliert sollen die *institutionellen Herrschaftstechniken*, die gesellschaftlichen Hierarchien in Form von Disziplinierung durch Überwachung (Kontrolle) und Bestrafung stabilisieren und erzwingen normgerechtes Verhalten im Rahmen der vom Einzelnen erreichten oder zugewiesenen Köperstruktur. Anders als in archaischen Gesellschaften, in denen körperliche Gewalt angewendet wurde, ist in modernen Gesellschaften das wichtigste Konzept zur Bestrafung von Normabweichung der *Panoptismus* als die lückenlose und effiziente Überwachung der Vielen durch Wenige im *parzellierten Raum*. Die Überwachenden bleiben dabei dem Blick der Überwachten entzogen. Die Überwachung als solche verläuft folglich anonym, zugleich ist sie jederzeit präsent und möglich. Macht wird damit automatisiert und gleichzeitig entindividualisiert. In der panoptischen Disziplinargesellschaft kann jede:r sowohl Überwachte:r als auch Überwachende:r sein und das auf jeder Ebene, sei es in der Familie, sei es in den öffentlichen Institutionen, wie Krankenhaus, Schule, im

Betrieb oder am Arbeitsplatz. Auch wenn er immer wieder historisch analysiert, betont Foucault die Loslösung von einem namentlich Herrschenden, die Subtilität der Mechanismen und damit den Bezug auf moderne Gesellschaften. Damit verdeutlicht er die Beharrlichkeit dessen, was wir mit Goffmann als Normification betrachten können, weil diese einerseits auf gesellschaftlichen Hierarchien und Strukturen beruht, die als Automatismus in allen Lebensbereichen wirkt. Gleichzeitig bedeutet das Wechselspiel zwischen der Vorstellung und der Erfahrung von Kontrolle und Sanktion, dass der Einzelne immer den Verlust seiner Stellung, befürchten muss und damit sein Handeln Normgerechtigkeit anstreben muss. Bei Foucault kommt das Wort Stigma und Diskriminierung nicht vor. Aber die panoptischen Mechanismen, denen ein Mensch mit einer in seinem Lebensraum (Körperraum) diskreditierbaren Eigenschaft ausgesetzt ist, können mit Blick auf die Begrenzung der Individualität als Wechselspiel von öffentlicher, personeller und Ich-Identität grundlegend anschlussfähig analysiert werden.

37.2.3 Habitus und soziale Ungleichheit (Pierre Bourdieu)

Dabei erweist sich die von Foucault beobachtete disziplinierte virtuelle und biologische Körperlichkeit auch insofern als machtstabilisierend, als dass sie zur Verinnerlichung einer sozialen Position führen kann, die sich dann als *Habitus* inkorporiert. Denn der biologische Körper ist nicht allein passiver Gegenstand von Stigmatisierung und Disziplinierung. Er reproduziert soziale Strukturen auch in sich und durch sich selbst und trägt damit – wenngleich unbewusst – so doch aktiv zu einer bestehenden sozialen Ordnung bei. Dies zeigt Pierre Bourdieu in seiner in den 1960ern und 1970ern auf der Basis biografischer Studien entwickelten Habitustheorie. *Habitus* ist mit Bourdieu (2021) eine *strukturierte* und gleichzeitig *strukturierende Struktur*, die sowohl die Handlungs- als auch die Wahrnehmungsmuster einer Person unbewusst ausprägt. Er verkörpert eine *Haltung*. Bisweilen bezeichnet Bourdieu Habitus auch als *Lebensstil*, was mit Blick auf Gesundheit und Krankheit interessante Bezüge zum Konzept der Social Determinants of Health aufzeigen lässt (siehe Beitrag 16). So wirkt sich die Tatsche, wo wir leben, mit wem wir leben, durch welchen geografischen und sozialen Raum wir geprägt sind, unmittelbar auf die Entwicklung unseres Habitus aus. Zugleich gibt der Habitus in der Art und Weise wie wir uns bewegen, kleiden und verhalten unwillkürlich immer schon Auskunft über unsere Herkunft und biografische Gewordenheit und wirkt gestaltend auf unseren Lebensraum zurück. Über die solchermaßen ausgedrückte Sozialität positionieren wir uns im sozialen Raum und werden in diesem positioniert. Bourdieu veranschaulicht die soziale Positionierung von Personen in einem zweidimensionalen Sozialraum aus Klassen- oder Schichtzugehörigkeit (vertikale Ebene) und im Lebensverlauf akkumuliertem Kapital (horizontale Ebene). Bei der Klassenzugehörigkeit unterscheidet Bourdieu relativ grob in herrschende, mittlere und beherrschte Schicht, beim Kapital in *ökonomisches Kapital* (Geld oder in Geld direkt umsetzbarer Besitz) sowie *kulturelles* und *soziales Kapital* (Bourdieu 2015, 2021). Das soziale Kapital sind bestehende oder geschaffene soziale Netzwerke und soziale Beziehungen. Kulturkapital ist in inkorporiertes (Bildung), objektives (erworbene Kulturgüter) und institutionalisiertes (Titel, Auszeichnungen) zu unterscheiden. Dadurch ist der Habitus einerseits Ausdruck gesellschaftlich-hierarchischer Ordnung, zugleich verinnerlichen wir darüber soziale Machtstrukturen und Positionen und stabilisieren diese. Durch diese Wechselwirkung ist eine Veränderung oder gar ein Ausbruch aus einer sozialen Position (unreflektiert) kaum möglich, da wir faktisch gegebene Ungleichheit und Benachteiligung als solche nicht bewusst erleben, weil sie für uns selbstverständlich (geworden) ist.

Bourdieu versteht diesen Mechanismus daher auch als *symbolische Gewalt* (Bourdieu 2005). Übertragen auf die Situation von Menschen mit chronischen Erkrankungen zeigt sich symbolische Gewalt überall da, wo die soziale Stellung innerhalb der eigenen Klasse geschwächt ist, etwa durch dauerhaft hohe Krankheits- oder Pflegeausgaben, Einschränkung des kulturellen Kapitals (etwa bei einer demenziellen Erkrankung) und Verlust sozialen Kapitals durch Erosion bestehender Netzwerke z. B. bei eingeschränkter Mobilität, ohne dass dagegen aufbegehrt wird. Anders als bei Goffman sind Anspruchslosigkeit, Dankbarkeit, oder Verschwiegenheit von Stigmatisierten dann nicht als bewusstes Stigmamanagement zu verstehen, um sich trotz Abweichung von einer Norm eine vorteilhafte soziale Position in der Gesellschaft sichern zu können. Vielmehr praktizieren die Betroffenen unbewusst eine habitualisierte Selbsterniedrigung, die sie unsichtbar und unwichtig erscheinen lässt mit der Konsequenz, dass ihnen nur ein geringer gesellschaftlicher Stellenwert eingeräumt wird (vgl. Abschn. 37.1.1). Auch dem von Goffman beschriebenen Konzept des courtesy stigma kommt unter der Perspektive der symbolischen Gewalt eine weit zentralere Bedeutung zu. So ist die Frage zu stellen, ob nicht auch ganze Berufsgruppen und professionelle Disziplinen im Kontext von Chronic Care der symbolischen Gewalt der Selbsterniedrigung unterliegen, welches an Entwicklungen der Deprofessionalisierung von nicht-medizinischen Gesundheitsberufen ablesbar wird. Die bei Goffman beschriebene Normification ist dann nicht nur als subtile Macht einer gesellschaftlich dominanten Norm wie der bio-medikale Deutung zu verstehen (Foucault), der man zwar ohnmächtig ausgesetzt ist, die man aber bewusst kritisieren kann. Mit Bourdieu ist sie verinnerlicht und verkörpert zugleich und damit (nahezu) unsichtbar.

37.3 Förderung von Gleichheit durch Selbstbestimmung

Vor dem Hintergrund der drei großen soziologischen Stigma-, Macht-, und Habitustheorien, ist abschließend die Frage zu klären, wie Gleichheit im selbstbestimmten Leben mit chronischen Erkrankungen möglich werden kann.

37.3.1 Cultural Change

In einer medikalen Gesellschaft wie bei Foucault wird der chronisch kranke Mensch auf seinen Körper reduziert. Dieser wird dann als Abweichung von der Norm Gesundheit zum

Anormalen erklärt und durch Zuschneidung seiner virtuellen Körperlichkeit (z. B. durch Segregation und Institutionalisierung) aber auch seiner biologischen Körperlichkeit (z. B. durch Bemühung der medizinisch-technischen (Wieder-)Herstellung eines als normal definierten Gesundheitszustands) diszipliniert. Eingeordnet in die Diktion von Link führt diese einseitige gesellschaftliche Orientierung zu protonormalistischen Strukturen, die unter dem Druck der Normification bei Goffman Selbststigmatisierung verursacht. Um dieser entgegenzuwirken, ist das Stigmamanagement von der Handlungsebene des Individuums auf die gesellschaftliche Ebene zu verschieben (*Cultural Change*). Es bedarf also der Umkehrung der Problemlast auf die gesellschaftlich-kulturelle Ebene, um – mit Link gesprochen – einen flexiblen Normalismus strukturell aufbauen zu können. Die Weltgesundheitsorganisation hat hierfür das Konzept der *Health Equity* zur Sicherstellung **gesundheitlicher Chancengleichheit** geprägt. Dieses beschreibt „the absence of unfair, avoidable or remediable differences among groups of people, whether those groups are defined socially, economically, demographically, or geographically or by other dimensions of inequality (e.g. sex, gender, ethnicity, disability, or sexual orientation)" (WHO 2022). Die Herausforderung der Umsetzung von Health Equity besteht vor dem Hintergrund der Machttheorie Foucaults dann darin, den bio-medizinischen Deutungshorizont zu verlassen. So sind gesundheitspolitische Instrumente wie zugehende, niedrigschwellige und im weiten Sinne kuluradäquate Angebote, Patientenedukation oder die Initiierung gesundheitsgerechter Städte immer auf die Gefahr eines noch weiterreichenden Zugriffs medikaler Deutungshorizonte und Machteinflüsse auf die Lebenswelt der sogenannten *Betroffenen* hin kritisch zu reflektieren, um den bestehenden bio-medikalen Protonomalismus nicht noch machtvoller umzusetzen anstatt ihn zu flexibilisieren. Für die Umsetzung eines flexibel-normalistischen gesundheitspolitischen und sozio-kulturellen Rahmens müssen Menschen mit einer chronischen Erkrankung gleichberechtigt und nicht auf eine medizinische Diagnose verengt diesen im Sinne politischer Partizipation und Pluralität mitgestalten können (siehe Beiträge 29 und 51).

37.3.2 Habitussensibilität

Neben der Änderung von gesellschaftlichen Rahmenbedingungen bedarf es zugleich einer Antwort auf der unmittelbaren Interaktionsebene, um der symbolischen Gewalt zu begegnen, die die gesellschaftlichen Rahmenbedingungen mitbestimmt und manifestiert. Um einen flexiblen Normalismus durch eine gelebte Handlungspraxis zu realisieren und zu stabilisieren, ist daher auf der Interaktionsebene die Selbstermächtigung (Empowerment) der Betroffenen von zentraler Relevanz (z. B. über Selbsthilfegruppen). Die Erfahrung eigener Kompetenz trotz und mit einer chronischen Erkrankung fördert ein positives Selbstbild und stärkt die Ich-Identität. Negativen Selbstbilder kann so idealerweise entgegen eines bio-medikalen Anpassungsdrucks begegnet und die eigene Kontrollüberzeugung, also die Selbstbestimmungskompetenz als auch die Überzeugung, die eigenen Angelegenheiten bewältigen zu können, gefördert und darüber der eigene Habitus positiv weiterentwickelt werden. Gerade Menschen mit chronischen Erkrankungen sind in Hinsicht auf ihre Lebenssituation als Expert:innen anzusehen. In den letzten Jahrzehnten hat sich das Konzept des *Shared-Desicion-Making* im Verständnis der gemeinsamen Entscheidungsfindung für gesundheitliche Therapien durchgesetzt. Das bezieht sich nicht nur auf den rechtlichen Respekt des Patientenwillens. Gerade für Menschen, denen es schwerfällt, ihren Willen und ihre Bedürfnisse zu formulieren, wie Menschen in kritischen Lebenssituationen oder mit kognitiven Einschränkungen, geht es dabei nicht nur um eine einmalige Abklärung, sondern es bedarf eines stetig abzusichernden Prozesses. Da chronisch Erkrankungen keine vorübergehende Störung der sozialen Position bedeuten, bedarf es gerade für die Versorgung chronisch kranker Menschen eines besonderen Augenmerks auf die Entwicklung professionsbezogener Kulturkompetenz, die die Fragen der Körperwahrnehmung, der emotionalen und der sozialen Bedürfnisse chronisch kranker Menschen in ihrer durch Krankheit beeinflussten Lebenswelt zum Gegenstand hat. Dieses ist Grundlage multiprofessioneller kultursensibler Angebote und sollte als Bestandteil interprofessioneller Kooperation etabliert sein. Mit Bourdieu ist die Chance – vielleicht auch Aufgabe – insbesondere von Fachkräften zu erkennen, sich des eigenen Habitus bewusst zu werden (Habitussensibilität), um darüber eine reflektierte Handlungspraxis zu entwickeln. Sie kann dann dazu beitragen, die eigenen vertrauten protonormalistischen, weil bio-medizinischen Normvorstellungen in Frage zu stellen und lernend neue Erfahrungen zu machen, die ihrerseits einen selbstbestimmten Lebensstil resp. Habitus und darüber flexiblen Normalismus auszuprägen beginnen.

Literatur

Bourdieu P (2005) Die männliche Herrschaft. Suhrkamp, Frankfurt am Main
Bourdieu P (2015) Die verborgenen Mechanismen der Macht. VSA, Hamburg
Bourdieu P (2021) Die feinen Unterschiede. Kritik der gesellschaftlichen Urteilskraft, 28. Aufl. Suhrkamp, Frankfurt am Main
Foucault M (2016) Die Hauptwerke, 4. Aufl. Suhrkamp, Frankfurt am Main
Goffman E (1963) Stigma. Notes of management on spoiled Identity. Touchstone, New York
Link J (1997) Versuch über den Normalismus. Wie Normalität produziert wird. Westdeutscher Verlag, Wiesbaden
World Health Organisation (WHO) (2022) Health equity. https://www.who.int/health-topics/health-equity#tab=tab_1. Zugegriffen am 04.22.2022

38 Chronische Krankheit – eine familiale Angelegenheit

Christiane Knecht

Inhaltsverzeichnis

38.1	Familie(n) heute	325
38.2	Leben in einer Familie mit chronischer Krankheit	326
38.3	Familienzentrierung – Perspektiven für Deutschland	328
Literatur		329

38.1 Familie(n) heute

Mit der (Plurale Familien- und Lebensformen) „Pluralisierung familialer und nicht familialer Lebensformen" (Peuckert 2019, S. 18) verliert die traditionelle Familienkonstellation Vater, Mutter und Kind(er) ihre Vorrangstellung. Merkmale wie z. B. die lebenslange Ehe, Kind(er), ein gemeinsamer Haushalt, in dem die Frau die Verantwortung für die Care Arbeit und der Mann die Rolle des Ernährers übernehmen, kennzeichnen das gesellschaftliche Bild einer *Normalfamilie*. Alternative Familien- und Lebensformen, wie z. B. gleichgeschlechtliche Paarbeziehungen, Alleinerziehende, Patchworkfamilien oder Ehepartner:innen, die in einer Fernbeziehung in zwei Haushalten leben, ergänzen das Bild von Familie(n) heute (Nave-Herz 2019; Peuckert 2019). Im Widerspruch dazu stehen enggefasste Definitionen des Familienbegriffs, die solche modernen familialen und nicht familialen Arrangements möglicherweise sogar ausschließen (Nave-Herz 2019). Im Rekurs auf alle diese zuvor beschriebenen Familien- und Lebensformen lassen sich drei Attribute identifizieren, die Nave-Herz (2019, S. 16) als konstitutive Merkmale

C. Knecht (✉)
FH Münster, Fachbereich Gesundheit, Münster, Deutschland
E-Mail: knecht@fh-muenster.de

von Familie beschreibt: (1) „Reproduktions- und Sozialisationsfunktion", (2) „Kooperation und Solidarität" und (3) „Differenzierung von Generationen". Jurczyk (2014, S. 66) hebt zudem den Sorgeaspekt hervor und beschreibt Familie als ein System fürsorgebezogener Generationen- und Geschlechterbeziehungen, in dem Care Arbeit selbstverständlich übernommen wird. Mit diesen privaten und halböffentlichen Sorgeleistungen erbringt Familie zugleich einen unverzichtbaren gesellschaftlichen Beitrag (Jurczyk 2014). Bertram (2002) zeigt weitere Entwicklungen auf, die Aussagen über das Zusammenleben und die Beziehungen in Familien erlauben. Aufgrund der Alterung der Gesellschaft kann es heutzutage sein, dass z. B. ältere Familienmitglieder die Hochzeit von Enkelkindern oder das Aufwachsen von Urenkeln miterleben. Selbst wenn die Herkunftsfamilien und ihre Mitglieder nicht am selben Ort wohnen, bestehen Beziehungen in Familien fort und können aufrechterhalten werden. Aus beiden Entwicklungen leitet Bertram (2002, S. 517) das Konzept „multilokaler Mehrgenerationenfamilien" ab. Zugleich treffen damit in Familien heterogene Lebensführungen an verschiedensten Orten aufeinander, die Abstimmungs- und Aushandlungsarbeit insbesondere in Bezug auf die Aufrechterhaltung emotionaler und sozialer Verbundenheit erfordern, um Familie im Alltag praktisch lebbar zu machen (Schier 2009). Während die Deinstitutionalisierungsthese den Abschied von der klassischen Familie voraussagt, weisen andere Autor:innen auf den Wandel hin, der sich in Familienkulturen mit moderner Solidarität zeigt, die über „räumliche Distanzen und verwandtschaftliche Grenzen hinausreichen" (vgl. z. B. Peuckert 1991; Lüscher 1989; Lüscher und Schultheis 1993 zit. n. Backes 1998, S. 6–7). Jurczyk (2014) fragt daher, wie das Doing Family oder die aktive Herstellung von Familie praktisch realisiert werden kann, sodass Familien unter den heutigen Bedingungen überhaupt Sorge (Care) übernehmen können?

38.2   Leben in einer Familie mit chronischer Krankheit

Die zuvor beschriebenen Eigenschaften treffen nicht nur für Familien zu, die gesund sind, sondern gelten ebenso, wenn in Familien ein oder mehrere Mitglieder von chronischer Krankheit betroffen sind. Während eine valide Datengrundlage in Bezug auf chronische Erkrankungen fehlt, wurden im Jahr 2021 mit 2,55 Mio. mehr als die Hälfte der knapp 5 Mio. pflegebedürftigen Menschen in Deutschland überwiegend allein durch Familien versorgt, während weitere 1,05 Mio. durch Pflege- und Betreuungsdienste unterstützt wurden (Statistisches Bundesamt (Destatis) 2022). Dieser seit Jahren stabile Trend in der zweijährlich erscheinenden Pflegestatistik belegt für Deutschland nachdrücklich die Solidarität in Bezug auf die Übernahme von Pflegeverantwortung in Familien. Es wird jedoch nicht nur Care Arbeit selbstverständlich übernommen, sondern vielmehr wird Gesundheit positiv wie negativ in Familien geprägt (Büscher und Schnepp 2011). Chronische Krankheit ist damit eine familiale Angelegenheit, die nicht nur das Leben der betroffenen Person, sondern tatsächlich das ganze Familiengefüge mit seinen einzelnen Mitgliedern und ihren Beziehungen untereinander beeinflusst (Grypdonck 2005). In der Umkehr kann das bedeuten, dass Veränderungen in Bezug auf ein Mitglied wiederum Einfluss auf die chronische Krankheit und das Familiengeschehen haben. Die Bedeutung chronischer Krankheit und familiale Bewältigungshandlungen können folglich nur in diesem Kontext begriffen werden. Abgesehen von wenigen bundeslandspezifischen Initiativen, wie z. B. dem im Jahr 2019 in die Regelversorgung übergegangenen Modellprojekt Familiale Pflege (Lebeda et al. 2017) findet die Familienperspektive mit ihrem Erleben, ihrer Biografie, den familialen Rollen, Handlungen und Dynamiken nur punktuell und kaum systematisch Berücksichtigung in der professionellen pflegerischen Versorgung in Deutschland.

Auch der Fokus in den Sozialgesetzbüchern ist naturgemäß auf die betroffenen Personen gerichtet. Familiale Sorge beginnt jedoch, bevor andere (professionelle) Hilfen beteiligt werden und endet zugleich nicht, wenn sie beteiligt sind (Schnepp 2002). Pflegende Familien sind daher oftmals „stumme Leistungserbringer" (Schnepp 2006, S. 69) und es besteht das Risiko ihrer Instrumentalisierung. Insbesondere dann, wenn Pflege in Familien nicht als geteiltes Familienprojekt verstanden wird, sondern im Dual stattfindet, in dem eine Hauptpflegeperson die Sorgeaufgaben alleinverantwortlich übernimmt, kann die Belastung für diese Person enorm sein. Der Belastungsdiskurs zu pflegenden Angehörigen ist in Metaanalysen von Pinquart und Sörensen (2003, 2006, 2007, 2011) umfangreich beschrieben. Das Belastungserleben reicht z. B. von physischen, psychischen bis hin zu sozialen Auswirkungen. So sind pflegende Familien gesellschaftlich mit Ablehnung und sozialer Isolation konfrontiert. Rollen und Beziehungen innerhalb der Familie verändern sich. Das Leben und die Alltagsroutinen werden um die chronische Krankheit arrangiert. Einschätzungen in Bezug auf die Dauer von Pflegeverhältnissen fallen schwer und Pflegezeiten sind aufgrund der steigenden Lebenserwartungen heutzutage deutlich länger.

Das Pflegeverantwortung mit unterschiedlicher zeitlicher Inanspruchnahme einhergeht, das Belastungserleben variieren kann und pflegende Angehörige keine homogene Gruppe sind, zeigt auch die ZIPA Studie von Bohnet-Joschko (2020). Während die Befunde zuvor pflegende Angehörige als Risikogruppe labeln, muss familiale Pflege aber nicht per se mit Belastung einhergehen. Familiale Pflege kann im Sinne von Doing Family durchaus auch als gemeinsame Entwicklungsaufgabe verstanden werden, die mit neuer Sinnfindung einhergeht. Schnepp (2006) empfiehlt daher Belastungen zu identifizieren, sorgfältig einzuschätzen, zu verstehen und zu erklären, wie sie entstehen und wie Familien damit umgehen. Erst aus diesem Verständnis kann die Unterstützung von Familien gelingen. Corbin und Strauss (1991) haben Paarbeziehungen untersucht, in denen ein:e Partner:in von einer chronischen Krankheit betroffen und ein:e Partner:in gesund ist. Dass die Bewältigungshandlungen auf das durch die Krankheit irritierte Leben und nicht auf die chronische Krankheit selbst gerichtet ist, machen die Autor:innen mit dem Arbeitsbegriff und seinen drei Arbeitslinien (Krankheit, Alltag und Biografie) deutlich, die in Interaktion mit der Krankheitsverlaufskurve stehen. Nach der Manifestation der Erkrankung wechseln sich akute Phasen mit Krisen, Normalisierungsphasen und Abwärtsentwicklungen ab, wobei diese weniger in Institutionen des Gesundheitssystems stattfinden, vielmehr zuhause durch die Betroffenen selbst, ihre Familie und durch professionelle Pflege gestaltet werden. Pflege findet folglich in einer Dreiecksbeziehung statt. Twigg und Atkin (1994) beschreiben vier Rollen pflegender Angehöriger, aus denen unterschiedliche Rollenzuweisungen und -erwartungen professioneller Pflege in Bezug auf die informellen Helfenden resultieren:

1. Carer as resource: Im Fokus steht die betroffene Person. Informell Helfende werden als Ressource wahrgenommen, während die professionelle Pflege substituiert.
2. Carer as co-worker: Im Fokus stehen die betroffene Person und die informell Helfenden, wobei das Ziel die Verbindung beider Helfersysteme ist.
3. Carer as co-client: Im Fokus stehen die informellen Helfenden, die als zweite Zielgruppe professioneller Pflege betrachtet werden.
4. Superseded carer: Der Fokus liegt darauf, die Unabhängigkeit der betroffenen Person zu fördern und die Abhängigkeit von der pflegenden Familie zu verringern, aber die Beziehung aufrechtzuerhalten.

Die Perspektiven zwischen pflegenden Familien und professioneller Pflege unterscheiden sich erheblich und ihre kooperativen Beziehungen müssen ausgehandelt werden (Büscher 2007).

38.3 Familienzentrierung – Perspektiven für Deutschland

Das Erleben und die Perspektive von Angehörigen bilden den Ausgangspunkt für die familiale Pflege von Menschen mit chronischen Erkrankungen. Pflegende Familie gilt es daher, in ihrer Bedeutung anzuerkennen und diese nicht zu schmälern oder zu instrumentalisieren. Voraussetzung dafür ist eine Definition von Familie, die die heutigen pluralen Lebensformen einschließt und für die klinische pflegerische Versorgung nützlich ist. Wright und Leahey (2005, S. 60) schlagen daher eine weite Definition vor: „The family is who they say they are". Während andere Länder in der Etablierung familienzentrierter Pflege fortgeschritten sind, besteht für Deutschland Nachholbedarf. Professionell Pflegende müssen zur systematischen Begleitung von Familien, die bereit sind Pflegeverantwortung zu übernehmen, im Bereich von familienzentrierter Pflege ausgebildet werden und Kompetenzen erwerben. Das, was professionell Pflegende tun (können), ist gemeinsam mit der Familie zu sorgen. Dabei sind es die kleinen Interventionen, die als hilfreich wahrgenommen werden und kurzfristig Entlastung schaffen können, z. B. Respekt für die Einzigartigkeit der Familie zu entwickeln, Informationen zu teilen, die Familie in die Pflege einzubeziehen auf dem Level, wie es ihnen angenehm ist, offen zu kommunizieren und eine Pflege-Familien-Partnerschaft einzugehen. Im Sinne von *think family* gilt es daher, pflegende Familien als wichtige Adressat:innen zu denken.

Literatur

Backes GM (1998) Individualisierung und Pluralisierung der Lebensverhältnisse: Familie und Alter im Kontext der Modernisierung. Z Familienforsch 10(2):5–29

Bertram H (2002) Die multilokale Mehrgenerationenfamilie. Von der neolokalen Gattenfamilie zur multilokalen Mehrgenerationenfamilie. Berl J Soziol 12(4):517–529

Bohnet-Joschko S (Hrsg) (2020) Zielgruppenspezifische Unterstützungsangebote für pflegende Angehörige. Transferbericht, Witten

Büscher A (2007) Negotiating helpful action. A substantive theory on the relationship between formal and informal care. Doctoral dissertation, University of Tampere. https://trepo.tuni.fi/bitstream/handle/10024/67689/978-951-44-6843-8.pdf;sequence=1. Zugegriffen am 06.02.2024

Büscher A, Schnepp W (2011) Die Bedeutung von Familien in der pflegerischen Versorgung. In: Schaeffer D, Wingenfeld K (Hrsg) Handbuch Pflegewissenschaft. Juventa Verlag, Weinheim, S 469–487

Corbin JM, Strauss A (1991) A nursing model for chronic illness management based upon the trajectory framework. Sch Inq Nurs Pract 5(3):155–174

Grypdonck M (2005) Ein Modell zur Pflege chronisch Kranker. In: Seidl E, Walter I (Hrsg) Chronisch kranke Menschen in ihrem Alltag. Das Modell von Mieke Grypdonck bezogen auf Patientinnen nach Nierentransplantation. Pflegewissenschaft heute, Bd 8, S 15–60. Verlag Wilhelm Maudrich, Wien/München/Bern

Jurczyk K (2014) Familie als Herstellungsleistung. Hintergründe und Konturen einer neuen Perspektive auf Familie. In: Jurczyk K, Lange A, Thiessen B (Hrsg) Doing Family. Warum Familienleben heute nicht mehr selbstverständlich ist. Beltz Juventa, Weinheim/Basel, S 50–70

Lebeda D, Waterböhr J-W, Gröning K (2017) Die praktische Konzeption und die Instrumente im Modellprojekt „Familiale Pflege unter den Bedingungen der G-DRG". Bielefeld University, Studienbrief

Nave-Herz R (2019) Familienformen in Deutschland. In: Nave-Herz R (Hrsg) Familie heute. Wandel der Familienstrukturen und Folgen für die Erziehung. wbg academic, Darmstadt, S 14–30

Peuckert R (2019) Pluralisierung der Lebensformen. In: Peuckert R (Hrsg) Familienformen im sozialen Wandel. Springer VS, Wiesbaden, S 133–145

Pinquart M, Sörensen S (2003) Differences between caregivers and noncaregivers in psychological health and physical health: a meta-analysis. Psychol Aging 18(2):250–267

Pinquart M, Sörensen S (2006) Gender differences in caregiver stressors, social resources, and health: an updated meta-analysis. J Gerontol B Psychol Sci Soc Sci 61(1):33–45

Pinquart M, Sörensen S (2007) Correlates of physical health of informal caregivers: a meta-analysis. J Gerontol B Psychol Sci Soc Sci 62(2):126–137

Pinquart M, Sörensen S (2011) Spouses, adult children, and children-in-law as caregivers of older adults: a meta-analytic comparison. Psychol Aging 26(1):1–14

Schier M (2009) Räumliche Entgrenzung von Arbeit und Familie: Die Herstellung von Familie unter Bedingungen von Multilokalität. Informationen zur Raumentwicklung 1/2: 55–66. https://nbn-resolving.org/urn:nbn:de:0168-ssoar-65363-7. Zugegriffen am 06.02.2024

Schnepp W (2002) Einleitung. In: Schnepp W (Hrsg) Angehörige pflegen. Huber, Bern, S 6–12

Schnepp W (2006) Im Angesicht des Anderen: „Schützen müssen". Antrittsvorlesung am Lehrstuhl für familienorientierte und gemeindenahe Pflege, Institut für Pflegewissenschaft, Universität Witten/Herdecke. Pflege & Gesellschaft 11(1):61–76

Statistisches Bundesamt (Destatis) (2022) Pflegestatistik 2021. https://www.destatis.de/DE/Themen/Gesellschaft-Umwelt/Gesundheit/Pflege/_inhalt.html. Zugegriffen am 21.09.2023

Twigg J, Atkin K (1994) Carers perceived. Policy and practice in informal care. Open University Press, Maidenhead

Wright LM, Leahey M (2005) Nurses and families: a guide to family assessment and intervention. F.A. Davis, Philadelphia

Selbstbestimmtes Leben in der Häuslichkeit: Vielfalt Wohnformen

39

Kirstin Schütz

Inhaltsverzeichnis

39.1	Selbstbestimmtes Leben in der Häuslichkeit	331
39.2	Aushandlung des Versorgungsarrangements	332
39.3	Vielfalt Wohnformen	332
39.4	Wohnbedingungen sind entscheidend für Lebensqualität	333
39.5	Zahlen auf dem Prüfstand	334
39.6	Häuslichkeit neu denken	334
39.7	Demografischer Wandel – Wege zu neuen Wohnformen	335
Literatur		336

39.1 Selbstbestimmtes Leben in der Häuslichkeit

Die Versorgung chronisch kranker und häufig älterer Menschen findet in diversen institutionellen Kontexten statt. Unterschiedliche andauernde körperliche, geistige oder seelische Einschränkungen erfordern in der Regel eine dauerhafte Unterstützung, beziehungsweise bringen eine Pflegebedürftigkeit mit sich. Insbesondere die passende Wohnform kann hier entscheidend dazu beitragen, den Betroffenen Selbstständigkeit und eine möglichst hohe Lebensqualität zu bieten. Dabei ist es wichtig, die Erkrankten selbst in die Entscheidungsfindung miteinzubeziehen oder besser – sie zu befähigen eine eigene Wahl treffen zu können.

K. Schütz (✉)
Witten, Deutschland
E-Mail: Kirstin.Schuetz@uni-wh.de

© Der/die Autor(en), exklusiv lizenziert an Springer-Verlag GmbH, DE, ein Teil von Springer Nature 2024
D. Schmitz et al. (Hrsg.), *Chronic Care – Wissenschaft und Praxis*,
https://doi.org/10.1007/978-3-662-68415-3_39

39.2 Aushandlung des Versorgungsarrangements

Im Hinblick auf den institutionellen Kontext, beziehungsweise auf den Raum, in dem die Versorgung stattfindet, kann es sich um ganz unterschiedliche Versorgungssettings handeln. Hauptsächlich sind hier, wenn der Fokus auf der Wohnsituation liegt, stationäre und ambulante Settings zu nennen, die (siehe Beitrag 30) wiederum die Voraussetzung für die Versorgungsgestaltung darstellen und als komplexe Versorgungsarrangements gelten, die über das reine Pflegearrangement weit hinausgehen. Gerade die Komplexität eines Versorgungsarrangements erfordert die immerwährende Aushandlung der Versorgungsziele im Rahmen der Versorgungsplanung. Die an diesem Prozess beteiligten Akteur:innen sollten in erster Linie die Betroffenen selbst, deren Angehörige sowie Fachkräfte der Gesundheits- und Nichtgesundheitsberufe sein. Eine multiprofessionelle Zusammenarbeit ist daher von Vorteil. Auch wenn die Versorgungsziele in der Regel Prävention, Rehabilitation, Funktionserhalt, Lebensqualität sowie *End of Life Care* darstellen, so interpretieren die einzelnen Akteur:innen deren Ausgestaltung doch häufig ganz individuell aus der eigenen Perspektive heraus. Somit sollte diese Aushandlung immer auch einen Perspektivabgleich umfassen, der möglichst die Vorstellungen und Wünsche der Betroffenen in den Mittelpunkt stellt und deren Selbstbestimmung berücksichtigt. Insbesondere bei Menschen mit Demenz sollten Angehörige und Bezugspersonen frühzeitig erfragen, wie die Person versorgt werden möchte und welche Wohnform bevorzugt wird. Daher ist es ratsam, sich möglichst gemeinsam mit der erkrankten Person, einen Überblick über die Vielfalt der Wohnformen zu verschaffen und die Rahmenbedingungen des jeweiligen Wohnens im Blick zu haben. Sowohl stationäre als auch ambulante Einrichtungen, wie beispielsweise Wohngemeinschaften, bieten Interessent:innen häufig die Möglichkeit, die Räumlichkeiten zu besichtigen oder Probe zu wohnen. Die Partizipation der Betroffenen entlastet auch die Angehörigen bei einer späteren Entscheidung bezüglich der Pflege- und Wohnsituation. Eine fachliche Begleitung und Beratung seitens einer Wohnberatungsstelle, eines Seniorenbüros, eines Pflegestützpunktes oder der Alzheimer Gesellschaften kann in der Regel kostenfrei in Anspruch genommen werden. Offene Fragen zur Finanzierung oder zu Möglichkeiten der Unterstützung beim Verbleib im gewohnten Umfeld können so geklärt werden.

39.3 Vielfalt Wohnformen

Es gibt eine Vielfalt von gängigen Wohnformen, die sich in vollstationäre, teilstationäre und ambulante Settings aufteilen.

Die vollstationären Wohnformen, also die klassischen

- Senioren- beziehungsweise Altenpflegeheime
- Seniorenresidenzen

grenzen sich von der Vielzahl der teilstationären Angebote

- Betreutes Wohnen/Servicewohnen (Leistungen können bei Bedarf hinzu gebucht werden)
- Tagespflege, Nachtpflege
- Kurzzeitpflege, Verhinderungspflege

und ambulanten Wohnsettings ab. Dazu zählen:

- (Demenz-) Wohngemeinschaften (selbstorganisiert oder anbieterorganisiert)
- Mehrgenerationenhäuser
- die eigene Wohnung (Unterstützung durch Angehörige und/oder Pflegedienst)
- Wohnen bei Angehörigen.

39.4 Wohnbedingungen sind entscheidend für Lebensqualität

Bereits 2015 widmete sich der Pflege-Report *Pflege zwischen Heim und Häuslichkeit* (Teti 2015) der Bedeutung des Wohnens im höheren Alter. Denn gerade die Qualität des Wohnens ist ein entscheidender Faktor in Bezug auf Gesundheit, Wohlbefinden, Lebensqualität und Autonomie. Insbesondere ältere und erkrankte Menschen haben einen sehr viel kleineren Aktivitätsradius, dessen Fokus im heimischen Umfeld liegt, da ein Großteil dieser Personengruppe nicht oder nicht mehr berufstätig ist. Der Alltag spielt sich hauptsächlich im unmittelbaren Wohnbereich ab und die Menschen halten sich mehr als drei Viertel des Tages zu Hause auf. Somit hat das Wohnumfeld für chronisch Erkrankte einen sehr hohen Stellenwert.

Die objektiven Wohnbedingungen und das subjektive Wohnerleben haben Einfluss auf Lebenszufriedenheit und Selbstständigkeit. Gleichzeitig bilden die räumlich-sozialen Wohnbedingungen die Grundlage für Mobilität und gesellschaftliche Teilhabe. Anders gesagt, bieten optimierte Wohnbedingungen Chancen und erhalten Ressourcen, indem sie die Selbstständigkeit fördern und damit etwa eine Selbstversorgung ermöglichen. Defizitäre Wohnbedingungen hingegen schränken die Selbstständigkeit ein und bergen Risiken, die physische Folgen wie vermehrte Sturz- und Unfallgefahr aufgrund nicht ausreichender Barrierefreiheit mit sich bringen können. Auch soziale Folgen wie Isolation und Einsamkeit sind denkbar, die psychische Erkrankungen wie Depressionen und Ängste begünstigen können. Darüber hinaus wirken sich ungünstige Wohnbedingungen negativ auf das Pflegebedürftigkeitsrisiko aus und können einen erhöhten Bedarf an Hilfs- und Pflegeleistungen verursachen, indem sie zum Beispiel eine Selbstversorgung im häuslichen Umfeld verhindern. Somit bildet die Lebensqualität mit all ihren Facetten perspektivisch einen elementaren Faktor in Bezug auf die Auswahlmöglichkeit von Wohnformen für chronisch kranke Menschen.

39.5 Zahlen auf dem Prüfstand

Laut Angaben des Statistischen Bundesamtes sind 2021 etwa 4,96 Mio. Menschen im Sinne des SGB XI pflegebedürftig. Im Vergleich zu 2011 (2,5 Mio.) haben sich die Zahlen nahezu verdoppelt. Insbesondere seit der Erweiterung des Pflegebedürftigkeitsbegriffs im Zuge des zweiten Pflegestärkungsgesetzes (2017) sind die Zahlen sprunghaft angestiegen. Eine stärkere Bewertung demenzieller Erkrankungen spiegelt sich hier wider. Perspektivisch wird die Zahl der Pflegebedürftigen auch in Zukunft steigen, sodass für das Jahr 2050 von 6,5 Mio. ausgegangen wird. Ebenso steigt die Zahl der über 80-jährigen Personen. Während für 2020 noch 5,7 Mio. verzeichnet sind, gehen Statistiker:innen für 2050 von fast 10 Mio. Menschen über 80 aus.

Von diesen aktuell fast fünf Millionen Pflegebedürftigen werden 16 % vollstationär betreut. Der Großteil mit 84 % lebt zu Hause bzw. in einer als Häuslichkeit bezeichneten Umgebung. Ausgehend von den Zahlen der Menschen, die zu Hause versorgt werden, stemmen die Angehörigen etwa 70 % der Pflege und Betreuung allein. Somit ist die Gruppe der pflegenden Angehörigen, also der informell Pflegenden sehr hoch und Pflege ohne diese Menschen kaum noch denkbar (Brandt 2022; Janson 2022).

39.6 Häuslichkeit neu denken

Rüsing (2020) spricht sich dafür aus, die Zahlen des Statistischen Bundesamtes neu zu betrachten und gleichzeitig die Frage zu stellen, ob die Menschen wirklich so leben wollen, wie sie leben. Das bedeutet demnach, ob die Forderung der Gesundheitspolitik *ambulant vor stationär*, die sich aus dem Leitgedanken des neuen Pflegestärkungsgesetzes ableitet, tatsächlich die Vorstellungen der Bevölkerung im Hinblick auf das Leben im Alter berücksichtigt.

Bei seiner kritischen Betrachtung greift Rüsing zurück auf die Ergebnisse der repräsentativen Studie von Spangenberg (2013), die sich mit Altersbildern und Alterswünschen beschäftigt hat. Befragt wurden Menschen zwischen 14 und 97 Jahren. Speziell die Gruppe der 45 bis 97-Jährigen sollte Angaben darüber machen, wie und vor allem wo sie im Alter bei Pflegebedürftigkeit wohnen wollen. 66 % der Befragten wünschen sich den Verbleib in der eigenen Wohnung und würden bei Bedarf gerne einen ambulanten Pflegedienst hinzuziehen. 20 % können sich ein Leben in einem so genannten neuen Wohnkonzept vorstellen, wie betreutem Wohnen, Wohnen in einer Wohngemeinschaft oder in einem Mehrgenerationenhaus. Für den Umzug in ein klassisches Altenheim würden sich, laut der Studie, lediglich 5 % der Befragten entscheiden.

Diese Ergebnisse seien teilweise zu erwarten gewesen, aber in einem entscheidenden Punkt auch überraschend. Während die Zahl der Menschen, die sich ein Leben in einer stationären Einrichtung vorstellen kann auf nur 5 % beläuft, gibt es überraschender Weise nur einen weiteren Ort, der ebenso unbeliebt ist: das Wohnen bei den eigenen Angehörigen. Nur 5 % der Befragten wünscht sich ein Leben bei den Kindern beziehungsweise den

Angehörigen. Rüsing betont, dass die meisten Menschen im Falle einer Pflegebedürftigkeit in ihrer eigenen Wohnung bleiben möchten, nicht aber in die Wohnung der Angehörigen ziehen wollen. Beide Wohnsituationen werden als Häuslichkeit bezeichnet, aber dennoch von den Befragten komplett anders bewertet.

Gerade im Zusammenhang mit der Wohnsituation pflegebedürftiger Menschen ist der Begriff der Häuslichkeit in den unterschiedlichsten Kontexten sehr gebräuchlich. Rüsing empfindet diese Verwendung als diffus und irreführend. Er fordert hier ein Umdenken, denn interessant ist, dass das Statistische Bundesamt alles unter Häuslichkeit fasst, was nicht stationär ist. Darunter fallen auch jegliches Wohnen in einem Privathaushalt, welcher aber nicht der eigene sein muss. Für die Betroffenen bedeutet Häuslichkeit in der Regel aber die Wohnung, das Wohnumfeld in dem sie immer gelebt haben, also die eigene Wohnung, und nicht die Versorgung in der häuslichen Umgebung der Angehörigen.

Somit ist die eigene Perspektive auf ein Leben in der Häuslichkeit komplett anders, als es die Zahlen des Statistischen Bundesamtes darstellen. Ebenso geht die Forderung ambulant vor stationär nicht mit den Wünschen der Befragten einher, wenn ambulant, beziehungsweise häuslich alles abbildet, was nicht stationär ist. Rüsing sieht hier dringenden Handlungsbedarf, da diese offiziellen Zahlen häufig von Politik und Presse verwendet werden. Der Begriff der Häuslichkeit muss neu gefasst werden, um die Selbstbestimmung der Erkrankten zu gewährleisten.

39.7 Demografischer Wandel – Wege zu neuen Wohnformen

Zusammenfassend kann festgehalten werden, dass das Gelingen selbstbestimmten Lebens in einem möglichst frei gewählten Wohnumfeld Rahmenbedingungen unterliegt, die sich förderlich oder auch hinderlich auswirken können. Ob es sich dabei um eine als Häuslichkeit definierte Umgebung handeln muss, bleibt offen. Entscheidend ist vielmehr die Möglichkeit der Partizipation der Betroffenen bei der Entscheidungsfindung. Die zunächst hinderlichen Rahmenbedingungen sind geprägt vom Fachkräftemangel und einer damit einhergehenden oft unzureichenden Versorgungssituation, die aufgrund des demografischen Wandels und einer damit verbundenen höheren Pflegebedürftigkeit perspektivisch immer weiter voranschreitet und das Gesundheitssystem belastet. Gleichzeitig eröffnen sich so neue Perspektiven auf das Leben im Alter, da die kommende Generation, die so genannten Baby-Boomer, eine andere Akzeptanz gegenüber alternativen Wohnformen, wie Wohngemeinschaften, Mehrgenerationenhäusern oder Servicewohnen mitbringt. Dieser Perspektivwechsel ermöglicht den Blick auf die förderlichen Rahmenbedingungen des Wohnens mit einer chronischen Erkrankung. Die Teilhabe Betroffener, die auf gesundheitspolitischer Ebene bereits durch gesetzliche Bestimmungen (beispielsweise durch das Wohn- und Teilhabegesetz oder die Vorgaben zur Teilhabe im SGB IX) verankert ist, sollte zukünftig regelhaft umgesetzt werden. Dies kann durch eine multiprofessionelle Zusammenarbeit im Rahmen der Gestaltung eines Versorgungsarrangements realisiert werden. Eine umfassende und frühzeitige Aufklärung über die Vielfalt der

Möglichkeiten selbstbestimmten Wohnens sollte Betroffenen und Angehörigen stets offenstehen. Politik und Gesellschaft sollten die bereits bestehenden Strukturen der Quartiersarbeit und der Stadtteilentwicklung fortführen, erweitern und für ein barrierefreies und lebenswertes Umfeld sorgen, das auch im Alter für Menschen mit Einschränkungen Sicherheit und Lebensqualität bietet.

Literatur

Brandt M (2022) Fast 5 Millionen Pflegebedürftige. https://de-statista-com.uni-wh.idm.oclc.org/infografik/7593/anzahl-der-pflegebeduerftigen-in-deutschland/. Zugegriffen am 31.05.2023

Janson M (2022) Pflegerepublik Deutschland. https://de-statista-com.uni-wh.idm.oclc.org/infografik/26535/anzahl-der-pflegebeduerftigen-und-ueber-80-jaehrigen-in-deutschland/. Zugegriffen am 31.05.2023

Rüsing D (2020) „Häuslichkeit" ist nicht immer „zu Hause"! https://www.dzla.de/zu-hause-ist-nicht-gleich-zu-hause/. Zugegriffen am 02.05.2023

Spangenberg L, Glaesmer H, Brähler E, Kersting A, Strauß B (2013) Nachdenken über das Wohnen im Alter. Z Gerontol Geriatr 46:251–259. https://doi.org/10.1007/s00391-012-0363-x

Teti A (2015) Wohnen im Alter: Versorgungsformen in der Pflege. In: Jacobs K, Kuhlmey A, Greß S, Schwinger A (Hrsg) Pflege-Report 2015: Pflege zwischen Heim und Häuslichkeit. Schattauer, Stuttgart, S 15–26

Haushaltsbezogene Dienstleistungen für ein selbstbestimmtes Leben

40

Ulrike Pfannes und Pirjo Susanne Schack

Inhaltsverzeichnis

40.1	Hintergrund	338
40.2	Die Bedeutung haushaltsbezogener Dienstleistungen	338
40.3	Charakteristika von Haushaltsarbeit und Möglichkeiten und Grenzen der Vergabe	338
	40.3.1 Arbeit im Haushalt: Führung und Ausführung	339
	40.3.2 Ordnungsprinzipien in Haushalten und Barrieren für die Inanspruchnahme von haushaltsbezogenen Dienstleistungen	339
	40.3.3 Anforderungen an haushaltsbezogene Dienstleistungen	340
40.4	Partizipation und Selbstbestimmung durch hauswirtschaftliche Betreuung	340
40.5	Der Markt für haushaltsbezogene Dienstleistungen	340
	40.5.1 Haushaltsbezogene Dienstleistungen – Typen von Anbietern	341
	40.5.2 Haushalte in der Rolle von Arbeitgebern oder als Auftraggeber eines Dienstleistungsunternehmens	341
	40.5.3 Finanzierung von haushaltsbezogenen Dienstleistungen	342
40.6	Qualität bei haushaltsbezogenen Dienstleistungen	342
40.7	Versorgungsarrangements	343
40.8	Professionsübergreifende Ansätze der Zusammenarbeit	344
40.9	Fazit und Schlussbetrachtung	344
Literatur		344

U. Pfannes (✉)
HAW Hamburg, Department Ökotrophologie, Professorin für Verpflegungs- und Versorgungsmanagement, Hamburg, Deutschland
E-Mail: ulrike.pfannes@haw-hamburg.de

P. S. Schack
FH Münster, Fachbereich Oecotrophologie-Facility Management, Professorin für Haushalts- und Dienstleistungsmanagement, Münster, Deutschland
E-Mail: schack@fh-muenster.de

© Der/die Autor(en), exklusiv lizenziert an Springer-Verlag GmbH, DE, ein Teil von Springer Nature 2024
D. Schmitz et al. (Hrsg.), *Chronic Care – Wissenschaft und Praxis*,
https://doi.org/10.1007/978-3-662-68415-3_40

40.1 Hintergrund

Als Folge von chronischen Erkrankungen kann es zu einem Bedarf an Unterstützung auch in der alltäglichen Versorgung kommen, (oft) lange bevor es einen „offiziellen" Pflegebedarf nach PflegeVG gibt. Dieser Beitrag aus der Perspektive der Haushaltswissenschaft/Oecotrophologie will die Bedeutung der alltäglichen hauswirtschaftlichen Versorgung für die Lebensqualität aufzeigen.

40.2 Die Bedeutung haushaltsbezogener Dienstleistungen

Haushaltsarbeit und HDL haben auf individueller und gesellschaftlicher Ebene große Bedeutung für ein gutes Leben:

- Auf individueller Ebene geht es u. a. um die Sicherheit, versorgt zu sein, um persönliches Wohlbefinden, Lebensqualität und um Entlastung von Alltagsaufgaben, ggf. auch der Angehörigen.
- Auf gesellschaftliche Ebene geht es um Präventions- und Finanzierungsaspekte: u. a. Herausschieben von Pflegebedürftigkeit und eines stationären Aufenthaltes.

HDL können auch als komplementäre Dienstleistung u. a. zur Pflege angesehen werden und schaffen eine tragfähige Alltagsbasis (Maier-Gräwe 2013). Nicht selten liegt der Umfang der hauswirtschaftlichen Tätigkeiten deutlich über dem pflegerischen Aufwand (Heinemann-Knoch et al. 2006).

▶ **Definition haushaltsbezogener Dienstleistungen** *Haushaltsbezogene Dienstleistungen (HDL) sind personen- und/oder sachbezogene Leistungen, die notwendig sind, damit Menschen mit Hilfebedarf den Alltag in der privaten Häuslichkeit bewältigen können: Sie dienen der Entlastung, Unterstützung, Teilhabe und Selbstbestimmung. HDL werden von Nicht-Haushaltsmitgliedern i. d. R. gegen Entgelt erbracht.* (Pfannes und Schack 2014, S. 20)

40.3 Charakteristika von Haushaltsarbeit und Möglichkeiten und Grenzen der Vergabe

Wohnen und die private Haushaltsführung dienen nicht nur der Befriedigung der Grundbedürfnisse, sondern auch der Kultur des Zusammenlebens und der Persönlichkeitsentfaltung (Schweitzer 1991). In diesem Verständnis wirkt Haushaltsarbeit in viele Aspekte der Lebensqualität hinein und schafft Wohlbefinden. Haushaltsarbeit ist Arbeit und Fürsorge zugleich und sie ist lebensnotwendig.

40.3.1 Arbeit im Haushalt: Führung und Ausführung

Haushaltsarbeit lässt sich gliedern in Haushaltführung (-management) und ausführende Tätigkeiten. Haushaltsführung ist dabei Voraussetzung der ausführenden Tätigkeiten. Sowohl die Fähigkeit zur Haushaltsführung als auch die zur Ausführung können bei Erkrankungen eingeschränkt sein. Werden ausführende Tätigkeiten vergeben, bleibt das Haushaltsmanagement weiterhin bei der haushaltsführenden Person. Wenn das nicht möglich ist (z. B. bei Demenz) muss dies auf eine andere berechtigte Person, wie Familienangehörige oder gesetzliche Betreuer:in übertragen werden. Abb. 40.1 illustriert den Sachverhalt.

40.3.2 Ordnungsprinzipien in Haushalten und Barrieren für die Inanspruchnahme von haushaltsbezogenen Dienstleistungen

Typisch für private Haushalte ist, dass sie ihre eigenen Ordnungsprinzipien haben. Bei Vergabe von HDL wird erwartet, dass die Dinge so gemacht werden, wie man sie selbst macht. Dabei kann die Kommunikation herausfordernd sein, da dieser individuelle Haushaltsstil oftmals als Habitus (siehe Beitrag 37) unbewusst praktiziert wird (Deeken 2009).

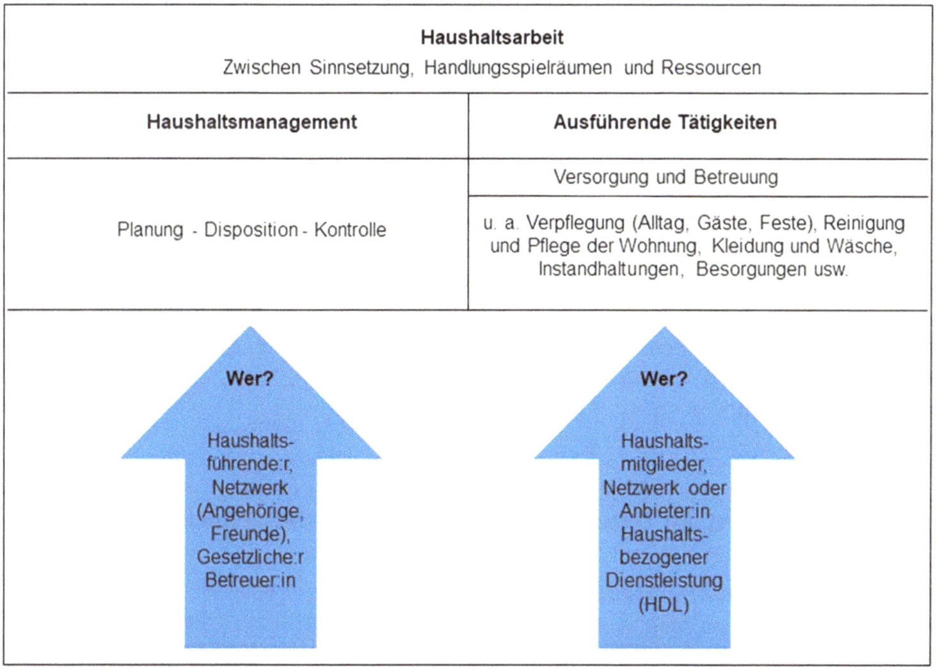

Haushaltsarbeit	
Zwischen Sinnsetzung, Handlungsspielräumen und Ressourcen	
Haushaltsmanagement	Ausführende Tätigkeiten
	Versorgung und Betreuung
Planung - Disposition - Kontrolle	u. a. Verpflegung (Alltag, Gäste, Feste), Reinigung und Pflege der Wohnung, Kleidung und Wäsche, Instandhaltungen, Besorgungen usw.
Wer? Haushaltsführende:r, Netzwerk (Angehörige, Freunde), Gesetzliche:r Betreuer:in	**Wer?** Haushaltsmitglieder, Netzwerk oder Anbieter:in Haushaltsbezogener Dienstleistung (HDL)

Abb. 40.1 Haushaltsarbeit – zwischen Management und Ausführung. (Pfannes und Schack 2014a, S. 19)

In der Privatheit, Individualität und Emotionalität der Haushaltsarbeit liegen Ursachen für typische Barrieren, HDL in Anspruch zu nehmen. Hohe Barrieren sind fremde Personen in den eigenen Haushalt zu lassen und die Finanzierbarkeit. Daher wird i. d. R. nur dann auf professionelle Angebote zurückgegriffen, wenn Unterstützungsmöglichkeiten aus dem Umfeld (z. B. Familie) fehlen.

40.3.3 Anforderungen an haushaltsbezogene Dienstleistungen

Aus diesen Charakteristika des privaten Haushalts lassen sich Anforderungen für die Erbringung professioneller HDL ableiten:

- Hürden in Bezug auf Privatheit, Individualität, Emotionalität, Finanzierbarkeit sowie Schamgrenzen bei Hilfebedarf wahrnehmen und respektieren
- Auf individuelle Lebensstile, Ordnungsprinzipien und Anspruchsniveaus einstellen
- Bedeutung der Fürsorge- und Beziehungsaspekte beachten
- Mit Angehörigen und ggf. anderen Berufsgruppen abstimmen
- Bewusstsein, dass die Beauftragung von HDL eine Haushaltsführungsaufgabe ist und durch die chronisch erkrankte Person selbst oder durch eine dazu berechtigte Person erfolgen muss.

40.4 Partizipation und Selbstbestimmung durch hauswirtschaftliche Betreuung

Hauswirtschaftliche Betreuung befähigt Menschen mit Hilfebedarf, Alltagsaufgaben so eigenständig wie möglich wahrzunehmen (dgh 2012). Sie ist gemeinsames sinnstiftendes Handeln, das die eigene Versorgung gewährleistet und Fähigkeiten und Fertigkeiten erhält und fördert. Sie kann sich grundsätzlich sowohl auf die Haushaltsführung als auch auf die Ausführung beziehen. Der Grad der Beteiligung der betreuten Personen lässt sich differenziert strukturieren (Feulner und Pfannes 2014). Somit unterscheidet sich hauswirtschaftliche Betreuung von Konzepten der *Beschäftigung* und *Aktivierung* (Schmidt und Döble 2010), die i. d. R. nicht mit der Versorgung gekoppelt sind.

40.5 Der Markt für haushaltsbezogene Dienstleistungen

Marktaspekte von HDL betreffen die Typen von Anbietern, private Haushalte als Arbeitgeber und die Finanzierung.

40.5.1 Haushaltsbezogene Dienstleistungen – Typen von Anbietern

Es gibt verschiedene Gruppen legaler Anbieter von haushaltsbezogenen Dienstleistungen, die i. d. R. ausführende Aufgaben anbieten:

- Haushaltsnahe Dienstleistungsunternehmen/Haushaltsservice bieten ein breites Spektrum an HDL an, z. B. Raumpflege, Fensterreinigung, Wäschepflege, (Kinder- und Senioren-)Betreuung, Einkaufsgänge, Begleitungen, Leistungen rund um Essen und Trinken. Diese Leistungen richten sich auch an Zielgruppen ohne Hilfebedarf.
- Pflegedienste/Sozialstationen/Soziale Dienste bieten ergänzend HDL für Menschen mit Hilfe- und Pflegebedarf an, häufig finanziert über die Pflegeversicherung.
- Unternehmen mit einem Schwerpunkt Gebäudereiniger, übernehmen als Einzelleistung auch die Reinigung in privaten Haushalten.
- Unternehmen mit handwerklichem Schwerpunkt, bieten z. B. Hausmeisterdienste, Winterdienste, Gartendienste.

HDL werden meist von kleinen Einzelunternehmen angeboten. Am häufigsten wird die Wohnungsreinigung nachgefragt; nach Bedarf ergänzt um Wäschewaschen, Bügeln, Einkaufen, Kochen etc. (BMFSFJ 2012).

Legale Anbieter von HDL konkurrieren intensiv mit illegalen Anbietern. Die Schwarzmarktquote bei Haushaltshilfen in Deutschland wird auf 88 % geschätzt (Enste 2019). Dabei profitieren Anbietende und Nachfragende von der Schwarzarbeit, da beide Seiten kurzfristig finanzielle Vorteile sehen. Dabei werden die objektiven Risiken der Schwarzarbeit auf beiden Seiten oft ignoriert: aufseiten der Haushalte z. B. die Haftung für Arbeitsunfälle, aufseiten der Haushaltshilfe das (längerfristige) Fehlen der sozialen Absicherung, z. B. bei Krankheit oder Kündigungsschutz (Pfannes und Schack 2014). Es kann davon ausgegangen werden, dass ohne politische Maßnahmen (z. B. durch Gutscheinsysteme, steuerliche Vorteile, Subventionen) eine Legalisierung des Marktes für haushaltsbezogene Dienstleistungen nur schwer gelingen kann (Prognos 2012).

Eine Herausforderung ist auch der Mangel an (qualifizierten) Arbeitskräften für HDL. Das Kompetenzzentrum für Professionalisierung und Qualitätssicherung Haushaltsnaher Dienstleistungen (PQHD) hat u. a. Konzepte zur Qualifizierung erarbeitet (Hochschule Fulda 2021).

40.5.2 Haushalte in der Rolle von Arbeitgebern oder als Auftraggeber eines Dienstleistungsunternehmens

Der Haushalt kann entweder selbst als Arbeitgeber agieren (z. B. Mini-Job) oder er beauftragt ein Dienstleistungsunternehmen. Bei HDL sind oft Angehörige die Auftraggeber, die auch die Ergebnisse prüfen. Die Alltagsanforderungen der auftraggebenden Angehörigen können sich aber (deutlich) von denen der chronisch Kranken unterscheiden und damit zu widersprüchlichen Aufträgen bzw. Arbeitsanweisungen bei den Dienstleistern führen.

HDL haben fast immer neben dem Versorgungsaspekt einen Kommunikations- und Beziehungsaspekt, auch wenn dieser nicht explizit als Leistung vereinbart ist. Gegebenenfalls möchten sich chronisch Erkrankte einfach gerne mal unterhalten. In diesem Fall geht diese Betreuungsleistung ggf. auf Kosten der Ausführungsarbeit.

40.5.3 Finanzierung von haushaltsbezogenen Dienstleistungen

Bei der Finanzierung ist zu beachten, dass es sich bei HDL i. d. R. um eine regelmäßige Nachfrage handelt, die sich mit der Zeit nicht selten ausweitet. So fallen selbst bei niedrigen Stundensätzen monatliche Kosten an, die die Betroffenen oft nicht tragen können.

Legal erbrachte HDL können bis zu einem Höchstbetrag steuerlich abgesetzt werden. Bei akuter, schwerer Krankheit der haushaltsführenden Person kann eine Haushaltshilfe bis zu vier Wochen über die Krankenkasse finanziert werden, wenn es keine andere Person im Haushalt gibt, die z. B. Kinder oder Pflegebedürftige versorgen kann. Für Pflegebedürftige ab Pflegestufe 1 kann der Entlastungsbetrag von 125 € pro Monat für die Inanspruchnahme von HDL zertifizierter Anbieter genutzt werden. Die Beauftragung und Nutzung solcher finanziellen Unterstützungsmöglichkeiten ist Teil des Haushaltsmanagements.

40.6 Qualität bei haushaltsbezogenen Dienstleistungen

Bei HDL sehen Kund:innen übereinstimmend – neben dem Preis – die Qualität als Schlüsselfaktor. Als Qualitätsmerkmale nennen sie insbesondere: Zuverlässigkeit, Vertrauenswürdigkeit, Kontinuität, Einfühlungsvermögen, Flexibilität und Fachkompetenz (Prognos 2012). Standards und Qualifizierung werden von HDL-Anbietern als Instrumente genutzt, um die gewünschte Qualität zu gewährleisten.

Folgende Institutionen haben fachliche Hilfestellungen für HDL bzw. haushaltsnahe Dienstleistungen publiziert, die als freier Download zur Verfügung stehen:

- BMWi – Bundesministerium für Wirtschaft (2015)
- DIN – Deutsches Institut für Normung (2015 und 2018)
- KoHW – Kompetenzzentrum Hauswirtschaft, Bayern (2020)
- Innovations- und Kompetenzzentrum Hauswirtschaft Baden-Württemberg (2021a, b)
- Auch Verbraucherzentralen stellen Informationen zur Beauftragung von HDL zur Verfügung (Verbraucherzentrale o. J.).

Für Qualifizierungsaktivitäten kann der Referenzrahmen „Modulare (Teil)Qualifizierung für haushaltsnahe Dienstleistungen und Hauswirtschaft" genutzt werden (PQHD und dgh 2020).

40.7 Versorgungsarrangements

Arrangements, die Alltagsversorgung gewährleisten und Selbstbestimmung und Teilhabe ermöglichen, sind zentral für die Lebensqualität. Nicht die Optimierung einzelner Leistungen ist relevant, sondern die Verknüpfung zu einem passgenauen, abgestimmten alltagstauglichen Hilfe-Mix ist entscheidend.

Abb. 40.2 illustriert, dass bei zunehmendem Hilfebedarf ein Kontinuum entsteht, in dem die (barrierefreie) Wohnumwelt, die Alltagsversorgung mit HDL und weiteren Leistungen etc. ineinandergreifen. Ergänzt wird dies durch eine wohnortnahe Infrastruktur und Möglichkeiten zu Teilhabe sowie Informations- und Beratungsdienstleistungen. Dem familialen Netzwerk kommt dabei i. d. R. eine tragende Rolle zu.

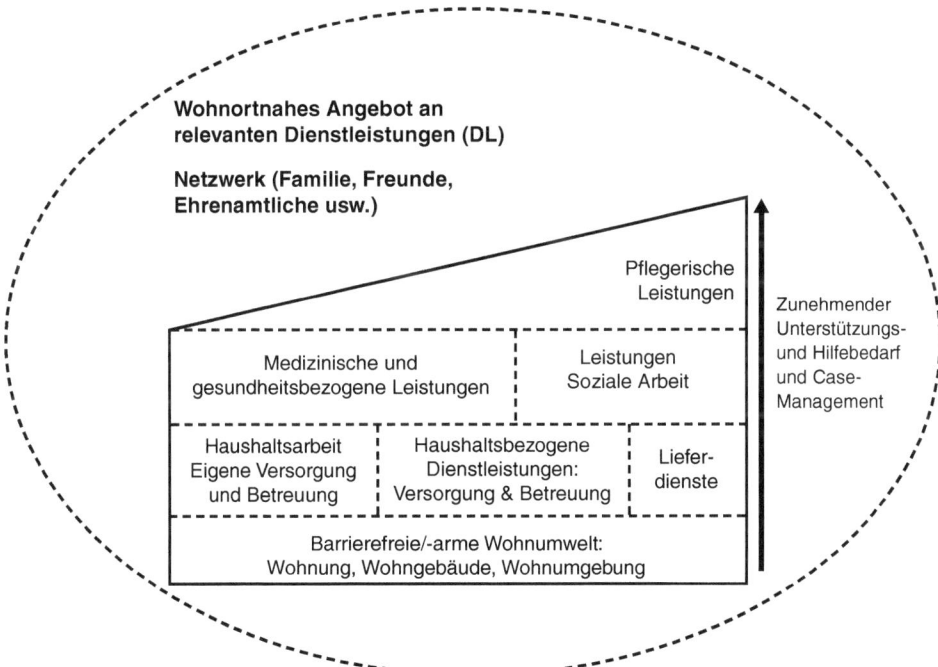

Abb. 40.2 Versorgungsarrangements für chronisch Kranke: ein Kontinuum verschiedener Unterstützungsleistungen. (In Anlehnung an Pfannes und Schack 2014, S. 94)

40.8 Professionsübergreifende Ansätze der Zusammenarbeit

Hauswirtschaft ist Sorgearbeit, damit gehören hauswirtschaftliche Berufe zu den SAHGE-Berufen (SA: Soziale Arbeit, H: Hauswirtschaft/haushaltsnahe Dienstleistungen, G: Gesundheitsberufe, Berufe der Pflege, E: Erziehungsberufe) (Gutachten Sachverständigenkommission 2017). Deren professionelle Merkmale und Haltungen können eine gemeinsame Grundlage für die Zusammenarbeit bilden (DHWiR 2021).

Mit Blick auf die Nahtstellen zwischen Pflege und Hauswirtschaft kann an das AEDL-Pflegemodell (Aktivitäten und existenzielle Erfahrungen des Lebens) angeknüpft werden. Maier-Ruppert (1996) hat differenziert dargelegt, wie sich Hauswirtschaft mit dem AEDL-Modell verknüpfen lässt.

Daneben werden bei HDL und bei der hauswirtschaftlichen Betreuung der Ansatz der Ressourcenorientierung wie in der Pädagogik und der sozialen Arbeit genutzt (Feulner und Simpfendörfer 2006).

Weiterhin ist Biografiearbeit auch im Feld von Hauswirtschaft ein Ansatz, um zu einem besseren Verständnis für die Anliegen der Menschen zu kommen (dgh 2009).

Auf Basis dieser Ansätze lassen sich Anknüpfungspunkte für eine berufsübergreifende Zusammenarbeit und Wertschätzung entwickeln. Die Grenzen zwischen Versorgung, Betreuung/Assistenz/Begleitung und Pflege in der privaten Häuslichkeit sind fließend. Eine Vernetzung und interprofessionelle Zusammenarbeit der verschiedenen Berufsgruppen liegt im Interesse der chronisch Kranken.

40.9 Fazit und Schlussbetrachtung

Für ein selbstbestimmtes Leben von Menschen mit chronischen Erkrankungen kommen HDL eine zentrale Rolle zu: Eine zuverlässige Alltagsversorgung – als Teil eines Versorgungsarrangements – ist eine wichtige Basis der Lebensqualität. Die Nutzung von HDL hat dabei aktuell eine Reihe struktureller Herausforderungen (z. B. die Marktsituation, Finanzierung, Wertschätzung).

Oecotrophologie und Haushaltswissenschaft leisten mit ihrer Expertise für den Alltag von Menschen einen zentralen Beitrag zur Transdisziplinarität von Cronic Care.

Literatur

BMFSFJ – Bundesministerium für Familien, Senioren, Frauen und Jugend (2012) Anbieter haushaltsnaher Dienstleistungen in Deutschland – Angebotsbedingungen, Strukturen, Perspektiven, Berlin. https://www.bmfsj.de/resource/blob/93264/1a03566d76745fa7cb4e02ff97a212d9/anbieter-haushaltsnaher-dienstleistungen-in-deutschland-data.pdf. Zugegriffen am 17.05.2023

BMWi – Bundesministerium für Wirtschaft und Energie (Hrsg) (2015) Qualitätssicherung für haushaltsnahe Dienstleistungen – Checkliste für Anbieter. Eine Arbeitshilfe für Anbieter haushaltsnaher Dienstleistungen. https://www.bmwk.de/Redaktion/DE/Downloads/P-R/

qualitaetssicherung-fuer-haushaltsnahe-dienstleistungen-checkliste-fuer-anbieter.pdf?__blob=publicationFile&v=5. Zugegriffen am 17.05.2023

Deeken (2009) Eigenerstellung oder Fremdvergabe von Versorgungsdienstleistungen im Alter. Baltmannsweiler

dgh – Deutsche Gesellschaft für Hauswirtschaft e. V. (Hrsg) (2009) Biografiearbeit in der bewohnerorientierten Hauswirtschaft. https://www.dghev.de/fileadmin/user_upload/HW_Biografie_Fragebogen.pdf. Zugegriffen am 17.05.2023

dgh – Deutsche Gesellschaft für Hauswirtschaft e. V. (Hrsg) (2012) Den Alltag leben! Hauswirtschaftliche Betreuung. Ein innovativer Weg für soziale Einrichtungen und Dienste, dgh, Osnabrück

DHWiR – Deutscher Hauswirtschaftsrat e. V. (Hrsg) (2021) Arbeitspapier – Beschreibung der gemeinsamen Merkmale und Haltungen der Professionen der SAHGE-Berufe. https://www.dghev.de/fileadmin/user_upload/News/21-10-29Arbeitspapier_SAHGE.pdf. Zugegriffen am 17.05.2023

DIN SPEC 77003 (2015) Information, Beratung und Vermittlung von Personen- und haushaltsnahen Dienstleistungen, Berlin

DIN SPEC 77004 (2018) Personen- und haushaltsbezogene Dienstleistungen – Dienstleistungserbringung, Berlin

Enste D (2019) Haushaltshilfe: Keine Entlastung in Sicht. Institut der deutschen Wirtschaft (Hrsg), IW-Kurzbericht Nr. 42, Juli 2019

Feulner M, Pfannes U (2014) Hauswirtschaftliche Betreuung – ein partizipatives Konzept für nachhaltiges Handeln. In: Hauswirtschaft und Wissenschaft (HuW) 1/2014, S 7–19. https://www.dghev.de/fileadmin/user_upload/HuW_2014_Heft_1_Feulner_Artikel.pdf. Zugegriffen am 17.05.2023

Feulner M, Simpfendörfer D (2006) Soziale Dienste – den Alltag bewältigen. Handwerk und Technik, Hamburg

Heinemann-Knoch M, Knoch T, Korte E (2006) Invested time in private care: estimated by people in need of help and care and their private caregivers. Z Gerontol Geriatr 39:413–417

Hochschule Fulda (Hrsg) (2021) Wahrnehmung haushaltsnaher Dienstleistungen. https://www.hs-fulda.de/fileadmin/user_upload/FB_Oe/PQHD/Bericht_Studie_Haushaltsnahe_Dienstleistungen_Endf_22.12.21.pdf. Zugegriffen am 17.05.2023

Innovations- und Kompetenzzentrum Hauswirtschaft Baden-Württemberg (Hrsg) (2021a) Qualitätsstandards für haushaltsnahe Dienstleistungen – Perspektive der Nutzenden, Stuttgart. https://jimdo-storage.global.ssl.fastly.net/file/2a388222-7d45-4603-bd33-9929b0836ba5/Qualit%C3%A4tsstandards%20f%C3%BCr%20hnDL%20in%20BW_Kundinnen_01.21.pdf. Zugegriffen am 17.05.2023

Innovations- und Kompetenzzentrum Hauswirtschaft Baden-Württemberg (2021b) Qualitätsstandards für haushaltsnahe Dienstleistungen – Perspektive Anbieter, Stuttgart. https://jimdo-storage.global.ssl.fastly.net/file/43634449-2bf0-4969-a57b-9b1cd6955838/Qualit%C3%A4tsstandards%20f%C3%BCr%20hnDL%20in%20BW_Anbieter_01.21.pdf. Zugegriffen am 17.05.2023

KoHW – Kompetenzzentrum Hauswirtschaft (Hrsg) (2020) Qualitätsmanagement-Handbuch – Vorlage nach DIN SPEC. https://www.stmelf.bayern.de/mam/cms01/berufsbildung/dateien/qm-handbuch_nach_din-spec_haushaltsnahe_dienstleistungen.pdf. Zugegriffen am 17.05.2023

Maier-Gräwe U (2013) Wertschöpfungspotentiale haushaltsnaher Dienstleistungen. In: Justus-Liebig-Universität Gießen: Cooking, Caring, Cleaning. Zukunftsperspektiven haushaltsnaher Dienstleistungen in Deutschland. Tagungsdokumentation 17.09.2013. Gießen, S 11–28

Pfannes U, Schack P (2014a) Metastudie haushaltsbezogene Dienstleistungen, im Rahmen des Projektes des vzbv: „Gutes Leben im Alter – Verbraucherpolitische Aspekte des demografischen Wandels am Beispiel Wohnen, Haushaltsnahe Dienstleistungen und Pflege", Berlin, 9/2014. https://www.vzbv.de/sites/default/files/downloads/Metastudie-Haushaltsbezogene_Dienstleistungen-vzbv_2014.pdf. Zugegriffen am 08.06.2023

PQHD (Kompetenzzentrum „Professionalisierung und Qualitätssicherung haushaltsnaher Dienstleistungen"), dgh (Deutsche Gesellschaft für Hauswirtschaft) (2020) Referenzrahmen Modulare (Teil-)Qualifizierung für haushaltsnahe Dienstleistungen und Hauswirtschaft. https://www.hs-fulda.de/fileadmin/user_upload/FB_Oe/PQHD/Referenzrahmen_Modulare__Teil_Qualifizierung_fuer_haushaltsnahe_Dienstleistungen_und_Hauswirtschaft_1.pdf. Zugegriffen am 17.08.2023

Prognos (2012) Dynamisierung des Marktes haushaltsnaher Dienstleistungen. Endbericht. Basel, Berlin. https://docplayer.org/8468211-Dynamisierung-des-marktes-haushaltsnaher-dienstleistungen.html. Zugegriffen am 06.06.2023

Sachverständigenkommission zum Zweiten Gleichstellungsbericht der Bundesregierung (Hrsg) (2017) Erwerbs- und Sorgearbeit gemeinsam neu gestalten – Gutachten für den Zweiten Gleichstellungsbericht der Bundesregierung. https://www.gleichstellungsbericht.de/gutachten2gleichstellungsbericht.pdf. Zugegriffen am 17.05.2023

Schmidt S, Döble M (2010) Demenzbegleiter – Leitfaden für zusätzliche Betreuungskräfte in der Pflege. Springer, Heidelberg

Schweitzer R v (1991) Einführung in die Wirtschaftslehre des Haushalts. UTB, Stuttgart

Verbraucherzentrale (Hrsg) (o.J.) Haushaltshilfen – so bekommen Sie Hilfe bei Krankheit oder Pflegefall. https://www.verbraucherzentrale.de/wissen/gesundheit-pflege/pflegeantrag-und-leistungen/haushaltshilfen-so-bekommen-sie-hilfe-bei-krankheit-oder-pflegefall-42718. Zugegriffen am 17.05.2023

Weiterführende Literatur

BAGSO – Bundesarbeitsgemeinschaft der Senioren-Organisationen e. V. (Hrsg) (2017) Mittagstisch-Angebote für ältere Menschen erfolgreich organisieren IN FORM Leitfaden-Mittagstisch, Bonn. https://im-alter-in-form.de/fileadmin/user_upload/6_Weiterbildung/Materialien/Mittagstisch/Broschuere-Mittagstisch_neu_Klo__ckner_kl.pdf. Zugegriffen am 17.05.2023

Bundesfinanzminsterium (o.J.) Steuerermäßigung bei Aufwendungen für haushaltsnahe Beschäftigungsverhältnisse und für die Inanspruchnahme haushaltsnaher Dienstleistungen. https://www.bundesfinanzministerium.de/Content/DE/Downloads/BMF_Schreiben/Steuerarten/Einkommensteuer/2021-09-01-steuerermaessigung-bei-aufwendungen-fuer-haushaltsnahe-beschaeftigungsverhaeltnisse-und-fuer-die-inanspruchnahme-haushaltsnaher-dienstleistungen.html. Zugegriffen am 08.06.2023

DGE – Deutsche Gesellschaft für Ernährung e. V. (Hrsg) (2012) 12. Ernährungsbericht, Bonn

Feulner M, Pfannes U (2012) Betreuung und Versorgung – zwei Säulen der Hauswirtschaft für die Weiterentwicklung von sozialen Einrichtungen und Diensten. In: Hauswirtschaft und Wissenschaft (HuW), 2/2012, S 93–104. https://www.dghev.de/fileadmin/user_upload/HuW_2012_Heft_2_Feulner_Artikel_Version_2.pdf. Zugegriffen am 17.05.2023

Feulner M, Pfannes U, Schukraft U, Sobotka M (2012) Freiburg & Osnabrück. https://www.dghev.de/fileadmin/user_upload/dgh_Den_Alltag_leben_2012.pdf. Zugegriffen am 17.05.2023

ILO (International Labor Organisation) (Hrsg) (2011) Übereinkommen über menschenwürdige Arbeit für Hausangestellte, ILO-Konvention 189, Genf

Kaufmann JC (1999) Mit Leib und Seele – Theorie der Haushaltstätigkeit. UVK, Konstanz

Maier-Ruppert, Inge (1996): Das Pflegemodell der AEDL und hauswirtschaftliche Leistungen in der stationären Altenhilfe, in: Hauswirtschaft und Wissenschaft Heft 9, S 17–23

Pfannes U (2014) Hilfreiche Hände – Hauswirtschaftliche Betreuung. In: Hauswirtschaft und Management, Nachlieferung 1/2014. Raabe, Stuttgart

Pfannes U (2016) Haushaltsnahe Dienstleistungen gefragt: Die Hilfen bei der eigenständigen Lebensführung sollen ausgebaut werden. In: Blätter der Wohlfahrtspflege 1/2016, S 19–22. https://www.nomos-elibrary.de/10.5771/0340-8574-2016-1-19.pdf?download_full_pdf=1. Zugegriffen am 17.05.2023

Pfannes U, Schack P (2014b) Gutes Leben im Alter – der Beitrag haushaltsbezogener Dienstleistungen zur Lebensqualität (Teil I). In: Hauswirtschaft und Wissenschaft (HuW) 4/2014, S 195–202

Pfannes U, Schack P (2015) Gutes Leben im Alter – der Beitrag haushaltsbezogener Dienstleistungen zur Lebensqualität (Teil II). In: Hauswirtschaft und Wissenschaft (HuW) 1/2015, S 9–19. https://www.dghev.de/fileadmin/user_upload/HuW_2015_Heft_1_Pfannes_Artikel.pdf. Zugegriffen am 17.05.2023

Thiele-Wittig M (1993) Schnittstellen der privaten Haushalte zu Institutionen. Zunehmende Außenbeziehungen der Haushalte im Wandel der Daseinsbewältigung. In: Grabe, Sylvia (Hrsg) Der private Haushalt im wissenschaftlichen Diskurs. Campus, Frankfurt am Main, S 371–388

Weinkopf C, Hieming B (2007) Instrumente der Arbeitsmarktpolitik und haushaltsnahe Dienstleistungen, IAQ-Expertise im Auftrag des BMFSFJ, Gelsenkirchen. https://www.bmfsfj.de/resource/blob/76406/2cc6aa4ff5916edbf08e59df2dbf8bc6/instrumente-arbeitsmarktpolitik-data.pdf. Zugegriffen am 07.06.2023

Teil IV

Systemebene Chronic Care: Rahmenbedingungen, Ökonomie des Gesundheitswesen, Community und Public Health Care, Digital Health als gesellschaftliche Innovation

Grundzüge des Sozialrechts in der Gesundheitsversorgung

41

Manfred Fiedler

Inhaltsverzeichnis

41.1	Sozialrecht und soziale Gleichheit	351
41.2	Zum Sozialstaatsprinzip	352
41.3	Sozialrecht und soziale Gerechtigkeit	353
41.4	Konzepte sozialer Sicherung	354
41.5	Grundlegende Prinzipien des Sozialrechts	355
41.6	Absicherung des Krankheitsrisikos in Deutschland	356
41.7	Leistungsrecht	358
41.8	Versorgungsanforderungen bei chronischer Erkrankung	359
Literatur		360

41.1 Sozialrecht und soziale Gleichheit

Unter Sozialrecht verstehen wir mit Graser gleichheitsgenerierendes Recht (Graser 2010). Um mit diesem Konzept arbeiten zu können, bedarf es der Definition von Gleichheit und Ungleichheit. In der Regel wird sich auf gleiches oder ungleiches Einkommen oder Vermögen bezogen. Das bedeutet, dass zunächst verteilungspolitische Fragestellungen im Vordergrund stehen, die dann in Sozialrecht gegossen werden. Es geht also um ökonomische Teilhabe. Mit Blick auf die Phänomene Gesundheit und Krankheit hat Teilhabe weitere Aspekte, die Sozialrecht zu einem spezifischen Gesundheitssozialrecht machen, etwa die Lebenslage des Einzelnen oder sozialer Gruppen (siehe Beitrag 44). Die Chance auf Gesundheit und Krankheit wird geprägt von der Chancengleichheit, etwa des

---

M. Fiedler (✉)
Department für Humanmedizin, Universität Witten/Herdecke, Witten, Deutschland
E-Mail: manfred.fiedler@uni-wh.de

© Der/die Autor(en), exklusiv lizenziert an Springer-Verlag GmbH, DE, ein Teil von Springer Nature 2024
D. Schmitz et al. (Hrsg.), *Chronic Care – Wissenschaft und Praxis*,
https://doi.org/10.1007/978-3-662-68415-3_41

diskriminierungsfreien Zugangs zu gesundheitlichen Leistungen, und die Gleichbehandlung als rechtliche Gleichheit. In sozialrechtlichem Verständnis geht es darum, bei Krankheit den gleichen und bedarfsorientierten Zugang zu Leistungen zu ermöglichen. Da insbesondere chronische Erkrankungen eine Teilhabebeschränkung bedingen können, geht es auch darum im Verständnis des Wohlbefindens an gesellschaftlichen Institutionen teilzuhaben, wie es Menschen ohne diese Einschränkungen bzw. Erkrankungen haben. Gesundheitssozialrecht ist als rechtliche Umsetzung gesundheitspolitischer Grundsätze ein Instrument, den Zugang zu gesundheitlichen Leistungen zu definieren und zu gewährleisten, gerade mit Blick auf die Versorgung chronisch kranker Menschen.

41.2 Zum Sozialstaatsprinzip

Auch wenn Deutschland mit Blick auf das Grundgesetz als Sozialstaat definiert wird, ist dies im Grundgesetz selbst nur sehr grundsätzlich definiert. In Art. 12 des Grundgesetzes (GG) wird Deutschland als demokratischer und sozialer Staat definiert. Weitere Ausführungen zum Sozialstaatsgebot finden sich nicht. In Deutschland ist die Konkretisierung Sache des Gesetzgebers. Damit kommt den politischen Konsens, der sich im Sozialrecht ausdrückt, besondere Bedeutung zu. Grundgesetzlich lassen sich das Diskriminierungsverbot (Art. 3 GG) die Achtung und der Schutz der Menschenwürde (Art. 1 GG) sowie die Gleichwertigkeit der Lebensverhältnisse (Art. 72 GG) als Prinzipien verstehen, die das Sozialstaatsprinzip flankieren.

Die deutsche Definition des Sozialstaats und damit auch des Sozialstaatsprinzips resultiert vornehmlich auf einer sozialrechtlichen Entwicklungsgeschichte, die das Sozialstaatliche über sozialrechtliche Regelungen konkret macht. Dazu gehören insbesondere die Bismarck'sche Sozialreform Ende des 19. Jahrhunderts, die zu dieser Zeit weltweit einmalig war, die Ausformulierung der Sozialversicherung in der Reichsversicherungsordnung (RVO) 1911, deren Konsolidierung und Ausweitung nach dem Zweiten Weltkrieg und die Zusammenfassung des Rechts der sozialen Sicherung in Form der Sozialgesetzbücher. Besondere Bedeutung hat die Ausgliederung in die Sozialversicherung, als aus dem öffentlichen Kernhaushalt ausgegliedertes, für abhängig Beschäftigte überwiegend mandatorisches, öffentlich-rechtliches Sicherungssystem gegen die großen sozialen Risiken, Arbeitslosigkeit, Altersarmut, Krankheit und Arbeitsunfälle sowie die staatlich unmittelbar verantwortete Unterstützung von Menschen in besonderen Lebenslagen.

Eine Besonderheit stellt die soziale Selbstverwaltung in der Sozialversicherung als Form der sozialen Selbstbestimmung der Versicherten dar. Die Absicherung der besonderen sozialen Leistungen ist überwiegend der kommunalen Selbstverwaltung überlassen, etwa die Regelungen zur Inklusion und zur Förderung der Teilhabe von Menschen mit Behinderungen.

Widersprüchliche Konzepte wie das der Solidarität und das der staatlichen Nachrangigkeit (Subsidiarität) begleiten die Entwicklung des Sozialrechts. Es ist die Frage, wann der Staat und wo der Staat solidarisch einzugreifen hat, wie weit der Bereich dessen ist, was in der individuellen Selbstverantwortung liegt und wie diese Selbsthilfe der Einzelnen rechtlich definiert werden kann (siehe Beitrag 44). Das der Sozialversicherung zugrunde liegende Prinzip der Solidarität, das Solidarprinzip, beinhaltet die gegenseitige Verpflichtung zur Unterstützung im Schadensfall, wobei, anders als in der klassischen Versicherung auf Gegenseitigkeit, die Gefahrengemeinschaft gesellschaftlich umfassend verstanden wird, also prinzipiell alle abhängig Beschäftigten einschließt.

41.3 Sozialrecht und soziale Gerechtigkeit

Gegenstand von Sozialpolitik und damit des Sozialrechts ist das Prinzip der sozialen Gerechtigkeit (Ebert 2015). Eine Entsprechung für das Feld Gesundheit ist Gesundheitsgerechtigkeit oder auch Health Justice. Auch diese Begriffe sind als ethische Orientierung sozialer Sicherung nicht klar definiert. Die einfachste Definition ist die, dass die rechtliche Verfassung selbst soziale Gerechtigkeit beinhaltet, dass der Grundsatz einklagbaren Rechts selbst Gerechtigkeit garantiert. Mit dieser Definition ist die inhaltliche Definition vermieden.

Ein anderes ist das eher wirtschaftsliberalem Verständnis entspringende Prinzip der Leistungsgerechtigkeit. Gleichheit und Ungleichheit sind damit sich widersprechende Begrifflichkeiten, wonach Ungleichheit als natürliche Ordnung betrachtet wird, in der Jede:r nach dem Grad der je eigenen Produktivität entlohnt wird. Die marktwirtschaftliche Ordnung bedingt, dass durch die marktgerechte Entlohnung der Marktteilnehmer:innen automatisch Verteilungsgerechtigkeit entsteht. Der Markt entwickelt auf natürliche Weise durch die sogenannte unsichtbare Hand eine gerechte Ordnung.

Demgegenüber steht das Prinzip der Nützlichkeit. Gerecht ist das, was nützt. Der Utilitarismus des 19. Jahrhunderts hat diese in der Maximierung des Nutzens der vielen, wenn nicht sogar aller gesehen. Das bedeutet, dass soziale Leistungen sinnvoll und gerecht sind, wenn sie ohne die Schmälerung des Nutzen Einzelner den Nutzen aller, den gesellschaftlichen Gesamtnutzen, erhöhen. Die soziale Ordnung einer Gesellschaft hat sich an diesem Ziel der Gerechtigkeit für die vielen zu orientieren. Da Nutzen nicht nur ökonomisch definiert wird, bleibt die Konkretion abstrakt und politisch zu diskutieren.

Ein anderes Prinzip der Gerechtigkeit findet sich in der deutschen Verfassung durch das Diskriminierungsverbot, besser Chancengleichheit als Maßstab der Gerechtigkeit. Jeder soll in gleichem Maße Chancen zur Selbstverwirklichung haben. Im Gesundheitswesen entspricht das dem Kontext der Health-Equality, dem Grundsatz, dass jedem Menschen unabhängig von seinem persönlichen Hintergrund die gleichen Möglichkeiten zum Erreichen von Gesundheit zur Verfügung stehen und er davon nicht willkürlich ausgeschlossen werden darf. Die Unterschiede zwischen Menschen werden mit diesem Gleichheitsideal noch nicht berücksichtigt.

Der Grundsatz des Health Equity (Braveman et al. 2018) unterscheidet sich als weitergehender Grundsatz der Gerechtigkeit, der akzeptiert, dass Menschen ungleich sind und unterschiedliche Fähigkeiten sowie nicht ökonomische Startbedingungen, wie Bildung,

Lebensstile, Wohnumfeldbedingungen usw. als Zugang zu Gesundheitsleistungen mitbringen. Es geht dabei um die personenbezogene Angemessenheit von Leistungsangebot und Leistungszugang.

Für das Recht bedeutet das, dass es nicht schon dann ausreichend und gerecht ist, wenn es ermöglicht, dass jeder den formal gleichen Zugang hat, sondern dann, wenn es die in der Person liegenden Unterschiede berücksichtigt und eine so verstanden relative Gleichheit des Leistungszugangs ermöglicht. Das bedeutet bspw., dass einem Menschen mit Bewegungseinschränkungen in gleicher Weise der Zugang zu Gesundheitsleistungen ermöglicht ist, wie jemandem ohne diese Einschränkungen, etwa durch mobilitätsfördernde Maßnahmen.

Angesichts der Vielfalt der Verständnisse ist es so, dass soziale Gerechtigkeit eine unspezifische ethische Norm ist, die zwar in Form, der Diskriminierungsfreiheit definiert werden kann, aber im Widerspruch zwischen Sozialstaat und marktwirtschaftlichen Grundsätzen und daraus jeweils folgenden ethischen Grundsätzen kritisch reflektiert werden muss. Leistungsgerechtigkeit und Leistungsäquivalenz etwa stimmen mit den marktwirtschaftlichen Prinzipien überein. Der Equity Gedanke steht dem gegenüber. Da Sozialrecht ein Ergebnis sozialpolitischer Aushandlung ist, finden sich die unterschiedlichen Grundsätze auch im Gesundheitssozialrecht inhärent wieder.

41.4 Konzepte sozialer Sicherung

Konzepte sozialer Sicherung begründen die Notwendigkeit eines sozialen Sicherungssystems. Mit anderen Worten sind sie die Grundlage für Maßnahmen der Sozialpolitik und des Sozialrechts.

Im Folgenden werden zwei grundlegende Konzepte dargestellt, die handlungsleitend für Sozialpolitik und sozialrechtliche Maßnahmen sind.

Als erstes gehen wir vom Verständnis der sozialen Ungleichheit als ökonomische Ungleichheit aus. Sozialpolitik hat in diesem Zusammenhang die Aufgabe und das Ziel, ökonomische Ungleichheit durch entsprechende Umverteilungsmaßnahmen zu nivellieren. Wir sprechen in diesem Augenblick von der Veränderung der durch die marktwirtschaftliche Verteilung entstandenen Primärverteilung, die zur nivellierten Sekundärverteilung wird. Das heißt, das Einkommen, das durch die ursprüngliche marktliche oder gesellschaftliche Verteilung ohne staatlichen Eingriff entstanden ist, wird zum Ausgleich ökonomischer Ungleichheiten neu verteilt.

Die Reduktion auf rein ökonomische Ungleichheit wird durch andere Konzepte erweitert. So verstehen wir unter Lebenslage alle Bedingungen, die die soziale Situation eines Menschen maßgeblich beeinflussen (Leßmann 2015). In diesem Sinne wird nicht allein Einkommen verteilt, sondern Lebenslagen, zu denen bspw. dann die Frage der Familienkonstellationen, des sozialen Umfeldes und des Wohnumfeldes zu zählen sind. Alle diese Bedingungen beeinflussen die soziale Situation des Einzelnen und können dementsprechend von der Teilhabe an der Gesellschaft und seinen Institutionen ausgeschlossen werden. Sozialrecht soll also mit dieser Perspektive nicht nur die Orientierung auf die Umverteilung von Einkommen, sondern auf die Nivellierung von Lebenslagen im Kern Teilhabechancen bewirken. Als allgemeines Konzept kann der verfassungsrechtliche Grundsatz der Sicherung gleichwertiger Lebensbedingungen herangezogen werden. Der indische Ökonom Sen (Sen 2002) hat die begrenzte Perspektive der Einkommensgleichheit auch unter der Berücksichtigung der besonderen Situation von Menschen als nicht ausreichendes Konzept bezeichnet. So verweist er darauf, dass Menschen mit körperlichen, geistigen und sonstigen Einschränkungen, um ihre Situation zu bewältigen und die Nachteile individuell auszugleichen, mehr finanzielle Ressourcen aufwenden müssen. Sie wären bei Einkommensgleichheit trotzdem benachteiligt.

41.5 Grundlegende Prinzipien des Sozialrechts

Die Art und Weise, wie soziale Leistungen gewährt werden, folgt bestimmten Grundsätzen, die im Sozialrecht in unterschiedlichen Sicherungsbereichen Relevanz besitzen (Bauer 1992).

1. Das Kausalprinzip bezieht sich auf Ursächlichkeit eines Schadensfalls. Um einen Leistungsanspruch geltend machen zu können, muss ein begründeter Entstehenszusammenhang im Sinne eines leistungsbegründen Fallkontextes bestehen. Als Beispiel gilt das Berufskrankheitenrecht, bei dem der Leistungsanspruch gegenüber dem Gesetzlichen Unfallversicherungsträger auf dem Nachweis der ursächlichen Verursachung durch die ausgeübte berufliche Tätigkeit beruht.
2. Das Äquivalenzprinzip beinhaltet das Prinzip, das Leistungen in Bezug auf die Höhe des Versicherungsbeitrags oder der Vorleistungen des Betroffenen gewährt werden, des weiteren in Hinsicht auf das abgesicherte Risiko und den versicherten Leistungsumfang. Ein Beispiel hierfür sind Einkommensersatzleistungen, bspw. in der Rentenversicherung, die sozialrechtlich analog der Höhe und der Rentenversicherungsbeiträge sowie ergänzt um nicht-monetäre Leistungen, wie etwa Kinderziehung oder Pflegeleistungen gewährt werden. Auch ist das Äquivalenzprinzip konstituierend für die private Krankenversicherung.
3. Nach dem Finalprinzip werden Leistungen uneingeschränkt in Hinsicht auf das gewünschte Leistungsergebnis, das Leistungsziel gewährt. Besonders bedeutend ist das Finalprinzip in der Unfallversicherung, bei der etwa die Leistungsgewährung bei einem Arbeitsunfall mit dem Ziel der möglichst weitgehenden Wiederherstellung des Status Quo ante im Sinne einer umfassenden medizinischen, beruflichen und sozialen Rehabilitation beruht.
4. Das Fürsorgeprinzip beinhaltet die Absicherung ohne Vorleistung, in Form eines Versicherungsbeitrags. Leistungsanspruch entsteht aufgrund sozialer Bedürftigkeit. Dabei greift die Fürsorge nicht allein bei ökonomischer Überforderung, sondern immer dann, wenn eine andere Form der Absicherung individuell nicht möglich ist.

5. Abschließend soll noch zwischen Objekt- und Subjektförderung unterschieden werden. Bei der Objektförderung werden Einrichtungen oder Institutionen aus öffentlichen oder parafiskalischen Haushalten direkt gefördert, etwa in Form der Vorhaltung oder Errichtung der leistenden Einheit. Als Beispiel lässt sich die Investitionsfinanzierung von Krankenhäusern benennen. Auch die finanzielle Förderung des sozialen Wohnungsbaus stellt Objektförderung dar. Bei der Subjektförderung steht die finanzielle Entlastung des Individuums im Vordergrund, häufig auf Grundlage von Bedürftigkeit. Ein Beispiel ist das Wohngeld für einkommensschwache Personen oder Haushalte. Während bei der Objektförderung die Kosten für die Leistungsinanspruchnahme reduziert werden und gleichzeitig das sozial adäquate Angebot erhöht wird, bleibt bei der Subjektförderung das Angebot gleich, nur die mögliche Nachfrage zum Marktpreis wird erhöht. Bei einem Angebotsmangel ist die Objektförderung daher grundsätzlich geeigneter.

41.6 Absicherung des Krankheitsrisikos in Deutschland

Das Krankheitsrisiko ist in Deutschland in mehreren Gesetzbüchern geregelt. Grundlage des deutschen Sozialrechts ist das Sozialgesetzbuch (SGB), das sich in zwölf Sozialgesetzbücher unterteilt. Für die Gesundheitsversorgung bei Krankheit sind vor allem SGB V, Gesetzliche Krankenversicherung (GKV), SGB VII, Gesetzliche Unfallversicherung (GUV), sowie SGB XI soziale Pflegeversicherung relevant (s. Abb. 41.1). Von Bedeutung

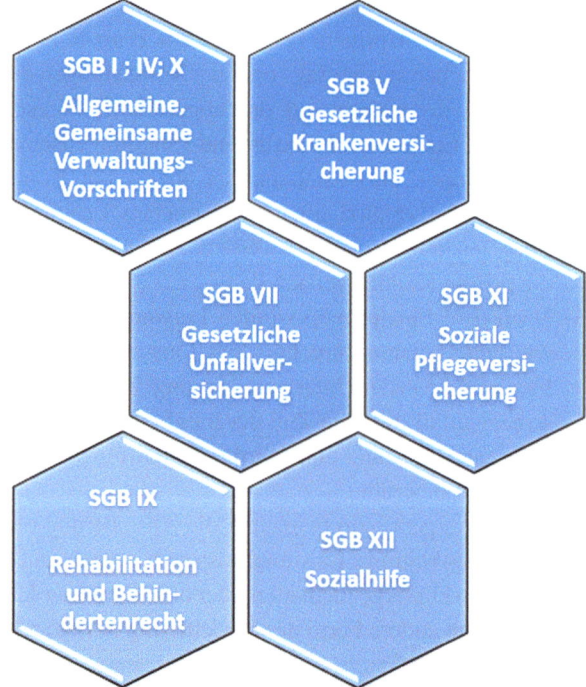

Abb. 41.1 Sozialgesetzbücher mit Bezug zum Gesundheitssozialrecht (eigene Darstellung)

ist zudem noch das SGB IX zum Rehabilitations- und Behindertenrecht sowie das SGB XII, Sozialhilfe. Rechtshistorisch gesehen ist das SGB relativ jung. Das SGB V stammt aus dem Jahr 1989, das SGB XI aus dem Jahr 1995. Die drei großen Zweige der Sozialversicherung Renten-, Unfall- und Krankenversicherung waren zuvor in der RVO geregelt. Insbesondere für Menschen mit besonderen sozialen Sicherungsbedürfnissen galten andere gesetzliche Reglungen, wie das Bundessozialhilfegesetz oder das Arbeitsförderungsgesetz. Das Rehabilitationsrecht, das sich anspruchsrechtlich auf verschiedene Sozialleistungsträger bezieht, war im sogenannten Reha-Angleichungsgesetz mehr oder minder konkludent zusammengefasst.

Sozialrechtlich unterscheiden wir zwischen den Versicherten, im Krankheitsfalle die Leistungsempfänger:innen, den Kostenträgern, auch Leistungträgern sowie den Leistungserbringern auch Leistungsgeber genannt.

Die Kostenträger sind diejenigen, die eine Leistung gewährleisten, indem sie die Leistungserbringung sowohl finanziell als auch inhaltlich-organisatorisch für die Versicherten absichern.

Auf der Gegenseite stehen die Leistungserbringer, die faktisch und inhaltlich die Leistungserbringung verantworten. Für die ambulante ärztliche Versorgung ist seit 1933, international einmalig, der Sicherstellungsauftrag auf die kassenärztlichen Vereinigungen übertragen worden, in berufsständischer Selbstverwaltung als Mitgliedsorganisation der Vertragsärzt:innen verantworten sie diesen und organisieren für die Versicherten flächendeckend die Versorgung. Für die Krankenhausversorgung ist dies Aufgabe der Bundesländer in Form der Krankenhausplanung. In Hinsicht auf die Sicherstellung der Langzeitpflege gibt es formale Planungszuständigkeiten, die aber praktisch nicht gelebt werden und in der Realität auf ein Anerkennungsverfahren seitens der Pflegekassen als Kostenträger der Pflegeversicherung hinauslaufen.

Überhaupt besteht die Beziehung zwischen Kostenträgern und Leistungserbringern in den großen Leistungsbereichen der GKV und der Pflegeversicherung in einem zum Teil verbandlichen, ansonsten bilateralen Aushandlungsmodell. Ausgehandelt werden verbandlich etwa das Gesamtbudget der Vergütung oder die allgemeinen finanziellen Vorgaben für die Leistungsvergütung sowie Vorgaben für die abrechenbaren Leistungen. Bilateral werden die von den Einrichtungen abrechenbaren Leistungen, die Vergütungssätze (Leistungspreise) und die Leistungsmengen verhandelt.

In Deutschland ist die Absicherung des Krankheitsrisikos in der Regel als Versicherungsleistung organisiert. Der Versicherungscharakter bedingt, dass Gesundheitsleistungen in Deutschland beitragsfinanziert sind, wobei die Arbeitgeber formal die Hälfte des Beitrags (paritätische Finanzierung) tragen. Das Prinzip der individuellen Leistungsfähigkeit des Versicherten wird dadurch erreicht, dass der Beitragssatz auf das Arbeitseinkommen erhoben wird, unabhängig vom Erkrankungsrisiko, sozialer Zugehörigkeit oder individuellem Risikoverhalten.

Die Mitversicherung von Familienangehörigen stellt einen weiteren konstituierenden Grundsatz der GKV dar. Dieser beinhaltet, dass nicht berufstätige Ehepartner:innen und Kinder bis zu einer Altersgrenze von 25 Jahren als Mitversicherte Leistungsanspruch haben.

Ein weiterer Grundsatz ist der der Pflichtversicherung und dabei der Pflichtversicherungsgrenze. Unselbstständig Beschäftigte haben die Pflicht zur Mitgliedschaft in einer gesetzlichen Krankenkasse. Oberhalb der jedes Jahr angepassten Pflichtversicherungsgrenze wandelt sich diese in eine allgemeine Versicherungspflicht zum Abschluss einer Krankenversicherung, sei es in der öffentlichen Krankenkasse als freiwillig Versicherte:r oder bei einer Privaten Krankenversicherung. Damit gibt es für Selbstständige, Beamt:innen und für Beschäftigte mit hohem Einkommen die Möglichkeit, sich außerhalb der sozialrechtlichen Institutionen abzusichern, was im Grunde den Gleichheitsgrundsatz des deutschen Sozialrechts verletzt.

Ein weiterer Grundsatz ist die Beitragsbemessungsgrenze. Krankenversicherungsbeiträge werden proportional zum Einkommen erhoben. Auf Arbeitseinkommen, das oberhalb der Beitragsbemessungsgrenze liegt, wird kein Beitrag erhoben. Hier findet das Solidarprinzip seine rechtlichen Grenzen.

Schon erwähnt wurde als konstituierender Grundsatz der Sozialversicherung in Deutschland die soziale Selbstverwaltung aus Versicherten und Arbeitgebern, die die jeweilige Geschäftspolitik bestimmt. Auch dieses Prinzip geht auf die Bismarck'sche Sozialgesetzgebung zurück, die die Selbstorganisation der vorherigen Arbeitervereine dadurch ersetzte und durch die Parität aus Arbeitgebern und Arbeitnehmer:innen gleichzeitig einschränkte.

41.7 Leistungsrecht

Das Leistungsrecht definiert die innerhalb der GKV und der Pflegeversicherung abrechenbaren Leistungen. Grundlage ist der sogenannte Leistungskatalog. Dieser wird in der Regel auf zwei Arten entwickelt. Zum einen bestimmen die Verbände (Gemeinsamer Bundesausschusses (GBA)) die zugelassenen Leistungen. Der GBA setzt sich zusammen aus Vertreter:innen der GKV und der Leistungserbringer. Vertretungen der Patient:innen sind beratend zugelassen. Durch die Selbstverwaltung der jeweiligen Krankenkassen können zudem sogenannte freiwillige Leistungen bestimmt werden. Zum anderen werden Leistungen bilateral zwischen Krankenkassen und Leistungserbringern ausgehandelt. Darüber hinaus kann auch der Staat/Gesetzgeber Leistungsvorgaben machen, bspw. in Form einer Negativ- bzw. Positivliste für abrechenbare Arzneimittel.

Grundsätzlich unterscheiden wir zwischen Geldleistungen und Sachleistungen. Sachleistungen sind alle Leistungen, die ohne finanzielle Leistung der Betroffenen gewährt werden und direkt durch die Krankenversicherung finanziert werden. Im Kern sind das, abzüglich etwaiger Selbstbehalte, alle unmittelbaren Versorgungsleistungen aber auch ärztlich verordnete Arzneimittel, also Sachmittel.

Demgegenüber sind Geldleistungen Leistungen, die tatsächlich monetär gewährt werden, entweder als Entschädigung, Unterstützung oder als Einkommensersatzleistung. So gehört das Pflegegeld in der Pflegeversicherung zu den Geldleistungen, während die professionell erbrachte Pflegeleistung formal eine Pflegesachleistung ist.

Grundsätzlich werden Leistungen in der GKV nach dem Sachleistungsprinzip gewährt. Demgegenüber steht als fakultative Option das Kostenerstattungsprinzip, wonach der/die Versicherte bzw. Betroffene zunächst in geldliche Vorleistung tritt und gegenüber der Krankenversicherung eine Erstattung der erstattungsfähigen Ausgaben erhält. Dies hat rechtliche Konsequenzen. Während beim Sachleistungsprinzip der direkte Vertragspartner die jeweilige Krankenkasse ist und damit auch der Anspruch des Leistungserbringers gegenüber der Krankenkasse besteht, verändert sich dies beim Kostenerstattungsprinzip. Patient:innen werden zum Vertragspartner der Leistungserbringer, die Rechnungserstellung erfolgt ihnen gegenüber. Damit verändert sich Rechtsklarheit und Rechtssicherheit bei Abrechnungsproblemen, insbesondere, wenn Leistungen als in Art oder Höhe nicht abrechnungsfähig erscheinen und die Versicherung die Leistungen nicht oder nicht vollständig übernehmen will. Die Betroffenen können dabei zwischen den Forderungen und der Weigerung der Krankenversicherung geraten. Die Kostenerstattung ist ein übliches Prinzip in der Privaten Krankenversicherung. In der GKV ist sie, weil fakultativ, wenig verbreitet. Die erhofften Einsparungen durch bessere Kostenkontrolle konnten durch Studien bisher nicht nachgewiesen werden. Dies macht deutlich, dass der Aufwand, die Zahlung abzuwickeln (Transaktionskostenaufwand), deutlich höher ist.

Neben den Pflichtleistungen und den freiwilligen Leistungen können Leistungserbringer mit den Betroffenen Privatleistungen abrechnen. Das betrifft Leistungen der Zahnversorgung, besondere Unterbringungen, chefärztliche Behandlungen im Krankenhaus oder gelistete Individuelle Gesundheitsleistungen (IGeL). Bei diesen Leistungen handelt es sich um höherwertige Leistungen oder um Leistungen, deren Wirksamkeit bisher nicht allgemein nachgewiesen worden ist.

Wie schon angedeutet, werden Geldleistungen in der Regel für Entschädigungen, als Lohnersatzleistungen oder als Zuschussleistung gewährt. Sie können auch dann gewährt werden, wenn Versicherte aus sozialen und/oder ökonomischen Gründen nicht in der Lage sind, bestimmte Leistungen selbst zu erbringen. In dem Augenblick werden diese als Transferleistungen entsprechend der individuellen Bedürftigkeit gewährt.

41.8 Versorgungsanforderungen bei chronischer Erkrankung

Die Behandlung einer chronischen Erkrankung ist in Deutschland über die GKV für weite Teile der Bevölkerung so abgesichert, dass trotz Regelungen zur Zuzahlung, eine ökonomische Überforderung nicht eintreten soll. Die sozialrechtlich verankerte Obergrenze für die maximale Zuzahlung als Anteil am Arbeitseinkommen ist für Menschen mit einer chronischen Erkrankung zudem reduziert. Dennoch belasten Zuzahlungen chronisch kranke Menschen prinzipiell überproportional.

Die GKV ist zudem eine Vollversicherung, die im Rahmen des Leistungskatalogs notwendige Versorgungsleistungen finanziert. Anders sieht es bei Pflegebedürftigkeit aus. Mit der Einführung der Pflegeversicherung als neuen Zweig der Sozialversicherung 1995 wurde keine Vollversicherung geschaffen. Dies betrifft insbesondere die stationäre Pflege, bei der durch Selbstbehalt bei den pflegerischen Leistungen, die Finanzierung von Unterkunft und Versorgung für einen großen Teil der Bedürftigen eine ökonomische Überlastung selbst bei einer durchschnittlichen Altersrente und nach Rückgriff auf vorhandene Ersparnisse entstehen kann. In diesem Falle greift zwar die Fürsorge (Hilfe zur Pflege und Grundsicherung im Alter), aber, da es sich um Fürsorgeleistungen handelt, mit Rückgriff die direkten Angehörigen ersten und zweiten Grades.

Die sozialrechtlichen Versorgungsanforderungen für chronisch kranke Menschen beziehen sich auf die Versorgung über eine lange Periode, das heißt eine kontinuierliche Versorgung, die im Zeitverlauf variieren kann, etwa bei progressiv verlaufenden Erkrankungen, wie degenerativen Erkrankungen oder bei Erkrankungen mit Phasen von Krankheitsschüben bspw. bei Epilepsie oder Multiple Sklerose. Diese krankheitsbezogenen Anforderungen sind von den Unterstützungsleistungen aufgrund der Krankheitsfolgen sozialrechtlich getrennt. In Hinblick auf Pflege, Akutversorgung, Prävention, Rehabilitation, soziale und familiäre Unterstützungsleistungen sind die Betroffenen sozialrechtlich mit einer Vielzuständigkeit konfrontiert.

Diese Vielzuständigkeit und die Dominanz der krankheitsbezogenen Leistungen, also der Akutversorgung, macht deutlich, dass die chronische Erkrankung als solche im Gesundheitssozialrecht nicht adäquat abgebildet ist.

Die sozialrechtliche Zersplitterung findet sich aufseiten der Leistungserbringer wieder. Diese trifft insbesondere für Menschen mit Mehrfacherkrankungen zu (Multimorbidität). Der fachliche Versorgungsbedarf verteilt sich auf verschiedenste Leistungserbringer, die selbst im Rahmen der GKV unterschiedliche rechtliche Bezüge haben. Dieses gilt immer noch für Leistungen der Rehabilitation, die für chronisch kranke Menschen an Bedeutung gewinnen. Auch spielen Prävention und Gesundheitsförderung sozialrechtlich immer noch eine untergeordnete Rolle, auch und gerade für Risikogruppen.

Welche Bedeutung diese haben kann, zeigt eine umfassende Demenzstudie (GBD 2019 Dementia Forecasting Collaborators 2022), nach der 40 % der demenziellen Erkrankungen entweder verhindert, im Auftreten verzögert oder in der Progression gemindert werden können.

Die Zahl der Pflegebedürftigen wird ebenso zunehmen wie die Zahl chronisch kranker Menschen und darunter auch die multimorbider Patient:innen. Sozialrechtich bedarf es einer Antizipation dieser Entwicklung, insbesondere dadurch, dass die bisher in unterschiedlichen Zuständigkeiten und Finanzierungssystemen geregelten Leistungen im Sinne der Versorgungsbedarfe chronisch kranker Menschen leistungsrechtlich integriert werden.

Literatur

Bauer R (Hrsg) (1992) Lexikon des Sozial- und Gesundheitswesens. Oldenbourg, München
Braveman P, Arkin E, Tracy Orleans T, Proctor D, Acker J, Plough A (2018) What is health equity? Behav Sci Policy 4(1). https://journals.sagepub.com/doi/pdf/10.1177/237946151800400102
Ebert T (2015) Soziale Gerechtigkeit: Ideen, Geschichte, Kontroversen. Schriftenreihe/Bundeszentrale für Politische Bildung, Bd 1571, 2., erw. u. überarb. Aufl. Bonn, Bundeszentrale für Politische Bildung, Bonn

GBD 2019 Dementia Forecasting Collaborators (2022) Estimation of the global prevalence of dementia in 2019 and forecasted prevalence in 2050: an analysis for the Global Burden of Disease Study 2019. Lancet Public Health 7(2):e105–e125. https://doi.org/10.1016/S2468-2667(21)00249-8

Graser A (2010) Die Familie im Gefüge der Solidargemeinschaften: Ein Ansatz soziologisch orientierter Rechtsvergleichung: Ein Ansatz soziologisch orientierter Rechtsvergleichung. In: Becker U (Hrsg) Rechtsdogmatik und Rechtsvergleich im Sozialrecht I. Nomos Verlagsgesellschaft mbH & Co KG, S 374–391. http://www.jstor.org/stable/j.ctv941wc7. Zugegriffen am 13.02.2024

Leßmann O (2015) Lebenslage, Capability Set – Spielraum bei neuen Konzepten von Ungleicheheit. In: Romahn H, Rehfeld D (Hrsg) Lebenslagen – Beiträge zur Gesellschaftspolitik: Jubiläumsschrift zum 50jährigen Bestehen des Instituts für beratende Sozial- und Wirtschaftswissenschaften – Gerhard-Weisser-Institut. Metropolis-Verlag, Marburg, S 89–103

Sen A (2002) Ökonomie für den Menschen: Wege zu Gerechtigkeit und Solidarität in der Marktwirtschaft (C. Goldmann, Übers.) (Ungekürzte Ausg). dtv/Dt. Taschenbuch-Verl., München http://www.socialnet.de/rezensionen/isbn.php?isbn=978-3-423-36264-1

Die gesetzliche Betreuung nach dem Betreuungsgesetz

Kirsten Balcerzak und Manfred Fiedler

Inhaltsverzeichnis

42.1	Betreuungsrecht	363
42.2	Voraussetzungen	364
42.3	Chronische Erkrankungen im Betreuungsrecht	365
42.4	Einwilligungsvorbehalt	366
42.5	Ärztliche Maßnahmen	366
42.6	Freiheitsentziehende Unterbringung und freiheitsentziehende Maßnahmen	367
Literatur		368

42.1 Betreuungsrecht

Mit dem Inkrafttreten des *Betreuungsgesetzes (BtG)* 1992 wurde die Vormundschaft und Pflegschaft abgelöst und den damit verbundenen Rechtsentzug zugunsten einer die Individualrechte achtende Garantenpflicht ersetzt. Das Betreuungsrecht bestimmt die rechtliche Betreuung von erwachsenen Personen, die aufgrund einer körperlichen, geistigen oder seelischen Beeinträchtigung oder Erkrankung nicht in der Lage sind, ihre Angelegenheiten ganz oder teilweise selbst zu regeln. Es richtet sich dabei strikt nach den individuellen Bedarfen der betreuten Person, berücksichtigt ihre verbliebenen Fähigkeiten und achtet auf deren Selbstbestimmungsrecht. Dabei wird eine Zusammenarbeit zwischen

---

K. Balcerzak (✉)
AWO Familienbildungsstätte, Schwerte, Deutschland

M. Fiedler
Department für Humanmedizin, Universität Witten/Herdecke, Witten, Deutschland
E-Mail: manfred.fiedler@uni-wh.de

© Der/die Autor(en), exklusiv lizenziert an Springer-Verlag GmbH, DE, ein Teil von Springer Nature 2024
D. Schmitz et al. (Hrsg.), *Chronic Care – Wissenschaft und Praxis*,
https://doi.org/10.1007/978-3-662-68415-3_42

Betreuer:in und betreuter Person auf Augenhöhe angestrebt. Die Betreuung umfasst nur Aufgabenbereiche, in denen die zu betreuende Person aufgrund der vorliegenden Beeinträchtigung oder Erkrankung Unterstützungsbedarf hat und werden gerichtlich geprüft und festgelegt. Ziel der Betreuung ist es, der betreuten Person ein selbstbestimmtes Leben zu ermöglichen (siehe Beitrag 21). Das bedeutet, dass Betreuer:innen den Willen und die Wünsche der betreuten Person grundsätzlich zu berücksichtigen und ihnen zu entsprechen haben. Es sei denn, deren Umsetzung schadet der betreuten Person erheblich oder ist den Betreuer:innen nicht zumutbar.

Seit der Einführung wurde das Betreuungsrecht mehrfach geändert. Die Vorschriften der letzten Reform des Vormundschafts- und Betreuungsrechts 2021 (Bundesgesetzblatt Teil I S. 882) gelten seit dem 1. Januar 2023 und beinhalten eine noch konsequentere Ausrichtung auf das Selbstbestimmungsrecht der betreuten Person.

42.2 Voraussetzungen

Gemäß § 1814 BGB können Betreuer:innen nur bestellt werden, wenn bei der betroffenen Person ein Unterstützungsbedarf vorliegt, der auf eine Krankheit oder Behinderung zurückzuführen ist. Der Begriff Krankheit umfasst sowohl körperliche als auch psychische Krankheiten, zu denen. u. a. körperlich begründbare Erkrankungen wie z. B. neurodegenerative Erkrankungen (Demenzen) oder Folgen von Krankheiten (z. B. einer Hirnhautentzündung) als auch Abhängigkeitserkrankungen (z. B. durch Alkohol-, Drogen- oder Medikamentenmissbrauch) sowie Neurosen und Persönlichkeitsstörungen zählen. Sowohl körperliche und geistige Behinderungen als auch angeborene oder erlittene Intelligenzdefekte in Folge frühkindlicher Hirnschädigungen werden von dem Begriff *Behinderung* umfasst. Die Krankheit oder Behinderung allein reicht als Grund für die Bestellung von Betreuer:innen nicht aus. Zu der Beeinträchtigung muss ein Unterstützungsbedarf hinzukommen, der kausal auf die Beeinträchtigung zurückzuführen ist. Die betroffene Person hat aufgrund der Krankheit oder Behinderung Schwierigkeiten, ihre Angelegenheiten ganz oder nur teilweise selbstständig zu besorgen.

Die Bestellung einer/s Betreuer:in kann von der betroffenen Person, aber auch von Angehörigen, Ärzt:innen oder Vertreter:innen von Institutionen wie z. B. Krankenhäuser, andere Einrichtungen oder staatliche Stellen wie das zuständige Betreuungsgericht erfolgen. Das Gericht prüft, ob die Bestellung gegen den freien Willen der betroffenen Person erfolgt oder nicht. Es darf gegen den Willen kein:e Betreuer:in bestellt werden. Weiterhin prüft das Gericht, ob der *Grundsatz der Erforderlichkeit* erfüllt ist, da die Bestellung nur erfolgen darf, soweit die Angelegenheiten der betroffenen Person nicht durch andere bereits implementierte Hilfen wie z. B. eine Vorsorgevollmacht bestimmt werden können. Der Grundsatz der Erforderlichkeit bezieht sich auf den tatsächlichen Betreuungsbedarf, den Umfang des Aufgabenkreises der Betreuer:innen, die Auswirkungen der gerichtlichen Maßnahme und die Dauer der Betreuung. Die Aufgabenkreise können sein: Gesundheitsfürsorge, Aufenthaltsbestimmungsrecht, Vermögenssorge, Umgang mit Behörden und anderen Institutionen, Wohnungs- und Heimangelegenheiten, Post- und Telefonangelegenheiten und freiheitsentziehende Maßnahmen.

Betreuer:innen haben die Aufgabe, die Angelegenheiten der Betreuten in deren Interesse zu regeln. Weiterhin dürfen Betreuer:innen nur für die Aufgabenbereiche bestellt werden, in denen eine Betreuung tatsächlich notwendig ist (§ 1815 Absatz 1 BGB). Es muss sich dabei an die Vorgaben des Betreuungsgerichts gehalten und die Betreuten immer über wichtige Entscheidungen informiert werden.

Eine Betreuung darf nicht länger als notwendig eingerichtet werden. Sie ist aufzuheben oder einzuschränken, wenn die Voraussetzungen wegfallen. Der Zeitraum für eine Betreuung richtet sich nach dem Einzelfall und beträgt längstens sieben Jahre. Nach sieben Jahren besteht die Möglichkeit die Betreuung zu verlängern, sofern diese noch benötigt wird. Es kann zudem jederzeit ein Antrag auf Aufhebung der Betreuung bei dem Betreuungsgericht gestellt werden. Dabei muss der Wegfall der Betreuungsbedürftigkeit genau begründet werden. Bei einem Todesfall der betreuten Person endet die Betreuung automatisch und die Betreuer:innen sind nicht mehr befugt, Entscheidungen zu treffen (§ 1874 Absatz 2 BGB).

Durch eine *rechtserhebliche Vollmacht* stellen die Betroffenen sicher, dass im Falle einer Geschäftsunfähigkeit (§ 104 ff BGB) die Interessen durch die Bevollmächtigten wahrgenommen und vertreten werden. Die Bevollmächtigen können für die Vollmachtgeber:innen (ähnlich Betreuer:innen) Entscheidungen treffen, mit Dritten verhandeln und Vereinbarungen beschließen, die im Interesse der Vollmachtgeber:innen sind. Die Bevollmächtigten müssen sich an die in der Vollmacht niedergelegten Rahmenbedingungen zum Wohle der betroffenen Person halten. Die Vollmachtgeber:innen müssen volljährig sein. Es gibt verschiedene Arten einer Vollmacht: Generalvollmacht (nur diese verhindert im Falle eines Ernstfalles z. B. Koma, die Einrichtung einer Betreuung), Einzel- bzw. Teilvollmacht und Vorsorgevollmacht.

42.3 Chronische Erkrankungen im Betreuungsrecht

Im Betreuungsrecht spielen chronische Erkrankungen eine wichtige Rolle, da sie häufig zu einer Beeinträchtigung der Entscheidungsfähigkeit und Selbstbestimmung führen. Insbesondere bei neurodegenerativen Erkrankungen wie Demenz, kann eine rechtliche Betreuung notwendig werden. Dabei geht es besonders darum, die betroffene Person in ihrem Selbstbestimmungsrecht zu unterstützen. Betreuer:innen sollen dabei helfen, Entscheidungen zu treffen, die im Interesse der betreuten Person liegen und deren persönliche Bedürfnisse berücksichtigen. Ist die freie Willensbestimmung durch einen nicht vorübergehenden Zustand krankhafter Störung der Geistestätigkeit beeinträchtigt, gilt man gemäß § 104 BGB als geschäftsunfähig. Auch bei Vorliegen einer *Geschäftsunfähigkeit* der betreuten Person ist der natürliche Wille ebendieser zu berücksichtigen. Damit ist gemeint, dass die betreute Person durchaus nachvollziehbar Schmerzen oder Bedürfnisse wie Hunger, Durst etc. äußern und um Abhilfe bitten kann. Dieser Wille soll von den Beteiligten (Ärzt:innen, Pflegekräften und Betreuer:innen) adäquat umgesetzt werden.

42.4 Einwilligungsvorbehalt

Bei der Einflussnahme auf die rechtlichen Handlungsfähigkeiten betroffener Personen gibt es im Betreuungsrecht eine wichtige Ausnahme: Die Anordnung einer Betreuung mit *Einwilligungsvorbehalt* für einzelne Aufgabenbereiche. Hierdurch tritt für die betreuende Person eine Beschränkung der Teilnahme am Rechtsverkehr ein. Der Einwilligungsvorbehalt wird von Gericht angeordnet, wenn die erhebliche Gefahr besteht, dass die betreute Person sich selbst oder ihr Vermögen schädigt. Somit besteht ein Schutz vor uneinsichtiger Selbstschädigung. Der Einwilligungsvorbehalt stellt eine einschneidende Maßnahme und einen Eingriff in die Persönlichkeitsrechte der betreuten Person dar und kann mit der abgelösten Vormundschaft gleichgesetzt werden. Aus diesem Grund gilt auch hier der Grundsatz der Erforderlichkeit. Bei einer Betreuung mit Einwilligungsvorbehalt dürfen und müssen sich die Betreuer:innen über den Willen der betreuten Person hinwegsetzen, solange sie rational und zum Nutzen der betreuten Person entscheiden.

42.5 Ärztliche Maßnahmen

Ärztliche Maßnahmen dürfen nur durchgeführt werden, wenn Patient:innen über die Maßnahmen und das damit ggf. verbundene Risiko ausführlich aufgeklärt sind und sie ihr Einverständnis erteilt haben. Einwilligen darf nur, wer einwilligungsfähig ist. Betreuer:innen müssen daher überprüfen, ob bei der betreuten Person eine Einwilligungsfähigkeit besteht. Dabei soll festgestellt werden, ob diese die Art, Bedeutung und Tragweite der ärztlichen Maßnahme erfasst und den eigenen Willen danach äußern kann.

Die Einwilligungsfähigkeit ist in unterschiedlichen Behandlungssituationen individuell zu beurteilen. Wenn die betreute Person nicht einwilligungsfähig ist, müssen sich die Betreuer:innen hinreichend ärztlich aufklären lassen und über die Einwilligung in die medizinische Maßnahme entscheiden. Dabei ist eine ggf. vorhandene Patientenverfügung stets zu berücksichtigen. Liegt keine Patientenverfügung vor, so müssen die Betreuer:innen die Behandlungswünsche der betreuten Person oder nachrangig den mutmaßlichen Willen feststellen und auf dieser Grundlage entscheiden (§ 1827 Absatz 2 BGB). Dabei müssen Ärzt:innen die Betreuer:innen in derselben Weise über die medizinischen Maßnahmen aufklären und dies dokumentieren, wie dies auch bei verständigen Patient:innen der Fall ist. Die Patient:innen werden ebenfalls über die einzelnen Behandlungsschritte entsprechend ihrer kognitiven Möglichkeiten aufgeklärt. In einzelnen Fällen bedarf die Einwilligung der Betreuer:innen einer Genehmigung durch das Betreuungsgericht. Das ist beispielsweise der Fall, wenn die begründete Gefahr besteht, dass die betreute Person aufgrund der Maßnahme stirbt oder einen schweren gesundheitlichen Schaden erleiden könnte (§ 1829 Absatz 1 und Satz 1 BGB). Die Gefahr eines solchen Schadenseintritts muss konkret und naheliegend sein. Nur hypothetische oder unwahrscheinliche Gefahren bedürfen keiner Genehmigung durch das Gericht. Das Genehmigungsverfahren hat weiterhin den Zweck, die Betreuer:innen bei solch schweren Entscheidungen nicht allein zu lassen.

42.6 Freiheitsentziehende Unterbringung und freiheitsentziehende Maßnahmen

Ein weiterer wichtiger Punkt im Zusammenhang mit dem Betreuungsrecht sind die sogenannten freiheitsentziehenden Unterbringungen und Maßnahmen. Zu den *freiheitsentziehenden Maßnahmen* zählen beispielsweise mechanische Vorrichtungen, Medikamente oder andere Maßnahmen, die der betreuten Person über einen Zeitraum die Freiheit entziehen (§ 1831 Absatz 4 BGB). Solche Maßnahmen stellen einen schweren Eingriff in die Grundrechte der betroffenen Person dar. Es müssen bestimmte Voraussetzungen erfüllt sein, die eine Genehmigung durch das Betreuungsgericht erfordern. Dies gilt auch dann, wenn die betreute Person bereits mit einer gerichtlichen Genehmigung in einer geschlossenen Unterbringung lebt.

Freiheitsentziehende Maßnahmen müssen von Maßnahmen differenziert werden, bei denen die betreute Person entweder auch ohne die Maßnahme nicht in der Lage wäre, sich fortzubewegen oder diese sie nicht an der willentlichen Fortbewegung hindert (z. B. ein Leibgurt, welcher das Herausfallen aus dem Bett verhindert, von der betroffenen Person jedoch selbstständig geöffnet werden kann). Es liegt zudem keine freiheitsentziehende Maßnahme vor, wenn die betreute Person mit der Maßnahme einverstanden ist und die entsprechende Einwilligungsfähigkeit besitzt. Leidglich bei betreuten Personen mit fehlender Einwilligungsfähigkeit entscheiden Betreuer:innen über die Einwilligung in die freiheitsentziehende Maßnahme. Dazu ist nach § 1815 Absatz 2 Nummer 2 BGB die ausdrückliche gerichtliche Zuweisung des Aufgabenbereiches der Entscheidung über freiheitsentziehende Maßnahmen (§ 1831 Absatz 4 BGB) notwendig. Zu den freiheitsentziehenden Maßnahmen zählen u. a. Bettgitter, Leibgurte im Bett oder am Stuhl, Fixierungen, Abschließen des Zimmers oder der Station, wenn die Öffnung auf Wunsch der betreuten Person nicht jederzeit möglich ist, sowie Medikamente, die primär zur Ruhigstellung verabreicht werden. Es ist zudem im Vorfeld zu prüfen, ob eine mildere Maßnahme genauso ausreichend zur Abwehr der Gefahr wäre. Erst danach werden freiheitsentziehende Maßnahmen in Betracht gezogen.

Für eine Unterbringung in einer geschlossenen Einrichtung oder Abteilung, z. B. im Krankenhaus oder Seniorenheim, benötigen Betreuer:innen ebenfalls nach § 1815 Absatz 2 Nummer 1 BGB die ausdrückliche gerichtliche Zuweisung des Aufgabenbereichs, der mit der Freiheitsentziehung verbundenen Unterbringung (§ 1831 Absatz 1 BGB).

Gemäß den Voraussetzungen nach § 1815 Absatz 1 BGB ist die *freiheitsentziehende Unterbringung* nur gestattet, wenn bei der betreuten Person auf Grund einer psychischen Krankheit oder geistigen oder seelischen Behinderung die Gefahr besteht, dass diese sich selbst tötet oder einen erheblichen gesundheitlichen Schaden zufügt. Dieser Paragraf findet auch dann Anwendung, wenn die betreute Person die Notwendigkeit der Unterbringung nicht erkennt und nicht nach dieser Einsicht handelt oder wenn ohne eine Unterbringung die Durchführung einer notwendigen ärztlichen Behandlung, die zur Abwendung eines gesundheitlichen Schadens erforderlich ist, nicht gewährleistet werden kann.

Die Unterbringung ist nur mit einer Genehmigung des Betreuungsgerichts rechtmäßig. Eine Ausnahme stellt die Abwendung von unmittelbar drohender Gefahr dar, die mit einem Aufschub verbunden wäre. Dies ist z. B. der Fall, wenn eine akute Suizidalität vorliegt. Die Genehmigung muss dann unverzüglich nachgeholt werden (§ 1831 Absatz 2 BGB). Die Unterbringung wird von den Betreuer:innen beendet, sobald die Voraussetzungen dafür weggefallen sind. Für die Beendigung der Unterbringung bedarf es keiner Genehmigung durch das Betreuungsgericht, jedoch müssen die Betreuer:innen dies unverzüglich dem Gericht melden.

Literatur

Bürgerliches Gesetzbuch (2023 & i. d. F.v. 2.1.2002 I 42, 2909; 2003, 738; zuletzt geändert durch Art. 1 G v. 14.3.2023 I Nr. 72). https://www.gesetze-im-internet.de/bgb/BJNR001950896.html#BJNR001950896BJNG000102377. Zugegriffen am 31.08.2023

Seichter J (2019) Einführung in das Betreuungsrecht: Ein Leitfaden Für Praktiker des Betreuungsrechts, Heilberufe und Angehörige Von Betreuten, 5. Aufl. Springer, Berlin/Heidelberg

Sorg W (2009) Geschichtliche Entwicklung des Betreuungsrechts. BGT – Betreuungsgerichtstag e.V. 7. Württembergischer Vormundschaftsgerichtstag Das Wohl des Betreuten. Wer bestimmt es? Wie? https://www.bgt-ev.de/fileadmin/Mediendatenbank/Tagungen/Württembergischer_BGT/07/AG4_Bericht2.pdf. Zugegriffen am 31.08.2023

Organisationsformen des Gesundheitssystems

43

Manfred Fiedler

Inhaltsverzeichnis

43.1	Organisation des Gesundheitssystem und Gesundheitsversorgung	369
43.2	Absicherung des Krankheitsrisikos	370
43.3	Die Sicherstellung der Versorgung	372
43.4	Anforderungen an eine Chronic Care orientierte Organisation der Versorgung	374
Literatur		374

43.1 Organisation des Gesundheitssystem und Gesundheitsversorgung

International ist die Gesundheitsversorgung auf der Makroebene des Gesundheitssystems sehr unterschiedlich gestaltet (Schölkopf 2017). Dies hat Auswirkung auf die Versorgung, gerade für Menschen mit chronischen Erkrankungen. Der sowohl ökonomische Zugang (siehe Beitrag 45), im Sinne der Gesundheitsgerechtigkeit, als auch der bedarfsgerechte Zugang hängen von der Organisation des Gesundheitssystems ab. Es sind die klassischen Instrumente der Gesundheitspolitik (siehe Beitrag 44), die vor allem die Absicherung des Krankheitsrisikos sowie die Sicherstellung der Versorgung betreffen.

M. Fiedler (✉)
Department für Humanmedizin, Universität Witten/Herdecke, Witten, Deutschland
E-Mail: manfred.fiedler@uni-wh.de

© Der/die Autor(en), exklusiv lizenziert an Springer-Verlag GmbH, DE, ein Teil von Springer Nature 2024
D. Schmitz et al. (Hrsg.), *Chronic Care – Wissenschaft und Praxis*,
https://doi.org/10.1007/978-3-662-68415-3_43

43.2 Absicherung des Krankheitsrisikos

Grundsätzlich können vier Arten der finanziellen Absicherung unterschieden werden: 1. Out-of-Pocket, 2. Privatversicherung, 3. öffentliche oder Sozialversicherung sowie 4. Steuerfinanzierung oder Finanzierung aus dem öffentlichen Haushalt.

1. **Out of Pocket**
   Bei der Finanzierung *Out of Pocket* werden Gesundheitsleistungen aus dem laufenden Einkommen des betroffenen Menschen finanziert. Dies kann auch durch Auflösen von Ersparnissen geschehen. Bei Menschen mit niedrigem Einkommen sowie bei geringen Beträgen wird regelhaft auf das laufende Einkommen zurückgegriffen. Selbstbeteiligungen, also ein Eigenanteil von Patient:innen im Rahmen einer ansonsten durch eine private oder öffentliche Krankenversicherung abgesicherten Leistung, wird auch *Out of Pocket* finanziert. Die Last (Burden) von *Out of Pocket* Finanzierung trifft insbesondere Menschen mit chronischen Erkrankungen und kann den Zugriff auf Gesundheitsleistungen negativ beeinträchtigen (Kočiš Krůtilová et al. 2021).
2. **Privatversicherung**
   Das Versicherungsprinzip beinhaltet den *Zusammenschluss einer Gefahrengemeinschaft*, um sich gegen das unbestimmte Eintreten eines risikobehafteten Ereignisses nach dem Prinzip der Gegenseitigkeit abzusichern. Bei der Privatversicherung ist diese Versichertengemeinschaft heutzutage nur noch formeller Art. Sie wird daher heute auch als ‚Individualversicherung' bezeichnet. Die Versicherungsprämie richtet sich neben dem vereinbarten Leistungsumfang zunächst nach dem individuellen Risiko des Versicherten. Dies können einerseits bestehende Vorerkrankungen, aber auch Krankheitsrisiken sein, die aus sozialökonomischen bzw. soziobiografischen Merkmalen, etwa der Zugehörigkeit zu einer sozialen Gruppe oder einer bestimmten risikobehafteten Berufsgruppen, resultieren.

   Da das Krankheitsrisiko mit dem Alter zunimmt, ist auch der Versicherungseintritt relevant für die Höhe der Versicherungsprämie. Bei ähnlichem Risiko und ähnlichem Eintrittsalter sprechen wir von einer Versichertenkohorte.

   Prinzipiell basiert die Privatversicherung auf dem Kapitaldeckungsverfahren, das heißt die Versicherungsprämien werden angespart und im Versicherungsfall (im Alter) aufgelöst. Versicherungsprämien können sich im Laufe der Zeit verändern. Sie werden zum Zeitpunkt des Versicherungsabschlusses auf der Grundlage der voraussichtlichen Lebenserwartung und des aktuellen Leistungsgeschehens sowie des aktuellen Leistungsumfangs bemessen. Ändern sich im Versicherungsverlauf diese Parameter der Kalkulation der Versicherungsprämie, z. B. aufgrund einer höheren Lebenserwartung oder eines veränderten Leistungsgeschehens, erhöht sich die Prämie.

   Ein weiteres Prinzip ist das der Kostenerstattung. Bei einer Privatversicherung bleiben die Patient:innen gegenüber dem Leistungserbringer grundsätzlich die Schuldner für die erhaltene Leistung. Sie reichen zum Beispiel die Rechnung für eine fachärztliche Behandlung an die Versicherung weiter, die diese, abzüglich eines gegebenenfalls vereinbarten Selbstbehaltes, ausgleicht. Insbesondere bei Rechnungen mit hohen Summen, wie sie regelmäßig u. a. bei Krankenhausaufenthalten entstehen, greifen auch Privatversicherungen zunehmend zum so genannten Sachleistungsprinzip. Das heißt der/die Patient:in erhält die Leistung, hier die Krankenhausbehandlung, nicht als Geld-, sondern als Sachleistung. Die Versicherung tritt so unmittelbar in die Rechnungsabwicklung ein.

Eine Alternative zur Individualversicherung ist die Gruppenversicherung. Bei dieser Form der Versicherung werden nicht Einzelpersonen, sondern bestimmte Gruppen von Personen versichert, etwa die Beschäftigten eines Unternehmens als (geldwerter) Bestandteil des Lohnes/Gehalts. Die Versicherungsprämie wird in der Regel als einheitliche Prämie je Versicherten erhoben. Der Vorteil für den/die betroffene:n Versicherte:n ist, dass die individuelle Risikobewertung wegfällt. Nachteil ist, dass der Versicherungsschutz nur bei Mitgliedschaft in der Schutzgemeinschaft besteht. Scheidet ein Mitglied etwa bei Kündigung des Arbeitsverhältnisses aus, fällt auch der Versicherungsschutz in der Regel weg.

3. **Öffentliche oder Sozialversicherung**

Die Sozialversicherung beruht ähnlich wie die Privatversicherung auf der Mitgliedschaft. Anders jedoch als bei der Privatversicherung geht hier bei der Versicherungsprämie oder besser dem Sozialversicherungsbeitrag nicht das Prinzip der ‚Risikoäquivalenz', sondern das der Leistungsfähigkeit. Sie ist daher in der Regel einkommensäquivalent. Dies bedeutet, dass der Beitrag/die Prämie am Einkommen des Versicherten orientiert wird.

Das in Deutschland in der Krankenversicherung bestehende Modell des Kassenwettbewerbs ist historischen gesundheitspolitischen Entscheidungen geschuldet und nicht konstituierend. Diese lässt sich bei der Betrachtung anderer Zweige der Sozialversicherung verdeutlichen, etwa bei der einheitlichen gesetzlichen Rentenversicherung und der Arbeitslosenversicherung. Eine einheitliche soziale Krankenkasse für alle ist also grundsätzlich denkbar und nicht unvereinbar mit dem Prinzip der Sozialversicherung.

Die in jüngster Zeit diskutierte Versicherungsprämie in Form von Kopfprämien, bisweilen fälschlicherweise als Kopfpauschalen bezeichnet (Pfaff et al. 2003), oder Einheitsbeiträgen beinhalten hingegen ein Abrücken vom Grundsatz der Einkommensäquivalenz. Dies hat keine Auswirkungen auf das Leistungsgeschehen. Je nach Höhe des Einheitsbeitrags würde dies bei Einkommensschwachen zu einer finanziellen Überlastung führen und müsste damit zu einem bedarfsorientierten Ausgleich führen, der dann aus einem anderen öffentlichen Haushalt gezahlt würde.

Konstituierend ist hingegen das Sachleistungsprinzip. Da die Sozialversicherung eine große Zahl von Menschen versichern muss, die nur ein geringes verfügbares Haushaltseinkommen zur Verfügung haben, würden diese, wenn sie regelmäßig in Vorleistung treten müssten, regelmäßig an die Grenze ihrer Zahlungsfähigkeit geraten können. Zudem werden die Versicherten, da die Versicherung unmittelbar als Vertragspartner auftritt von einer sachlich notwendigen Rechnungsprüfung entlastet.

Demgegenüber überzeugen die Argumente für die Kostenerstattung in der Sozialversicherung nicht. Der Nachweis nämlich, dass die nur scheinbare bessere Information des Versicherten über eine dann bessere Leistungstransparenz zu mehr Abrechnungswahrheit führt, ist bisher durch Studien nicht erhärtet worden (Greß et al.2011): Tatsächlich ist der Transaktionsaufwand höher, also der Aufwand, um das Abrechnungsverfahren durchzuführen. Zusätzliche Zahlungsvorgänge entstehen, sowohl Patient:in als auch Krankenversicherung prüfen jeweils die Richtigkeit der Rechnungen und die Abrechnungsfähigkeit erbrachter Leistungen.

4. **Steuerfinanzierung**
Eine international verbreitete Form der Absicherung des Krankheitsrisikos ist die der Steuerfinanzierung. Wir sprechen dann von steuerfinanzierten Gesundheitssystemen, wenn bedarfsnotwendige Gesundheitsleistungen für alle Bürger:innen eines Landes aus den öffentlichen Haushalten geleistet werden. Im Unterschied zu anderen Finanzierungssystemen ist der Zugang zu Gesundheitsleistungen damit in der Regel gesichert, da weder individuelle Zahlungsfähigkeit noch etwa die Mitgliedschaft in einer Krankenversicherung den Leistungsanspruch begründen.

Bisweilen wird die Steuerfinanzierung von Gesundheitsleistungen in Deutschland nur für bestimmte Personengruppen, etwa Menschen mit geringem Einkommen vorgesehen oder Personen, die aufgrund einer chronischen Einschränkung nur unzureichend eigenes Einkommen erzielen können.

In der Regel finden wir die Systeme nebeneinander, wenn etwa Lohnersatzleistungen im Krankheitsfall in ansonsten steuerfinanzierten Systemen durch eine Versicherung abgesichert werden. Dennoch sprechen wir etwa von Sozialversicherungssystemen, wenn wie in Deutschland die Sozialversicherung die grundlegende Absicherungsform ist.

43.3 Die Sicherstellung der Versorgung

Neben der Frage der Absicherung des Krankheitsrisikos ist die öffentliche Ordnungsfunktion in allen Hochlohnländern von hoher Bedeutung, um das Angebot an Gesundheitsleistungen sowohl quantitativ als auch qualitativ angemessen zu gewährleisten. Im Folgenden sollen die wesentlichen Formen kurz eingeführt werden.

1. **Gesetzgebung**
Durch staatliche Gesetzgebung werden die Rahmenbedingungen für die Organisation und die Strukturen im Gesundheitswesen gesetzt. Sie legt damit Grundstrukturen und Zuständigkeiten fest. Auch können durch Gesetzgebung (Mindest-) Normen definiert und Verfahren bestimmt werden. Die Konkretisierung der Umsetzung dieser nationalen Rechtsbestimmungen kann auf unterschiedliche Weise delegiert werden, so etwa auf Bundes- oder Landesbehörden. Im föderalen System Deutschlands werden etwa

Landesgesetze und Durchführungsverordnungen der Länder als Instrumente eingesetzt, die wiederum Prozesse, Strukturen und Zuständigkeiten auf Landesebene und für die Kommunen festlegen können.

2. **Verbandliche Steuerung – Korporatismus**

Das Konzept der verbandlichen Steuerung beruht auf der (gesetzlichen) Delegation beziehungsweise Beauftragung von (Interessen-) Verbänden der professionellen Gesundheitsakteure für die Umsetzung gesetzlicher Vorgaben und Regelungen in dieser Versorgungspraxis. Korporatismus wird als marktanaloge Steuerung oder als *Äquivalent zum Markt* bezeichnet (Czada 1994), als verbandliche bi- oder multilaterale Aushandlung von z. B. Preisen oder Qualitätsrichtlinien. In Ermangelung suffizienter marktwirtschaftlicher Lösungen ersetzt es gleichsam, *äquivalent* dezentrale Marktaushandlungsprozesse.

Auch wird den Akteuren respektive ihren Verbänden eine höhere Fach- und Sachkompetenz als staatlichen Akteuren zugesprochen. Allerdings spricht einiges dafür, dass die verbandliche Aushandlung nicht immer zu besten Ergebnissen führen kann. Zum einen handelt es sich immer um einen Aushandlungskompromiss, der auch zu einer Aushandlungsblockade führen kann, was in Deutschland zu gesetzlichen Ersatzvornahmen geführt hat. Zum anderen geht es den Beteiligten vor allem um die Durchsetzung der Interessen ihrer Mitglieder und damit zunächst nicht darum, ein gesamtgesellschaftliches Interesse im Gesundheitswesen abzubilden und aktiv zu gestalten.

Neben dem klassischen Korporatismus entwickeln medizinische und pflegerische Fachverbände Leitlinien und Qualitätsrichtlinien, die als Empfehlung oder rechtlich verbindlich zu Standards gesundheitlicher Verfahren werden sowie strukturelle Vorgaben von gesundheitlichen Einrichtungen wie etwa Versorgungszentren machen. Dazu gehören etwa Mindestbesetzungsstandards im Bereich der qualitativen und quantitativen Personalbesetzung und die Zulassung medizinischer, therapeutischer und pflegerischer Verfahren.

3. **Sicherstellungsauftrag**

Durch die Formulierung des Sicherstellungsauftrags wird die Verantwortung für Teile/Sektoren des Gesundheitssystems übertragen beziehungsweise formuliert (Schwartz 1995). Es handelt sich um eine staatliche Autorisierung bzw. Beauftragung. In Deutschland ist die bekannteste Form des Sicherstellungsauftrages die der ambulanten ärztlichen Versorgung durch die Kassenärztlichen Vereinigungen (KV).

Bestandteil der Steuerung ist regelmäßig die Bedarfsplanung, die die regionale Verfügbarkeit und Erreichbarkeit allgemeiner und spezialisierter gesundheitlicher Leistungen ermöglichen soll.

Der Sicherstellungsauftrag kann zwar eine sachgerechte sektorale, den regionalen Anforderungen angepasste Planung und Leistungssteuerung ermöglichen. Allerdings kann die dadurch entstehende sektorale Gliederung die Entwicklung sektorenübergreifender Versorgungsmodelle sowie ein sektorenübergreifendes Schnittstellenmanagement erschweren.

4. **Infrastrukturentwicklung**
Gesundheitseinrichtungen gelten als Bestandteil der sozialen und wirtschaftsnahen Infrastruktur. Gesundheitsleistungen werden überdies der kommunalen Daseinsvorsorge zugerechnet oder international als Services of Public Interest. Als ein Instrument gilt die Ausgliederung von Investitionen aus der Leistungsvergütung. Anstelle also einer einheitlichen, monistischen Finanzierung über die Leistungsvergütung werden Einrichtungen entweder dual über eine separate Finanzierungsform oder aus einem Investitionsbudget im Rahmen einer regionalen Investitionsplanung finanziert.

43.4 Anforderungen an eine Chronic Care orientierte Organisation der Versorgung

Soziale Sicherung gilt der Absicherung derjenigen, die nicht ausreichend finanzielle und sonstige Mittel und Fähigkeiten haben, sich gegen das Risiko der Krankheit abzusichern. Chronische Krankheit mindert einerseits die Fähigkeiten und erhöht den Bedarf an Gesundheits- und gesundheitsnahen Dienstleistungen. Diese Ambivalenz chronischer Erkrankung verweist auf die Grenzen von Privatversicherungssystemen, bei denen chronische Erkrankungen mit einer Risikoprämie sanktioniert werden. Gleichzeitig macht die Komplexität der Versorgungsanforderungen innovative Lösungen nötig, die ein flexibles Recht und offene Organisation verlangen. Dies könnte ein öffentlich gesichertes Versorgungssystem mit einem weit verstandenen Korporatismus im Sinne des partizipativen Einbezugs von Selbsthilfe, Gesundheitsinitiativen und Versorgungsnetzwerken sein.

Literatur

Czada R (1994) Konjunkturen des Korporatismus: Zur Geschichte eines Paradigmenwechsels in der Verbändeforschung. Polit Vierteljahresschr 25:37–64

Greß S, Heberlein I, Heinemann S, Niebuhr (2011) Kostenerstattung in der Gesetzlichen Krankversicherung (pg-papers Nr. 1). https://fuldok.hs-fulda.de/opus4/frontdoor/deliver/index/docId/143/file/PgPapers_2011_01_Gress_et_al.pdf. Zugegriffen am 25.09.2023

Kočiš Krůtilová V, Bahnsen L, de Graeve D (2021) The out-of-pocket burden of chronic diseases: the cases of Belgian, Czech and German older adults. BMC Health Services Research 21(1):239. https://doi.org/10.1186/s12913-021-06259-w

Pfaff AB, Pfaff M, Kern AO, Langer B (2003) Auswirkungen verschiedener Modell-Varianten von Kopfpauschalen auf die Finanzierung von Krankenversicherungsleistungen in Deutschland. Projekt gefördert durch die Hans-Böckler-Stiftung. Augsburg. Inifes. https://www.sozialpolitik-aktuell.de/files/sozialpolitikaktuell/_Politikfelder/Gesundheitswesen/Dokumente/KOPFPA~2.PDF. Zugegriffen am 22.09.2023

Schölkopf M (2017) Das Gesundheitswesen im internationalen Vergleich: Gesundheitssystemvergleich, Länderberichte und europäische Gesundheitspolitik, 3., akt. erw. Aufl. Health Care Management. Berlin, Medizinisch Wissenschaftliche Verlagsgesellschaft. http://www.content-select.com/index.php?id=bib_view&ean=9783954663354

Schwartz FW (1995) Konjunkturen des Korporatismus: Zur Geschichte eines Paradigmenwechsels in der Verbändeforschung. Soz Fortschr 44(4):84–89

Konzepte der Gesundheitspolitik zur Versorgung chronisch kranker Menschen

44

Manfred Fiedler

Inhaltsverzeichnis

44.1	Grundlagen der Gesundheitspolitik	375
44.2	Politik der Absicherung des Krankheitsrisikos am Beispiel Deutschlands	376
44.3	Kostendämpfung und Marktordnungspolitik	378
44.4	Herausforderungen	379
Literatur		380

44.1 Grundlagen der Gesundheitspolitik

Gesundheitspolitik wird in nahezu allen Hochlohnländern als Teil der Sozialpolitik verstanden. Selbst in Ländern mit primär marktwirtschaftlicher Agenda, wie bspw. den USA, wird ein Großteil der Gesundheitsausgaben (ca. 45 %) aus öffentlichen oder parafiskalischen Haushalten finanziert. Trotz dieser akzeptierten öffentlichen Verantwortung für Gesundheitsleistungen ist die jeweilige nationale politische Agenda sehr unterschiedlich.

Die Grundlage sozialpolitischer Konzepte sind gesellschaftlich ungleich verteilte ökonomische Ressourcen und diese teilweise ausgleichende Umverteilung von Einkommen. Das Lebenslagekonzept von Gerhard Weisser (1978) hat dieses Verständnis erweitert. Das Verständnis der Lebenslage ist in die Sozialpolitik in Form des Sozialindikatoren-Konzeptes eingeflossen (Voges 2005). Sozialindikatoren sind messbare personengruppen-

---

M. Fiedler (✉)
Department für Humanmedizin, Universität Witten/Herdecke, Witten, Deutschland
E-Mail: manfred.fiedler@uni-wh.de

© Der/die Autor(en), exklusiv lizenziert an Springer-Verlag GmbH, DE, ein Teil von Springer Nature 2024
D. Schmitz et al. (Hrsg.), *Chronic Care – Wissenschaft und Praxis*,
https://doi.org/10.1007/978-3-662-68415-3_44

bezogene Eigenschaften, mit denen Lebenslage und Handlungsspielräume beschreibbar werden. Ein Konzept ist das am Deutschen Institut für Wirtschaftsforschung angesiedelte Sozialökonomische Panel.

Ein verwandtes eher personzentriertes Konzept ist das der Verwirklichungschancen des Ökonomen Amatya Sen (2002). Verwirklichungschancen begründen aufgrund personenbezogener Eigenschaften und Ressourcen die Fähigkeit, eigene Ziele zu verfolgen und zu realisieren. Wem es aufgrund seiner sozialen und ökonomischen Lage nicht möglich ist, zwischen unterschiedlichen Alternativen der Lebensgestaltung zu wählen, hat aufgrund dessen geringe Verwirklichungschancen.

Die benannten Konzepte verweisen darauf, dass die Konzentration auf multikausale förderliche oder hinderliche Faktoren für persönliche Perspektiven und Lebenschancen entscheidend sind. Daraus begründet sich ein weiteres gesundheits- und sozialpolitisches Konzept, nämlich das der Aktivierenden Sozialpolitik. Dieses bezieht sich auf das deutlich ältere Subsidiaritätsprinzip. Laut Oswald von Breuning soll der Staat die persönlichen Handlungsfähigkeiten in Selbstbestimmung fördern (Möhring-Hesse 2015). Politik soll dieses selbstbestimmte Handeln ermöglichen. Staatlich garantierte Institutionen, wie die Gesundheitsversorgung, dienen diesem Zweck.

44.2 Politik der Absicherung des Krankheitsrisikos am Beispiel Deutschlands

Regime der gesundheitlichen Sicherung sind historisch entstanden. Sie drücken damit der Gesundheitsversorgung eine Art kulturellen Stempel auf, sie prägen das System. Die unterschiedlichen Typen der Absicherung des Krankheitsrisikos (siehe Beitrag 41) sind also nicht einfach ein Instrumentenkoffer, aus dem man sich politisch bedienen kann, sondern eine Art nationale Vorprägung, auf deren Grundlage politische Entwicklung entsteht.

Für die skandinavischen Länder sprechen wir von nordischer Gesundheitspolitik, das US-amerikanische Gesundheitssystem wird als System der privaten Absicherung des Krankheitsrisikos interpretiert, auch wenn der Anteil der öffentlichen Ausgaben im Vergleich zu europäischen Ländern hoch ist.

Gesundheitspolitik und Reformpolitik beruhen auf der Reform bestehender Konzepte und grundsätzlicher Sicherungsregime. Gesundheitssystemvergleiche können Aspekte der Annäherung, einer Systemkonvergenz aufzeigen, indem Instrumente aufgegriffen werden, die an das eigene Regime anschlussfähig gemacht werden.

Die deutsche Gesundheitssicherung (siehe Beitrag 41) beruht im Schwerpunkt auf der Gesetzlichen Krankenversicherung, die bereits bei der Entstehung in Hinsicht auf die Absicherung des Risikos von Arbeitsunfällen und seit den 1920er-Jahren von Berufskrankheiten durch die Gesetzliche Unfallversicherung ergänzt wurde. Die Bismarck'sche Sozialgesetzgebung war in den 1880er-Jahren als Antwort auf die erstarkende Arbeiterbewegung entstanden und ersetzte die Arbeiterhilfsvereine (Hansen et al. 1981), die durch Gewerkschaften organisiert wurden. Im Rahmen der Politik von *Zuckerbrot und Peitsche* waren sie in einer Zeit der Verbote sozialistischer Parteien ein Angebot und gleichzeitig ein Instrument politischer Kontrolle, weil in der sozialen Selbstverwaltung der Arbeiterkrankenkassen auch die Arbeitgeber paritätisch beteiligt wurden. Dafür mussten diese auch den hälftigen Beitragssatz aufbringen. Erst 1911 mit der Reichsversicherungsordnung wurden die Angestelltenkrankenkassen, deren Selbstverwaltung nicht paritätisch war, gegründet.

Die Entwicklung der deutschen Gesundheitspolitik lässt sich angesichts dessen in mehrere Phasen unterteilen. Bis zur NS-Diktatur kann man von der Etablierung sprechen, in der Grundstein der heute geltenden Strukturen gelegt worden ist. Das NS-Regime nahm die Strukturen auf und machte sie zum Bestandteil ihrer zentralistischen Sozialpolitik. So etablierten sie den Sicherstellungsauftrag für die ambulante ärztliche Versorgung der Kassenärztlichen Vereinigungen und beendeten damit kassenbezogene Formen der Versorgung.

Die Phase der Restitution bedeutete in Westdeutschland die Weiterführung und Konsolidierung des Vorkriegssystems, während in Ostdeutschland ein prinzipiell öffentliches Gesundheitssystem mit öffentlichen Krankenhäusern, Polikliniken, Ambulatorien und Arztpraxen in der Fläche geschaffen wurde. In Westdeutschland folgte in den 1960-70er-Jahren zunächst ein Ausbau der sozialen Gesundheitssicherung. Bereits mit dem Krankenversicherungskostendämpfungsgesetz 1977 (KVKG) entstand die Politik der Kostendämpfung, in Form der Einführung von Maßnahmen zur Ausgabenbegrenzung und der Beeinflussung der Nachfrage nach Gesundheitsleistungen, vor allem durch Zuzahlungen der Betroffenen.

Die Vereinigung von Ost- und Westdeutschland führte zur Auflösung der bisherigen ambulanten Versorgungsstrukturen in Ostdeutschland und Übernahme des westdeutschen auf Einzelpraxen beruhenden ärztlichen Versorgungssystems. Der Zusammenschluss war zumindest in diesem Fall mehr eine Übernahme und Eingliederung.

Die Politik der Kostendämpfung hatte nicht zu den erhofften Erfolgen geführt und wurde mit dem Gesundheitsstrukturgesetz 1992 ergänzt um marktorientierte Reformen, insbesondere aufseiten der Leistungserbringer und durch den sogenannten Kassenwettbewerb. Gleichzeitig wurde der Zunahme der Pflegebedürftigkeit durch Schaffung einer neuen Sozialversicherung in Form der Gesetzlichen Pflegeversicherung begegnet.

Seit Mitte der 2010er lässt sich selbst bei Befürworter:innen Ernüchterung über die Effekte der marktorientierten Reformen feststellen und eine in der politischen Stoßrichtung noch unklare Veränderung durch sozialwirtschaftliche Anpassung der Instrumente feststellen. Die Diskussion um verbindliche Personalbemessung, die Ausgliederung der Pflegekosten aus dem Krankenhausfallpauschalensystem oder die Neukonzeption der Krankenhausfinanzierung machen dies deutlich.

44.3 Kostendämpfung und Marktordnungspolitik

Als ein bedeutendes Instrument der Gesundheitspolitik hat sich in den letzten Jahrzehnten die sogenannte Marktordnungspolitik (Neubauer 1984) herauskristallisiert. Während in den 1980er-Jahren die sogenannte Politik der Kostendämpfung dominierte, die Ausgabenkontrolle durch Erhöhung von Selbstbehalten erreichen wollte, veränderte sich dieses seit den 1990er-Jahren.

Ausgehend von der wirtschaftsliberalen Perspektive, dass öffentlich regulierte und gesteuerte Systeme auch in der Gesundheitsversorgung zu ineffizienten und qualitativ unzureichenden Ergebnissen führen, sollten wettbewerbliche Strukturen auch im Gesundheitswesen greifen.

Schon die Einführung von Selbstbehalten beruht auf der Idee der ökonomischen Verhaltenssteuerung. Wenn der Zugang zu und die Inanspruchnahme von Leistungen beitragsfrei und entgeltlich möglich sind, verleitet dies, unter der theoretischen Annahme der individuellen Nutzenmaximierung zur Überinanspruchnahme (Free-Rider-Verhalten, Moral Hazard). Selbstbehalte sollen dies beeinflussen, sodass nur notwendige Leistungen in Anspruch genommen werden. In der Realität zeigt sich, dass dieser Effekt in der Regel nur kurzfristige Effekte hatte, weil Leistungen vorgezogen wurden bzw. verzögert in Anspruch genommen wurden und sich meist schnell die alten Leistungsvolumina einstellten. Die sogenannte Kostendämpfungspolitik verlor an Priorität und wich der Marktordnungspolitik.

Als Idealtypisches Prinzip verteilt wirtschaftlicher Wettbewerb Ressourcen deutlich besser als andere Verteilungsmechanismen dies erreichen können. Dementsprechend haben sich in den letzten Jahren unterschiedliche Konzepte herauskristallisiert. Dazu gehört der sogenannte Kassenwettbewerb. Die Versicherten in der gesetzlichen Krankenversicherung, haben die Möglichkeit, sich bei jeder gesetzlichen Krankenkasse zu versichern. Krankenkassen sollen den Anreiz haben, insbesondere durch einen niedrigen Beitragssatz, Versicherte zu gewinnen.

Ein anderes Modell ist das des einheitlichen Versicherungsmarktes nach niederländischem Vorbild, in dem die Versicherten bei prinzipieller Versicherungspflicht zwischen privaten und öffentlichen Versicherungen frei wählen können.

Auch auf der Anbieterseite hat man Konzepte der Angebotsgestaltung und Leistungsfinanzierung geschaffen, die Marktmechanismen simulieren sollen. Ein gutes Beispiel sind sogenannte administrierte Preise, wie die Fallpauschalen in der Krankenhausfinanzierung. In der Regel sollen sich Preise für Leistungen zwischen Kund:innen und Anbietern am Markt selbstständig und ohne öffentlichen Eingriff bilden, was durch den automatischen Abgleich von Bedarf und Angebot zu einer aus Sicht der Ökonomie optimalen Preisgestaltung führen soll. In Gesundheitssystemen bestehen diese theoretischen Möglichkeiten einer Marktpreisbildung insbesondere vor dem Hintergrund sozialer Sicherungsziele nicht oder nur eingeschränkt. Deswegen müssen Preise administriert werden.

Im deutschen Gesundheitssystem beruht das System administrierter Preise auf einem Aushandlungsmodell auf verbandlicher Ebene (Korporatismus) (Kalvelage 1992) zwischen den Krankenkassen- und Anbieterverbänden, dessen Ergebnis für deren Mitglieder verbindlich ist. Die extern vorgegebenen Preise für die Krankenhausleistung sollen Krankenhäuser zu wirtschaftlicherem Verhalten zwingen, um Verluste zu vermeiden und Gewinne zu erzielen und zudem die Transparenz im Krankenhausbereich erhöhen.

Sowohl der Kassenwettbewerb, der einheitliche Versicherungsmarkt in den Niederlanden oder Krankenhausfallpauschalen konnten die erhofften Effekte volkswirtschaftlich nicht nachweisen. Weder sind durch die Einführung der Fallpauschalen im Krankenhausbereich die Ausgaben für die Krankenhausversorgung gesunken, noch konnten signifikante Qualitätsverbesserungen festgestellt werden. Auch der Wettbewerb in der Krankenversicherung hat jenseits der Wahlfreiheit bisher keine feststellbaren Effekte auf die Gesundheitsversorgung gehabt. Im internationalen Vergleich sind Systeme mit einer eher marktorientierten Gesundheitspolitik weder volkswirtschaftlich noch in Hinsicht auf die Systemperformance überlegen. Hinweise auf Versorgungsnachteile stärker privatisierte Gesundheitsmärkte lassen sich hingegen finden, etwa in Form von Risikoselektion, Benachteiligung von Risikogruppen wie chronisch kranke Menschen.

44.4 Herausforderungen

Der demografische Wandel erhöht nicht nur in Deutschland den Druck auf die Gesundheitspolitik. Gesundheitsleistungen sind als überwiegend personenbezogene Dienstleistungen mit einem hohen Anteil an Personalkosten nur begrenzt rationalisierbar. Gleichzeitig ist das Arbeitsmarktpotenzial von Gesundheitsleistungen besonders hoch.

Der demografische Wandel wirkt sich als doppelte Demografie gegenläufig aus. Der Leistungsbedarf steigt, auf der Gegenseite ist das Arbeitsmarktpotenzial für die Ausbildung der Gesundheitsfachberufe tendenziell sinkend. Fast die Hälfte aller Primärärzt:innen ist älter als 50 Jahre sowie fast 40 % aller Pflegekräfte. Wir sehen eine auseinandergehende Schere von Bedarf und Angebot. Gleichzeitig sinkt die Bindung von Gesundheitsfachkräften an ihre Arbeitgeber und insbesondere in den Pflegefachberufen steigt die Bereitschaft zum Berufsaustritt.

Dagegen führt die steigende Zahl chronisch kranker und dabei multimorbider Menschen zu zunehmend komplexen Versorgungsanforderungen, denen gleichzeitig ein, v. a. in der fachärztlichen Versorgung, hoher Grad an Spezialisierung gegenübersteht.

Gebraucht werden daher Netzwerke der Versorgung, Kooperation im Gesundheitswesen und damit eine den Rahmen dafür setzende Gesundheitspolitik, der Gesundheitsdienstleister zur Kooperation zusammenführt, um Komplexität besser zu organisieren, Reibungsverluste und Redundanzen zu reduzieren, konkludente Versorgungsarrangements interprofessionell und interinstitutionell zu gestalten.

Literatur

Hansen E, Heisig M, Leibfried S, Tennstedt F (1981) Seit über einem Jahrhundert, … verschüttete Alternativen in der Sozialpolitik: Sozialer Fortschritt, organisierte Dienstleistermacht und nationalsozialistische Machtergreifung: der Fall der Ambulatorien in den Unterweserstädten und Berlin; 100 Jahre kaiserliche Botschaft zur Sozialversicherung; eine Festschrift. WSI-Studie zur Wirtschafts- und Sozialforschung. Bund-Verlag, Köln

Kalvelage B (1992) Korporatismus. In: Bauer R (Hrsg) Lexikon des Sozial- und Gesundheitswesens, Bd 2. Oldenbourg, München

Möhring-Hesse M (2015) Solidaristische Gefahren: Oswald von Nell-Breunings sozialpolitische Impulse für die Gegenwart. https://doi.org/10.15496/publikation-49106

Neubauer G (1984) Konkurrenz der Steuerungssystem in der Gesetzlichen Krankenversicherung. In: Herder-Dorneich P (Hrsg) Soziale Ordnungspolitik, Bd 1. Überwindung der Sozialstaatskrise: Ordnungspolitische Ansätze, 1. Aufl. Nomos, Baden-Baden S 149–167

Sen A (2002) Ökonomie für den Menschen: Wege zu Gerechtigkeit und Solidarität in der Marktwirtschaft (C. Goldmann, Übers.) (Ungekürzte Ausg) dtv/Dt. Taschenbuch-Verl., München. http://www.socialnet.de/rezensionen/isbn.php?isbn=978-3-423-36264-1

Voges W (2005) Indikatoren im Lebenslagenansatz: das Konzept der Lebenslage in der Wirkungsforschung. ZES-Report, 11(1), 1–6. https://nbn-resolving.org/urn:nbn:de:0168-ssoar-357391 (ZES-Report)

Weisser G (1978) Gesellschaftspolitik. In: Katterle S, Mudra W, Neumann L, Neumann LF (Hrsg) Beiträge zur Gesellschaftspolitik: Philosophische Vorfragen – beratende Sozialwissenschaft – soziale Sicherung – Mitbestimmung – Verteilungs- und Vermögenspolitik – Ordnungspolitik – besonders Einzelwirtschaftspolitik. Verlag Otto Schwartz & Co, Göttingen, S 359–398

Einführung in die Ökonomie des Gesundheitswesens

Manfred Fiedler

Inhaltsverzeichnis

45.1	Worum geht es bei der Wissenschaft der Wirtschaft	381
45.2	Zentrale Grundbegriffe	382
	45.2.1 Bedarf – Bedürfnis	382
	45.2.2 Nachfrage und Angebot	382
45.3	Marktökonomie versus Nicht-Marktökonomie im Gesundheitswesen	383
45.4	Die besonderen Bedingungen der Nachfrage nach Gesundheitsleistungen	383
45.5	Consumerism und angebotsinduzierte Nachfrage	384
45.6	Grundsätze der Vergütung von Gesundheitsleistungen	385
Literatur		387

45.1 Worum geht es bei der Wissenschaft der Wirtschaft

Die Wirtschaftswissenschaft (Ökonomie) ist eine Gesellschaftswissenschaft, die die Deckung individueller und kollektiver (menschlicher) Bedarfe zum Gegenstand hat. Ein wesentliches Problem ist dabei, dass die zur Bedarfsdeckung benötigten Ressourcen und die im Weiteren notwendige Arbeit nicht unbegrenzt zur Verfügung stehen und mithin knapp sind (Weise et al. 1991). Wenn also die zur Bedarfsdeckung notwendigen Güter und Ressourcen im Verhältnis zum qualifizierten Bedarf dauerhaft oder temporär, lokal oder allgemein nicht ausreichend zur Verfügung stehen, entsteht Konkurrenz um die Ver-

M. Fiedler (✉)
Department für Humanmedizin, Universität Witten/Herdecke, Witten, Deutschland
E-Mail: manfred.fiedler@uni-wh.de

© Der/die Autor(en), exklusiv lizenziert an Springer-Verlag GmbH, DE, ein Teil von Springer Nature 2024
D. Schmitz et al. (Hrsg.), *Chronic Care – Wissenschaft und Praxis*, https://doi.org/10.1007/978-3-662-68415-3_45

wendung der Güter und Ressourcen. Die Ökonomie befasst sich also mit dem Phänomen der Knappheit und mit den Instrumenten und Wegen das aus der Knappheit resultierenden Verteilungsdilemma zu lösen.

45.2 Zentrale Grundbegriffe

45.2.1 Bedarf – Bedürfnis

Bedürfnis ist das, was ein Mensch grundlegend benötigt (Need). Als ein weit verbreitetes Konzept gilt das Verständnis von Maslow (1943), der fünf Bedürfnisarten unterscheidet.

- Körperliche Bedürfnisse (Essen, Trinken, Wohnen oder Kleidung)
- Sicherheitsbedürfnisse (körperliche Unversehrtheit, Gesundheit, persönliche und soziale Sicherheit, wie Einkommen, Arbeit)
- Soziale Bedürfnisse (Freundschaft, Familie, Verbundenheit mit Anderen)
- persönliche Bedürfnisse (Respekt, Selbstachtung, sozialer Status, persönliche Freiheit)
- Selbstverwirklichung/Lebenssinn

Auch wenn das Konzept häufig als hierarchisch (,Hierachy of needs') interpretiert wird, stellen die Bedürfnisarten keine strikte Rangfolge dar. Dennoch sprechen wir in der Regel bei den körperlichen und den Sicherheitsbedürfnissen von Grundbedürfnissen, deren Erfüllung für alle Menschen gesellschaftlich gewährleistet sein müssen, um ein adäquates Leben im Sinne von Wellbeing zur ermöglichen.

Dem Verständnis von Bedürfnis steht der Bedarf gegenüber. Der Bedarf ist die sowohl individuelle als auch gesellschaftliche Konzeptualisierung, wie ein Bedürfnis erfüllt werden soll. So kann dem Bedürfnis des Trinkens durch unterschiedliche Getränke entsprochen werden. Ökonomisch gesprochen ist der Bedarf also das in Form der Nachfrage (Demand) konkretisierte Bedürfnis.

45.2.2 Nachfrage und Angebot

Die volkswirtschaftliche Nachfrage ist die aggregierte Form des Bedarfs der einzelnen Menschen für eine bestimmte Leistung bzw. ein bestimmtes Gut. Diese ist keine konstante Größe, sondern beruht auf bestimmten Faktoren, im Wesentlichen dem Preis eines Gutes sowie den individuellen Präferenzen des Einzelnen im Rahmen des verfügbaren Einkommens und Vermögens. Das einfache Verständnis, dass ein höherer Preis eine geringere Nachfrage nach sich zieht, ist mit Blick auf Güter zur Erfüllung von Grundbedürfnissen einzuschränken. Wenn etwa Mietpreise steigen, kann der Einzelne dem nicht ausweichen, sondern er muss seine individuelle Nachfrage nach anderen Gütern einschränken, selbst wenn dessen Preis nicht angestiegen ist.

Demgegenüber steht das Angebot von Gütern/Leistungen. Auch hier gilt die Aussage, dass ein höherer realisierbarer Preis ein höheres Angebot nach sich zieht, nur dann, wenn der Einfluss des einzelnen Anbieters gering ist. Im Rahmen des Brandings, der Markenbildung von bestimmten Gütern, etwa kann die Verknappung des Angebots bewusst eingesetzt werden, um einen höheren Marktpreis zu erzielen. Die Produktzyklustheorie des österreichischen Ökonomen Schumpeter zeigt, dass mit der Reife eines Produkts die Zahl der in Frage kommenden Anbieter abnimmt und damit der Einfluss auf Menge und Preis der einzelnen Anbieter steigt (Schumpeter 1950).

45.3 Marktökonomie versus Nicht-Marktökonomie im Gesundheitswesen

In der Ökonomie des Gesundheitswesens lassen sich zwei Perspektiven unterscheiden, die zu relevanten Unterschieden in den Methoden und den Instrumenten führen: Marktökonomie und Nicht-Marktökonomie. In der Perspektive der Marktökonomie ist die optimale Verteilung von Gütern durch den Marktwettbewerb, als die Bildung von Preisen, Angebot und Nachfrage durch Konkurrenz auf einem virtuellen Ort des wirtschaftlichen Handelns (Markt) auch auf das Gesundheitswesen anzuwenden. Die Perspektive der Nicht-Marktökonomie bezieht sich auf die Analyse von wirtschaftlichen Sektoren und Bereichen, in denen Marktinstrumente zu gesellschaftlich oder wirtschaftlich unzureichenden oder unerwünschten Ergebnissen führen und bei denen deshalb andere Instrumente der Verteilung von Knappheit betrachtet werden. Vor dem Hintergrund der besonderen Bedeutung von Gesundheitsleistungen zur Sicherung der Teilhabe und der Unversehrtheit von Menschen, werden diese in vielen Ländern zu politischen Gütern erklärt, mit dem Ziel, zumindest einen Teil der Gesundheitsleistungen allen Bürger:innen gleichermaßen zur Verfügung zu stellen (Nicht-Ausschließbarkeit und Nicht-Rivalität). Im Rahmen dessen werden Gesundheitsleistungen etwa nach Konvention, in Form der Priorisierung der Ressourcennutzung oder nach dem Grundsatz der gesellschaftlichen Bedarfsgerechtigkeit verteilt. Auch werden häufig öffentliche Eigentumsrechte definiert, sodass Knappheiten aktiv reduziert werden können.

45.4 Die besonderen Bedingungen der Nachfrage nach Gesundheitsleistungen

Die Nachfrage nach Gesundheitsleistungen hat besondere Eigenschaften, die neben der Diskussion, ob sie gesellschaftlich als politische Güter behandelt werden sollen, für die Organisation von Gesundheitsleistungen von Bedeutung sind. Grundsätzlich sind Gesundheitsleistungen *Uno-actu-Leistungen*. Verbrauch und Leistungserstellung fallen zeitlich zusammen, man kann sie nicht bevorraten. Allerdings besitzen alle personenbezogenen Dienstleistungen wie das Haareschneiden, Körperpflege oder Wellness-Massagen diese

Eigenschaft. Gleichzeitig sind sie aber eingeschränkt bis gar nicht zeitlich disponibel. Leistungen bei akuten Erkrankungen müssen zeitnah, lebensbedrohende unverzüglich und chronische permanent erbracht werden. Damit ist auch die Auswahlentscheidung eingeschränkt. Gesundheitsleistungen sind nicht gegeneinander substituierbar, sieht man einmal von der Therapieauswahl ab. So kann also bei einer Herzklappenerkrankung statt einer Herzoperation nicht ein Darmeingriff gewählt werden.

Eine Gesundheitsleistung ist im klassischen Sinne ein produktiver Veränderungsprozess. Im Kontext der Arbeitssystemanalyse aus Input, Transformation und Output/Ergebnis sind Patient:innen der zu verändernde Arbeitsgegenstand, der durch unterschiedliche medizinisch-therapeutisch-pflegerische Interventionen verändert wird. Es besteht also Identität zwischen dem, der die Leistung beauftragt/empfängt, und dem zu transformierenden Arbeitsgegenstand. Für Menschen vor allem mit schweren chronischen Erkrankungen bedeutet dies, dass sie dauerhaft Gegenstand wirtschaftlicher Handlungen sind. Gesundheitsleistungen haben also Einfluss auf das Alltägliche und sind in vielen Fällen grundlegender, existenzieller Natur.

Jede Gesundheitsleistung hat grundsätzlich einen nicht-professionellen Anteil. So müssen Betroffene Therapietreue (Adherenz, Compliance) zeigen, sie erbringen einen Teil der Leistung selbst, indem sie etwa Medikamente zur richtigen Zeit und in der richtigen Menge einnehmen oder bestimmte Diäten einhalten.

Und schließlich haben Gesundheitsleistungen einen mehr oder weniger großen nicht-professionellen Leistungsanteil, wie die elterliche Sorgearbeit für das kranke Kind, emotionale Unterstützung und Beistand in kritischen Krankheitsphasen, Unterstützung bei der Therapie, Pflege und alltagsunterstützende Sorgearbeit bei chronisch kranken Menschen.

45.5 Consumerism und angebotsinduzierte Nachfrage

Im Zusammenhang mit dem Anteil der Betroffenen an der Leistungserbringung wird häufig auf das Konzept des *Consumerism* verwiesen. Der Begriff wurde ursprünglich als Ermächtigungskonzept verstanden. Patient:innen sind nicht Objekt der gesundheitlichen Leistungsbringung, sondern sie sind die wesentlichen Entscheider:innen über ihre gesundheitlichen Belange. Dieses Verständnis, so bedeutsam es im Verhältnis zwischen Leistungserbringer und den Betroffenen ist, hat auch eine zweite Seite, die auf dem Begriff des Konsumenten beruht (Khullar et al. 2020). Gesundheitsleistungen werden als Konsumgüter interpretiert, aus der Selbstbestimmung im Behandlungsprozess wird ein Selbstverantwortungsprozess in Hinsicht auf die wirtschaftliche Last der Entscheidung über den Behandlungsprozess.

Diesem Verständnis widerspricht das Konzept angebotsinduzierten Nachfrage. Demnach steht das Wissens- und Informationsgefälle zwischen Gesundheitsfachkräften und Patient:innen in der gegenseitigen Beziehung im Vordergrund. Die Gesundheitsfachkraft hat wesentlich die diagnostische Definitionskompetenz. Auch die therapeutischen Pfade sind ihre Kompetenz, in weiten Teilen auch rechtlich, etwa, wenn medizinisch oder pflegerisch notwendige Interventionen unterbleiben bzw. umgekehrt keine Indikation vorliegt. Studien, zeigen, dass, wenn etwa Leistungen budgetär gedeckt werden, bei vielen Betroffenen Leistungen *querbeet* eingespart werden, also auch medizinisch notwendige Leistungen (Brot–Goldberg et al. 2017).

Das Konzept der angebotsinduzierten Nachfrage beruht auf einer Besonderheit von Gesundheitsleistungen. Die Nachfrage bleibt häufig diffus, weil die Präferenzen für die Gesundheitsleistungen initial nicht spezifiziert sind, sondern die noch unbestimmte gesundheitliche Beeinträchtigung als Anlass für die Aufnahme der Behandlung steht. Im Weiteren trifft das auch auf die Entscheidung über die Behandlung und den Behandlungsverlauf zu. Viele Aspekte sind nur begrenzt einzuschätzen. Ökonomisch betrachtet wissen wir den Preis für die Gesamtbehandlung, im Unterschied zur einzelnen Intervention, meist erst am Ende, weil der Verlauf patientenindividuell unterschiedlich ist. Deutlich wird diese bei der Vergütung von Krankenhausbehandlung nach diagnosebezogenen Fallpauschalen. Den abzurechnenden Preis bestimmt die Entlassungsdiagnose, der Behandlungsverlauf, etwa die Zahl der Beatmungsstunden, sowie relevante Begleiterkrankungen der Betroffenen.

In der Literatur wird das Konzept auch dahingehend interpretiert, dass es aufgrund rationaler Entscheidungen der Anbieter durch die selbst geschaffene Nachfrage zu einer medizinisch nicht indizierten Übernachfrage kommen würde (Hodek und Greiner 2010). Dieses ist hier, auch angesichts des widersprüchlichen wissenschaftlichen Diskurses, nicht Gegenstand, sondern ausschließlich die Betrachtung der Kompetenzhierarchie im Verhältnis der Gesundheitsfachkraft und den Betroffenen.

45.6 Grundsätze der Vergütung von Gesundheitsleistungen

Wie welche Leistungen vergütet werden, hängt also von der konkreten Leistungsdefinition (siehe Beitrag 46), aber auch von der Art der gesundheitssystemischen Organisation ab (siehe Beitrag 43).

Grundsätzlich lassen sich vier Formen der Leistungsvergütung unterscheiden: Budget/Gehalt, Kopfpauschale, Fallpauschale und Einzelleistungsvergütung (siehe Abb. 45.1).

1. Beim *festen Budget* erhält der Leistungserbringer eine feste Summe, unabhängig von der Zahl der tatsächlich erbrachten Leistungen. Für den Leistungserbringenden ist es zunächst rational, ein Minimum an Patient:innen, Fällen und dann Leistungen zu haben. Für die Krankenhausvergütung ist das Budgetprinzip international durchaus verbreitet. Entscheidend ist die Verknüpfung mit einem Versorgungsauftrag oder -vertrag, d. h. dass die Verpflichtung besteht, Patient:innen im Rahmen des Auftrags zu behandeln.
2. Die *Kopfpauschale* wird unabhängig von der Zahl der Fälle und der Leistungen nach Anzahl der eingeschriebenen Versicherten, oder im Falle der Konkretisierung mit einer Versicherung, nach Anzahl der eingeschlossenen zu versorgenden Versicherten gezahlt.

Entgeltart \ Zahl der	Patient:innen	Fälle - Kontakte	Leistungen
Festes Budget/Gehalt	min	min	min
Kopfpauschale	max	min	min
Fallpauschale	max	max	min
Einzelleistungsvergütung	max	max	max

Abb. 45.1 Formen der Vergütung. (In Anlehnung an Thiemeyer 1986a, b)

Kopfpauschalen können also als Versorgungsvereinbarung im Rahmen eines Managed Care-Vertrages Anwendung finden. Je nach Organisation der Leistungserbringenden, und wie diese Leistung untereinander abrechnen, gleicht diese pauschale Finanzierungsform in so einem Kontext dem festen Budget.

3. Der *Fallpauschale* wird ein definierter Behandlungsvorgang mit einer Summe pauschal abgegolten, unabhängig von den tatsächlich erbrachten Teilleistungen. Die Zahl der Fälle der Patient:innen ist damit erlösrelevant, je nach Differenzierung auch die durchschnittliche Vergütung. Die Fallpauschale begrenzt einerseits den Anreiz nach Leistungsausweitung, dennoch kann sie je nach Ausgestaltung dazu führen, dass Fälle konstruiert oder die Indikationsstellung erlösorientiert gestaltet wird.
4. Die *Einzelleistungsvergütung* beinhaltet die Finanzierung jeder definierten Leistung, die mit und an Patient:innen erbracht werden. Zur Abrechnungsvereinfachung wird sie häufig in Form der Finanzierung von Leistungskomplexen, also durch Zusammenfassung von einzelnen sachlich verbundenen, d. h. regelhaft gemeinsam erbrachten Leistungen durchgeführt. Die Einzelleistungsvergütung ist zum einen abrechnungstechnisch aufwändig, zum anderen ist der Anreiz zu Leistungsausweitung sehr hoch. Einzelleistungsvergütung wird häufig im Rahmen von sogenannten Selbstzahlermodellen (Out-of-Pocket) angewandt sowie, als überwiegende Vergütungsform in der ambulanten ärztlichen Versorgung.

In der Realität finden sich diese Vergütungsformen häufig kombiniert. So werden in der ambulanten ärztlichen Vergütung sowohl fallbezogene, Komplexvergütungen und Einzelleistungsvergütungen bezahlt. Hinzu kommen Globalbudget oder Regionalbudgets als Methode der Finanzierung, die die Gesamtausgaben begrenzen (sollen), und sich deswegen auf die Höhe der vorgenannten Vergütungen auswirken können.

Die vorgenannten Erwartungen an das Verhalten sind zudem rein ökonomische Perspektiven, die das ökonomisch rationale Verhalten erwarten. Tatsächlich sind im Gesundheitswesen andere Verhaltensgründe prägend, wie Berufsethos, aber auch Fragen des

Haftungsrechts und der Patientensicherheit. Ein aus dieser pluralen ökonomischen Perspektive gestaltetes Vergütungssystem muss zwei Aspekte beachten: Zum ersten muss es die gesundheitsfachliche Entscheidung unterstützen oder besser nicht ökonomisch formieren. Zum zweiten muss es von den Gesundheitsakteur:innen verstanden und als gerecht und angemessen empfunden werden.

Literatur

Brot-Goldberg ZC, Chandra A, Handel BR, Kolstad JT (2017) What does a deductible do? The impact of cost-sharing on health care prices, quantities, and spending dynamics. Q J Econ 132(3):1261–1318. https://doi.org/10.1093/qje/qjx013

Hodek J-M, Greiner W (2010) Kostensteigerung im Gesundheitswesen. Gesundh Sozialpolit 6:26–36

Khullar D, Darien G, Ness DL (2020) Patient consumerism, healing relationships, and rebuilding trust in health care. JAMA 324(23):2359–2360. https://doi.org/10.1001/jama.2020.12938

Maslow AH (1943) A theory of human motivation. Psychol Rev 50(4):370–396. https://doi.org/10.1037/h0054346

Schumpeter JA (1950) Kapitalismus, Sozialismus und Demokratie, 6. Aufl., 501 93/0324. Francke, Göttingen

Thiemeyer T (1986a) Gesundheitsleistungen – Steuerung durch Markt, Staat oder Verbände? Soz Fortschr 35(5/6):97–104

Thiemeyer T (1986b) Das ärztliche Honorar als Preis. In: Gäfgen G (Hrsg) Jahrestagung des Vereins für Socialpolitik, Gesellschaft für Wirtschafts- und Sozialwissenschaften: Bd 1985. Ökonomie des Gesundheitswesens: Jahrestagung des Vereins für Socialpolitik, Gesellschaft für Wirtschafts- und Sozialwissenschaften in Saarbrücken 1985. Duncker & Humblot, Berlin, S 255–270

Weise P, Brandes W, Eger T, Kraft M (1991) Neue Mikroökonomie, 2., vollst. überarb. u. erw. Aufl. Physica-Lehrbuch. Physica-Verl, Heidelberg

Grundsätze der Betriebslehre der Einrichtungen zur Versorgung chronisch kranker Menschen

Manfred Fiedler

Inhaltsverzeichnis

46.1 Betriebstypenlehre 389
46.2 Betriebe in der Gesundheitsversorgung 390
46.3 Zur Gesundheitsleistung 392
46.4 Internalisierung und Externalisierung 395
46.5 Grundsätze einer gesellschaftsbezogenen Rechnungslegung 396
46.6 Der Nutzen der Betriebstypendiskussion für die Gesundheitsversorgung 398
Literatur 399

46.1 Betriebstypenlehre

Im deutschen Gesundheitssozialrecht finden wir den Grundsatz der sogenannten Trägervielfalt, mit der die Zugänglichkeit für unterschiedliche Unternehmenstypen auf den *Markt für Gesundheitsleistungen* zum Ausdruck gebracht wird. Wir haben es dabei mit drei grundsätzlichen Unternehmenstypen zu tun, die auch international gebräuchlich sind: öffentliche, (frei-) gemeinnützige sowie (profitorientierte) private Unternehmen. Auch wenn dies wissenschaftlich nur unzureichend expliziert ist, steht dahinter ein Verständnis, dass unterschiedliche Betriebs- bzw. Unternehmenstypen unterschiedliche Wirtschaftsweisen haben, die hier für die Gesundheitsversorgung unterschiedliche Ergebnisse haben. Ein eher wissenschaftlich-analytisches Verständnis stellt dagegen das durch die sogenannte Kölner Schule (insbesondere Weisser, Engelhardt, Thiemeyer, Schulz-Nieswandt)

M. Fiedler (✉)
Department für Humanmedizin, Universität Witten/Herdecke, Witten, Deutschland
E-Mail: manfred.fiedler@uni-wh.de

entwickelte Konzept der Betriebstypenlehre (auch Morphologie der Einzelwirtschaften) dar. Ausgehend von der äußeren Struktur, wie Markt-/Wirtschaftsordnung, grundlegende und spezielle Rechtsordnung lässt sich unternehmerisches, betriebliches Handeln durch Typisierung innerer Strukturmerkmale erklären. Dazu gehören mit Engelhardt (1973) Unternehmenssinn und -zweck sowie Unternehmensziele. Des Weiteren sind Träger, Eigentümer:innen Eigenschaften, aber auch Management, Leitungsstrukturen und Mitarbeitende, schließlich die Unternehmensgröße, die Rechtsform, der interne Aufbau und die unternehmerische Verflechtung. Die Betriebstypenlehre stellt damit ein differenzierteres Instrument zur Analyse von Strukturen und wirtschaftlichen Handlungen der Einzelwirtschaften dar.

46.2 Betriebe in der Gesundheitsversorgung

1. Vom Personenbetrieb zum Konzernunternehmen
   Als 1990 die deutsche Einheit vollzogen wurde, fanden sich in der ambulanten Versorgung zwei sehr unterschiedliche Strukturen. Einem durch Polikliniken, Ambulatorien und Einzelpraxen divers strukturiertem System in Ostdeutschland stand ein vor allem durch die Einzelpraxis geprägtes Versorgungssystem in Westdeutschland gegenüber. Früh wurde die Einzelpraxis als Referenzbetriebsform der ambulanten ärztlichen Versorgung bestimmt, auch wenn dies durch das Gesundheitsstrukturgesetz 1993 relativiert wurde. Diese Betriebsform verlangt von ambulant tätigen Ärzt:innen und Psychotherapeut:innen, dass die Tätigkeit nicht nur eine fachliche Aufgabe, sondern immer auch eine unternehmerische Aufgabe darstellt. In Verbindung mit Berufs- und Leistungsrecht steuert die Einzelpraxis über die Verordnung überdies das Leistungsgeschehen in der ambulanten Versorgung. Sie hierarchisiert damit die Berufsgruppenbezüge und überantwortet der Einzelpraxis berufsfachliche Entscheidungen für berufsfremde, etwa therapeutische Interventionen. Zudem begründet die fachärztliche Gliederung, dass gerade für mehrfach chronisch erkrankte Menschen unterschiedliche Einzelpraxen zuständig sind.

   In den letzten Jahren haben sich, durch rechtliche Öffnung, Optionen für andere Betriebstypen ergeben (Sachverständigenrat zur Begutachtung der Entwicklung im Gesundheitswesen 2018). Dazu gehören vor allem die Gemeinschaftspraxis und das medizinische Versorgungszentrum (MVZ). Auch wenn sich beide Betriebstypen auf den ersten Blick gleichen, gibt es grundlegende Unterschiede, die mit dem jeweiligen Betriebszweck zu tun haben. Während die Gemeinschaftspraxis an den Zusammenschluss von Vertragsärzt:innen darstellt, bei dem der Arztsitz jeweils weiterhin an die Vertragsschließenden gebunden bleibt, die zudem häufig, wenn auch nicht zwingend, der gleichen Fachrichtung angehören, ist beim MVZ die fachrichtungsübergreifende Zusammenarbeit wichtiges Ziel. Zudem verbleibt der Arztsitz beim Ausscheiden beim MVZ, wenn dieser durch die verbleibenden Partner:innen aufgekauft wird. Durch Zukauf von Zulassungen kann das MVZ zudem wachsen. Zwar muss das MVZ von einem Arzt/einer

Ärztin geleitet werden, die klassische Freiberuflichkeit steht aber bei der Erbringung der ärztlichen Leistung nicht mehr im Fokus. So können etwa Krankenhäuser, Kommunen, gemeinnützige Träger ein MVZ gründen. Dieses ermöglicht, auch wenn das MVZ ein Betrieb der ambulanten ärztlichen Versorgung ist, die unternehmerische Vernetzung unterschiedlicher Leistungsbereiche, etwa sektorenübergreifend, aber auch in Bezug auf soziale Leistungsangebote oder Leistungen der Langzeitversorgung.

Damit kann sich über den Betriebstypus MVZ die Möglichkeit einer zumindest organrechtlichen Integration von sozialrechtlich bisher getrennten Leistungsbereichen in der kommunalen Gesundheitsversorgung ergeben, die prinzipiell für chronisch kranke Menschen von Vorteil sein kann.

Demgegenüber stehen aber auch zwei Bedenken:

Es besteht die Gefahr, dass die vernetzten Leistungserbringer die Leistungen innerhalb des Netzwerks zu Lasten von Patient:innen und Sozialkassen verschieben, um im Rahmen der Vergütungsregelungen Leistungsstrukturen zu optimieren. Dabei kann es auch zu einer impliziten Aushebelung der personellen und institutionellen Wahlfreiheit der Betroffenen kommen.

Zwar zeigte sich in den letzten zwanzig Jahren ein Trend zur Bildung von Konzernen durch gemeinnützige Organisationen oder auch Kommunen, dennoch lässt sich in der institutionellen Langzeitversorgung und in der stationären Akutversorgung die Zunahme gewinnorientierter Anbieter, ein Rückzug der Kommunen aus der direkten Leistungserbringung und eine stetige Abnahme gemeinnütziger Träger beobachten. Somit kann bei der Bildung von öffentlichen und gemeinnützigen Konzernen vermutet werden, dass deren Gründung vor allem klassischen Erwägungen folgt, also vor allem der Erzielung von Größen- und Verbundvorteilen (Economies), um den wirtschaftlichen Vorteilen überregional organisierter Gesundheitskonzerne zu begegnen. Es ist wissenschaftlich nicht gesichert, dass die Vernetzung in der kommunalen Gesundheitsversorgung angesichts überregionaler gewinnwirtschaftlicher Strategien, die gewinnwirtschaftlichen Unternehmenszielen folgen, sowohl volkswirtschaftlich als auch versorgungspolitisch zu gewünschten Ergebnissen führen.

2. Gemeinwirtschaft versus Gewinnwirtschaft

In der Gesundheitsversorgung dominieren öffentliche Ziele, wie sie durch das Gesundheitssozialrecht zum Ausdruck kommen. Gesundheitsleistungen werden kommunalwirtschaftlich als Leistungen der Daseinsvorsorge interpretiert, die für Bürger:innen notwendig sind, um alltägliches Wohlergehen und ein würdevolles Leben zu führen (Luthe 2017). Die EU-Kommission definiert dieses Verständnis als Leistungen im öffentlichen Interesse (Services of Public Interest). Diese können entweder durch öffentliche Einrichtungen, Betriebe oder Unternehmen oder durch Dritte erbracht werden. In diesem Verständnis haben die Gesundheitsdienstleister einen Versorgungsauftrag, also eine öffentliche Instrumentalfunktion zur Erfüllung öffentlicher Ziele. Wir haben es mit einem gemeinwirtschaftlich definierten betrieblichen Handlungsraum zu tun. Die zunehmende Bedeutung gewinnwirtschaftlicher Betriebstypen in einem gemeinwirtschaftlichen Handlungsfeld stellt somit wenigstens ein Spannungsfeld dar.

Wir sprechen in diesem Zusammenhang vom Hecht im Karpfenteich. Der gewinnwirtschaftliche Betrieb (Hecht) soll die gemeinwirtschaftlichen Betriebe unter Druck setzen, um etwa Leistungen effizienter zu erbringen. Dies wird vor allem dann erreicht, wenn sich auch die gemeinwirtschaftlichen Betriebe wie Hechte verhalten. Am Ende überleben also die Hechte. In der politischen Absicht gute Bedingungen für gewinnwirtschaftliche Betriebe zu schaffen, werden die gemeinwirtschaftlichen Karpfen entweder gefressen, verschwinden also vom Markt, oder werden ebenfalls zu Hechten.

Die sowohl nationale als auch internationale Diskussion um die Vergütung von Krankenhausleistungen über Fallpauschalen macht deutlich, dass dazu die Optimierung sowohl von Kosten-, als auch Erlösstrukturen gleichermaßen gehört. Betroffene werden dabei zu wirtschaftlichen Risiken, wenn sie überdurchschnittlichen Leistungsaufwand nach sich ziehen, und zu wirtschaftlichen Chancen, wenn sie einen wenigstens durchschnittlichen Deckungsbeitrag für das Betriebsergebnis versprechen. In einem gewinnwirtschaftlichen Handlungsfeld werden Strategien wie Risikoselektion, selektive Fallzahlzunahme, Erlösoptimierung, etwa durch Upcoding, also die Stärkung der Erlöse durch Aufwertung des Behandlungsfalls, erfolgversprechend. Ein Nebeneinander von Über- und Unterversorgung sowie Fehlversorgung wird wahrscheinlicher.

46.3 Zur Gesundheitsleistung

Um die vorgenannten Fragen besser zu analysieren, soll abschließend der Charakter der Gesundheitsleistung als solcher mit Blick auf die wirtschaftliche Frage der Kosten-Erlösrelation dargestellt werden.

1. Zur Definition von Leistungen in der Gesundheitsversorgung
   Arbeitsanalytisch setzt sich eine Leistung immer aus Teilleistungen zusammen. Was ich als Leistung definiere, ist damit nicht naturgegeben. So kann etwa das Anreichen von Speisen bei institutioneller Versorgung grundsätzlich durch eine Pflegefachkraft im Rahmen einer kontinuierlichen pflegerischen Versorgung oder ausgegliedert aus dem Pflegeprozess durch eine Hauswirtschaftskraft erfolgen. Bei bestimmten Betroffenen, die Unterstützung bei der Nahrungsaufnahme benötigen, etwa bei Patient:innen mit Schluckbeschwerden, muss diese aus Gründen der Patientensicherheit durch eine Pflegefachkraft durchgeführt werden. Im ersten Fall ist die Leistung nicht separat ausgewiesen, sondern nur die pflegerische Versorgung, im zweiten Fall haben wir es mit einer zusätzlichen Leistung zu tun, die durch Ausgliederung separat erfolgt und auch dann als besondere Leistung Bestand hat, wenn sie im Einzelfall wiederum durch eine Pflegefachkraft geleistet wird.

   Eine andere Perspektive ist die auf die Betrachtung des Behandlungsfalls. Mit Blick auf den Gesamtbehandlungsprozess beginnt die Leistung mit dem professionellen Erstkontakt und endet mit dem Abschluss der fallbezogenen Behandlung. Die wirtschaftliche Bewertung sollte sich daher auf die Gesamtleistung beziehen, die sich aus den

professionellen Teilleistungen der einzelnen Betriebe und Berufe zusammensetzt. Die jeweilige Vergütung muss so gestaltet sein, dass sie das Erreichen der gewünschten Behandlungsergebnisse unterstützt.

Eine weitere Perspektive zielt auf den Systemcharakter der Gesundheitsleistung ab. Da Gesundheitsleistungen überwiegend zeitkritische Leistungen sind, als nur begrenzt zeitlich disponibel sind, ist die Bereitschaft zur Leistungserbringung, die eine Nicht-Leistung ist, einzubeziehen. Das bezieht sich nicht nur auf die Notfallversorgung als solche, sondern auch auf die Vorhaltung von personellen und sächlichen Kapazitäten für den Bedarfsfall. Ein einfaches Beispiel mag dies erläutern: Für die Versorgung von Frühchen ist es notwendig, qualifiziertes Personal und sächliche Struktur einer Neonatologie vorzuhalten, auch wenn glücklicherweise kein Frühchen geboren wird.

2. Zum Charakter der Leistung bei chronischer Erkrankung

Die Leistungseigenschaften ändern sich bei Menschen mit chronischen Erkrankungen, da diese einen fortdauernden Versorgungsbedarf haben. Bei einer akuten Erkrankung nimmt die Intensität der Behandlung in der Regel im Laufe der Behandlung ab. Am Beginn der Behandlung fallen hohe Kosten an, die bis zum Ende der Behandlung abnehmen, wir haben es mit einem linkssteilen, rechtsschiefen Kostenverlauf (Abb. 46.1) zu tun. Bei chronischen Erkrankungen ist der Leistungsbedarf verstetigt. In Abhängigkeit von Eigenschaften der Erkrankung fallen Leistungen und damit Kosten stetig oder wiederkehrend (wellenförmiger Kostenverlauf, Abb. 46.2) an, oder bei progressiv verlaufenden Erkrankungen mit einem im Zeitverlauf zunehmenden Leistungs- und Kostenverlauf (Abb. 46.3).

Zudem verändern sich auch die Eigenschaften bei der Behandlung von hinzutretenden akuten Erkrankungen. In diesem Fall stellt die chronische Erkrankung eine Begleiterkrankung dar, bei denen einerseits die Leistung zur Behandlung der akuten Erkrankung angepasst werden muss, bspw. bei einem chirurgischen Eingriff bei Menschen mit Thromboserisiken oder Menschen mit einer demenziellen Erkrankung.

Schließlich muss die Behandlung der chronischen Erkrankung unter Berücksichtigung der therapeutischen Maßnahmen für die akute Erkrankung angepasst fortgesetzt werden, etwa bei Diabetes Mellitus oder bei Menschen mit Nierenerkrankungen (Dialysepflicht). Wir haben es zudem nicht nur mit einer höheren Leistungsintensität

Abb. 46.1 Typische Kostenverlaufskurve bei akuter Krankheit (t = Zeitverlauf, eigene Abb.)

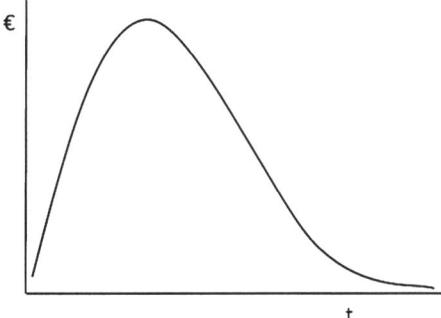

Abb. 46.2 Typische Kostenverlaufskurve bei chronischer Erkrankung mit wiederkehrendem Phasen von höherem Versorgungsbedarf (t = Zeitverlauf, eigene Abb.)

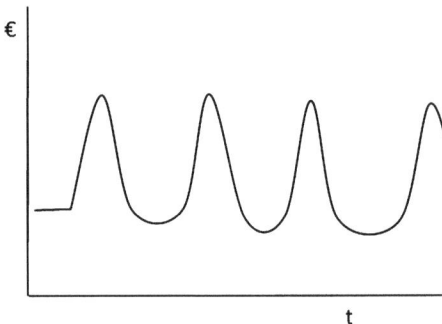

Abb. 46.3 Kostenverlaufskurve bei progressiv bis letal verlaufender chronischer Erkrankung (t = Zeitverlauf, eigene Abb.)

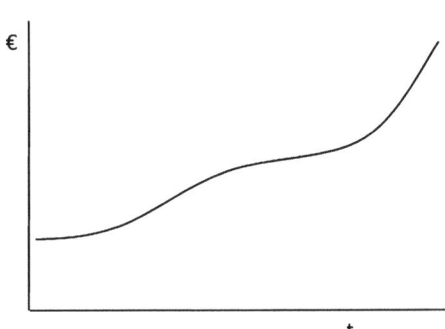

zu tun, sondern häufig auch mit einem zeitlich längeren Behandlungsverlauf, etwa bei Wundheilungsstörungen, oder weil, etwa bei mobilitätseingeschränkten Personen rehabilitative Interventionen weniger wirksam sind. Grundsätzlich bedeutet dies, dass die betrieblichen Anforderungen an die Gestaltung fachgebietsübergreifender und interprofessioneller Kooperation bei der Akutbehandlung eines chronisch kranken Menschen deutlich erhöht sind.

3. Besondere Leistungsangebote

   Besondere Eigenschaften chronischer Erkrankungen führen zu spezialisierten Leistungsangeboten. Diese sollen kurz an zwei Beispielen dargestellt werden.
   - Chronische Erkrankungen haben typische Krankheitsfolgen. So sind Personen mit chronischem Schwindel oder mit Mobilitätseinschränkungen im Alltag besonders sturzgefährdet. Da es sich meist um ältere Personen handelt, haben sich in den letzten Jahren alterstraumatologische Abteilungen zur komplexen Behandlung dieser Betroffenengruppe gebildet. Diabetespatient:innen entwickeln Neuropathien sowie chronische Wunden, deren Behandlung im klinischen Kontext in die Versorgung integriert werden muss (etwa um Amputationen von Extremitäten zu vermeiden).
   - Bei einzelnen chronischen Erkrankungen verläuft die Krankheit in Schüben, die für die Betroffenen krisenhaft sein kann, etwa bei multiple Sklerose oder bei bestimmten psychischen Erkrankungen. Wir haben es in diesem Fall nicht mit wellenförmigen Leistungsverlauf, sondern mit punktuellen Leistungsspitzen zu tun, die in Zeit und Intensität dem einer Akutbehandlung gleichen.

46.4 Internalisierung und Externalisierung

Jeder Betrieb hat einen formalen Betriebszweck, der in der Regel in Satzungen, Gesellschaftsverträgen u. ä. niedergeschrieben ist. Bei gewinnwirtschaftlichen Unternehmen stellt ein Zweck die Gewinnerzielung dar, darüber hinaus hat es einen betrieblichen Gegenstand, etwa die stationäre pflegerische Versorgung pflegebedürftiger Menschen. Gemeinnützige Unternehmen sind per se Zweckbetriebe, sie verfolgen selbstlos einen öffentlichen Zweck. Wirtschaftlich geht es nicht um Gewinn, sondern um ein wenigstens verlustfreies Wirtschaftsergebnis.

Neben diesem unmittelbaren betrieblichen Zweck hat jedes wirtschaftliche Handeln direkte oder indirekte Auswirkungen auf die betriebliche Umwelt, sogenannte externe Effekte (Mishan 1974), die mit dem wirtschaftlichen Handeln verbunden sind, ohne dass sie beim Betrieb als Kosten oder Erlös, bzw. als wirtschaftliche Last oder wirtschaftlicher Nutzen entstehen. Diese Effekte können monetär oder nicht-monetäre, intangible Effekte sein. Auch können die externen Effekte sich zeitlich verzögert (intertemporal) oder jenseits des regionalen Bezugsraums der wirtschaftlichen Handlung (extraterritorial) realisieren.

Ein Beispiel soll dies verdeutlichen. Die Anwohner:innen eines Krankenhauses mit einer Notfallambulanz erfahren aufgrund des Rettungsdienstverkehrs eine erhöhte Lärmbelastung (intangible Kosten). Umgekehrt entsteht für die Bevölkerung durch das Krankenhaus eine höhere Sicherheit bei gesundheitlichen Notfällen (intangibler Nutzen). Schließlich erhöht die wirtschaftliche Aktivität des Krankenhauses direkt und indirekt die regionale Wirtschaftsleistung, sichert Arbeitsplätze und erhöht das regionale Steueraufkommen (externer monetärer Nutzen).

Die Externalisierung von Effekten ist dem wirtschaftlichen Handeln inhärent, weil ein wirtschaftlicher Betrieb als untrennbarer Bestandteil der biophysikalischen und sozialen Umwelt diese immer auf unterschiedliche Weise beeinflusst. Auch deshalb können sie Gegenstand einer bewussten unternehmerischen Strategie werden. Unternehmen oder Betriebe, deren Strategien vor allem durch die Interessen der Eigentümer, dem Shareholder Value, bestimmt werden, dürften eine Externalisierung von wirtschaftlichen Nachteilen auf Dritte oder in die Zukunft eher verfolgen. Demgegenüber sind Unternehmen und Betriebe, die die Auswirkungen des wirtschaftlichen Handelns auf Dritte, auf Beziehungsgruppen des wirtschaftlichen Handelns (Stakeholder) in ihre Strategien bewusst einbeziehen, eher darauf bedacht, die Externalisierung negativer Effekte gering zu halten und positive Effekte auf die Stakeholder bewusst zu verfolgen. *Stakeholder Thinking* (Philips 2011) bezieht sich auf soziale Gruppen, die konkret durch die betrieblichen Aktivitäten betroffen sind. Auf den ersten Blick stellt es damit ein ethisches Korrektiv des gewinnwirtschaftlichen Handelns dar. Allerdings kann es in einem sensibilisierten wirtschaftlichen Umfeld auch eine Strategie zur Selbstlegitimierung und damit als Teil der Marketingstrategie des Unternehmens funktionalisiert werden.

Wir können damit Shareholder und Stakeholder zunächst als antagonistische Begriffspaare verstehen mit daraus resultierenden widersprüchlichen wirtschaftlichen Zielsetzungen sehen oder aber *Stakeholder Thinking* als eine ergänzende wirtschaftliche Zielsetzung, die den Unternehmenszweck sichern soll.

46.5 Grundsätze einer gesellschaftsbezogenen Rechnungslegung

Um zu bewerten, ob betriebliche Ziele erreicht werden, gibt es zwei wesentliche Instrumente:

- zum ersten die wirtschaftliche Planung, auf Unternehmensebene der Wirtschaftsplan, auf Bereichsebene als Teilwirtschaftsplan und in Hinsicht auf einzelne Leistungsebene die Kalkulation,
- zum zweiten die der Überwachung und Bewertung der Zielerreichung in Form des Controllings, der Kosten-Erlösrechnung und der Bilanz.

Diese Instrumente sind auf monetäre Kennzahlen innerhalb des Unternehmens ausgerichtet. Die klassische Erfolgsrechnung ist dazu gedacht, den wirtschaftlichen Erfolg des Unternehmens für ein Wirtschaftsjahr als Erfolgsplan vorauszuplanen und als Erfolgsrechnung retrospektiv darzulegen. Die Bilanz wiederum stellt stichtagsbezogen die Vermögenswerte, das unternehmerische Kapital unter Einbezug des Jahresergebnisses aus der Erfolgsrechnung dar.

Um zu entscheiden, ob eine Leistung wirtschaftlich erbracht werden kann, gibt es unterschiedliche Formen der Wirtschaftlichkeitsrechnung. Die klassische Form ist die Vollkostenrechnung, bei der alle direkten Kosten für eine Teilleistung, oder einen bestimmten Betriebsteil erfasst und zugeordnet werden. Indirekte Kosten, etwa für die Finanzabteilung, das Personalmanagement, den Einkauf usw., werden nach einem definierten Schlüssel, etwa die direkten Personalkosten, zugeschlagen. Demgegenüber stehen die Erlöse, die für die erbrachten Leistungen erzielt werden oder worden sind. Andere Methoden der Kostenrechnung beziehen sich nur auf die direkten oder auf variablen Kosten (Teilkostenrechnung). Bei der Vollkostenrechnung besteht die Gefahr, dass bei Einstellung einer Leistung oder Schließung eines Leistungsbereichs Erlöse für interne Leistungsbereiche wegfallen, sodass deren Kosten nicht mehr umfänglich erlöst werden können. Bei der Teilkostenberechnung, bei der als Vorgabe etwa nur ein bestimmter Deckungsbeitrag erlöst werden muss, kann es umgekehrt zu Fehlentscheidungen kommen, wenn etwa bestimmte indirekte Kosten, etwa Energiekosten, unzureichend berücksichtigt werden.

Eine darüber hinausgehende gesellschaftsbezogene Wirtschaftlichkeitsrechnung stellt demgegenüber eine Ergänzung dar, die abseits legitimatorischer Aspekte auch Relevanz für die Entwicklung des Leistungsportfolios hat und im Weiteren ordnungspolitische und wirtschaftsrechtliche Aspekte berührt.

Sie kann sich sowohl auf interne Faktoren beziehen, wie zum Beispiel die Mitarbeitendengesundheit als Auswirkung der Verbesserung der Arbeitsbedingungen, als auch auf externe Faktoren wie die Auswirkungen auf Einkommen und Beschäftigung in der Region. Durch den Bezug auf monetäre und nicht-monetäre Aspekte jenseits der im Kern eindimensionalen Erfolgsrechnung lässt sie sich auch als mehrdimensionale oder erweiterte Wirtschaftlichkeitsrechnung (EWR) bezeichnen (Neubauer und Wächter 2011; Priddat 2008). Diese Mehrdimensionalität bezieht sich nicht nur auf deren Inhalte, sondern auch die Adressaten. Während sich etwa der Jahresabschluss aus Kosten-Leistungs-Rechnung und Bilanz zunächst an Anteileigner und Fremdkapitalgeber richtet, hat die EWR auch weitere interne und externe Adressaten, wie Mitarbeitende, Anwohner:innen, hier insbesondere unter Würdigung der intangiblen Effekte, die Politik, die Kommunalverwaltung.

Die Bedeutung einer EWR, die gesellschaftsbezogene Aspekte beinhaltet, soll an einem Beispiel erläutert werden. Die Zahl der Geburten, ab der eine geburtshilfliche Abteilung mit einem positiven Ertrag betrieben werden kann, liegt bei mehr als 1000 Geburten pro Jahr. Die wirtschaftliche Anforderung entsteht dabei weniger aus der normalen Geburt, sondern aus der Versorgung von Risikoschwangerschaften oder besser in der jederzeitigen Durchführung von Notfallsectios. Im Notfall soll eine Erreichbarkeit der Abteilung innerhalb von 40 min gewährleistet sein. Gleichzeitig muss Fachpersonal unverzüglich zur Verfügung stehen. In der Fläche nimmt die Zahl der Geburten ab, während die Wegstrecke zunimmt. Der Widerspruch zwischen betriebswirtschaftlichen und gesellschaftsbezogenen Anforderungen wird deutlich. Er kann nur durch überbetriebliche konzertierte Aktion aufgelöst werden.

Entscheidend für die Durchführung der EWR ist dann auch, welche Faktoren dokumentiert werden, ob diese aussagekräftig, relevant sind, nachhaltig erhoben werden können und schließlich wahr sind. Als in den 1970er-Jahren von einzelnen Unternehmen Sozialbilanzen erstellt worden sind (Dierkes 1974), wurde diesen vorgeworfen, dass diese Bilanzen keinen ausreichenden Nachweis für eine verändertes gesellschaftsbezogenes Verhalten der Unternehmen liefern, sondern nur eine Auflistung von entsprechenden Aktivitäten. Unklar bleibt dann auch, wie monetäre Ziele gegenüber nicht-monetären Zielen betriebsintern gewichtet werden und welche Bedeutung etwa Stakeholder orientierte Ziele gegenüber den Zielen im wirtschaftlichen Kernbetrieb haben. Diese Frage stellt sich auch dann, wenn unterschiedliche Zielbereiche in Hinsicht auf die jeweilige Zielerreichung operativ erfasst und gegeneinander gewichtet werden.

Als Äquivalent zu einer EWR können staatliche und nicht staatliche Zertifikate gelten, über die eine zu überprüfende (Selbst-) Verpflichtung des Unternehmens für ein bestimmtes wirtschaftliches Verhalten oder bestimmte Eigenschaften der Leistung bestätigt werden. Im Gesundheitswesen sind diese z. B. Zertifikate, wie „die angehörigenfreundliche Intensivstation, das stillfreundliche Krankenhaus oder in den USA des sogenannten Magnethospitales als Siegel für eine herausragende pflegerische Qualität und pflegerische Arbeitsbedingungen mit positiven Effekten auf Patient:innenversorgung (Aiken et al. 2008). Zertifizierung stellt ein Instrument dar, sich gegenüber anderen Wettbewerbern qualitativ zu unterscheiden, was etwa bei Bio-Siegeln höhere Leistungspreise legitimiert, oder wie im Gesundheitswesen, in dem die Werbung für die eigentliche Leistung nicht zulässig ist, durch Sekundäreigenschaften Marktvorteile zu ermöglichen.

46.6 Der Nutzen der Betriebstypendiskussion für die Gesundheitsversorgung

Dass die Diskussion über Betriebstypen in der Gesundheitsversorgung angesichts dessen nicht nutzlos ist, wird an mehreren Aspekten deutlich.

1. Trägervielfalt ist im deutschen Gesundheitsrecht mehrfach verankert. Der Nutzen der Trägervielfalt wird allerdings wissenschaftlich wenig diskutiert. Auch wird die Beschränkung auf nur die Trägerschaft von Gesundheitsbetrieben der Vielfalt der Betriebstypen nicht gerecht. Ein durch eine Gesundheitsfachkraft geführter Betrieb unterscheidet sich in Bezug auf das fachliche Führungsverständnis und die Unternehmensziele von einem Konzernbetrieb, auch wenn beide formal gewinnwirtschaftlich orientiert sind.
2. Demgegenüber steht die in nahezu allen Hochlohnländern vorhandene öffentliche Verantwortung für die Gesundheitsversorgung. Außer in den USA wird in allen Hochlohnländern ein öffentlicher Finanzierungsanteil aus Steuern oder sozialer Versicherung von 60 % und mehr erreicht. Selbst in den USA macht der öffentlichen Finanzierungsanteil ca. 8 % des BIP aus.
3. Die wirtschaftliche Betätigung findet damit in einem öffentlichen Handlungsfeld statt, das die Betriebe und Unternehmen an die öffentlichen gesundheitlichen Ziele bindet.
4. Studien zeigen, dass es Unterschiede in Hinsicht auf die qualitative Durchführung der Leistungen gibt. Welche Betriebstypen geeignet sind, die mit der öffentlichen Gewährleistung verbundenen Ziele angemessen zu erreichen, ist sowohl empirisch, auch in Hinsicht auf die jeweiligen Eigenschaften der Betriebstypen zu konkretisieren. Dabei betrachten wir morphologisch nicht nur die Trägerschaft, sondern auch andere Eigenschaften, wie Management oder Mitarbeitende.
5. Fachkräftemangel, Zunahme des Leistungsbedarfs und begrenzte finanzielle und sächliche Ressourcen stellen das Gesundheitswesen vor große Herausforderungen. Eine der zurzeit präferierten Strategien, mit der diesen Herausforderungen begegnet werden kann, ist die stärkere Vernetzung, der integrativen Versorgung, der interprofessionellen Zusammenarbeit und der interinstitutionellen Kooperation. Es geht also auch darum, herauszufinden, welche Betriebstypen einerseits innovationsfreudig und gleichzeitig fähig sind vertrauensvoll zu kooperieren und die eigenen Ressourcen und Kompetenzen zu teilen.

Literatur

Aiken LH, Buchan J, Ball J, Rafferty AM (2008) Transformative impact of magnet designation: England case study. J Clin Nurs 17(24):3330–3337. https://doi.org/10.1111/j.1365-2702.2008.02640.x

Dierkes M (1974) Die Sozialbilanz: Ein gesellschaftsbezogenes Informations- und Rechnungssystem. Edition Gesellschaft + Unternehmen. Herder & Herder, Frankfur am Main/New York

Engelhardt WW (1973) Die Unternehmens- und Betriebsmorphologie als Teildisziplin der Allgemeinen Betriebswirtschaftslehre. Jahrb Absatz Verbrauchsforsch 19:311–332

Luthe E-W (2017) Gesundheitliche Daseinsvorsorge heute – theoretische Perspektiven. In: Wendt WR (Hrsg) Gesundheit. Politik – Gesellschaft – Wirtschaft Ser. Soziale Bewirtschaftung von Gesundheit: Gesundheitswirtschaft im Rahmen sozialer Versorgungsgestaltung. Springer Fachmedien, Wiesbaden, S 21–68

Mishan EJ (1974) The economics of disamenity. Nat Resour J 14(1):55–86. https://core.ac.uk/download/pdf/151601321.pdf. Zugegriffen am 22.09.2023

Neubauer G, Wächter H (2011) Die „Erweiterte Wirtschaftlichkeitsrechnung" (EWR) – ein Ansatz zu einer interdisziplinären Innovationsplanung. Z Arbeitswiss 65(1):67–76

Philips RA (Hrsg) (2011) Stakeholder theory: impact and prospects. Cheltenham England, Edward Elgar http://site.ebrary.com/lib/alltitles/docDetail.action?docID=10482018

Priddat BC (2008) Die „Erweiterte Wirtschaftlichkeitsrechnung" (EWR) – ein Ansatz zu einer interdisziplinären Innovationsplanung. Z Öffentl Gemeinnützig Unternehm 31(2):152–173

Sachverständigenrat zur Begutachtung der Entwicklung im Gesundheitswesen (2018) Bedarfsgerechte Steuerung der Gesundheitsversorgung. Bonn. https://www.svr-gesundheit.de/fileadmin/Gutachten/Gutachten_2018/Gutachten_2018.pdf. Zugegriffen am 04.07.2018

Methoden der gesundheitssystemischen Evaluation und Gesundheitsindikatoren

47

Dennis Häckl und Tobias Schäffer

Inhaltsverzeichnis

47.1	Hintergrund und Einordnung	401
47.2	Ziele und Einsatzbereiche	402
	47.2.1 Bewertung von einzelnen Dimensionen von Gesundheitsleistungen	402
	47.2.2 Unterstützung von Gesundheitspolitik und -reformen	403
47.3	Methoden der gesundheitsökonomischen Evaluation und Gesundheitsindikatoren	404
	47.3.1 ‚Klassische' Gesundheitsökonomische Evaluationen	404
	47.3.2 Health Technology Assessment (HTA)	405
	47.3.3 Gesundheitsindikatoren	406
	47.3.4 Qualitätsindikatoren	410
47.4	Herausforderungen und Limitationen	410
Literatur		411

47.1 Hintergrund und Einordnung

Die Bewertung von Gesundheitssystemen ist ein entscheidender Prozess, der die Leistung und Wirksamkeit von Gesundheitssystemen beurteilt, um eine qualitativ hochwertige Versorgung, die Sicherheit der Patient:innen und eine effiziente Verwendung von Ressourcen zu gewährleisten. Die Wirksamkeit eines Gesundheitssystems wird mit verschiedenen

---

D. Häckl (✉)
Health Economics and Management, Universität Leipzig, Leipzig, Deutschland
E-Mail: dennis.haeckl@uni-leipzig.de

T. Schäffer
Health Economics and Management, Universität Leipzig, Leipzig, Deutschland
E-Mail: tobias.schaeffer@uni-leipzig.de

© Der/die Autor(en), exklusiv lizenziert an Springer-Verlag GmbH, DE, ein Teil von Springer Nature 2024
D. Schmitz et al. (Hrsg.), *Chronic Care – Wissenschaft und Praxis*,
https://doi.org/10.1007/978-3-662-68415-3_47

Evaluationsmethoden und Gesundheitsindikatoren beurteilt. Diese liefern wichtige Erkenntnisse über den Gesundheitszustand einer Bevölkerung, die Qualität der Gesundheitsversorgung und die Fortschritte bei der Erreichung gesundheitsbezogener Ziele. Neben dem gesamten Gesundheitssystem eignen sich verschiedene Evaluationsmethoden und Indikatoren auch zur Bewertung von einzelnen Ausschnitten des Gesamtsystems. So können nahezu beliebig detaillierte Ausschnitte, wie beispielsweise Sektoren der Versorgung, einzelne Versorgungsprogramme oder Behandlungsmethoden bei bestimmten Indikationen evaluiert werden. Dementsprechend muss im Vorfeld klargestellt werden, was Gegenstand der Bewertung werden soll. Die Bewertung des Gesundheitssystems bzw. eines Ausschnitts hiervon betrachtet grundsätzlich vier Komponenten in Form von:

- Struktur: Die Strukturkomponente bewertet die organisatorischen Aspekte der Gesundheitssysteme, einschließlich der Verteilung und Verfügbarkeit von Gesundheitseinrichtungen, des Personals und der Infrastruktur.
- Prozess: Die Prozesskomponente bewertet die Interaktionen zwischen Gesundheitsdienstleistern und Patient:innen, die Einhaltung klinischer Leitlinien und die Qualität der erbrachten Leistungen.
- Ergebnis: Die Ergebniskomponente misst die Auswirkungen der Gesundheitsdienste auf die Gesundheit der Bevölkerung, einschließlich Morbidität, Mortalität und allgemeines Wohlbefinden.
- Kosten: Die Kostenkomponente umfasst die mit der Behandlung verbundenen Kosten

Die Relevanz der Evaluationsmethoden und Indikatoren ergibt sich aus dem Hauptziel eines Gesundheitssystems, welches aus der Förderung und Verbesserung der Gesundheit und des Wohlbefindens von Einzelpersonen und der gesamten Gesellschaft besteht.

47.2 Ziele und Einsatzbereiche

In Ergänzung zum Gegenstand der Bewertung muss definiert werden, in welcher Dimension eine Bewertung erfolgen soll. Die häufigsten Bewertungen werden in den folgenden Dimensionen durchgeführt:

47.2.1 Bewertung von einzelnen Dimensionen von Gesundheitsleistungen

- Effektivität im Gesundheitswesen bezeichnet das Maß, in dem Interventionen bzw. Technologien gewünschte (therapeutische) Ergebnisse erzielen. Neben der klinischen bzw. versorgungsbezogenen Relevanz des beobachteten Effekts, werden statistische Tests genutzt, um die Signifikanz zu bewerten. Statistische Signifikanz zeigt an, ob ein beobachteter Effekt tatsächlich vorhanden ist oder nur zufällig auftritt.
- Effizienz im Gesundheitswesen bezieht sich auf das Verhältnis von erzielten (therapeutischen) Ergebnissen zu den dafür eingesetzten Ressourcen. Effizienz befasst sich mit der

Optimierung der Ressourcenallokation zur Sicherstellung einer qualitativ hochwertigen Versorgung. Der hierfür notwendige Ressourceneinsatz soll angemessen sein, sodass unnötige Mehrfachuntersuchungen und damit verbundene Kosten vermieden werden.
- Qualität der Gesundheitsversorgung ist das Ausmaß, in dem die für die Patient:innen erbrachten Gesundheitsdienstleistungen und -interventionen den festgelegten Standards, Leitlinien und bewährten Verfahren entsprechen. Ziel der Bewertung ist die Identifikation von Stärken und Schwächen der Versorgung in den Qualitätsdimensionen (Struktur, Qualität, Ergebnis). Die Indikatoren sind die Grundlage für die Qualitätssicherung bzw. das Qualitätsmanagement in den leistungserbringenden Einheiten.
- Zugang zur Gesundheitsversorgung bezieht sich auf die Erreichbarkeit der benötigten Gesundheitsdienstleistungen, einschließlich der präventiven, diagnostischen, kurativen und rehabilitativen Versorgung. Hierunter fallen verschiedene Faktoren, die einer Person die Inanspruchnahme von Gesundheitsdienstleistungen erleichtern oder erschweren können, z. B. Verfügbarkeit, Bezahlbarkeit, geografische Nähe, Wartezeiten, kulturelle Akzeptanz und das Fehlen von Diskriminierung oder Barrieren. Ein unzureichender Zugang zur Gesundheitsversorgung kann zu Verzögerungen bei Diagnose und Behandlung (und damit erhöhten Folgekosten), unkontrollierten chronischen Erkrankungen und schlechteren Gesundheitsergebnissen führen.
- Patientensicherheit umfasst die Vermeidung von Schäden für Patient:innen bei der Erbringung von Gesundheitsdienstleistungen. Bestandteil sind Maßnahmen und Initiativen von Leistungserbringern und Organisationen des Gesundheitswesens zur Minimierung des Risikos unerwünschter Ereignisse, medizinischer Fehler und Verletzungen im Zusammenhang mit der medizinischen Versorgung von Patient:innen. Patientensicherheit umfasst auch den Schutz sensibler und vertraulicher Gesundheitsdaten in der modernen Gesundheitsversorgung.
- Patientenzentriertheit ist ein Ansatz der Gesundheitsversorgung, bei dem die aktive Beteiligung der Patient:innen an ihren eigenen Entscheidungen und Behandlungsplänen im Vordergrund steht. Es geht darum, die Präferenzen, Werte, Bedürfnisse und Ziele der Patient:innen zu verstehen und zu respektieren und gleichzeitig eine hochwertige und individuelle Versorgung anzubieten.
- Die Identifikation von Verbesserungen ist ebenfalls eine mögliche Dimension einer gesundheitssystemischen Evaluation. Durch die Ermittlung verbesserungswürdiger Bereiche fördert die Bewertung von Gesundheitssystemen eine Kultur der kontinuierlichen Qualitätsverbesserung, die die Erbringung von Gesundheitsdienstleistungen insgesamt verbessert.

47.2.2 Unterstützung von Gesundheitspolitik und -reformen

Die Ergebnisse von gesundheitssystemischen Evaluationen dienen als Grundlage der Evidenzbasierung der Gesundheitspolitik. Dazu gehört, dass politische Entscheidungen auf der Grundlage der besten verfügbaren Erkenntnisse aus Forschungsstudien, klinischen Versuchen, systematischen Übersichten und anderen zuverlässigen Informationsquellen getroffen werden sollten. Eine Herausforderung für eine evidenzbasierte Gesundheitspolitik ist ein klares Verständnis der politischen Ziele, die Verfügbarkeit relevanter Messinstrumente und die zunehmende Fülle an Studien/Veröffentlichungen (auch sog. *research waste*) (Puljak 2019). Insbesondere ist es wichtig, zu verstehen, wie diese Ziele zu definieren, zu operationalisieren und zu messen sind. Es soll vermieden werden, dass Maßnahmen auf Grundlage von Meinungen, Ideologie oder anekdotischer Evidenz durchgeführt werden.

47.3 Methoden der gesundheitsökonomischen Evaluation und Gesundheitsindikatoren

Die Methodik der Evaluation des Gesundheitswesens sowie der Gesundheitsindikatoren ermöglicht die Beantwortung zahlreicher Fragestellungen. Im Folgenden werden die wichtigsten Methoden und Indikatoren vorgestellt und erläutert.

47.3.1 ,Klassische' Gesundheitsökonomische Evaluationen

Gesundheitsökonomische Evaluationen sind systematische und analytische Prozesse, die zur Beurteilung der wirtschaftlichen Auswirkungen von Maßnahmen, Behandlungen, Programmen oder Strategien im Gesundheitswesen eingesetzt werden (Schöffski und Graf von der Schulenburg 2012). Ihr primäres Ziel ist es, die Kosten und Outcomes verschiedener Interventionen in Relation zu setzen, um die Entscheidungsfindung und Ressourcenverteilung im Gesundheitswesen zu unterstützen. Bei gesundheitsökonomischen Evaluationen werden in der Regel mindestens zwei Interventionen miteinander verglichen. Es gibt vier Arten der gesundheitsökonomischen Evaluation. Tab. 47.1 stellt diese und die jeweilige Berechnung zusammen.

Tab. 47.1 Merkmale gesundheitsökonomischer Evaluationsmethoden. (Egger et al. 2021, S. 88; Icks et al. 2010, S. 919)

	(a) Kosten-Nutzen-Analyse	(b) Kosten-Effektivitäts-Analyse	(c) Kosten-Nutzwert-Analyse	(d) Kosten-Minimierungs-Analyse
Kosten	Monetäre Einheiten (€, $ etc.)	Monetäre Einheiten (€, $ etc.)	Monetäre Einheiten (€, $ etc.)	Monetäre Einheiten (€, $ etc.)
Nutzen	Monetäre Einheiten (€, $ etc.)	Natürliche Einheiten (mmHg)	Nutzwert zwischen 0 und 1 (QALYs, etc.)	Wird konstant gehalten
Berechnung	$\dfrac{(N_1 - K_1)}{(K_2 - N_2)}$	$\dfrac{(K_1 - K_2)}{(E_1 - E_2)}$	$\dfrac{(K_1 - K_2)}{(U_1 - U_2)}$	$K_1 - K_2$
Variablen	K = Kosten; N = monetär bewerteter Nutzen; E = Effekt (Nutzen in natürlichen Einheiten); U = Einheit des Nutzwertes; 1 = Prüfintervention; 2 = Alternativintervention			

- Kosten-Nutzen-Analyse
  - Bei der Kosten-Nutzen-Analyse werden die Kosten und der Nutzen von Gesundheitsmaßnahmen monetär bewertet. Aus ökonomischer Perspektive ist eine Maßnahme dann vorteilhaft, wenn der Nutzen die Kosten überwiegt. Da das Ergebnis in monetären Einheiten erfasst wird, können Interventionen bzw. Investitionen im Gesundheitswesen mit denen in anderen Sektoren verglichen werden. Problematisch ist dabei jedoch die Überführung medizinischer Outcomes in monetäre Größen.
- Kosten-Effektivitäts-Analyse
  - Die Kosten-Effektivitäts-Analyse konzentriert sich auf die Gegenüberstellung von Kosten und gesundheitsbezogenen Outcomes, die häufig in natürlichen Einheiten wie gewonnenen Lebensjahren, symptomfreien Tagen oder klinischen Endpunkten ausgedrückt werden. Beispielsweise kann die Effektivität einer Intervention, die den Blutdruck senken soll, über den entsprechenden Messwert Millimeter Quecksilbersäule (mmHg) quantifiziert werden. Die erforderlichen Daten müssen entweder innerhalb einer Studie erhoben oder aus bestehender Literatur übernommen werden. Bei der Kosten-Effektivitäts-Analyse werden vorrangig der spezifische Nutzen einer Intervention und nicht der gesamte Gesundheitszustand berücksichtigt.
- Kosten-Nutzwert-Analyse
  - Ähnlich wie die Kosten-Effektivitäts-Analyse vergleicht auch die Kosten-Nutzwert-Analyse Kosten und gesundheitsbezogene Outcomes, doch werden die Ergebnisse in Form von (künstlich generierten) Nutzwerten ausgedrückt. Qualitätsbereinigte Lebensjahre (QALYs) sind ein weit verbreitetes Maß, das eine umfassende Quantifizierung der Auswirkungen von Gesundheitsmaßnahmen auf Quantität und Qualität des Lebens ermöglicht. QALYs sind ein Index, der aus den gewonnenen Lebensjahren und den Veränderungen der Lebensqualität gebildet wird. Dementsprechend steht das Konzept der gesundheitsbezogenen Lebensqualität im Mittelpunkt der Berechnung. In einigen Ländern sind die Kosten pro QALYs als Entscheidungshilfe für gesundheitsökonomische Evaluationen vorgeschrieben und haben dadurch einen direkten Einfluss auf die Gestaltung der Versorgung (National Institute for Health and Care Excellence [NICE] 2022; Versteegh et al. 2016).
- Kosten-Minimierungs-Analyse
  - Die Kosten-Minimierungs-Analyse vergleicht die direkten Kosten alternativer Interventionen, die zu gleichwertigen Gesundheitsergebnissen führen. Demnach wird der Nutzen für beide Alternativen als gleichwertig betrachtet und konstant gehalten. Bei dieser Art von Analyse liegt der Schwerpunkt auf der Suche nach der günstigsten Option unter gleich wirksamen Behandlungen.

47.3.2 Health Technology Assessment (HTA)

Ein Health Technology Assessment (HTA) ist ein systematischer und multidisziplinärer Evaluierungsprozess, der die klinische Wirksamkeit, die Sicherheit, die Kosteneffizienz und die gesellschaftlichen Auswirkungen von Gesundheitstechnologien bewertet. Zu diesen Technologien gehören medizinische Geräte, Arzneimittel, diagnostische Tests, medizinische Verfahren und andere Maßnahmen im Gesundheitswesen. Ein HTA basiert in der Regel auf einer systematischen Literaturanalyse, die kontrollierte Studienbedingungen sowie Bedingungen der Versorgungsrealität berücksichtigt. Ergänzend werden die Kosteneffektivität und soziale, ethische sowie rechtliche Rahmenbedingungen der neuen Technologie bei der Bewertung berücksichtigt. Das Hauptziel von HTA ist die Bereitstellung von evidenzbasierten Informationen zur Unterstützung der Entscheidungsfindung im Gesundheitswesen auf verschiedenen Ebenen, einschließlich politischer Entscheidungen, Kostenerstattung im Gesundheitswesen und Leitlinien für die klinische Praxis.

47.3.3 Gesundheitsindikatoren

Gesundheitsindikatoren sind quantitative Messgrößen, die eine Einordnung des gesundheitlichen Zustandes einer Gruppe von Personen, der Häufigkeit von Risikofaktoren oder der Leistungsfähigkeit von Gesundheitssystemen ermöglichen. Werden Gesundheitsindikatoren auf nationaler Ebene betrachtet, können Vergleiche zwischen Nationen erstellt werden (European Observatory on Health Systems and Policies 2023). Für speziellere Fragestellungen können Gesundheitsindikatoren für einen kleinen Teil der Bevölkerung erstellt werden, wobei am häufigsten eine bestimmte Indikation als Kriterium genutzt wird. Gesundheitsindikatoren erfüllen mehrere wichtige Funktionen:

- Überwachung und Beobachtung: Gesundheitsindikatoren ermöglichen eine kontinuierliche Überwachung von Gesundheitstrends, Krankheitsmustern sowie der Inanspruchnahme von Gesundheitsleistungen und tragen so zur Früherkennung von Problemen im Bereich der öffentlichen Gesundheit bei.
- Benchmarking: Gesundheitsindikatoren ermöglichen Vergleiche zwischen Regionen, Ländern oder Gesundheitssystemen, wodurch bewährte Verfahren und verbesserungsbedürftige Bereiche ermittelt werden können.
- Evaluation von Interventionen: Gesundheitsindikatoren helfen bei der Bewertung der Auswirkungen von Maßnahmen, Programmen und Strategien im Gesundheitswesen, um sicherzustellen, dass sie die beabsichtigten Ergebnisse erzielen, oder um Anhaltspunkte für nicht-intendierte Effekte zu identifizieren.
- Weiterentwicklung des Gesundheitssystems: Politische Entscheidungsträger nutzen Gesundheitsindikatoren, um Verbesserungspotenziale und Ungleichheiten zu identifizieren, evidenzbasierte Strategien zu entwickeln und um die Weiterentwicklung des Gesundheitswesens voranzutreiben.

Zur Überwachung der Gesundheit einer Bevölkerung stehen verschiedene standardisierte Indikatoren zur Verfügung. Auf Bestreben der Europäischen Union (EU) wurden die Europäischen Gesundheitsindikatoren definiert. Diese Liste umfasst Indikatoren zu demografischen und sozioökonomischen Faktoren, dem Gesundheitszustand, den Gesundheitsfaktoren sowie Gesundheitsressourcen und Gesundheitsförderung. Die Indikatoren zum Gesundheitszustand informieren über die nationale Prävalenz einzelner chronischer Erkrankungen wie Diabetes oder COPD sowie die selbstwahrgenommene Einschätzung des Gesundheitszustandes der Erkrankten.

Daneben gibt es auf Bundes- und Landesebene seit 1991 einen Indikatorensatz für den Gesundheitsrahmenbericht der Länder[1]. Die insgesamt 297 Indikatoren umfassen bevölkerungsspezifische Rahmenbedingungen, den Gesundheitszustand der Bevölkerung, gesundheitsrelevante Verhaltensweisen, Gesundheitsrisiken aus der Umwelt, die Einrichtungen des Gesundheitswesens, die Inanspruchnahme von Leistungen, die Beschäftigten im Gesundheitswesen inkl. Ausbildung, die Ausgaben und Finanzierung sowie die Kosten.

Morbidität

Morbidität ist ein Gesundheitsindikator, der sich auf das Vorhandensein von Krankheiten oder Gesundheitszuständen bezieht und einen Aufschluss über die Belastung durch Krankheiten und den allgemeinen Gesundheitszustand einer Bevölkerung gibt. Die Überwachung der Morbidität hilft bei der Bewertung der Prävalenz bzw. Inzidenz, der Verteilung und der Auswirkungen verschiedener Gesundheitszustände und dient als Orientierungshilfe bei der Prävention, dem Management und der Behandlung von Krankheiten. Indikatoren im Zusammenhang mit der Morbidität sind:

- Die Prävalenzrate ist der Anteil einer Population, der zu einem gegebenen Zeitpunkt an einer spezifischen Krankheit (bzw. Zustand) leidet. Dieser Indikator hilft, die Gesamtbelastung durch eine Krankheit in einer Bevölkerung zu quantifizieren.
- Die Punktprävalenz ist der Anteil der Personen in einer Population, der zu einem spezifischen Zeitpunkt an einer Krankheit (bzw. Zustand) leidet. Sie liefert eine Momentaufnahme der Krankheitslast zu einem bestimmten Zeitpunkt.
- Die Periodenprävalenz ist der Anteil der Personen, der zu einem beliebigen Zeitpunkt innerhalb einer spezifischen Zeitperiode an einer Krankheit oder einem Zustand leidet. Sie gibt einen breiteren Überblick über die Krankheitslast über einen längeren Zeitraum.
- Die Inzidenzrate ist der Anteil neu erkrankter Personen, die in einer bestimmten Population während eines spezifischen Zeitraums auftreten.
- Die kumulative Inzidenz ist der aufsummierte Anteil neu erkrankter Personen, die in einer bestimmten Population während einer spezifischen Periode auftreten. Der Anteil wird mittels der Anzahl der gesunden Personen zu Beginn der Untersuchung berechnet.

Mortalität

Mortalität ist eine Messgröße, die die Anzahl der Todesfälle in einer bestimmten Population während eines definierten Zeitraums abbildet, üblicherweise als Rate pro 1000 oder

---

[1] Die Daten sind kostenfrei verfügbar (https://www.gbe-bund.de/).

100.000 Personen. Die Mortalitätsraten sind eine Momentaufnahme und liefern wertvolle Informationen über die Auswirkungen von Krankheiten, die Wirksamkeit von Gesundheitsmaßnahmen und der sozialen Determinanten der Gesundheit (siehe Beitrag 16). Es gibt mehrere zentrale Mortalitätsindikatoren, die bei der Bewertung der Gesundheit und der Entwicklung von Strategien eine wichtige Rolle spielen:

- Ursachenspezifische Sterblichkeitsraten konzentrieren sich auf Todesfälle, die auf bestimmte Ursachen zurückzuführen sind, wie Infektionskrankheiten (z. B. HIV/AIDS, Malaria), nicht übertragbare Krankheiten (z. B. Herz-Kreislauf-Erkrankungen, Krebs), Unfälle und Verletzungen. Die Analyse der ursachenspezifischen Sterblichkeit gibt Aufschluss über die Krankheitslast und die Wirksamkeit des Gesundheitswesens.
- Eine standardisierte Sterbeziffer vergleicht die beobachtete Zahl der Todesfälle in einer bestimmten Bevölkerung mit der erwarteten Zahl der Todesfälle auf der Grundlage altersspezifischer Sterberaten einer Referenzbevölkerung. Liegt die beobachtete Sterberate über bzw. unter der erwarteten Sterberate spricht man von einer Übersterblichkeit bzw. Untersterblichkeit. Diese Einschätzung erlaubt eine Bewertung der Qualität der Gesundheitsversorgung und der Gesundheitsergebnisse bestimmter Gruppen.
- Der Indikator der verlorenen potenziellen Lebensjahre schätzt die gesamten durch vorzeitigen Tod verlorenen Lebensjahre in einer Bevölkerung.
- Altersspezifische Sterblichkeitsraten messen das Sterberisiko in verschiedenen Altersgruppen und liefern wertvolle Informationen über gesundheitliche Ungleichheiten in verschiedenen Lebensabschnitten.
- Geschlechtsspezifische Sterblichkeitsraten messen das Sterberisiko der männlichen bzw. weiblichen Bevölkerung. Hierdurch können geschlechtsspezifische Gesundheitsdisparitäten evaluiert werden.

Angebotsseitige Kennzahlen zur Gesundheitsversorgung

Die Indikatoren der Angebotsseite der Gesundheitsversorgung konzentrieren sich auf die Bewertung der Verfügbarkeit, der Kapazität und der Ressourcen der Gesundheitsdienste und -einrichtungen. Diese Indikatoren informieren über die Infrastruktur, das Personal und die erforderlichen Mittel für eine effektive und effiziente Gesundheitsversorgung. Die Überwachung der Indikatoren auf der Angebotsseite ist entscheidend für die Planung und Steuerung der Gesundheitsversorgung, die Sicherstellung eines angemessenen Zugangs zu den Leistungen und die Optimierung der Ressourcenallokation.

Für die Bewertung der Angebotsseite des Gesundheitswesens sind folgende Schlüsselindikatoren von Bedeutung:

- Einrichtungen der Gesundheitsversorgung als Anzahl der Krankenhäuser, ambulanten Kliniken und Gesundheitszentren sowie spezialisierte Zentren.
- Gesundheitspersonal als Anzahl der Ärzt:innen, Pflegekräfte, sonstiges Gesundheitspersonals (Apotheker:innen, Labortechniker:innen und anderen medizinischen Fachkräften).

- Medizinische Ausrüstung und Technologie für Diagnosezwecke wie Röntgengeräte, Ultraschallgeräte und Laborausrüstung sowie die Verfügbarkeit fortschrittlicher bildgebender Verfahren wie Magnetresonanztomografie und Computertomografie.
- Die Verfügbarkeit einer Liste unentbehrlicher Arzneimittel, wie sie von der Weltgesundheitsorganisation (WHO) definiert wurde (WHO 2023), Vorfälle von Arzneimittelknappheit oder -lieferengpässen.
- Bettenkapazität als Anzahl der Krankenhausbetten, die für die stationäre Versorgung zur Verfügung stehen sowie die Verfügbarkeit von spezialisierten Betten auf Intensivstationen.
- Gesundheitsinfrastruktur als physische Infrastruktur zur Unterstützung der Gesundheitsversorgung, einschließlich Gebäuden, Einrichtungen und medizinischer Ausrüstung.
- Verteilung der Gesundheitseinrichtungen und des Gesundheitspersonals auf verschiedene Regionen zur Beurteilung der Zugänglichkeit.
- Verteilung des Gesundheitsbudgets als Anteil des Staatshaushalts, der für die Gesundheitsversorgung und den Ausbau der Infrastruktur aufgewendet wird sowie private und öffentliche Investitionen in Gesundheitsinfrastruktur und -technologie.
- Telemedizinische Dienste als Verfügbarkeit von telemedizinischen und virtuellen Gesundheitsdiensten für Fernkonsultationen und die Bereitstellung von Gesundheitsdiensten sowie die Einführung digitaler Instrumente für das Patientenmanagement, die Terminplanung und die Gesundheitsbildung.

Risikofaktoren
Risikofaktoren sind wichtige Gesundheitsindikatoren, die Aufschluss über das Auftreten bestimmter Krankheiten oder Gesundheitszustände geben. Die Evaluation der Risikofaktoren hilft bei der Identifizierung von Bevölkerungsgruppen mit erhöhtem Risiko für bestimmte Erkrankungen. Risikofaktoren können das verhaltensbedingte Risiko oder das umweltbedingte Risiko für negative Gesundheitszustände umfassen. Weiterhin kann so das Risiko an einer Folge- oder Begleiterkrankung bei Vorliegen einer chronischen Erkrankung abgebildet werden.

Gesundheitsbezogene Lebensqualität
Die gesundheitsbezogene Lebensqualität (HRQoL) ist ein multidimensionaler Gesundheitsindikator. Gemessen wird, wie Menschen ihr körperliches, geistiges, emotionales und soziales Wohlbefinden im Zusammenhang mit ihrem Gesundheitszustand und der Gesundheitsversorgung wahrnehmen. Die HRQoL wird häufig anhand standardisierter Fragebögen oder Erhebungen evaluiert, die verschiedene Aspekte des Wohlbefindens einer Person erfassen. Diese Erhebungen decken in der Regel mehrere Bereiche ab, darunter die körperliche Funktionsfähigkeit, die psychische Gesundheit und emotionales Wohlbefinden, soziale Funktionsfähigkeit, Rolleneinschränkungen, Schmerzen und Unwohlsein sowie das allgemeine Gesundheitsempfinden. Beispiele für validierte Fragebögen sind der Short Form Health Survey (SF-36), der EQ-5D, der Health Assessment Questionnaire Disability Index (HAQ-DI) oder der Medical Outcomes Study HIV Health Survey.

47.3.4 Qualitätsindikatoren

Qualitätsindikatoren sind wichtige Bezugsgrößen für Leistungserbringer und politische Entscheidungsträger in ihrem Streben nach einer sicheren, wirksamen, patientenorientierten, zeitgerechten, effizienten und gerechten Gesundheitsversorgung. Sie decken eine Reihe von Dimensionen ab, von klinischen Ergebnissen und Patientensicherheit bis hin zu Patientenzufriedenheit und Kosteneffizienz. Klinische Qualitätsindikatoren geben Auskunft über die Wirksamkeit medizinischer Interventionen und die Vermeidung unerwünschter Ereignisse. Patientenorientierte Indikatoren beleuchten den menschlichen Aspekt der Versorgung und die Gesamterfahrung der Patient:innen. Qualität wird im Gesundheitswesen vorrangig in Relation zu einer Vorgabe definiert, wodurch sich die Anzahl der Indikatoren potenziell nach der Anzahl der Vorgaben richtet (Prütz 2012). Die Vorgabe zur Vermeidung einer Überversorgung, kann beispielsweise durch die Anzahl der ambulant-sensitiven Fälle im Krankenhaus evaluiert werden. Da Qualität ein zentrales Element der Weiterentwicklung des Gesundheitswesens ist, wurde durch die in den §§ 136 ff. SGB V verankerten Richtlinien des Gemeinsamen Bundesausschusses festgelegt, dass das Institut für Qualitätssicherung und Transparenz im Gesundheitswesen eine jährlich aktualisierte Qualitätsindikatorendatenbank für das deutsche Gesundheitswesen zur Verfügung stellt.

47.4 Herausforderungen und Limitationen

Gesundheitsindikatoren spielen eine entscheidende Rolle bei der Bewertung der Leistungsfähigkeit von Gesundheitssystemen, bei der Ausrichtung politischer Entscheidungen und bei der Verbesserung der Gesundheitsergebnisse. Sie weisen jedoch Herausforderungen auf, da Gesundheit ein vielschichtiges Konzept ist, das nicht immer vollständig durch einen einzelnen Indikator erfasst werden kann.

Viele Indikatoren fokussieren sich auf spezifische Gesundheitsbereiche, ohne das gesamte Spektrum abzudecken. Die Verfügbarkeit genauer, zuverlässiger und aktueller Daten ist für aussagekräftige Gesundheitsindikatoren von entscheidender Bedeutung. In einigen Regionen oder Sektoren kann die Datenerhebung eingeschränkt sein oder es können auch bestimmte Bevölkerungsgruppen unterrepräsentiert sein. Die Interpretation von Gesundheitsindikatoren erfordert einen Kontext, da Veränderungen in den Indikatoren auf verschiedene Faktoren zurückzuführen sein können, wie verbesserte Qualität der Gesundheitsversorgung oder veränderte Diagnosekriterien. Gesundheitsindikatoren können gesundheitliche Ungleichheiten und Ungerechtigkeiten zwischen verschiedenen Bevölkerungsgruppen verschleiern. Aggregierte Daten geben je nach sozioökonomischem Status, Rasse, ethnischer Zugehörigkeit oder geografischer Lage. möglicherweise keinen Aufschluss über Unterschiede in den Gesundheitsergebnissen

Gesundheitsindikatoren können qualitative Aspekte und langfristige Auswirkungen von Interventionen vernachlässigen. Externe Faktoren wie wirtschaftliche Bedingungen, Umweltveränderungen oder technologischer Fortschritt können ebenfalls die Ergebnisse beeinflussen.

Literatur

Egger M, Razum O, Rieder A (2021) Public Health Kompakt. De Gruyter. https://doi.org/10.1515/9783110673784

European Observatory on Health Systems and Policies (2023) Health system reviews. https://eurohealthobservatory.who.int/publications/health-systems-reviews. Zugegriffen am 31.08.2023

Icks A, Chernyak N, Bestehorn K, Brüggenjürgen B, Bruns J, Damm O, Dintsios C-M, Dreinhöfer K, Gandjour A, Gerber A, Greiner W, Hermanek P, Hessel F, Heymann R, Huppertz E, Jacke C, Kächele H, Kilian R, Klingenberger D et al (2010) Methoden der gesundheitsökonomischen Evaluation in der Versorgungsforschung [Methods of health economic evaluation for health services research]. Gesundheitswesen (Bundesverband der Ärzte des Offentlichen Gesundheitsdienstes) (Germany) 72(12):917–933. https://doi.org/10.1055/s-0030-1262859

National Institute for Health and Care Excellence (2022) NICE health technology evaluations: the manual. https://www.nice.org.uk/process/pmg36/resources/nice-health-technology-evaluations-the-manual-pdf-72286779244741. Zugegriffen am 31.08.2023

Prütz F (2012) Was ist Qualität im Gesundheitswesen? Ethik in der Medizin 24(2):105–115. https://doi.org/10.1007/s00481-012-0189-5

Puljak L (2019) Methodological research: open questions, the need for ‚research on research' and its implications for evidence-based health care and reducing research waste. Int J Evid Based Healthcare 17(3):145–146. https://doi.org/10.1097/XEB.0000000000000201

Schöffski O, Graf von der Schulenburg J-M (2012) Gesundheitsökonomische Evaluationen. Springer. https://doi.org/10.1007/978-3-642-21700-5

Versteegh M, Knies S, Brouwer W (2016) From good to better: new Dutch guidelines for economic evaluations in healthcare. PharmacoEcon 34(11):1071–1074. https://doi.org/10.1007/s40273-016-0431-y

WHO (2023) The selection and use of essential medicines 2023: executive summary of the report of the 24th WHO Expert Committee on the selection and use of essential medicines (24.–28. April). Genf. https://www.who.int/publications/i/item/WHO-MHP-HPS-EML-2023.01

Public Health – Bedarfslagen und zukunftsweisende Angebote mit Blick auf Community Health Nursing und Digitalisierung

48

Lisa Luft und Frank Weidner

Inhaltsverzeichnis

48.1	Meilensteine von der ‚Sozialhygiene' zu ‚New Public Health'	413
48.2	Public Health im Wissenschaftsgefüge	415
48.3	Public Health und Community Health Nursing	417
48.4	Digital Public Health	418
48.5	Ausblick	420
Literatur		420

48.1 Meilensteine von der ‚Sozialhygiene' zu ‚New Public Health'

Während gesundheitliche Problemlagen in der Bevölkerung vor Ende des 19. Jahrhunderts, wenn überhaupt, dann aus einer eher naturwissenschaftlich zu bezeichnenden Perspektive betrachtet wurden, führten die Industrialisierung, die Expansion der Städte, der damit verbundene Anstieg nicht kontrollierbarer Verbreitungen von Erkrankungen sowie die wachsende soziale Ungleichheit sukzessive dazu, dass auch die Betrachtung von sozial bedingten Krankheitsursachen zunehmend an Bedeutung gewann. Damit rückte die

---

L. Luft (✉)
Frankfurt University of Applied Sciences, Fachbereich 4: Soziale Arbeit und Gesundheit – Health and Social Work, Frankfurt am Main, Deutschland
E-Mail: l.luft@fb4.fra-uas.de

F. Weidner
Professur für Pflegewissenschaft mit dem Schwerpunkt Gesundheitsförderung und Prävention, Koblenz, Deutschland
E-Mail: fweidner@uni-koblenz.de

öffentliche Gesundheit als solche stärker in den Fokus. Ausgehend von diesem Perspektivwechsel ging eine neue, interdisziplinär ausgerichtete sowie stark an den praktischen Fragen orientierte Disziplin – die sogenannte Sozialhygiene – hervor. Ihr Ziel war es, die Gesundheit von ganzen Bevölkerungsgruppen unter Berücksichtigung ihrer jeweiligen sozialen Verhältnisse zu erhalten und die Bürger:innen zu Verhaltensweisen anzuregen, die ihre Gesundheit nachhaltig verbessern (Schmidt-Semisch und Schorb 2021). Auch im Zuge der Sozialgesetzgebung zeichnete sich dieser Perspektivwechsel ab (Müller et al. 2018). Es wuchs die Erkenntnis, dass gesundheitsförderliches Verhalten weder durch bloße Information noch durch Sanktionen nachhaltig angeregt werden kann. Bedingt durch neue gesundheitliche Herausforderungen wie die Zunahme chronischer Erkrankungen und angeregt durch die international erarbeitete und 1986 verabschiedete Ottawa-Charta für Gesundheitsförderung der Weltgesundheitsorganisation vollzog sich nun ein weiterer zentraler Meilenstein bzw. Entwicklungsschritt vom bisherigen Ansatz der sogenannten *Old Public Health* zum zukunftsweisenden Ansatz der *New Public Health*. Während erstere ausschließlich Gesundheitsrisiken, Krankheitsursachen sowie am Subjekt orientierte Verhaltensänderungen in den Fokus nahm (Rosenbrock 2021), beinhaltet *New Public Health* nun eine weitaus umfassendere Sichtweise, die vor allem die Gründe von Krankheitsursachen und -entwicklungen sowie soziale Determinanten von Gesundheit fokussiert (Klemperer 2020; Rosenbrock 2021). So rückten nun die Reduktion von gesundheitsschädigenden Faktoren sowie die Identifizierung und Förderung gesundheitlicher Ressourcen ins Zentrum der Bestrebungen. Als weiterer neuer Ansatzpunkt kam der bedürfnisorientierten bzw. zielgruppengerechten sowie lebensweltnahen Ausgestaltung der Interventionen eine hohe Bedeutung zu, sodass kooperatives Lernen sowie partizipative Ansätze vermehrt Anwendung finden (Klemperer 2020). Auch soziale Ungleichheiten wurden stärker in den Blick genommen, da sozial benachteiligte Bevölkerungsgruppen beispielsweise tendenziell eher gesundheitsschädigende Verhaltensweisen zeigen bzw. ebensolche Verhältnisse vorfinden, indem sie häufig erst gar nicht über Möglichkeiten verfügen, ihre Lebensumstände gesundheitsförderlich selbstbestimmt zu verändern. Dies ist beispielsweise auf einen geringen Bildungsstand oder unzureichende finanzielle Ressourcen zurückzuführen (Rosenbrock 2021).

Als ein primäres Ziel von Public Health benennen Hurrelmann und Razum (2012) die bevölkerungsbezogene Prävention und Gesundheitsförderung und heben in diesem Zusammenhang die Relevanz einer möglichst weit ausgerichteten Perspektive auf diejenigen gesundheitlich relevanten Fragestellungen hervor, die alle beteiligten Gesundheitsdisziplinen einbeziehen soll. In den letzten Jahren haben zudem partizipative Ansätze zur Entwicklung von Interventionen einen wichtigen Stellenwert eingenommen, um Bedarfe und Wünsche der Adressat:innen stärker zu berücksichtigen (Baratt 2008) und die Akzeptanz der Maßnahmen sowie die soziale Chancengerechtigkeit zu erhöhen. Auch ethische, ökonomische sowie organisationale Fragen stehen zusehends stärker im Fokus der Überlegungen sowie die Erhebung von Gesundheitsdaten und die Evaluation von Interventionen, die ebenfalls als zentrale Aufgaben von Public Health ausgewiesen werden (Rehfuess et al. 2021). So wird Public Health wird im Sinne der international anerkannten

Definition als „Wissenschaft und Praxis der Verhinderung von Krankheiten, Verlängerung des Lebens und Förderung der Gesundheit durch organisierte Anstrengungen der Gesellschaft" (RKI 2016) verstanden.

Weiterhin besteht ein Bezug zu politischen Akteuren, da aus der Disziplin heraus beispielsweise Daten und Empfehlungen in Form von mitunter entscheidungsfähigen Vorlagen für die Politik bereitgestellt werden. Diese sind eine wichtige Grundlage zur Entwicklung von Lösungen für bevölkerungsbezogene gesundheitliche Problemlagen unter Einbezug von wirtschaftlichen und organisationalen Aspekten (z. B. Schmidt-Semisch und Schorb 2021). Hierbei gilt mit Bezug auf Rosenbrock (2021) jedoch eingrenzend anzumerken, dass ökonomische Aspekte trotz vorliegender Evidenz häufig eine höhere Gewichtung finden und auch die stärkere Orientierung an Kuration und Medizin immer wieder dazu führt, dass primärpräventive Maßnahmen einer ärztlichen Behandlung tendenziell untergeordnet werden.

48.2 Public Health im Wissenschaftsgefüge

Im internationalen Vergleich lässt sich feststellen, dass Public Health in Deutschland mit einer zeitlichen Verzögerung angegangen wurde sowie mit einer nahe liegenden Orientierung an bestehenden Ansätzen, die ihren Ursprung zunächst überwiegend im angloamerikanischen Bereich hatten. Eine eigenständige Disziplinentwicklung, die weitere Professionalisierung und die wissenschaftliche Fundierung bleiben indes zentrale Ansatzpunkte in der Akteurslandschaft zu Public Health. Die erstmalige Ansiedelung akademisch ausgerichteter Weiterbildungen erfolgte in Deutschland in den 90er-Jahren auf universitärer Ebene (Fischer et al. 2023; Schmidt-Semisch und Schorb 2021).

Nachteilig wirkte es sich Schmidt und Schorb (2021) zufolge aus, dass diese junge Disziplin bislang weder von einer politischen Bewegung noch von einer starken Professionalisierung getragen wurde und eine konstruktive Zusammenarbeit, der im Kontext von Public Health involvierten Wissenschaftsbereiche aufgrund des fehlenden übergreifenden Paradigmas erschwert wurde. Obgleich die Verortung an Universitäten zunächst als positive Ausgangslage zu werten war, hat sich die Anbindung an Medizinischen Fakultäten bis heute nachteilig auf Public Health ausgewirkt. Schaeffer et al. (2010) beschreiben, dass diese Verortung zur Folge hatte, dass die Bildung eigenständiger fachspezifischer Schools vernachlässigt wurde und analog zur ebenfalls im Entstehen begriffenen Disziplin Pflegewissenschaft keine ausreichende Emanzipation gegenüber der Medizin erfolgte. Ferner wird ein generell dominanter Arztzentrismus im bundesdeutschen Gesundheitswesen konstatiert sowie die Monopolstellung der Medizin u. a. dafür mitverantwortlich gemacht, dass die Disziplinentwicklung von Public Health bereits frühzeitig aufgrund von Erosionstendenzen stecken geblieben ist. Schaeffer et al. (2010) sehen hier jedoch zugleich eine Chance, Public Health und Pflegewissenschaft als neue *health sciences* oder *health professions* gemeinsam zu denken und in starker Kooperation Strukturen aufzubauen, um sich der geradezu übermächtigen Medizin gegenüber dennoch behaupten zu können. Bereits 1994 hat Schaeffer auf die Unterschiede im Professionalisierungspotenzial beider Disziplinen hingewiesen, zugleich jedoch ebenfalls ihre Anschlussfähigkeiten zueinander diskutiert. Diese Synergien scheinen inzwischen erkannt worden zu sein, da pflegewissenschaftlich relevante Themen vermehrt unter der Perspektive von Public Health betrachtet werden (Fischer et al. 2023).

Parallel zur Akademisierung von Public Health in Deutschland begann in den 1990er-Jahren die internationale Etablierung von Evidenzbasierter Public Health (EBPH), die sich aus der Evidenzbasierten Medizin (EBM) heraus entwickelte (Sacket et al. 1996). Ziel ist es hier, aktuelle Forschungserkenntnisse in die Praxis derart zu überführen, dass Interventionen besser hinsichtlich ihrer Wirkungen eingeschätzt werden können (Rehfuess et al. 2021). Als zentrale Methoden und Instrumente der Evidenzbasierung in Public Health gelten Studien, Reviews und Leitlinien. EBPH nimmt ganze Bevölkerungsgruppen in den Blick und es wird die Wirksamkeit von präventiven Maßnahmen im geografischen und soziokulturellen Kontext erforscht. Dabei handelt es sich i. d. R. um überaus komplexe Zusammenhänge, die nur mit großem Aufwand und vielen zugänglichen Daten in kontrollierten Designs untersucht werden können. Im Zuge dessen ist auch ein multidisziplinäres Vorgehen zentral, da es sinnvoll ist, Expertisen, Erfahrungen sowie Methoden aus möglichst allen relevanten Fachbereichen anzuwenden und Bezüge zu anderen Disziplinen wie Wirtschafts- und Sozialwissenschaften herzustellen. Daher sind strukturierte Vorgehensweisen, interdisziplinäre Kooperationen und Konsultationen zur Formulierung von evidenzbasierten Handlungskriterien zur Entscheidungsfindung von zentraler Bedeutung (Rehfuess et al. 2021).

Die Evidenzbasierung nimmt mittlerweile einen wichtigen Stellenwert ein, da konzipierte Maßnahmen der Prävention, Gesundheitsförderung sowie zum Gesundheitsschutz nicht nur für Leistungsempfänger:innen, sondern auch in Bezug auf die praktische und möglichst wirksame Umsetzung bedeutsamer geworden sind. Hierbei steht nicht nur der potenzielle Nutzen, sondern vor allem auch die Einschätzung bzw. der Ausschluss möglicher Risiken im Fokus (Rehfuess et al. 2021).

Als Erfolge im Hinblick auf die Bedeutung der Evidenzbasierung in Public Health lässt sich nach Einschätzung von Rehfuess et al. (2021) festhalten, dass Maßnahmen und Interventionen sukzessive gezielter und effektiver (auch zeitsparender) umgesetzt werden können. Weiterhin ist es als positiv zu werten, dass Public Health in Ansätzen auch in den Förderprogrammen der Deutschen Forschungsgemeinschaft Einzug gefunden hat (Schaeffer et al. 2010).

Trotz dieser ersten Erfolge besteht jedoch insbesondere im Hinblick auf die Begriffsklärung von Evidencebased Public Health dringender Nachholbedarf. So wurde von Rehfuess et al. (2021) auf Grundlage einer systematischen Literaturrecherche herausgearbeitet, dass eine dahingehende Begriffsvielfalt vorherrscht, die von „evidence based" bis hin zu „evidence informed" reicht und diese Begriffsvielfalt in der weiteren Konsequenz dazu führt, dass auch der Begriff der Evidenzbasierung entsprechend heterogen ausgelegt wird (ebd., S. 518 f.). In der Kritik steht ebenfalls, dass im Memorandum der Bundeszentrale für gesundheitliche Aufklärung (De Bock et al. 2020) eine Einengung des Gegenstandes von EBPH auf die Perspektiven Prävention und Gesundheitsförderung erfolgt. Anstelle dessen wird eine Orientierung an internationalen Beispielen nahegelegt. Das Memorandum wurde im Jahr 2020 mit der Empfehlung veröffentlicht, einen Standard sowie ein disziplinübergreifendes Verständnis bezüglich der Umsetzung von Evidenzbasierung in Deutschland zu entwickeln. Vor dem Hintergrund dieser zunehmend auch gesetzlich verankerten Forderung nach Evidenzbasierung und die damit verbundene Bevorzugung entsprechender Methoden gilt es zu bedenken, dass dieser Trend möglicherweise dazu führt, dass die ohnehin als unzureichend bewertete Entwicklung von eigenen Public Health Theorien weiter vernachlässigt wird (Schaeffer et al. 2010).

Neben einer ausstehenden Harmonisierung der heterogenen Begriffe, skizzieren Schmidt-Semisch und Schorb (2021) als eine weitere Herausforderung die noch bis heute andauernde Klärungsphase inhaltlicher Schwerpunkte sowie die ausstehende Priorisierung der Methoden zur Entwicklung einer Public Health-Strategie. Anzustreben wäre beispielsweise ein übergreifendes Methodenset für Gesundheitswissenschaften zu entwickeln, um sich von einer Multi- zu einer Pluridisziplin weiterzuentwickeln. Dieses gemeinsame Verständnis würde möglicherweise zugleich dazu führen, dass der jeweilige Wissenstand sowie die fachspezifischen Methoden der Disziplinen eine höhere gegenseitige Anerkennung finden, ohne die weitere Entwicklung disziplinbezogener Paradigmen zu vernachlässigen.

48.3 Public Health und Community Health Nursing

Community Health soll neben Public Health Fragen zur Auswirkung von sozialer Ungleichheit und unterschiedlicher Lebensbedingungen auf die Entstehung, den Erhalt und die Verbesserung von Gesundheit, aber auch die Erhöhung der Wirksamkeit von fördernden und präventiven Interventionen im Hinblick auf bestimmte Bevölkerungsgruppen in den Blick nehmen. Ziel ist es beispielsweise, Probleme, Risiken und Benachteiligungen von Bevölkerungsgruppen zu identifizieren und Interventionen stärker an deren Bedarfen und Bedürfnissen zu orientieren (Faller et al. 2022). Als ein neues, daran anknüpfendes und im Koalitionsvertrag der Bundesregierung für die Legislaturperiode von 2021–2025 genanntes Berufsbild wird Community Health Nursing (CHN) genannt. Erste Ansätze zur Qualifikation, zum Aufgabenprofil sowie zu den Einsatzfeldern in Deutschland sind vor einigen Jahren von der Robert Bosch Stiftung (RBS 2023) zusammen mit dem DBfK und der Agnes-Karll-Gesellschaft für Gesundheitsbildung und Pflegeforschung angestoßen worden. Ein Gutachten zu den rechtlichen Voraussetzungen und Möglichkeiten der Etablierung von Community Health Nursing (CHN) in Deutschland wurde von Igl und Burgi 2021 vorgelegt. Die Autoren setzen sich mit Entwicklungen, Aufgaben und Kompetenzen von CHN auseinander, sehen allerdings noch eine Reihe von berufs- und sozialleistungsrechtlichen Hürden, um hierzulande das Potenzial von CHN – so wie einigen Ländern üblich – voll entfalten zu können.

Drei zentrale Einsatzfelder für CHN werden in Deutschland diskutiert. Zum einen geht es um eine selbstständige Leistungserbringung in der Primärversorgung, zum zweiten um Beiträge im öffentlichen Gesundheitsdienst und zum dritten in enger Verbindung mit den beiden ersten Einsatzfeldern um Planungs- und Steuerungsaufgaben in der kommunalen Daseinsvorsorge (Agnes-Karll-Gesellschaft für Gesundheitsbildung und Pflegeforschung 2022). Zum Einsatz sollen akademisierte Pflegefachpersonen mit Masterabschluss kommen. Die Aufgaben der CHN orientieren sich gleichsam an gesundheitsförderlichen und präventiven, beratenden, planenden sowie steuernden Funktionen. Im Kontext der Primärversorgung werden zudem heilkundliche Aufgaben nach § 64 d SGB V diskutiert. Im ÖGD und in der kommunalen Daseinsvorsorge kommen epidemiologische, datengestützte und regionale Planungs-, Monitorings- und Steuerungsaufgaben hinzu (Völkel und Weidner 2020).

Die Robert Bosch Stiftung hat gemeinsam mit zahlreichen Gesundheitsdienstleistern mittels mehrerer Förderprojekte PORT-Zentren gefördert und erprobt. Dabei handelt es sich um kommunal sowie in die Primärversorgung eingebundene Gesundheitszentren, in denen CHN als erste Ansprechpartner:innen und Netzwerker:innen fungieren sollen, um bestimmten Bevölkerungsgruppen einen niedrigschwelligen und bedarfsorientierten Zugang zur Gesundheitsversorgung zu ermöglichen (RBS 2021). Hierbei sollen sie auch bestimmte diagnostische, therapeutische, beratende und koordinierende Tätigkeiten einen zentralen Stellenwert bekommen. Ziel ist es u. a., eine frühzeitige Behandlung und Beratung sicherzustellen und in interdisziplinärer Kooperation bedarfsorientierte Interventionen und Angebote zur Verfügung zu stellen bzw. zu vermitteln und wenn diese nicht vorhanden sind, dazu beizutragen, sie zu schaffen.

CHN fungiert häufig an den Schnittstellen von einzelfallbezogenem Case Management und gruppenbezogenem bzw. regionalisiertem Care Management. Damit sollen nicht zuletzt auch Strukturprobleme ausgeglichen und neue Versorgungsstrukturen etabliert werden. Die Rolle von CHN in der kommunalen Daseinsvorsorge ergänzt diese Perspektive um regionale Planungs- und Steuerungsaufgaben (Völkel und Weidner 2020).

Die erste Definition zu Community Health Nursing stammt von der American Nurses Association (ANA) aus dem Jahr 1980: „the synthesis of nursing practice and public health practice applied to promoting and preserving the health of populations." (Nies und McEwen 2019). Hierzulande kommen Funktionen wie die Gemeindeschwester hinzu. Es wird angeregt, eine definitorische und funktionale Abgrenzung zwischen diesen Aufgaben- und Berufsbildern vorzunehmen, um die jeweiligen Aufgabenbereiche zu schärfen und somit eine optimale Zusammenarbeit zu fördern sowie einen guten Kommunikationsfluss zwischen den Akteuren sicherzustellen (Agnes-Karll-Gesellschaft für Gesundheitsbildung und Pflegeforschung mbH 2022).

48.4 Digital Public Health

Die schnell fortschreitende Entwicklung im Bereich der Digitalisierung nimmt wie in anderen Bereichen des Gesundheitswesens auch einen maßgeblichen Einfluss darauf, wie einerseits Public Health als Wissenschaft verändert wird und wie letztlich auch die

Forschungs- und Praxisanliegen mit den digitalen und virtuellen Möglichkeiten angegangen werden (Zeeb et al. 2020). In Reformansätzen zum Gesundheitswesen, wie etwa im Kontext von ‚Neustart' der Robert Bosch Stiftung wird die Digitalisierung konsequent als Erneuerung der Informations-, Kommunikations- und Verwaltungsprozesse in der Primärversorgung gedacht (RBS 2021). Vor diesem Hintergrund lassen sich Entwicklungen zu Digital Public Health als ein weiterer zukunftsweisender Baustein einordnen, der perspektivisch für die praktische Umsetzung von Public Health Maßnahmen an Bedeutung gewinnen wird. Derzeit befindet sich Digital Public Health jedoch noch in einer Findungs- und Entwicklungsphase (Zens et al. 2020; Zeeb et al. 2020). Im Zentrum der aktuellen Überlegungen stehen relevante Entwicklungs-, Anwendungs- und Erkenntnisprozesse rund um die Digitalisierung im Hinblick auf Bevölkerungsgesundheit sowie der öffentlichen Gesundheitsversorgung. Datenverarbeitung und der Einsatz von Informations- und Kommunikationstechnologien werden diskutiert, weniger ihre konkrete Anwendung wie die Telemedizin (Zeeb et al. 2020). Im Überblicksartikel wird herausgearbeitet, dass nicht nur eine Begriffsklärung aussteht, sondern ein noch grundsätzlich kontroverser Diskurs geführt wird. Dabei wird die Frage aufgeworfen, ob Public Health vor dem Hintergrund der Digitalisierung überhaupt neu zu justieren ist, oder ob die Digitalisierung eingeordnet wird und zur Erfüllung der Public Health Ziele beitragen kann. So werden neben *Digital Public Health* beispielsweise auch Terminologien wie *mobile (M-)Health, E-Public Health* oder *Health 2.0* verwendet. Die Bezeichnungen betonen jeweils auch verschiedene Technologien und weisen somit eine unterschiedliche Nähe zur bisherigen Disziplin *Public Health* auf (Zeeb et al. 2020). Es wird zudem angemerkt, dass zu Chancen und Grenzen der Etablierung von Digital Public Health Forschungsbedarf besteht, da bislang kaum Evaluationsstudien vorliegen. Auch die Entwicklung der Evaluationskriterien ist als unzureichend zu bewerten. Hier wäre es beispielsweise zentral, Aspekte wie die Perspektiven der Nutzer:innen, die Akzeptanz und Umsetzbarkeit von digitalen Angeboten sowie den Aspekt der Chancengerechtigkeit näher in den Blick zu nehmen (Zeeb et al. 2020).

Als Vorteile einer stärkeren Digitalisierung von Public Health wird diskutiert, dass Daten, beispielsweise im Zuge der Planung oder Evaluation von Public Health Maßnahmen digital besser generiert und bearbeitet werden können. Zudem kann der praktische Einsatz von Programmen und Apps, die zur regionalen Information, Netzwerkbildung und gegenseitigen Unterstützung anregen, zu einem gesundheitsförderlichen Umfeld beitragen. Zens et al. (2020) sehen insbesondere für Capacity Building bzw. kommunaler Gesundheitsförderung eine große Chance in digitalen Lösungen. Denkbare Anwendungsmöglichkeiten bestehen im Hinblick auf die Überwachung von Krankheits- und Gesundheitsprozessen sowie in der gesundheitlichen Risikoabschätzung, aber auch zur Vorsorge potenzieller Notfälle und Herausforderungen in der öffentlichen Gesundheit sowie in den Bereichen Prävention und Gesundheitsförderung. Hier werden beispielsweise Apps zum Tracking von gesundheitsrelevanten Verhaltensweisen angedacht. Auch das aufkommende Thema der digitalen Gesundheitskompetenz (Digital Health literacy) spielt vermehrt eine Rolle. Gerade während der Corona-Pandemie hat sich gezeigt, wie wichtig es ist, dass breite Bevölkerungsgruppen auch über soziale Medien mit sicheren und zuverlässigen Quellen und Aussagen zur Gesundheitssituation erreicht werden können.

Nicht zuletzt werden auch mögliche Nachteile und potenzielle Risiken der Digitalisierung von Public Health gesehen, insbesondere im Hinblick auf den Schutz der erfassten Gesundheitsdaten, insbesondere wenn sie personenbezogenen Charakter haben. Auch mögliche soziale Ungleichheiten sollten in den Blick genommen werden, da Studien zeigen, dass durch digitale Gesundheitsangebote hauptsächlich gesundheitlich privilegierte Gruppen erreicht werden (Schaeffer et al. 2018).

48.5 Ausblick

Ohne Zweifel gibt es heute, nach dem Ende der Corona-Pandemie, ein gesteigertes allgemeines Interesse an der öffentlichen Gesundheit. Damit einher gehen Ausbauprogramme des ÖGD, Reformansätze zur Primärversorgung und eine gewisse Renaissance der kommunalen Daseinsvorsorge mit Blick auf Alter, zunehmenden chronischen und mehrfachen Erkrankungen sowie die Sicherstellung der pflegerischen Versorgung. Dies alles soll auch dazu dienen, sich besser auf die globalen sowie demografischen Herausforderungen mit Gefahren für die Gesundheit der Menschen einzustellen und entsprechend agieren zu können. Public Health könnte hier sowohl als Wissenschaft als auch als Praxisfeld eine größere Rolle einnehmen, als ihr bislang zugeschrieben wurde. Zusammen mit hierzulande zukunftsorientierten Entwicklungen wie dem CHN im Kontext von Pflegewissenschaft, aber auch mit den gut abzuwägenden Chancen der Digitalisierung ließen sich für das Gesundheitswesen in Deutschland eine Reihe zusätzlicher Potenziale entfalten.

Literatur

Agnes-Karll-Gesellschaft für Gesundheitsbildung und Pflegeforschung mbH (Hrsg) (2022) Community Health Nursing Aufgaben und Praxisprofile. https://www.dbfk.de/de/themen/Community-Health-Nursing.php. Zugegriffen am 20.05.2023

De Bock F, Dietrich M, Rehfuess E (2020) Evidenzbasierte Prävention und Gesundheitsförderung. Memorandum der Bundeszentrale für gesundheitliche Aufklärung (BZgA). Bundeszentrale für gesundheitliche Aufklärung, Köln. https://doi.org/10.17623/BZGA:2020-EPGF-DE-1.0

Faller G, Walter-Klose C, Betscher S, Becker J (2022) Community Health als neuronales Netz. In: Department of Community Health (DoCH) (Hrsg) Community Health Grundlagen, Methoden, Praxis. Juventa, Weinheim/Basel S 22–35

Fischer F, Kuhn J, Kuhlmey A (2023) Public Health und Pflegewissenschaft: Zwei Disziplinen mit gemeinsamen Zielen. Bundesgesundheitsblatt 66(5):477–478

Hurrelmann K, Razum O (2012) Handbuch Gesundheitswissenschaften. Beltz Juventa, Weinheim/Basel

Igl G, Burgi M (2021) Rechtliche Voraussetzungen und Möglichkeiten der Etablierung von Community Health Nursing (CHN) in Deutschland, Schriften zum Sozialrecht 61. Nomos. https://doi.org/10.5771/9783748924319

Klemperer D (2020) Sozialmedizin – Public Health – Gesundheitswissenschaften: Lehrbuch für Gesundheits- und Sozialberufe, 4., überarb. u. erw. Aufl. Hogrefe, Bern

Müller R, Wehkamp K-H, Larisch J (2018) Public Health – Global Health: neu denken, neu konzipieren. In: Schmiedebach H-H (Hrsg) Medizin und öffentliche Gesundheit: Konzepte, Akteure, Perspektiven. De Gruyter, Oldenbourg, S 47–64

Nies MA, McEwen M (Hrsg) (2019) Community/public health nursing. Promoting the health of populations, 7. Aufl. Elsevier, St. Louis/Missouri

Rehfuess EA, Zhelyazkova A, von Philipsborn P, Griebler U, De Bock F (2021) Evidenzbasierte Public Health: Perspektiven und spezifische Umsetzungsfaktoren. Bundesgesundheitsblatt 64(5):514–523

Robert Bosch Stiftung (Hrsg) (2021) Gesundheitszentren für Deutschland. Wie ein Neustart in der Primärversorgung gelingen kann. https://www.neustart-fuer-gesundheit.de/publikationen. Zugegriffen am 10.06.2023

Robert Bosch Stiftung (2023) Gesundheit: Community Health Nursing. https://www.bosch-stiftung.de/de/projekt/community-health-nursing. Zugegriffen am 20.05.2023

Robert Koch Institut RKI (2016) Definition „Public Health". https://www.rki.de/DE/Content/Institut/Public_Health/Beitrag_Jubilaeumsbuch.html#doc8449980bodyText1. Zugegriffen am 20.05.2023

Rosenbrock R (2021) Was ist New Public Health? Bundesgesundheitsblatt 44:753–762

Schaeffer D (1994) Zur Professionalisierbarkeit von Public Health und Pflege. In: Schaeffer D, Moers M, Rosenbrock R (Hrsg) Public Health und Pflege. Zwei neue gesundheitswissenschaftliche Disziplinen. WZB, S 103–128

Schaeffer D, Moers M, Hurrelmann K (2010) Public Health und Pflegewissenschaft – zwei neue gesundheitswissenschaftliche Disziplinen. Eine Zwischenbilanz nach 15 Jahren. WZB Discussion Paper SP I 2010-301

Schaeffer D, Hurrelmann K, Bauer U, Kolpatzik K (Hrsg) (2018) Nationaler Aktionsplan Gesundheitskompetenz. Die Gesundheitskompetenz in Deutschland stärken. Berlin: KomPart 2018. https://www.nap-gesundheitskompetenz.de/. Zugegriffen am 10.05.2023

Schmidt-Semisch H, Schorb F (2021) Einleitung: Public Health zwischen Multi-, Inter- und Transdisziplin. In: Schmidt-Semisch H, Schorb F (Hrsg) Public Health. Sozialwissenschaftliche Gesundheitsforschung. Springer VS. https://doi.org/10.1007/978-3-658-30377-8_1

Völkel M, Weidner F (2020) Community Health Nursing. Meilenstein in der Primärversorgung und der kommunalen Daseinsvorsorge. In: Bundeszentrale für politische Bildung (Hrsg) Pflege Praxis-Geschichte-Politik. APUZ – Aus Politik und Zeitgeschichte, S 318–329

Zeeb H, Pigeot I, Schüz B (2020) Digital Public Health – ein Überblick. Bundesgesundheitsblatt 63(2):137–144

Zens M, Shajanian Zarneh Y, Dolle J, De Bock F (2020) Digital Public Health – Hebel für Capacity Building in der kommunalen Gesundheitsförderung; Ausgangslage, Entwicklungsfragen, TEAviisari als modellhafte Implementierung. Bundesgesundheitsblatt 63(6):729–740

Community Health Care: Beteiligte, Konzepte und bedarfsgerechte Leistungsentwicklung

49

Manfred Fiedler

Inhaltsverzeichnis

49.1	Die Kommune als Ort der Versorgung	423
49.2	Das Konzept der kommunalbasierten Versorgung	424
49.3	Die Kommune als Akteurin in der Versorgung	425
49.4	Primärversorgung und Community Health Care	426
49.5	Konzepte kommunaler Gesundheitspolitik	427
49.6	Zusammenfassung	428
Literatur		428

49.1 Die Kommune als Ort der Versorgung

Der Großteil der Versorgung der von chronischer Krankheit betroffenen Menschen findet in deren Lebensumfeld statt. Dies bedingt ein Verständnis der Versorgung, das die Häuslichkeit, das unmittelbare Wohnumfeld (Quartier), aber auch die Kommune als gebietskörperschaftliche Organisation einschließt.

Ein weiterer Aspekt ist die Häufigkeit und die Dringlichkeit, die die lebensweltnahe Zugänglichkeit von gesundheitlichen und gesundheitsnahen Leistungsangeboten voraussetzen. Schließlich sind Gestaltungsaspekte der Versorgung unter Berücksichtigung sozialer, sozial-ökonomischer Ressourcen und durch die chronische Erkrankung eingeschränkter Kompetenzen der Betroffenen zu beachten.

M. Fiedler (✉)
Department für Humanmedizin, Universität Witten/Herdecke, Witten, Deutschland
E-Mail: manfred.fiedler@uni-wh.de

© Der/die Autor(en), exklusiv lizenziert an Springer-Verlag GmbH, DE, ein Teil von Springer Nature 2024
D. Schmitz et al. (Hrsg.), *Chronic Care – Wissenschaft und Praxis*,
https://doi.org/10.1007/978-3-662-68415-3_49

Typische kommunale Versorgungsfälle sind Leistungen bei sogenannten Bagatellerkrankungen. Auch wenn der Begriff der Bagatellerkrankung wissenschaftlich unpräzise definiert ist, so verstehen wir darunter Erkrankungen, die aus dem klinischen Bild gut diagnostizierbar sind, weder in Hinsicht auf Diagnostik noch Therapie spezialisierte Fachkompetenz benötigen und in der Regel einen leichten, gut beherrschbaren Verlauf haben (siehe Beitrag 6 und 7). Je nach chronischer Erkrankung kann eine solche Bagatellerkrankung allerdings schwerer verlaufen, was eine Vertrautheit mit dem besonderen Krankheitsbild des Betroffenen verlangt.

Kritische Krankheitsverläufe verweisen auf die Versorgung bei akuten gesundheitlichen Notfällen, als Leistung, die ohne Zeitverzug oder mit geringem Zeitverzug erbracht werden muss, um einer vermeidbaren gesundheitlichen Komplikation zu begegnen. Sie muss deshalb örtlich organisiert werden, insbesondere durch Einrichtungen der Notfallversorgung (Rettungsdienst, notärztliche und Notfallambulanzen).

Insbesondere bei chronischen Einschränkungen ist ein kontinuierlicher Zugang zu wiederkehrenden medizinisch-therapeutisch, pflegerischen Leistungen als alltagsnahe Leistung zu organisieren. Zudem sind Leistungen bei chronischen Erkrankungen, die eine spezialisierte medizinische Versorgung benötigen, z. B. Diabetes Mellitus, Morbus Parkinson oder demenzielle Erkrankungen, örtlich zu organisierende Leistungen der Sekundärversorgung. Ergänzende Leistungen zur Bewältigung der körperlichen, sozialen und mentalen Krankheitsfolgen insbesondere bei Einschränkungen der alltäglichen Lebensführung, sind lebensweltnah und als solche zu gestalten.

49.2 Das Konzept der kommunalbasierten Versorgung

Das Vorgenannte zeigt die Bedeutung des kommunalen Raums für Krankheitsentstehung, Krankheitsbegegnung und Krankheitsbewältigung. Wir sprechen also von einer kommunal basierten Versorgung, die als Community Health Care (CHC) bezeichnet wird.

Der Begriff ist in der praktischen und wissenschaftlichen Diskussion geläufig, aber dennoch nicht allgemein konsensuiert. Mit Goodman et al. verstehen wir unter Community Health „eine multisektorale und multidisziplinäre gemeinschaftliche Initiative, die sich sowohl auf Public Health (als) Wissenschaft, evidenzbasierte Strategien sowie andere Konzepte stützt, um Kommunen einzubeziehen und mit ihnen daran zu arbeiten, in einer kulturell angemessenen Art die Gesundheit und die Lebensqualität aller Menschen zu optimieren, die in einer oder mehreren ausgesuchten Kommunen leben, arbeiten oder sonst wie aktiv sind" (eigene Übersetzung, (Goodman et al. 2014, S. 5)). Mit Kommunen sind hier nicht nur die öffentlichen Einrichtungen gemeint, sondern im weitesten Sinne alle in der Kommune oder einer Region mit der Gesundheitsversorgung, -sicherung und -förderung Befassten.

Die WHO weist den Kommunen in der Ottawa-Charta eine Schlüsselrolle bei der Förderung von Gesundheit hin (World Health Organization [WHO] 1986). Nuntaboot (WHO 2010) beschreibt vier entscheidende Felder des Community Health Care:

- Gesundheitsprobleme- und Risiken,
- lebensstilbezogene Fragen hinsichtlich Gesundheitsverhalten und -versorgung,
- umweltbezogene Risiken für Gesundheit,
- schließlich Verfügbarkeit und Zugänglichkeit von Gesundheitsleistungen.

Diese bilden sich ab in der klinischen Versorgung, der patientenunmittelbaren Versorgung, aber auch in der Gesundheitsförderung sowie des Empowerment vor allem der von chronischer Erkrankung Betroffenen und ihrer sozialen Netzwerke, des Aufbaus und der Förderung von Organisationen und kommunalen Netzwerken, die an Initiativen zur Förderung gesunder Arbeits- und Umweltbedingungen arbeiten, schließlich ergänzende soziale Leistungen zur Gewährleistung der Alltagsaktivitäten und Unterstützung von sorgenden Angehörigen (siehe Beitrag 19).

Mit diesem Verständnis ist CHC kein eigenständiges Wissenschaftsfeld, sondern ein politisches Handlungsfeld, das durch eine große Zahl unterschiedlicher Akteur:innen geprägt ist. Die Ausgestaltung dieses Handlungsfeldes unterliegt dabei den (gewachsenen) strukturellen gesundheitssystemischen Bedingungen. Beispielhaft ist in Deutschland die Organisationsverantwortung der medizinischen Primär- und Sekundärversorgung Aufgabe der Kassenärztlichen Vereinigungen, während sie etwa in Finnland unmittelbare Aufgabe der kommunalen Gebietskörperschaften ist.

Auch sind wir in Deutschland mit unterschiedlichen Zuständigkeiten bei Prävention und Gesundheitsförderung konfrontiert, die sich je nach Gegenstandsbereich auf Sozialversicherungsträger, Arbeitgeber oder den öffentlichen Gesundheitsdienst (ÖGD) verteilen.

49.3 Die Kommune als Akteurin in der Versorgung

In welchen Feldern CHC als relevantes kommunales Handlungsfeld wahrgenommen wird, hängt von den relevanten Interessenlagen und vor allem von der Einbettung gesundheitsbezogener Fragestellungen im Rahmen der kommunalen Politikstruktur (Arena) ab. Während etwa in Nordeuropa im Selbstverständnis nordischer Gesundheitspolitik die Kommunen in hohem Grade Selbstorganisator kommunal-basierter Gesundheitspolitik sind, ist die kommunale Rolle in Deutschland deutlich beschränkter, weil andere Akteur:innen gesundheitsrechtlich von der Kommune unabhängige Gestaltungskompetenz besitzen.

Die Rolle der Kommunen innerhalb von CHC bezieht sich in Deutschland in abnehmendem Maße auf die Trägerschaft von etwa Krankenhäuser und Pflegeeinrichtungen. Des Weiteren ist gesundheitliche Fürsorge für Menschen in besonderen gesundheitlichen Lebenslagen relevant. Als traditionelles eigenständiges gesundheitspolitisches Aufgabenfeld ist die praktische öffentliche Gesundheitspflege zu nennen, die in der zweiten Hälfte des 19 Jh. vor allem gesundheitspolizeiliche Aufgaben zur Abwehr und Eindämmung von Infektionserkrankungen und zur Durchsetzung öffentlicher Hygienemaßnahmen beinhaltete (Fiedler und Schmitz 2021). Der Öffentliche Gesundheitsdienst (ÖGD) als kommunale Pflichtaufgabe erfüllt überwiegend diese Aufgaben, wie etwa im Rahmen der Coronapandemie 2020–2022, auch wenn die Wahrnehmung staatlicher Gesundheitsaufsicht durch andere Aufgaben, wie etwa Schuluntersuchungen ergänzt wurde. So ist im Rahmen des wissenschaftlichen und wissenschaftspraktischen Diskurses das Verständnis der gesundheitlichen Gefahrenabwehr breiter gefasst worden, in dem etwa im Rahmen des Risikogruppenkonzepts der Schutz vulnerabler Gruppen vor nicht-übertragbaren Erkrankungen in den Blick genommen worden ist. Auch wird die Gesundheitsversorgung als Bestandteil der kommunalen Daseinsvorsorge zunehmend anerkannt. Wie diese wahrgenommen wird, bleibt dabei ungeklärt. Angesichts des vorherrschenden Verständnisses der Aufgabe der kommunalen Gewährleistung der Aufgaben der Daseinsvorsorge und der strukturellen Vielfalt der gesundheitspolitischen Arena lässt sich zurzeit eine eher passive Funktion in Form der kommunalen Letztverantwortung für gesundheitliche Sicherung und Vorsorge annehmen. Dieses lässt sich etwa konstatieren bei der kommunalen Pflegeberatung, die angesichts unzureichender Angebote anderer Akteur:innen Relevanz als Lückenbüßer besitzt. Der sozialpsychiatrische Dienst als gesetzlich definierte Aufgabe der Kommunen stellt innerhalb des Systems der (sozial-) psychiatrischen Versorgung ein ergänzendes Instrument der, – auch präventiven – Beratung, der Krisenintervention und der Vor- und Nachsorge bei institutionellen psychiatrischen Interventionen dar. Somit lässt sich für Deutschland behaupten, dass CHC als Politikfeld vor allem in de und durch die Kommunen nur als selektiv umgesetztes Politikkonzept stattfindet.

49.4 Primärversorgung und Community Health Care

Ein integraler Bestandteil von CHC ist im weitesten Sinne die Primärversorgung (Primary Care). Die Bundeszentrale für gesundheitliche Aufklärung versteht darunter die ersten niedrigschwelligen Anlaufstellen für Menschen mit gesundheitlichen Problemen (Zimmermann 2021). In Deutschland sind das überwiegend Hausärzt:innen, niedergelassene Kinder-, Frauen-, und Augenärzt:innen, also primärärztliche Versorgung. International wird Primary Care breiter verstanden. So definiert die WHO bereits 1978 in der Deklaration von Alma Ata Primary Health Care „als essentielle Gesundheitsversorgung, basierend auf praktischen, wissenschaftlichen und sozial angemessenen („acceptable") Methoden und Techniken, die für alle Individuen und Familien in der Kommune zugänglich gemacht worden ist. […] Es ist die erste Ebene des Kontakts von Individuen, den Familien und den Kommunen mit dem nationalen Gesundheitssystem, das die Gesundheitsversorgung so nahe wie möglich an Leben und Arbeit der Menschen bringt, (es) stellt das erste Element für einen fortgesetzten Prozess der Gesundheitsversorgung dar" (eigene Übersetzung, (WHO 1978, Z.VI)). Dies drückt den Zugang zum Gesundheitssystem mit prinzipiellen Bezügen zum Lebensalltag der Betroffenen und ihrer Angehörigen, die auch alle alltagsweltlichen gesundheitsbezogenen Aktivitäten jenseits der kurativen Behandlung beinhaltet. Primärversorgung kann also auch durch Pflegeeinrichtungen, soziale Dienste und andere stattfinden, sofern diese ausreichend qualifiziert sind.

Für Menschen mit chronischen Erkrankungen muss das Verständnis von Primärversorgung weit verstanden werden. Sie sind kontinuierlich auf spezialärztliche Versorgung angewiesen, tlw. wie etwa bei der Versorgung von Menschen mit HIV oder Menschen mit psychischen Erkrankungen in besonderen Lebenssituationen durch spezialisierte Institutsambulanzen in und an Krankenhäusern. Auch stellen für Betroffene in der institutionellen Langzeitversorgung Pflegekräfte häufig den Erstkontakt zur Versorgung her bzw. dar.

49.5 Konzepte kommunaler Gesundheitspolitik

Auch wenn sowohl in Deutschland als auch international ein eindeutiges Verständnis von CHC als Politikfeld fehlt, lassen sich in der kommunalen Praxis doch Felder für kommunale gesundheitspolitische Initiativen identifizieren, die an dieser Stelle exemplarisch erörtert werden sollen.

In einigen deutschen Bundesländern wurde es Kommunen ermöglicht Gesundheitskonferenzen unter Einbezug von Akteur:innen der regionalen Versorgung zu bilden. In NRW sind diese im Öffentlichen Gesundheitsdienst Gesetz (ÖGDG-NRW) geregelt und werden daher überwiegend über die Gesundheitsämter moderiert. Grundsätzlich haben sie die Funktion des kommunalen Gesundheitsmanagements mit den Schwerpunkten Prävention und Gesundheitsförderung sowie der Koordination der Gesundheitsversorgung. Sie ermöglichen damit in Abhängigkeit von der gesundheitspolitischen Arena der jeweiligen Kommune gesundheitspolitische Initiativen für besondere Bedarfslagen über die Regelversorgung hinaus.

In den letzten Jahren wurde den Kommunen uneinheitlich je nach Bundesland die Pflegeplanung für die Langzeitpflege übertragen. Meist nur fakultativ wurden in einigen Bundesländer Pflegekonferenzen als Instrument verankert.

Die partizipative Struktur von solchen Konferenzen ist sinnvoll. Allerdings bleibt aufgrund der geringen rechtlich verankerten Handlungskompetenz die Wirkung auf das kommunale Gesundheitssystem sehr diffus Zudem erscheint die Trennung in unterschiedliche Regelungskreise nicht zielführend. Denn sowohl in der Pflegeplanung als auch in der Gesundheitskoordination überlappen sich Themenfelder oder schließen aneinander an, wie etwa unter Bezug auf die sozialen Bedingungen von Gesundheit insbesondere bei chronisch kranken Menschen und Fragen der Gesundheitssozialarbeit.

Dies wird deutlich am Themenfeld der inklusiven Stadtentwicklung. Der Großteil der Menschen ist aufgrund von Erkrankungen oder schwerwiegenden Verletzungen an der im weitesten Sinne Teilhabe behindert. Während 2021 nur 1,4 % der unter 18-jährigen in Deutschland eine Schwerbehinderung haben, ist es bei den Erwachsenen ab 55 Jahren jeder Fünfter (19,7 %) (Statistisches Bundesamt [Destatis] 2023). Inklusive Stadtentwicklung ist damit ein Feld, dass sich vor allem mit der sozialen und gesundheitlichen Versorgung von chronisch kranken Menschen sowie deren Ermöglichung einer möglichst selbstständigen Lebensführung befassen muss.

Ein zunehmend bedeutendes Instrument kann dabei die sogenannte Quartiersgesundheitsarbeit sein, die sich über die klassische Quartiersarbeit hinaus vor allem mit der Frage von gesundheitlich besonders gefährdeten oder durch chronische Erkrankungen besonders betroffenen Menschen befasst. Ein Beispiel hierfür sind Demenznetzwerke, die sich sowohl als quartierliche als auch regionale Zusammenschlüsse von Betroffenen und den an der Versorgung beteiligten Gesundheits- und Sozialberufen mit den besonderen Versorgungsanforderungen von Menschen mit Demenz befassen. In Finnland wurden in den 2010er-Jahren neben den Gesundheitszentren der Primärversorgung integrierte Gesundheits- und Sozialzentren geschaffen, die sich der Gesundheitssicherung, -förderung und -versorgung besonders gefährdeter Bevölkerungsgruppen widmen, in denen soziale Arbeit und Gesundheitsarbeit integriert sind.

49.6 Zusammenfassung

CHC als Politikfeld ist zur Begegnung und zur Bewältigung chronischer Erkrankung zentral. Nationale und internationale Konzepte zeigen, dass es Instrumente und Konzepte dafür gibt, die aber der grundsätzlichen Stärkung der Kommune als Moderator oder Steuerer bedarf.

Literatur

Fiedler M, Schmitz D (2021) Perspektiven der öffentlichen Gesundheitspflege: Berufspraktische Erwägungen für die Versorgung vulnerabler Menschen während COVID-19. In: Mai M (Hrsg) Die Pflege und die Coronapandemie in Deutschland: Folgen für Profession und Versorgung, 1. Aufl. Verlag W. Kohlhammer, Stuttgart, S 92–123

Goodman RA, Bunnell R, Posner SF (2014) What is „community health"? Examining the meaning of an evolving field in public health. Prev Med 67(Suppl 1):S58–S61. https://doi.org/10.1016/j.ypmed.2014.07.028

Statistisches Bundesamt (2023) 22711-0002: – Schwerbehinderte: Deutschland, Stichtag, Altersgruppen. https://www-genesis.destatis.de/genesis/online#astructure. Zugegriffen am 20.08.2023

World Health Organization (1978) Declaration of Alma-Ata. International Conference on Primary Health Care, Alma-Ata, USSR. http://www.who.int/publications/almaata_declaration_en.pdf?ua=1. Zugegriffen am 20.08.2023

World Health Organization (1986) Health Promotion: Ottawa Charter Charter adopted at an International Conference on Health Promotion, International Conference on Health, November 17-21, Ottawa, Canada

World Health Organization (2010) A framework for community health nursing education: Nuntaboot, Khanitta, Neu-Delhi

Zimmermann T (2021) Primäre Gesundheitsversorgung/Primary Health Care. https://doi.org/10.17623/BZGA:Q4-i096-2.0

Gesund(heitsgerecht)e Städte: Zugänge zu Teilhabe und Partizipation im Quartier

50

Christian Bleck

Inhaltsverzeichnis

50.1	Hintergrund	429
50.2	Gesunde und gesundheitsgerechte Städte	430
50.3	Teilhabe und Partizipation in gesund(heitsgerecht)en Städte auf der Ebene des Quartiers sowie die Rollen der Kommune und Sozialer Arbeit	432
	50.3.1 Quartier als Nahraum	432
	50.3.2 Teilhabe und Partizipation	433
	50.3.3 Zur Rolle der Kommune	433
	50.3.4 Zur Rolle Sozialer Arbeit	435
50.4	Fazit	437
Literatur		438

50.1 Hintergrund

Aus den Lebensbedingungen in Städten ergeben sich spezifische Einflüsse auf die Gesundheit, die Menschen mit einer chronischen Erkrankung in besonderer Weise tangieren. Auch wenn Betrachtungen der Zusammenhänge zwischen den Gegebenheiten einer Stadt und der Gesundheit ihrer Bevölkerung mindestens bis ins 16. Jahrhundert zurückreichen und in der Industrialisierung des 19. Jahrhunderts nochmal an Bedeutung gewonnen haben

---

C. Bleck (✉)
Professur Wissenschaft Soziale Arbeit, Fachbereich Sozial- und Kulturwissenschaften,
Hochschule Düsseldorf, Düsseldorf, Deutschland
E-Mail: christian.bleck@hs-duesseldorf.de

© Der/die Autor(en), exklusiv lizenziert an Springer-Verlag GmbH, DE, ein Teil von Springer Nature 2024
D. Schmitz et al. (Hrsg.), *Chronic Care – Wissenschaft und Praxis*,
https://doi.org/10.1007/978-3-662-68415-3_50

(Baumgart et al. 2018), wird eine aktive gesundheitsfördernde Rolle von Städten erst seit Mitte der 1980er-Jahre systematischer in den Blick genommen. Als ein Impulsgeber der Gesundheitsförderung in Städten kann die 1986 durch die Weltgesundheitsorganisation (WHO) ins Leben gerufene *Gesunde Städte*-Initiative betrachtet werden (Böhme und Stender 2020).

Für die Forschungs- und Praxiszusammenhänge gesunder Städte hat sich Urban Health bzw. StadtGesundheit als Begriffskombination etabliert, worunter die „Anwendung von Public Health-Theorie und -Praxis für die Gesundheit städtischer Bevölkerungen" (Fehr 2020, o. S.) verstanden werden kann. Einerseits wird Gesundheit immer mehr auf Einflüsse der Lebensbedingungen und des Wohnumfelds bezogen. Andererseits gewinnt Gesundheit durch die 2013 auf der 8. Weltkonferenz für Gesundheitsförderung verabschiedeten *Health in All Policies* der WHO in allen Politikfeldern an Bedeutung und wird damit zum Querschnittsthema kommunaler Politik. Damit verbunden ist auch der Blick auf gesundheitliche Chancengleichheit (Köckler und Geene 2022), die für den Alltag von Menschen mit chronischen Erkrankungen elementar ist. Gerechtigkeit stellt eine bedeutsame normative Orientierung von Public Health und auch speziell Urban Health dar. Noch deutlicher, in einer gesellschaftskritischen Perspektive auf gesundheitliche Ungleichheit bezogen, kommt diese jedoch in dem noch jungen Verständnis von gesundheitsgerechten Städten zum Ausdruck. Ausgehend von diesen Perspektiven gesunder und gesundheitsgerechter Städte sollen in diesem Kapitel mögliche Zugänge zu Teilhabe und Partizipation auf der Ebene des Quartiers sowie die Bedeutung der Kommune und Sozialen Arbeit skizziert werden.

50.2 Gesunde und gesundheitsgerechte Städte

Wenn die WHO Gesundheit als ein „Zustand des vollständigen körperlichen, geistigen und sozialen Wohlergehens und nicht nur das Fehlen von Krankheit oder Gebrechen" (eigene Übersetzung, WHO 2020, S. 1) versteht, ist es naheliegend, dass auch die Umwelt- und Lebensbedingungen einer Stadt wesentliche Einflussfaktoren darstellen. Dabei haben Charakteristika von Städten spezifische Einflüsse auf das Wohlergehen der in ihnen lebenden Menschen, wobei oft zwischen Einflüssen der sozialen und physischen Umwelt unterschieden wird. So ist etwa die hohe Bevölkerungsdichte in Städten ein Einfluss der sozialen Umwelt, der sich für Potenziale der Vernetzung positiv, auf die für Konflikte aber negativ auswirken kann. Positive oder negative Einflüsse der physischen Umwelt beziehen sich insbesondere auf die natürliche Umwelt (z. B. Grünflächen) und bebaute Umwelt (z. B. Verdichtung) oder auf physikalisch-chemische Umwelteinflüsse (z. B. Lärmpegel, Luft- und Wasserqualität). Angesichts dieser – hier exemplarisch benannten – Einflüsse von städtischen Umwelten auf die Gesundheit sind Fragen nach Voraussetzungen für gesunde Städte naheliegend. Eine *Gesunde Stadt* ist nach der WHO eine Stadt, in der Gesundheit und Wohlergehen der Bürger:innen bei Entscheidungsprozessen auf geeignete Weise mit abgewogen werden. Gesunde Städte fühlen sich demnach der Gesundheit ihrer Bürger:innen verpflichtet und entwickeln unter Beteiligung vieler kommunaler Akteur:innen

Strukturen und Prozesse für deren nachhaltige Verbesserung (Böhme und Stender 2020). In Bezug auf Menschen mit andauernden, mitunter fortschreitenden Krankheiten ist zudem zu berücksichtigen, dass die o. g. Umwelteinflüsse in besonderer Weise belastend oder fördernd wirken können und ihr Wohlergehen auch vor dem Hintergrund potenzieller Vulnerabilität zu betrachten ist.

Als interdisziplinäres Fachgebiet fokussiert der von Public Health abgeleitete Zweig der Urban Health die Gesundheit im urbanen Raum mit einem sektorenübergreifenden, integrierenden Blick auf die vielfältigen hierfür relevanten Strukturen und Prozesse (Trojan und Fehr 2020). Inhaltlich bezieht sich Urban Health z. B. auf den Gesundheitszustand von Bevölkerungsgruppen, Einflüsse aus Umwelten in der Stadt, Gesundheitsförderung oder Krankheitsprävention in Städten inklusive deren kommunaler Steuerungsprozesse (Fehr 2020). Diese Themen spielen unter anderen Rahmenbedingungen auch in ländlichen Räumen eine Rolle, wofür sich der Bereich der Rural Health entwickelt hat. Blickt man auf Funktionen von Urban Health lassen sich angelehnt an Rainer Fehr und Alf Trojan (2018) drei Kernaufgaben nennen:

(1) Die Wahrnehmung städtischer Bevölkerungsgruppen in ihren spezifischen Lebenslagen, die durch urbane Umwelt mitgeprägt werden;
(2) die Analyse städtischer Lebens(um)welten, die bedeutsam für Gesundheit sind und
(3) die kommunale Steuerung gesundheitsrelevanter Strukturen, Maßnahmen und Angebote.

In den letzten Jahren wird ferner das Konzept der Gesundheitsgerechtigkeit auf Städte bezogen, da konstatiert wird, dass die Strategien und Programme der Public- und Urban-Health-Forschung nicht weit genug gehen (Bůžek et al. 2022). Auch wenn Fragen gesundheitlicher Chancen(un)gleichheit hier durchaus eine Rolle spielen und etwa das Modell der sozialen Determinanten von Gesundheit (Dahlgren und Whitehead 1991) eine bekannte Grundlage von Public- und Urban-Health-Programmen ist, wird kritisiert, dass jene hinter sozialer Ungleichheit und Determinanten von Gesundheit liegenden Macht- und Herrschaftsverhältnisse nicht hinreichend zum Ausdruck kommen (Bůžek et al. 2022). Damit wird nicht nur betont, dass gesundheitsbelastende und -fördernde Lebensbedingungen in den Städten und ihren Quartieren ungleich verteilt sind und Zusammenhänge zwischen Lebenslagen und Gesundheit bestehen, sondern auch explizit danach gefragt, welche gesellschaftlichen Verhältnisse dazu führen.

Auch wenn die Verbindung von Gesundheitsgerechtigkeit und Stadt erst in den letzten Jahren stärker mit einer gesellschaftskritischen Rahmung von urbanen Gesundheitsbedingungen diskutiert wird, ist das Konzept von Gesundheitsgerechtigkeit keineswegs neu. Seine Wurzeln finden sich in der Sozialmedizin des 19. Jahrhunderts, und auch die WHO hat sich seit ihrer Gründung 1946 immer wieder damit auseinandergesetzt; in ihrer ersten Verfassung ebenso wie in ihren späteren Erklärungen und Chartas, etwa in der Ottawa-Charta (1986), in der *Gesundheit für alle* programmatisch als Aufgabe der internationalen Staatengemeinschaft formuliert wurde (Dzudzek und Strüver 2020). So beziehen sich also auch Konzepte für gesunde Städte auf Gesundheitsgerechtigkeit, allerdings mehr oder minder konkret gerechtigkeitstheoretisch begründet.

Die Idee gesundheitsgerechter Städte soll als zusätzliche Orientierung herangezogen werden, die darauf aufmerksam macht, dass der Zugang zu und Schutz der Gesundheit aller Bürger:innen von besonderer Bedeutung für soziale Gerechtigkeit ist (Rauprich 2009). So kann Gesundheit in ausdrücklich gerechtigkeitstheoretischer Fundierung als eine wesentliche Voraussetzung erachtet werden, „um ein normales Spektrum an Lebensmöglichkeiten in einer Gesellschaft zu haben. Ein fairer Anteil an diesem Spektrum ist ein Grundpfeiler der sozialen Gerechtigkeit" (Rauprich 2009, S. 519). Dementsprechend wäre der Blick auch stärker darauf zu richten, dass „Krankheit und Gesundheit nicht unabhängig von den Machtverhältnissen gedacht werden können, die eine Gesellschaft intersektional durchqueren" (Dzudzek und Strüver 2020, S. 266) und chronisch Erkrankte wiederum besonders tangieren. Zugleich können und sollen hier Ansätze gesunder und gesundheitsgerechter Städte nicht strikt voneinander abgegrenzt werden, vielmehr soll der Blickwinkel von Gesundheitsgerechtigkeit als Sensibilisierung für gesunde Städte dienen. Daher wird im Folgenden nicht zwischen gesunden und gesundheitsgerechten Städten unterschieden, sondern mit Klammersetzung der Begriff *gesund(heitsgerecht)e Städte* eingeführt. Damit soll zum Ausdruck gebracht werden, dass gesunde und gesundheitsgerechte Städte bislang weder über die Theorie noch über die Praxis hinreichend trennscharf voneinander zu unterscheiden sind und auch Ansätze gesunder Städte Gesundheitsgerechtigkeit intendieren können. Andererseits hält die Klammersetzung eine differenzierende Markierung aufrecht, dass nicht alle Konzepte gesunder Städte zugleich gesundheitsgerecht fundiert sind.

50.3 Teilhabe und Partizipation in gesund(heitsgerecht)en Städte auf der Ebene des Quartiers sowie die Rollen der Kommune und Sozialer Arbeit

50.3.1 Quartier als Nahraum

Der Begriff des Quartiers wird vorwiegend auf den Nahraum im Sinne des Wohnumfelds der Menschen bezogen, gleichwohl sich die theoretischen Bezüge zwischen den Disziplinen unterscheiden. Damit ist eine überschaubare Wohnumgebung gemeint, in Abhängigkeit von der Größe einer Kommune, also das Stadt- bzw. Wohnviertel, die kleinere Gemeinde oder das Dorf (Bleck et al. 2018).

Mit dem Quartier geraten die unmittelbaren, vor Ort unterschiedlich prägenden Lebensbedingungen der Menschen in den Blick, dabei nicht nur die physisch-materielle Umwelt, sondern ebenso die soziale Umwelt der Bürger:innen. Das Quartier kann daher auch als ein besonderer Sozialraum betrachtet werden. Ein solches Verständnis geht von Wechselbeziehungen zwischen physischen Räumen und sozialen Handlungen aus und adressiert individuell wahrgenommene lebensweltliche Perspektiven ebenso wie kollektiv erfahrene und gesellschaftlich sowie politisch gerahmte Umweltstrukturen und -bedingungen (Bleck et al. 2018).

Das Quartier als Nah- und Sozialraum in den Blick zu nehmen ist im Kontext gesund(heitsgerecht)er Städte von Bedeutung, weil Einflüsse der sozialen und physischen

Umwelt auf die Gesundheit der Bürger:innen primär vor Ort spürbar und auch auf dieser Ebene zu beeinflussen sind. Für Fragen der Gesundheitsgerechtigkeit ist diese Ebene ferner relevant, weil innerhalb von Städten Differenzierungsprozesse stattfinden, die zu unterschiedlichen Voraussetzungen für die Gesundheit ihrer Bürger:innen im Nahraum führen. So sind Umweltbedingungen „in den verschiedenen Teilräumen der Stadt ungleich verteilt, was zu Situationen umweltbezogener Verteilungsungerechtigkeit führen kann" (Köckler und Sieber 2020, S. 928).

50.3.2 Teilhabe und Partizipation

Das Quartier hat also eine besondere Bedeutung für die Umsetzung von Ideen gesund(heitsgerecht)er Städte, womit auch spezifische Zugänge zu Teilhabe und Partizipation verbunden sind. Teilhabe und Partizipation sind mehrdeutige Begriffe, die nicht nur in verschiedenen disziplinären Kontexten, sondern auch im deutschsprachigen im Vergleich zum englischsprachigen Raum unterschiedlich verstanden werden. In der deutschsprachigen Diskussion existieren Begriffsverständnisse, in denen entweder Partizipation beide Aspekte integriert oder dies vom Teilhabebegriff ausgehend der Fall ist. In diesem Beitrag wird Partizipation als ein spezifischer Bestandteil von Teilhabe verstanden, indem sich der Teilhabebegriff auf grundlegende Rechte gesellschaftlicher Zugehörigkeit bezieht und Partizipation auf Beteiligungsprozesse (Bartelheimer et al. 2020). Zugleich ist damit offensichtlich, dass zwischen Teilhabe und Beteiligung wechselseitige Verbindungen und Konsequenzen bestehen. Je nach Kontext und Situation kann aus Teilhabe Beteiligung oder aus Beteiligung Teilhabe entstehen (Krön et al. 2019).

Teilhabe und Partizipation sollten in gesund(heitsgerecht)en Städten wechselseitig als relevant erachtet werden. Denn einerseits sind gesund(heitsgerecht)e Städte entsprechend ihrer Gerechtigkeitsperspektive teilhabe- und beteiligungsorientiert, weil Teilhabe die für alle Menschen geltenden Rechte gesellschaftlicher Zugehörigkeit und Partizipation als grundlegendes demokratisches Prinzip ihre Beteiligung in kommunalen Kontexten adressiert. Andererseits wirken sich Teilhabe und Partizipation im Sinne eines biopsychosozialen Gesundheitsverständnisses, auch im Sinne eines Zustands des körperlichen, geistigen und sozialen Wohlergehens (WHO 2020) ausdrücklich auf die Gesundheit von (chronisch erkrankten) Menschen aus. Daher sind Überlegungen hinsichtlich der Förderung von gesund(heitsgerecht)en Städten mit dem Anspruch von Teilhabe und Partizipation ihrer Bürger:innen berechtigt und ist hierfür zugleich nach der Rolle der Kommune zu fragen.

50.3.3 Zur Rolle der Kommune

Wenn Gesundheit von einer Vielzahl an Faktoren beeinflusst wird, die nicht nur im Einflussbereich des Gesundheitssektors liegen (AGGSE 2020), dann kommt Kommunen auf der einen Seite eine besondere Rolle zu, weil nur auf der kommunalen Ebene hinreichend Einblicke in die vor Ort vorhandenen Strukturen, Bedingungen, Bedarfe und Bedürfnisse vorhanden sind. Auf der anderen Seite kommt Kommunen eine besondere Verantwortung zu, weil sie – abgeleitet vom Sozialstaatsprinzip (Art. 20, Abs. 1 GG) und orientiert an der kommunalen Selbstverwaltung (Art. 28, Abs. 2 GG) – für die Daseinsvorsorge verantwortlich sind, gleichwohl jede Kommune für sich entscheiden kann, was sie dafür vor Ort als relevant erachtet.

Wenn ferner mit Gerechtigkeit als zentrales Prinzip auch gemeint ist, dass Zugangs-, Verteilungs- und Verfahrensgerechtigkeit in gesundheitsrelevanten Bereichen gewährleistet werden (Bunge und Böhme 2019), dann kommen den Kommunen besondere Funktionen zu:

1.) Zugänge zu relevanten gesellschaftlichen Bereichen (z. B. Versorgung, Sicherheit und Verkehr) ermöglichen,
2.) faire Verteilung von Umweltbelastungen und -ressourcen,
3.) Beteiligung an relevanten Informations-, Planungs-, Anhörungs- und Entscheidungsverfahren ermöglichen (ebd.).

Mit diesen drei Orientierungen können Teilhabe und Partizipation der Bürger:innen augenscheinlich berücksichtigt und als Zielhorizonte angestrebt werden.

Konkret kommt der Kommunalverwaltung eine tragende Rolle bei der Gestaltung gesundheitsförderlicher Umwelten und Lebenswelten zu, da sie im Zuge der Daseinsvorsorge analysierend, planend, steuernd und moderierend gesundheitsfördernde Strukturen und Prozesse anregen und gemeinsam mit den Bürger:innen entwickeln und umsetzen kann (AGGSE 2020). Es geht um eine gesundheitsfördernde Stadtplanung und -entwicklung als kommunale Querschnittsaufgabe, die unterschiedliche Themen impliziert und nahezu alle Ressorts der Kommunalverwaltung betrifft, etwa die Bereiche Stadtentwicklung, Gesundheit, Umwelt, Mobilität, Sport, Bildung, Soziales und Finanzen (ebd.). Zugleich erfordert dies, insbesondere auf der Ebene der Quartiere, die Zusammenarbeit mit zahlreichen Institutionen und Akteursgruppen außerhalb der Kommunalverwaltung aus dem Bildungs-, Gesundheits- und Sozialwesen, der Wirtschaft, Grundstückseigentümer:innen, zivilgesellschaftlichen Initiativen und den Bürger:innen sowie im jeweiligen Quartier relevanten Organisationen oder Personen. Dies setzt die Verzahnung verschiedener sektoraler Planungsprozesse und -instrumente voraus, um die Belange von Gesundheit sowie relevante Umwelt- und Lebensbedingungen vor Ort einbeziehen zu können. Das hierfür erforderliche integrierte, explizit ressortübergreifende Handeln in der Kommunalverwaltung wird allerdings immer noch nicht hinreichend praktiziert (Böhme et al. 2023).

Wenngleich ausdrücklich zu betonen ist, dass die Förderung von Gesundheit in Städten nicht allein im kommunalen Verantwortungsbereich liegt, sondern vielfach Abhängigkeiten von Rahmensetzungen des Bundes und der Länder bestehen, so verfügen Kommunen über wesentliche Gestaltungszugänge. Christa Böhme und Klaus-Peter Stender (2020) haben folgende Qualitätselemente *gesundheitsfördernder Stadtteilentwicklung* identifiziert, die hier zusammenfassend mit eigenen Ergänzungen wiedergegeben werden:

1. *Stadtteilbezogene Berichterstattung*, als indikatorenbasierte Analyse der gesundheitlichen Lage im Quartier zur Entwicklung von Maßnahmen zur stadtteilbezogenen Gesundheitsförderung.

2. *Integrierte Entwicklungs- und Handlungskonzepte* für eine systematische, partizipative gesundheitsfördernde Stadtteilentwicklung auf Basis von stadtteil- bzw. quartiersbezogenen Analysen, Zielen und Maßnahmen.
3. *Ressortübergreifende Zusammenarbeit* für den Aufbau, die Fort- und Durchführung der gesundheitsfördernden Stadtteilentwicklung innerhalb der Kommunalverwaltung in Bezug auf Gesundheit als Querschnittsthema.
4. *Gesundheitsbezogene Netzwerke* als Auftakt und Plattform für die Planung und Abstimmung von Aktivitäten zur stadtteilbezogenen Gesundheitsförderung mit breiter Beteiligung gesundheitsrelevanter Akteursgruppen, wie Träger der Gesundheits- und Gemeinwesenarbeit, Schulen, Kinderbetreuungseinrichtungen, Sportvereine, Selbsthilfegruppen, Ärzt:innen, Krankenkassen, Fachvertreter:innen der Kommunalverwaltung.
5. *Lokale Koordinierungsstelle für Gesundheitsförderung* als Motor für vielfältige Steuerungs- und Koordinierungsaufgaben eines gesundheitsfördernden Stadtteilentwicklungsprozesses auf der Quartiersebene und im intermediären Bereich mit erforderlichen Aufgaben, wie Koordination, Moderation, Netzwerkarbeit, Projektentwicklung, Aktivierung, Beteiligung, Öffentlichkeitsarbeit.
6. *Stadtteilspezifische Projektentwicklung und -umsetzung* mit entsprechend der jeweiligen Rahmenbedingungen, Bedarfe und Bedürfnissen unterschiedlichen Ziele und Inhalten, etwa Ernährung, Bewegung und Sport, Stressbewältigung, Suchtprävention bis hin zu strukturellen Bereichen wie Wohnen, Umwelt und Verkehr.

Mit Blick auf diese Qualitätselemente ist nun einerseits zu konstatieren, dass mehrere Elemente die Partizipation und Teilhabe der Bürger:innen potenziell unterstützen, wenn sie erstens hierbei nicht nur informiert werden, sondern auch mitbestimmen können und ihnen kontextgebunden mehr oder weniger Entscheidungskompetenzen übertragen werden, und zweitens nicht nur die Projektprozesse, sondern auch ihre Ergebnisse bzw. daraus folgende Maßnahmen die sozialen Zugehörigkeiten der Bürger:innen in ihren Lebensbereichen fokussieren.

Andererseits spielt die Kommunalverwaltung für die Umsetzung dieser Elemente eine entscheidende Rolle, unmittelbar bei der Berichterstattung, den integrierten Konzepten und der ressortübergreifenden Zusammenarbeit, aber auch im Weiteren initiierend oder unterstützend. Auch die Profession Soziale Arbeit kann – als eine von verschiedenen, jeweils spezifisch relevanten Professionen – im Kontext mehrerer der benannten Qualitätselemente beteiligt sein. Ein besonderes Kompetenzprofil für gesund(heitsgerecht)e Städte bringt sie jedoch in Bezug auf die stadtteilspezifische Projektentwicklung und -umsetzung auf der Ebene des Quartiers mit.

50.3.4 Zur Rolle Sozialer Arbeit

Soziale Arbeit ist im Rahmen gesund(heitsgerecht)er Städte geeignet, ausgehenden von einem breiten Gesundheitsbegriff, wie dem der WHO, die Gesundheit von Bürger:innen in ihrem Quartier partizipativ zu unterstützen, da für sie eine mehrperspektivische sowie transdisziplinär begründete Herangehensweise charakteristisch ist und sie in ihren Praxisfeldern – auch mit Menschen mit einer chronischen Erkrankung – stets an Schnittstellen zwischen Individuum und Gesellschaft wirkt. Dabei bezieht sie sich besonders auf die Alltags- und Lebensbewältigung sowie Aufgaben der Lebensführung von Menschen in herausfordernden Umwelten und Lebenslagen.

Zweitens ist Soziale Arbeit als Profession prädestiniert dafür, die Gerechtigkeitsansprüche von gesund(heitsgerecht)en Städten zu fördern, weil sie sich berufsethisch an Prinzipien der Menschenrechte und sozialer Gerechtigkeit orientiert und dabei gesellschaftliche wie politische Strukturen kritisch adressiert, die gerade bei Menschen mit einer chronischen Erkrankung zu spezifischen Exklusionsprozessen beitragen können.

Soziale Arbeit kann drittens teilhabe- und beteiligungsorientiert in Quartieren in besonderer Weise zur Förderung gesund(heitsgerecht)er Städte beitragen, weil sie auf originäre professionelle Grundlagen und Erfahrungen zurückgreifen kann, die in Konzepten der Gemeinwesenarbeit über Stadtteilarbeit bis hin zur Sozialraumorientierung und -arbeit verankert sind. Damit verfügt sie auch über spezifische Handlungskonzepte und -kompetenzen, um den in der Ottawa-Charta aufgenommenen Lebensweltansatz umzusetzen, der gesundheitsfördernde Rahmenbedingungen der Menschen in ihren alltäglichen Lebenswelten fokussiert.

Quartiersbezogen kann Soziale Arbeit über verschiedene Zugänge Beiträge zur Entwicklung gesund(heitsgerecht)er Städte leisten. Dies kann etwa über die Handlungsfelder erfolgen, die sich unmittelbar und ausdrücklich auf Gesundheit beziehen, die in gesundheitsbezogene Soziale Arbeit im Sozialwesen, Soziale Arbeit im Gesundheitswesen und klinische Sozialarbeit unterschieden werden und sich etwa auf Bereiche der Gesundheitsförderung und -prävention, Gesundheitsselbsthilfe und klinisch-therapeutische Interventionen beziehen können (Rademaker 2023). Im Verständnis von Gesundheit als Querschnittsthema können Beiträge auf Quartiersebene aber einerseits auch von der klassischen Gemeinwesen- oder Stadtteilarbeit und andererseits im Rahmen von quartiersbezogenen Öffnungen und Angeboten der Institutionen in weiteren Feldern der Sozialen Arbeit (z. B. Jugendarbeit, Eingliederungshilfe, Altenhilfe) ausgehen.

Festzuhalten ist, dass es nicht *eine* Strategie für quartiersbezogene Projekte auf möglichen Wegen zu gesund(heitsgerecht)en Städten geben kann, da diese von den Bedingungen, Bedarfen und Bedürfnissen vor Ort abhängen. Typischerweise erfolgt jedoch im ersten Schritt eine Analyse der Gegebenheiten im Quartier, für die es zunächst den Raum sowie die Fragen zu definieren gilt, auf die sich die Analyse bezieht. Von Beginn an sollte dabei geklärt werden, welche betroffenen Bürger:innen und Gruppen auf welche Weise, mit Blick auf ihre jeweiligen Besonderheiten, angemessen einbezogen werden können. Oft berücksichtigen Quartiers- bzw. Sozialraumanalysen sozial- und infrastrukturbezogene Daten, die über amtliche Statistiken der Kommune, ggf. im Rahmen der kommunalen Gesundheitsberichterstattung, für den untersuchten Raum erhoben werden, um Hinweise über mögliche Bedarfe im Quartier zu erlangen. Aus Sicht der Sozialen Arbeit mit Orientierung auf Teilhabe und Partizipation sind aber vor allem auch bedürfnisbezogene Analysen von Bedeutung, welche die subjektive Sicht der Bürger:innen auf Strukturen, Angebote und Aufenthaltsqualitäten ihres Quartiers aufnehmen. Hierfür lassen sich Methoden nutzen, mit denen in direkter Arbeit mit den Bürger:innen vor Ort, bspw. im Rahmen von Workshop-Reihen – ihre Perspektiven qualitativ eruiert werden, wie z. B. mit der Nadelmethode, Stadtteilbegehung, Zukunftswerkstatt, Planungszelle (z. B. Trojan et al. 2013; Bleck et al. 2013).

Wenngleich quartiersbezogene Analysen sowie daran anschließende Aktivitäten im Kontext gesund(heitsgerecht)er Städte entsprechend der örtlichen Gegebenheiten, Ressourcen, Bedarfe etc. individuell auszugestalten sind, ist prinzipiell zu klären, mit welchem Gesundheitsverständnis und welchen Perspektiven Umwelt- und Lebensbedingungen im Nahraum untersucht werden sollen. Im Sinne von Gesundheitsgerechtigkeit wären Einflüsse verschiedener Dimensionen sozialer Ungleichheit im Zusammenhang mit Gesundheit vor Ort mit zu betrachten. Hilfreich können theoretische Modelle sein, die Zusammenhänge zwischen sozialer Lage, Umwelt und Gesundheit beschreiben – darauf aufbauend das sogenannte „Spatial Urban Health Equity Indicators-Modell (SUHEI)", das drei Indikatorentypen (Umweltstressoren, Umweltressourcen und vulnerable Bevölkerung) ins Verhältnis setzt (Köckler et al. 2020). Darüber hinaus sollten die konkreten Teilhabe- und Partizipationsbedingungen sowie Machtverhältnisse lebenslagenorientiert nicht nur in Bezug auf das Quartier, sondern auch das Quartiersprojekt (selbst)kritisch reflektiert werden. Welche Rolle dabei chronische Erkrankungen spielen, ist abhängig von der Projektrahmung. Es gibt Quartiersaktivitäten, in denen eine ausgewählte chronische Erkrankung im Zentrum steht, wie etwa bei demenzfreundlichen Quartieren. Häufiger wird es aber vorkommen, dass Quartiersprojekte bedarfs- und bedürfnisorientiert ausgewählte Gesundheitsthemen zum Inhalt haben, von denen dann auch Menschen mit chronischen Erkrankungen profitieren.

50.4 Fazit

Der Blick gesund(heitsgerecht)er Städte ist auf gesundheitsfördernde wie -hemmende Umweltbedingungen und dabei auch auf die Lebenslagen, darin wirkende Dimensionen sozialer Ungleichheit und dahinterliegende Machtverhältnisse gerichtet, die zu unterschiedlichen Voraussetzungen für die individuelle Gesundheit führen. Ansätze gesund(heitsgerecht)er Städte sind primär auf der Ebene des Quartiers wirksam, weil dort die Einflüsse sozialer und physischer Umwelten von den Bürger:innen erfahren werden und wesentliche Zugänge zur Förderung ihrer Teilhabe und Partizipation konkret in ihrem Wohnumfeld existieren. Daher ist es Aufgabe der Kommunalverwaltung, Rahmenbedingungen von Gesundheit kleinräumig zu analysieren und in Zusammenarbeit mit den Akteursgruppen vor Ort strukturell zu fördern. Soziale Arbeit kann hier mit ihren professionellen Wurzeln und Erfahrungen in der Gemeinwesen- und Stadtteilarbeit sowie ihrem ganzheitlichen Blick auf die Alltags- und Lebensbedingungen der Menschen eine besondere Rolle einnehmen, wenn sie partizipativ mit Bürger:innen im Quartier gesundheitsbezogene Bedürfnisse qualitativ eruiert und auf dieser Basis vernetzt und kooperativ mit anderen Professionen (z. B. Medizin, Physiotherapie, Pflege) lebensweltorientiert individuelle sowie gruppenbezogene Angebote entwickelt und offeriert. Ausbaufähig sind dabei Verzahnungen der Aktivitäten auf Ebene der Kommunalverwaltung und der Quartiersprojekte. So sollten nicht nur Analyseergebnisse von Stadtentwicklung und -planung auf die Quartiere übertragen, sondern umgekehrt auch die vielfältigen Erfahrungen und Kenntnisse aus quartiersbezogenen Projekten in Prozessen der Stadtentwicklung und -planung aufgenommen werden. Letztlich können gesund(heitsgerecht)e Städte ihren Ansprüchen nur gerecht werden, wenn sie teilhabe- und beteiligungsorientiert sowie in der Kooperation verschiedener städtischer Ebenen und Sektoren die Gesundheit ihrer Bürger:innen als Querschnittsthema ernst nehmen.

Literatur

Arbeitsgruppe Gesundheitsfördernde Gemeinde- und Stadtentwicklung – AGGSE (Hrsg) (2020) Empfehlungen für eine gesundheitsfördernde und nachhaltige Stadtentwicklung: Fünf Thesen der Arbeitsgruppe Gesundheitsfördernde Gemeinde- und Stadtentwicklung (AGGSE). https://backend.repository.difu.de/server/api/core/bitstreams/5af026fa-a671-4fc5-a42d-a022ab969b45/content. Zugegriffen am 10.07.2023

Bartelheimer P, Behrisch B, Daßler H, Dobslaw G, Henke J, Schäfers M (2020) Teilhabe – eine Begriffsbestimmung. Springer VS, Wiesbaden

Baumgart S, Hornberg C, Fehr R (2018) Räumliche Planung und StadtGesundheit – eine wechselvolle Geschichte. In: Fehr R, Hornberg C (Hrsg) Stadt der Zukunft – Gesund und nachhaltig: Bestandsaufnahme und Perspektive. oekom, München, S 33–54

Bleck C, van Rießen A, Knopp R (2013) Der Blick Älterer auf ‚ihr Quartier' – Methoden und Instrumente für die sozialräumliche Arbeit mit älteren Menschen. Sozialmagazin 38(5–6):6–17

Bleck C, van Rießen A, Knopp R, Schlee T (2018) Sozialräumliche Perspektiven in der stationären Altenhilfe. Eine empirische Studie im städtischen Raum. Springer VS, Wiesbaden

Böhme C, Stender K-P (2020) Gesundheitsförderung und Gesunde – Soziale Stadt – Kommunalpolitische Perspektive. In: Bundeszentrale für gesundheitliche Aufklärung (BZgA) (Hrsg) Leitbegriffe der Gesundheitsförderung und Prävention: Glossar zu Konzepten, Strategien und Methoden. https://doi.org/10.17623/BZGA:Q4-i043-2.0. Zugegriffen am 10.07.2023

Böhme C, Franke T, Preuß T, Heinrichs E, Schreiber M, Kumsteller F, Köckler H, Hornberg C (2023) Kooperative Planungsprozesse zur Stärkung gesundheitlicher Belange – modellhafte Erprobung und Entwicklung von Ansätzen zur nachhaltigen Umsetzung: Abschlussbericht. Umweltbundesamt. https://digital.bibliothek.uni-halle.de/pe/download/pdf/3263857?originalFilename=true. Zugegriffen am 07.07.2023

Bunge C, Böhme C (2019) Umweltgerechtigkeit. In: Bundeszentrale für gesundheitliche Aufklärung (BZgA) (Hrsg) Leitbegriffe der Gesundheitsförderung und Prävention: Glossar zu Konzepten, Strategien und Methoden. https://doi.org/10.17623/BZGA:Q4-i136-2.0. Zugegriffen am 07.07.2023

Bůžek R, Hübl S, Kamphaus L, Dzudzek I (2022) Wenn die Verhältnisse unter die Haut gehen: Urbane Gesundheit relational gedacht. sub\urban 10(1):41–71

Dahlgren G, Whitehead M (1991) Policies and strategies to promote social equity in health. Institute for Future Studies, Stockholm

Dzudzek I, Strüver A (2020) Urbane Gesundheitsgerechtigkeit. Geogr Z 108(4):249–271

Fehr R (2020) Urban health/StadtGesundheit. In: Bundeszentrale für gesundheitliche Aufklärung (BZgA) (Hrsg) Leitbegriffe der Gesundheitsförderung und Prävention. Glossar zu Konzepten, Strategien und Methoden. https://doi.org/10.17623/BZGA:Q4-i124-2.0. Zugegriffen am 01.07.2023

Fehr R, Trojan A (2018) Nachhaltige StadtGesundheit – Warum wir das Konzept brauchen und wie wir es für Hamburg thematisch gefasst haben: Eine Einführung. In: Fehr R, Trojan A (Hrsg) Nachhaltige StadtGesundheit Hamburg. oekom, München, S 11–24

Köckler H, Geene R (2022) Gesundheit in allen Politikfeldern / Health in All Policies (HiAP). In: Bundeszentrale für gesundheitliche Aufklärung (BZgA) (Hrsg) Leitbegriffe der Gesundheitsförderung und Prävention: Glossar zu Konzepten, Strategien und Methoden. https://doi.org/10.17623/BZGA:Q4-i157-1.0. Zugegriffen am 07.07.2023

Köckler H, Sieber R (2020) Die Stadt als gesunder Lebensort? Stadtentwicklung als ein Politikfeld für Gesundheit. Bundesgesundheitsbl Gesundheitsforsch Gesundheitsschutz 63:928–935

Köckler H, Simon D, Agatz K, Flacke J (2020) Gesundheitsfördernde Stadtentwicklung. Inf Raumentwickl 1:98–109

Krön A, Rüßler H, Just M (2019) Teilhaben und Beteiligen auf Quartiersebene: Aufbau von Partizipationsstrukturen mit älteren Menschen. Barbara Budrich, Opladen/Berlin/Toronto

Rademaker AL (2023) Gesundheitsbezogene Soziale Arbeit im Sozialwesen. In: van Rießen A, Bleck C (Hrsg) Handlungsfelder und Adressierungen der Sozialen Arbeit. Kohlhammer, Stuttgart, S 342–350

Rauprich O (2009) Gesundheitsgerechtigkeit. Zur Theorie von Norman Daniels. Bundesgesundheitsbl Gesundheitsforsch Gesundheitsschutz 52(5):519–526

Trojan A, Fehr R (2020) Nachhaltige StadtGesundheit: konzeptionelle Grundlagen und aktuelle Initiativen. Bundesgesundheitsbl Gesundheitsforsch Gesundheitsschutz 63(8):953–961

Trojan A, Nickel S, Wolf K, Süß W (2013) Partizipation als strategisches Element in der quartiersbezogenen Gesundheitsförderung. In: Trojan A, Süß W, Lorentz C, Wolf K, Nickel S (Hrsg) Quartiersbezogene Gesundheitsförderung: Umsetzung und Evaluation eines integrierten lebensweltbezogenen Handlungsansatzes. Beltz, Weinheim, S 270–279

World Health Organization (2020) Basic documents. Forty-ninth edition. World Health Organization, Geneva

Öffentliche Gesundheitskrisen und Public Health Emergency Preparedness

51

Manfred Fiedler und Hans Lemke

Inhaltsverzeichnis

51.1	Zur Gesundheitskrise	441
51.2	Inzidentelle Gesundheitskrisen	443
	51.2.1 Großschadensereignisse	443
	51.2.2 Infektionswellen – Massenanfall von Infizierten (MAnI)	444
51.3	Immanente Gesundheitskrisen	444
51.4	Konzept des Preparedness	445
	51.4.1 Theoretische Hintergründe	445
	51.4.2 Praktische Umsetzung	446
51.5	Menschen mit chronischen Erkrankungen in der Gesundheitskrise?	447
Literatur		447

51.1 Zur Gesundheitskrise

Die Coronapandemie hat öffentliche Gesundheitskrisen wissenschaftlich diskutabel gemacht. Bis zur Pandemie waren gesetzliche Regelungen dazu wesentlich zum Infektionsschutz sowie Regelungen bei Großschadensereignissen als gesundheitsbezogener Teil des Katastrophenschutzes verankert.

M. Fiedler (✉)
Department für Humanmedizin, Universität Witten/Herdecke, Witten, Deutschland
E-Mail: manfred.fiedler@uni-wh.de

H. Lemke
Ärztlicher Leiter Rettungsdienst Stadt Dortmund und Leiter Notaufnahme Klinikum Dortmund A.D., Dortmund, Deutschland

© Der/die Autor(en), exklusiv lizenziert an Springer-Verlag GmbH, DE, ein Teil von Springer Nature 2024
D. Schmitz et al. (Hrsg.), *Chronic Care – Wissenschaft und Praxis*,
https://doi.org/10.1007/978-3-662-68415-3_51

Eine Gesundheitskrise stellt eine gesundheitsbezogene Anforderung an Personen, Versorgungseinrichtungen und -systeme dar, die das Potenzial einer qualitativen und quantitativen, temporären oder dauerhaften Überforderung besitzt. Als persönliche Gesundheitskrise kann dies den Zusammenbruch individueller Handlungs- und Bewältigungsstrategien bedeuten, im Weiteren eine massive Beeinträchtigung der Zugänglichkeit zu gesundheitlichen Leistungen und bei chronisch Erkrankten eine erhebliche Einschränkung oder der Zusammenbruch von bestehenden Versorgungsarrangements.

Jenseits dessen sprechen wir von einer öffentlichen Gesundheitskrise, wenn eine gesundheitliche Anforderung sich auf wenigstens eine soziale Gruppe so bezieht, dass die gesundheitliche Versorgung für diese insbesondere dadurch gefährdet ist, dass die Versorgungssysteme durch die Anforderungen quantitativ oder qualitativ überlastet werden. Eine öffentliche Gesundheitskrise hat in diesem Verständnis einen räumlichen Bezug und eine zeitliche Dimension (Fiedler und Schmitz 2021):

In Hinsicht auf die zeitliche Dimension lassen sie sich als ereignisbezogene, bezüglich Eintrittszeitpunkt und Auswirkung (Dauer und Schwere) unbestimmte Krisen von solchen unterscheiden, die sich über einen längeren Zeitraum entwickeln, damit in Hinsicht auf einen in der Zukunft liegenden Eintritt und deren Auswirkungen grundsätzlich vorhersehbar sind. Wir sprechen dabei einmal von einer inzidentellen und des weiteren von einer sich entwickelnden (emerging), oder, weil heute bereits erkennbar, auch immanenten Gesundheitskrise.

Inzidentelle öffentliche Gesundheitskrisen sind bspw. Infektionswellen, je nach räumlicher Ausdehnung auch mit einem pandemischen Charakter (s. Abb. 51.1). Schließlich fallen darunter Großschadensereignisse wie Flugzeugabstürze, Zugunglücke, aber auch terroristische Anschläge, sowie Extremwetterereignisse mit hohen Opferzahlen und ggfs. Auswirkungen auf die gesundheitliche Infrastruktur.

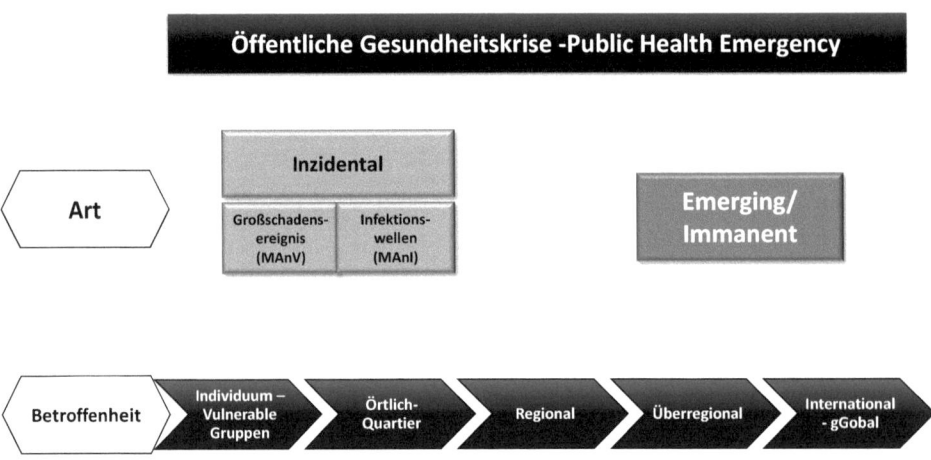

Abb. 51.1 Öffentliche Gesundheitskrisen. (Eigene Darstellung)

Immanente Gesundheitskrisen sind häufig strukturell angelegte Krisen, wie die Auswirkungen des demografischen Wandels, aber auch durch andere sozialmedizinische Entwicklungen bedingte Krisen, wie etwa die sich entwickelnde Antibiotikaresistenz.

Mit dem räumlichen Bezug ist das dimensionale Ausmaß der personalen und regionalen Betroffenheit von einer Gesundheitskrise gemeint. Beispielhaft definiert die Weltgesundheitsorganisation eine Epidemie dann als Pandemie, wenn mindestens zwei Weltregionen betroffen sind. Während etwa Hurricane Katrina in den USA 2004 mehrere Bundesstaaten großflächig verwüstete, blieb die Flutkatastrophe in Deutschland 2021 auf eine begrenzte Region beschränkt.

51.2 Inzidentelle Gesundheitskrisen

51.2.1 Großschadensereignisse

Großschadensereignisse bilden die Zwischenstufe zwischen Regelrettungsdienst und Katastrophenfall. Neben großen Sachschäden können sie auch zu einer in kurzer Zeit hohen Zahl von geschädigten Personen führen. Diese Situation ist definiert als Massenanfall von Verletzten (MANV).

Großschadensereignisse wie die Flugschaukatastrophe von Ramstein 1988 haben gezeigt, wie wichtig es ist, vor Ort durch den Aufbau gezielter Strukturen den Einsatz der Rettungskräfte und der beteiligten Einrichtungen zu ordnen. Dabei steht nicht der schnelle Transport vieler Betroffener im Vordergrund, sondern deren Stabilisierung vor Ort. Nach dieser Erstversorgung erfolgt der gezielte Transport in geeignete Krankenhäuser. Ziel ist es, möglichst schnell zu einer Individualversorgung an der Einsatzstelle zurückzukehren.

Die Ramstein-Katastrophe mit über 1000 Opfern hatte weitreichende Auswirkungen auf das Rettungswesen, insbesondere für die Neuaufstellung bei MANV-Lagen. Ersteintreffende Notärzt:innen strukturieren und koordinieren bis zum Eintreffen des/der Leitenden Notarztes/Notärztin kommissarisch die Einsatzstelle. Er hat dabei die Schadenslage und die benötigten Kräfte einzuschätzen und an die Leistelle zu melden, lokale Führungsstrukturen einzurichten, die Krankenhausalarmierung einzuleiten und die Rettung, Sichtung und kontrollierte Weiterleitung der Verletzten zu organisieren (s. Abb. 51.2).

Während bei einem Großschadensereignis die Versorgung der Geschädigten im Vordergrund steht, stellt die Terrorlage eine Situation dar, die als *Lebensbedrohende Einsatzlage* definiert ist, weil auch die Helfer:innen selbst in einer unklaren Gefährdungslage sind. So muss bei Erkennen einer Terrorlage die präklinische Versorgungsstrategie geändert werden, vom S*tay and Play* hin zu *Load and Go*, um der Gefährdung des Sicherheits- und Rettungsdienstpersonal sowie der bis dahin noch funktionierenden Infrastruktur durch einen *Second Hit* zu minimieren. Zugänge in Krankenhäuser sind zu verschließen und die Zuweisung der Patient:innen ist ausschließlich über die ZNA zu steuern. Erstsichtungen müssen dabei in einem dem Krankenhaus vorgelagerten Zelt oder im Freien erfolgen, um die Infrastruktur Krankenhaus nicht zu gefährden.

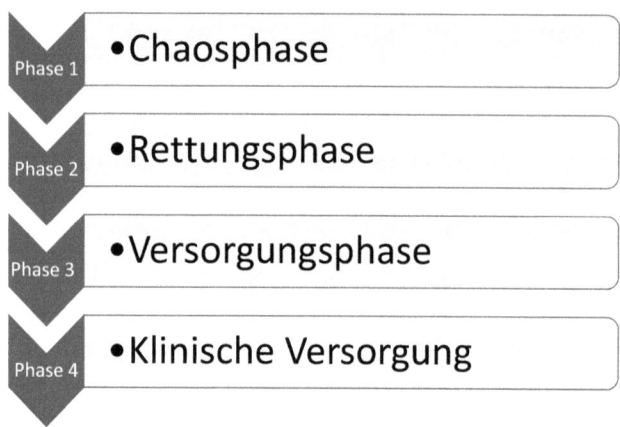

Abb. 51.2 Ablaufphasen bei Großschadenslagen. (i. A. a Lechleuthner et al. 1990)

51.2.2 Infektionswellen – Massenanfall von Infizierten (MAnI)

In Hochlohnländern stellen Infektionswellen als eine gegenüber den in einem bestimmten Zeitraum zu erwartende erhöhte Fallzahl ein zunächst begrenztes Systemrisiko dar. Erst wenn ein Ausbruch nicht mehr beherrscht werden kann und institutionelle oder lokal begrenzte Maßnahmen nicht mehr ausreichen, um eine Ausbreitung zu verhindern, sprechen wir von einer Epidemie. Infektionskrankheiten besitzen Eigenschaften, die sie zu einer öffentlichen Gesundheitskrise werden lassen. Dazu gehören: Kontagiösität, also die Übertragbarkeit innerhalb von Kontaktgruppen, die Übertragungswege, also etwa über Körperkontakt, Luft oder über kontaminierte Lebensmittel, zusätzlich eine fehlende Grundimmunität gegenüber der Infektionserkrankung, schließlich die Krankheitsfolgen, Behandlungsbedürftigkeit, bestehende Behandlungswege und Mortalität. Besonders gefährlich sind demnach Infektionserkrankungen mit hoher Kontagiösität, mit hohem Anteil schwerer Verläufe sowie einer hohen Sterberate bei eingeschränkten therapeutischen Mitteln. Die WHO definiert eine Pandemie, wenn die Verbreitung sich auf wenigstens zwei von fünf der WHO-Weltregionen erstreckt.

Während bei Großschadenslagen die Bewältigung des initialen Geschehens im Vordergrund steht, müssen beim Vorliegen ausgeprägter Infektionswellen die Zugangswege in Krankenhäuser sowohl für fußläufige, wie auch für durch den Rettungsdienst zugewiesene Patient:innen klar gekennzeichnet und überwacht werden. Diese Zugangswege in die ZNA müssen dabei von den sonstigen Patientenströmen streng getrennt bleiben.

51.3 Immanente Gesundheitskrisen

Immanente Gesundheitskrisen sind bereits im Gesundheitssystem angelegt, entwickeln sich aber über die Zeit und haben daher eine prognostische Wahrscheinlichkeit des Eintretens in der Zukunft. Anders als inzidentelle Gesundheitskrisen sind sie damit auch in

Hinsicht auf den Eintritt im Zeitverlauf und auch auf die gesundheitssystemischen Auswirkungen einschätzbar. So lassen sie sich durch Maßnahmen im Hier und Jetzt in Bezug auf Ausprägung und Tiefe beeinflussen. In der US-amerikanischen Praxis wurde seit den 2010er-Jahren in einzelnen Bundesstaaten, aber auch landesweit die Zunahme von Drogen- und Medikamentenabhängigkeit (Opioid-Krise) als öffentliche Gesundheitskrise deklariert, deren Ursachen in sozialen und ökonomischen Entwicklungen, in Zusammenhang mit der in der Wirkung unterschätzten stark zunehmenden Verschreibung opiathaltiger Schmerzmedikamente liegt.

51.4 Konzept des Preparedness

51.4.1 Theoretische Hintergründe

Die Terroranschläge auf die USA 2001, Pandemien wie Sars-CoV-1, MERS-CoV oder H1N1, schließlich verheerende Naturkatastrophen wie Hurricane Katrina, waren Anlass für einen zunehmenden wissenschaftlichen Diskurs über die Frage, wie Gesundheitssysteme auf die Verhinderung und die Bewältigung von öffentlichen Gesundheitskrisen vorbereitet werden können.

Die WHO entwickelt bis 2017 einen Leitfaden, der als Hilfestellung für Nationalstaaten zur Entwicklung von Preparedness auf nationaler bis hin zur kommunalen Ebene umfasst und sich darin auch an technologischen oder sozial bedingten Gesundheitskrisen orientiert (WHO 2017) und installierte den Global Preparedness Monitoring Board, der weltweit Aktivitäten zur Vorbereitung auf Gesundheitskrisen bewerten sollt veröffentlichte (Global Preparedness Monitoring Board 2019). Zum gleichen Zeitpunkt veröffentlichte auch das European Center for Disease Control (ECDC) PHEP-Konzept (European Center for Disease Prevention and Control [ECDC] 2017).

Als Prinzipien für PHEP lassen sich mit McCabe et al Willingness, Readiness, Ability identifizieren (McCabe et al. 2010). Willingness meint die auf den unterschiedlichen Handlungsebenen notwendige Bereitschaft und den politischen Willen, sich auf identifizierte in der Zukunft liegende gesundheitliche Herausforderungen vorzubereiten, dafür entsprechende Ressourcen zu schaffen, aber auch die an der Bewältigung von Krisen Beteiligten eine vertrauensvolle und auf Gegenseitigkeit beruhende Kooperation einzugehen. Abiltiy meint die individuellen, institutionellen und systemischen Voraussetzungen, zeitgerecht auf Gesundheitskrisen reagieren zu können, schlicht staff, structure und stuff. Readiness schließlich ist die individuelle, organisatorische und kommunale/regionale Fähigkeit, als Qualitätsstandards, Qualifikationen oder Wissen, um Antworten auf Gesundheitskrisen zu haben.

Grundlage für die praktische Umsetzung ist ein Public Health Care-Verständnis und darauf gründende Handlungskompetenzen (ECDC 2017). In Deutschland sind Aufgaben zur Vorbereitung und Bewältigung (Respond) von Gesundheitskrisen sowohl mit Blick auf Landesregelungen als auch in Hinsicht auf kommunalen Strukturen als solche nicht einheitlich verteilt und meist inhaltlich-konzeptionell nicht an einer federführenden Stelle in den Kommunen konzentriert.

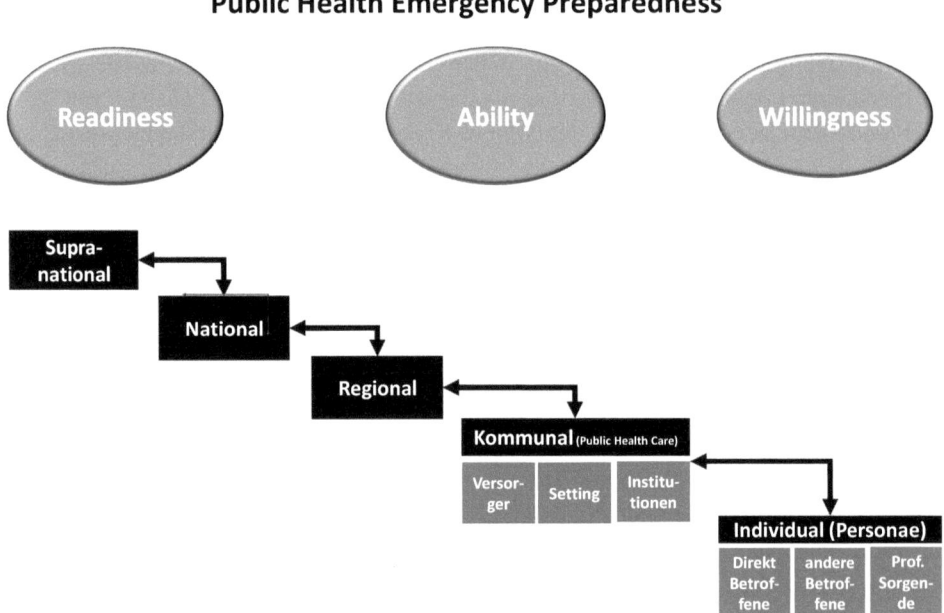

Abb. 51.3 PHEP. (Eigene Darstellung)

Das PHEP-Konzept (s. Abb. 51.3) ist auf die räumlich bezogenen politischen Handlungsebenen fokussiert, wo öffentliche Gebietskörperschaften wenigstens Organisationsverantwortung für den Einbezug der Akteur:innen auf den jeweiligen Ebenen haben sollen. Grundlegend für Gesundheitskrisen ist, dass sie immer sowohl die Personen-, als auch die örtliche Ebene betrifft und damit der öffentliche Gesundheitsdienst im Rahmen eines transparenten Community Health Care-Konzepts zentraler Akteur zu sein hat.

51.4.2 Praktische Umsetzung

Weder die WHO-Konzepte, noch die des ECDC sind in Deutschland in nationale Strukturen umgesetzt worden. Dieses betrifft sowohl das Verständnis und die Prävention von inzidentellen Gesundheitskrisen, als auch die systematische Beeinflussung der Auswirkungen sowie der Vermeidung oder Abmilderung etwa von immanenten Gesundheitskrisen. Dieser Mangel zeigte sich in der Coronapandemie in einer inkonsistenten, rollierenden Gesetzeslage, in eher gesundheitspolizeilichen vor allem Top-Down-strukturierten Ad-hoc-Maßnahmen und in fehlenden personellen, organisatorischen und strukturellen Kompetenzen des öffentlichen Gesundheitsdienstes (Fiedler und Schmitz 2021).

Jenseits dessen zeigen sich auch Mängel in Bezug auf die Vorbereitung auf Großschadensereignisse. Die Defizite bestehen im Wesentlichen durch:

- uneinheitliche rechtliche Rahmenbedingungen
- nicht durchgängige Kommunikationsstrukturen

- unzureichende Festlegungen oder rechtliche Vorgaben im Hinblick auf Großschadenslagen
- mangelhafte Schnittstellenbestimmung in den Bereichen Führung und Organisation

Hessen hat den webbasierten **Interdisziplinären Versorgungsnachweis** IVENA e-Health entwickelt und für alle Leitstellen und Krankenhäuser verpflichtend eingeführt, was steuerungsrelevante Informationen zu Auslastungen der Zentralen Notaufnahmen, Krankenhauskapazitäten oder einsatzfähige diagnostische Großgeräte abbildet. Nur sechs weitere Bundesländer haben das System bisher übernommen. Der Bundesverband der Ärztlichen Leiter Rettungsdienst e. V. hat ein bundesweit flächendeckendes Krankenhauskataster, in Verbindung mit IVENA, angelegt, das in Großschadenslagen genutzt werden kann, um Patient:innen in die nächsten geeigneten Fachkliniken einzuweisen. Bspw. NRW nutzt eine Insellösung (IG-NRW (Informationssystem Gefahrenabwehr NRW), mit der Konsequenz fehlender Schnittstellen zu *IVENA*. Kommunikatio über Landesgrenzen werden erschwert, was im Schadensfall dramatische Folgen haben kann.

51.5 Menschen mit chronischen Erkrankungen in der Gesundheitskrise?

Menschen mit chronischen Krankheiten sind grundsätzlich vulnerabel und von Gesundheitskrisen in besonderem Maße betroffen. Das Beispiel der COVID-19-Pandemie zeigt dies überdeutlich, da Menschen mit chronischen Vorerkrankungen überdurchschnittlich schwere Verläufe und eine höhere Mortalitätsrate bei einer Infektion hatten. Gleichzeitig sind sie in der Regel auf einen kontinuierlichen Zugang zu Einrichtungen der Gesundheitsversorgung angewiesen. Die krisenbedingte Disruption der Versorgung kann zur Progression bestehender oder zum Entstehen (weiterer) chronischer Erkrankungen führen.

Um chronisch kranke Menschen vor und in Gesundheitskrisen zu schützen, bedarf es eines Persona-Ansatzes, also der typisierenden Identifikation vulnerabler Personengruppen im Rahmen einer kommunalbasierten PHEP, um elementare Versorgungspfade in den jeweiligen Krisenszenarien zu ermöglichen.

Literatur

European Center for Disease Prevention and Control (2017) Public health emergency preparedness: core competencies for EU_Member States (ECDC Technical Report). Stockholm

Fiedler M, Schmitz D (2021) Perspektiven der öffentlichen Gesundheitspflege: Berufspraktische Erwägungen für die Versorgung vulnerabler Menschen während COVID-19. In: Mai M (Hrsg) Die Pflege und die Coronapandemie in Deutschland: Folgen für Profession und Versorgung, 1. Aufl. Verlag W. Kohlhammer, Suttgart, S 92–123

Global Preparedness Monitoring Board (2019) A world at risk: annual report on global preparedness for health emergencies. Genf

Lechleuthner A, Bouillon B, Schweins M, Dauber A (1990) Die vier Phasen eines Massenanfalls von Verletzten (MANV) – Ein Konzept für Management, Fehleranalyse und Qualitätssicherung. Notarzt 6:160–165

McCabe OL, Barnett DJ, Taylor HG, Links JM (2010) Ready, willing, and able: a framework for improving the public health emergency preparedness system. Disaster Med Public Health Prep 4(2):161–168. https://doi.org/10.1001/dmp-v4n2-hcn10003

WHO (2017) A strategic framework for emergency preparedness, Geneva

One Health – Umwelt und Gesundheit im Kontext von chronischen Krankheiten

Daniela Schmitz und Simone Hatebur

Inhaltsverzeichnis

52.1　Definition & Entstehungshintergrund 449
52.2　Elemente & Prinzipien 451
52.3　Chronisch kranke Menschen im One Health Konzept 452
52.4　Handlungsfelder One Health und Chronic Care 452
　　　52.4.1　Hitzeprävention 452
　　　52.4.2　Zoonosen und Pandemien 453
　　　52.4.3　Ernährung 453
　　　52.4.4　Energie & Versorgungssystem 454
Literatur 455

52.1　Definition & Entstehungshintergrund

One Health (OH) ist ein Ansatz der Weltgesundheitsorganisation, der die nachhaltige Gestaltung von Gesundheit als multisektorale und kollaborative Aufgabe an der Schnittstelle von Mensch-, Tier- und Umweltgesundheit definiert. Gesundheit von Menschen ist nur im

---

D. Schmitz (✉)
Department für Humanmedizin, Universität Witten/Herdecke, Witten, Deutschland
E-Mail: Daniela.Schmitz@uni-wh.de

S. Hatebur
Fakultät für Gesundheit, Witten/Herdecke University, Witten, Deutschland
E-Mail: simone.hatebur@uni-wh.de

© Der/die Autor(en), exklusiv lizenziert an Springer-Verlag GmbH, DE, ein Teil
von Springer Nature 2024
D. Schmitz et al. (Hrsg.), *Chronic Care – Wissenschaft und Praxis*,
https://doi.org/10.1007/978-3-662-68415-3_52

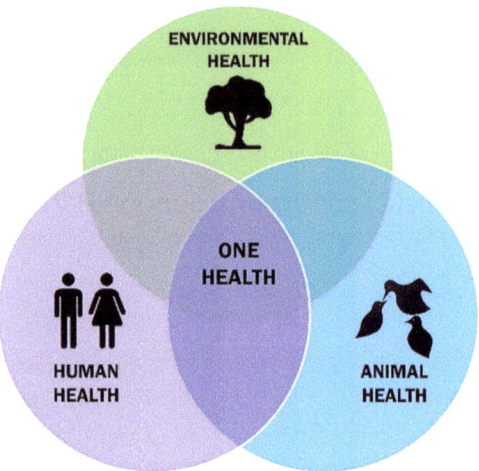

Abb. 52.1 One Health Konzept. (Quelle: Creative Commons by Thddbfk, CC-BY-SA 4.0)

Einklang mit einer gesunden Umwelt und Tierwelt integrativ gestaltbar (s. Abb. 52.1). Es besteht keine einheitliche Definition, zentral geht es um die enge Verbindung der drei Bereiche.

Für die Umsetzung dieser gemeinsamen Aufgabe bedarf es mehrere Sektoren, Disziplinen und Gemeinschaften mit Akteur:innen aus Wirtschaft, Wissenschaft, Politik und dem Bildungswesen. Diese Akteur:innen sollen das notwendige Wissen für diese komplexe Aufgabe erheben, verbreiten und vermitteln, damit gemeinsame Gefahren für die Gesundheit und Ökosysteme bekämpft und zu einer nachhaltigen Entwicklung beigetragen wird (OHHLEP et al. 2022).

Der OH-Ansatz wurde Anfang 2000 entwickelt. Ausgangspunkt war die zunehmende Ausbreitung von Zoonosen, also Erkrankungen, die durch Viren (z. B. Dengue Virus) Bakterien (z. B. Borreliose) oder Parasiten (z. B. Toxoplasmose) von Tieren auf Menschen übertragen werden. Zoonosen können auch vom Menschen auf Tiere übertragen werden, wie z. B. Tuberkulose oder Influenza, die wechselseitig in beide Richtungen übertragbar sind.

Vorläufer von OH war der kurative Ansatz One Medicine (OM), eine interdisziplinäre Kooperation von Human- und Veterinärmedizin. Deren Ursprungsidee ist auf Rudolf Virchow zurückzuführen, der zwischen Human- und Veterinärmedizin keine *Scheidegrenzen* vorsieht, da keine natürliche Barriere zwischen Mensch und Tier besteht. Zum Beispiel gehen Masern und Rinderpest (BSE) auf einen gemeinsamen Ursprungserreger zurück, der sich durch Mutationen auf die beiden Wirte Mensch bei Maserninfektion sowie Rinderpest bei Tieren spezialisiert hat. OH ergänzt zu OM die Umweltfaktoren (natürliche und gebaute Umwelt) und strebt eine transdisziplinäre Zusammenarbeit (Siehe Beitrag 02) an (Sinclair, 2019).

52.2 Elemente & Prinzipien

OH zielt auf den Schutz von Gesundheit ab und vereint die Perspektiven der individuellen, öffentlichen und globalen Gesundheit aus einem resilienzorientierten Zugang. Neben gesundheitswissenschaftlichen Aspekten werden auch Perspektiven von Sozialwissenschaften und Agrarwissenschaften integriert, denn Gesundheit ist auch durch Klima, Ökosysteme, Lebensmittelsicherheit, Umgang mit antibiotikaresistenten Keimen und biologische Vielfalt beeinflusst. Ein weiterer Begriff in der wissenschaftlichen Auseinandersetzung rund um OH ist Planetary Health, der stärker politisch akzentuiert ist und basierend auf den drei Säulen von Nachhaltigkeit – Ökologie, Ökonomie und Soziales- gesundheitliche Chancengleichheit für aktuelle und künftige Genrationen erreichen möchte (Zinsstag et al. 2021). Die Perspektive, die OH einnimmt, lässt sich anhand des Schichtenmodells visualisieren (s. Abb. 52.2):

Zur Umsetzung der wesentlichen Prinzipien von OH bedarf es einer sektoren- und berufsgruppenübergreifenden Kommunikation basierend auf einem gemeinsamen Verständnis und Partizipation aller Beteiligten. Demzufolge muss innerhalb des Bildungssystem eine entsprechende Kompetenzentwicklung angestrebt werden, die zu gemeinsamem Handeln und zur Entwicklung und Umsetzung struktureller Präventionsmaßnahmen befähigt.

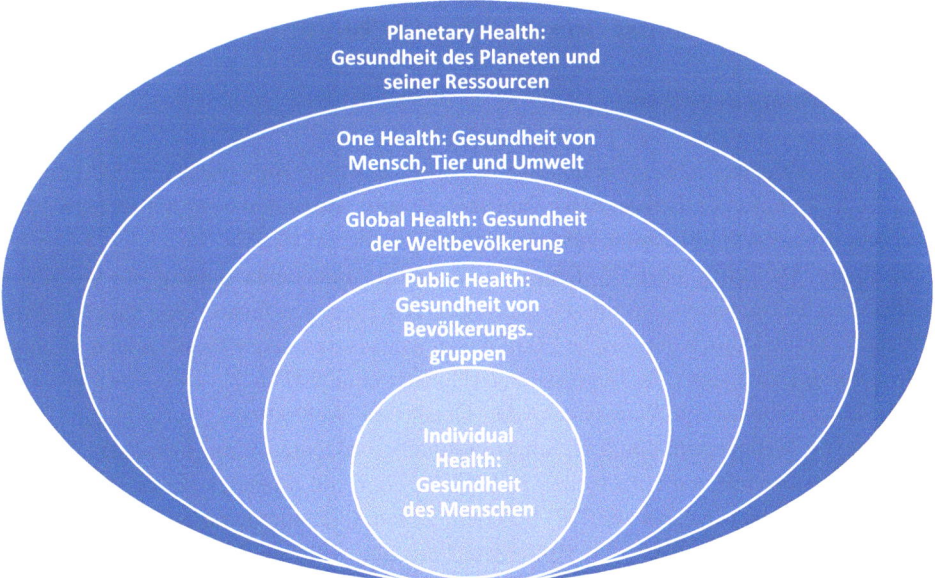

Abb. 52.2 Schichtenmodell Health-Konzepte. (In Anlehnung an Marty 2021)

52.3 Chronisch kranke Menschen im One Health Konzept

In bisherigen Veröffentlichungen zu OH liegt der Fokus auf der Erhaltung von Gesundheit und Vorbeugung von Krankheit. Leben mit chronischen Erkrankungen findet weniger Berücksichtigung. Dem Modell in Abb. 52.2 zufolge, bildet die individuelle Gesundheit und somit auch das Leben mit chronischen Erkrankungen den Kern für alle darum herum gruppierten Ansätze, so auch wie das Leben mit chronischen Erkrankungen an der Schnittstelle von Umwelt und Gesundheit gestaltbar ist. Insbesondere ältere, multimorbide Menschen reagieren vulnerabel auf umweltbedingte Veränderungen. Diese können als Folgen des Klimawandels als auch durch Umweltemissionen begründet sein (Bauer und Becker 2021). Künftig wird das Leben mit chronischer Erkrankung folglich auch vor dem Hintergrund klimabedingter Veränderungen neue Bewältigungserfordernisse für Betroffene mit sich bringen: z. B.

- körperlicher und mentaler Umgang mit Hitze
- zunehmende Allergien, u. a. durch Pollen und Luftverschmutzung
- steigende Ozon- und Feinstaubbelastung.

Zur Integration von Chronic Care in OH sind die folgenden vier Handlungsfelder ausschlaggebend.

52.4 Handlungsfelder One Health und Chronic Care

52.4.1 Hitzeprävention

Menschen mit chronischen Erkrankungen sind besonders in Hitzephasen erhöht vulnerabel. Erste kommunale Hitzeaktionspläne sind bereits vorhanden bzw. sollen entwickelt werden, die auch die Situation vulnerabler Gruppen berücksichtigt. Besonders betroffen sind ältere Menschen über 75 Jahre, die immobil sind, einen niedrigeren sozioökonomischen Status haben und die alleine in höheren Etagen wohnen. Verschärft wird die Hitzeproblematik durch chronische Erkrankungen des Herzens, der Nieren oder der Lunge sowie durch Demenzen oder Depressionen (Günster et al. 2021).

Trotz angemessenem Warnsystem des Deutschen Wetterdienstes erfolgt eine Umsetzung von Maßnahmen durch regionale Gesundheitsakteure oft nur unvollständig, was durch das Auftreten von Hitzewellen in Urlaubszeiten mit dünnerer Personaldecke verschärft wird (Bauer und Becker 2021). Zudem fehlen Screeninginstrumente im ambulanten und stationären Bereich, um gefährdete Personen frühzeitig zu identifizieren. Aufgrund von Personalengpässen ist eine proaktive Kontaktaufnahme durch Hausärzt:innen nicht flächendeckend umsetzbar. Ebenso müsste die Kommunikation zwischen Pflegediensten und Hausärzt:innen intensiviert werden. Bauer und Becker schlagen daher vor, bei regionaler extremer Hitze durch Gesundheitsämter einen Hitzenotstand auszurufen, um diese als Katastrophenfall zu handhaben. So könnten auch Hilfsorganisationen die Versorgung chronisch kranker Menschen unterstützen. Hier bedarf es einen Perspektivwechsel im Hinblick auf den Begriff Katastrophe: weg vom Fokus auf rein materielle hin zu einer Erweiterung um humanitäre Schäden. Zur Vermeidung hitzebedingter Risiken müssen präventiv Maßnahmen im Umgang mit Hitze und ihrer Risiken mit den Betroffenen kommuniziert, ggfs. Medikamente und Praxisabläufe bei Hausärzt:innen angepasst werden.

52.4.2 Zoonosen und Pandemien

Zoonosen finden regelmäßig statt, wobei die wenigsten zur Endemie oder gar Pandemie ausufern. Dennoch bedarf es gesicherter Forschungsergebnisse beim Auftreten neuer Erkrankungen und ihrer Folgen für chronisch kranke Menschen, um entsprechende Behandlungs- und Schutzmaßnahmen als auch Preparedness (s. Beitrag 51) entwickeln zu können. Zoonotische Viruserkrankungen treten zudem in Hitzephasen häufiger auf, wie zum Beispiel das Denguefieber (Romanello et al. 2022).

Als Maßnahme zur Eindämmung der Coronapandemie wurde aufgrund der erhöhten Morbidität und Mortalität älterer und chronisch kranker Menschen das social distancing als Maßnahme gewählt, die verstärkte Einsamkeit und damit einhergehender psychische Belastungen zur Folge hatte. Künftig bedarf es verhältnismäßigere Maßnahmen als sie zu Beginn der Coronapandemie erlassen wurden, z. B. in Form von präventiven als auch therapeutischen Konzepten, um weitere psychische, physische oder soziale Probleme durch gesamtgesellschaftliche Einschränkungen für chronisch Kranke zu minimieren. Grundsätzlich sollte daher die erhöhte Vulnerabilität chronisch Kranker bei der Umsetzung von Maßnahmen stärker berücksichtigt werden.

52.4.3 Ernährung

Ernährung spielt eine zentrale Rolle im Kontext chronischer Erkrankung, da je nach Ernährungsgewohnheiten das Krankheitsgeschehen positiv oder negativ beeinflusst werden kann. Fehl-, Mangel-, Über- oder Unterernährung können die Folge sein. Bei Fehlernährung kann Übergewicht, Bluthochdruck und Diabetes die Folge sein, also alle jene nicht übertragbaren Krankheiten, die die häufigste Todesursache sind. Aus einer übergeordneten One Health Perspektive stehen die Lebensmittelversorgung und -sicherheit sowie Zusammensetzung des Speiseplans eine Rolle. Eine ungesunde Ernährungsweise ist global betrachtet eine der führendsten Todesursachen (Schulz und Simon 2021).

Die enge Verwobenheit von Umwelt und Gesundheit zeigt sich deutlich am Einsatz von Pestiziden in der Landwirtschaft, die zu Artensterben führen können, im CO_2 Ausstoß und dem Landbedarf für Tierhaltung und Tierfutter. Artensterben kann zu Unterernährung führen. So kann Bienensterben zu Ernteausfällen führen und so zu einer Unterernährung der von der Ernte abhängigen Menschen beitragen. Auch Extremwetter im Allgemeinen, wie Hitze oder Hagel haben negativen Einfluss auf den Ernteertrag. Fehl- oder Überernährung durch zu hohen Konsum von Fleisch, Zucker und Salzen und einer zu geringen Zufuhr von Obst und Gemüse kann den Verlauf chronischer Erkrankungen negativ beeinflussen. Insgesamt sprechen hier Swinburn et al. (2019) von einer Syndemie, die Adipositas, Unterernährung und Klimawandel gemeinsam betrachtet. Diese drei Phänomene interagieren biologisch, psychologisch und gesamtgesellschaftlich miteinander.

Eine ressourcen- und umweltschonende Lösung ist die fleischarme und überwiegend pflanzlich zusammengesetzte Planetary Health Diet. Sie reduziert den Flächenbedarf und Umweltbelastungen und trägt gleichzeitig zu einer gesunden Ernährungsweise bei. Ein künftiger Übergang zu einer stärker pflanzlichen Ernährung könnte die 55 % der Emissionen des Agrarsektors, die aus der Produktion von rotem Fleisch und Milch stammen, reduzieren und gleichzeitig ernährungsbedingte Todesfälle pro Jahr verhindern. Ebenfalls könnte so auch das Risiko von Zoonosen verringert werden (Romanello et al. 2022). Zu entwickelnde Strategien in diesem Handlungsfeld können nur dann zielführend sein, wenn Ernährung in einem weiteren Kontext gedacht wird und chronisch kranke Menschen mit ihrer Ernährungsplanung einbezogen werden.

52.4.4 Energie & Versorgungsystem

Die Abhängigkeit von fossilen Brennstoffen verstärkt die Auswirkungen des Klimawandels auf die Gesundheit. Diese führen zu Luftverschmutzung, die ebenso chronische Erkrankungen negativ beeinflussen kann. Zudem führen die CO_2-Emissionen zu einem Temperaturanstieg, der zu Artensterben und zu Starkwetterereignissen führt. Anstatt auf Klimageräte zu setzen, die durch ihren Ressourcenverbrauch die Problematik verschärfen, bedarf es städtebaulich zudem einer zunehmenden Begrünung von Innenstädten, die kühlend wirkt.

Der Gesundheitssektor ist für fünf % aller CO_2-Emissionen weltweit verantwortlich (Romanello et al. 2022). Diese setzten sich aus Transport und Logistik zu den Versorgungseinrichtungen, der Mobilität der Mitarbeitenden in den Einrichtungen sowie dem Energieverbrauch innerhalb der Organisationen zusammen. Damit auch das Versorgungssystem weniger Energie verbraucht und CO_2 emittiert, gibt es erste Initiativen wie das Klimafreundliche Krankenhaus. Der Energieverbrauch eines Krankenhausbettes entspricht etwa dem von vier Einfamilienhäusern. Einsparungen sind in den Bereichen Beschaffung, IT, Speisen, Abfälle, Energie (Lüftung, Kühlung, Heizung, Beleuchtung, siehe KLIK-Leitfaden) und Logistik denkbar.

Letztendlich ist dieser Beitrag als Problemaufriss der komplexen Verwobenheit von Mensch-, Tier- und Umweltgesundheit zu verstehen, der dafür sensibilisieren soll, die Bedarfslagen und erhöhte Vulnerabilität chronisch Kranker bei der Entwicklung von Maßnahmen zu berücksichtigen. Erforderliche Kompetenzen zur Umsetzung lassen sich als integrierte Problemlösungskompetenz beschreiben, die aus einer kritischen Abwägung von Zukunftsszenarien, der Berücksichtigung eigener und kontextueller Werte beim Handeln, dem Erkennen und Überwinden von Hindernissen für Veränderungsprozesse und empathischer zwischenmenschlicher Kompetenz besteht (siehe Beitrag 19).

Literatur

Bauer J, Becker C (2021) Geriatrie – Neue Herausforderungen für die medizinische Versorgung älterer Menschen. In: Traidl-Hoffman C, Schulz C, Herrmann M, Simon B (Hrsg) Planetary Health: Klima, Umwelt und Gesundheit im Anthropozän. Medizinisch Wissenschaftliche Verlagsgesellschaft, S 122–130

Günster C, Klauber J, Robra B-P, Schmuker C, Schneider A (2021) Versorgungs-Report: Klima und Gesundheit. Medizinisch Wissenschaftliche Verlagsgesellschaft, Berlin

Marty E (2021) What is planetary health? https://www.forbes.com/sites/johndrake/2021/04/22/what-is-planetary-health. Zugegriffen am 23.08.2023

One Health High-Level Expert Panel (OHHLEP), Adisasmito WB, Almuhairi S, Behravesh CB, Bilivogui P, Bukachi SA et al (2022) One health: a new definition for a sustainable and healthy future. PLoS Pathog 18(6):e1010537

Romanello M, Di Napoli C, Drummond P, Green C, Kennard H, Lampard P, Scamman D, Arnell N, Ayeb-Karlsson S et al (2022) The 2022 report of the Lancet Countdown on health and climate change: health at the mercy of fossil fuels. Lancet 400(10363):1619–1654

Schulz CM, Simon B (2021) Anthropozän – Die Überschreitung planetarer Grenzen. In: Planetary Health (Hrsg) Klima, Umwelt und Gesundheit im Anthropozän, Medizinisch Wissenschaftliche Verlagsgesellschaft, Berlin, S 7–27

Sinclair JR (2019) Importance of a one health approach in advancing global health security and the sustainable development goals. Rev Sci Technol 38(1):145–154

Swinburn BA, Kraak VI, Allender S (2019) The global syndemic of obesity, undernutrition, and climate change: the Lancet commission report. Lancet 393(10173):741

Zinsstag J, Waltner-Toews D, Tanner M (2021) Why one health? In: Zinsstag J, Schelling E, Crump L (Hrsg) One health: the theory and practice of integrated health approaches, 2. Aufl. Wallingford, CABI, S 15–25

Status-Quo und Entwicklungslinien digitaler Gesundheit

Sven Meister und Felix Hoffmann

Inhaltsverzeichnis

53.1	Status quo der Digitalisierung und Einfluss des gesellschaftlichen Wandels	458
	53.1.1 Von digital zu Digitalisierung bis hin zum digitalen Wandel	458
	53.1.2 Status quo im Gesundheitswesen	459
	53.1.3 VUCA und BANI als Kontrapunkte einer nicht-reaktiven Strategie	459
53.2	Purpose-Orientierung für eine zukunftsorientierte digitale Gesundheitsversorgung	461
	53.2.1 Purpose Economy	461
	53.2.2 Gestaltung von Purpose-Unternehmen im Gesundheitswesen	462
	53.2.3 Purpose:Health e.V.	464
	53.2.4 Purpose-orientierte Gesundheitsversorgung und Chronic Care	464
53.3	Ausblick	465
Literatur		466

S. Meister (✉)
Lehrstuhl für Gesundheitsinformatik, Fakultät für Gesundheit/Department Humanmedizin, Universität Witten/Herdecke, Witten, Deutschland

Abteilung Gesundheitswesen, Fraunhofer-Institut für Software- und Systemtechnik ISST, Dortmund, Deutschland

Purpose:Health e.V., Dortmund, Deutschland
E-Mail: sven.meister@uni-wh.de

F. Hoffmann
APOLLON Hochschule der Gesundheitswirtschaft, Bremen, Deutschland

Purpose:Health e.V., Dortmund, Deutschland
E-Mail: Felix.Hoffmann@apollon-hochschule.de

© Der/die Autor(en), exklusiv lizenziert an Springer-Verlag GmbH, DE, ein Teil von Springer Nature 2024
D. Schmitz et al. (Hrsg.), *Chronic Care – Wissenschaft und Praxis*,
https://doi.org/10.1007/978-3-662-68415-3_53

53.1 Status quo der Digitalisierung und Einfluss des gesellschaftlichen Wandels

Digitalisierung ist ein häufig genutzter und mittlerweile überstrapazierter Begriff. Dass Digitalisierung kein Selbstzweck ist, ist faktisch überall zu hören und zu lesen. Doch was ist Digitalisierung dann, wie sieht der Status quo aus und wohin führen die möglichen Entwicklungslinien?

Wir beginnen dieses Kapitel mit einer Einordnung der Digital-***-Wortfamilie und schauen uns den Status quo digitaler Gesundheit an. Hierbei bedienen wir uns der üblichen Erzählart, um im nachfolgenden Kapitel einen Kontrapunkt zu setzen und in den kritischen Diskurs gehen zu können, getrieben von der Frage, ob und wie Chronic Care hierin Unterstützung finden kann.

53.1.1 Von digital zu Digitalisierung bis hin zum digitalen Wandel

Nachfolgend wollen wir uns einer Einordnung des Begriffs der Digitalisierung widmen. Abb. 53.1 gibt einen Überblick über die historische Entwicklung. Deutlich wird, dass das Konzept einer digitalen Darstellung – also 0en und 1en – bereits durch Leibniz genutzt wurde. Der Begriff der Digitalisierung bringt uns in ein Dilemma, da er sowohl die Überführung analoger Daten und Informationen in eine digitale Repräsentation meinen kann als auch das Anstoßen eines Transformations- bzw. Änderungsprozesses. Umwandlung analoger Daten versus Prozessveränderung – die englische Sprache bietet uns über die Begriffe *digitization* sowie *digitalization* mehr Trennschärfe. Seltener sprechen wir von digitaler Transformation, welche von Ebert und Duarte mit der Einführung „disruptiver Technologien zur Steigerung der Produktivität, der Wertschöpfung und des sozialen Wohlstands" (Ebert und Duarte 2018, S. 16) umschrieben wird. Weiterhin zeichnet diese sich durch Unvermeidbarkeit, Schnelligkeit, Unumkehrbarkeit und Unsicherheit aus (Oswald et al. 2022). Zuletzt adressiert der digitale Wandel die stärker werdenden gesellschaftlichen Implikationen.

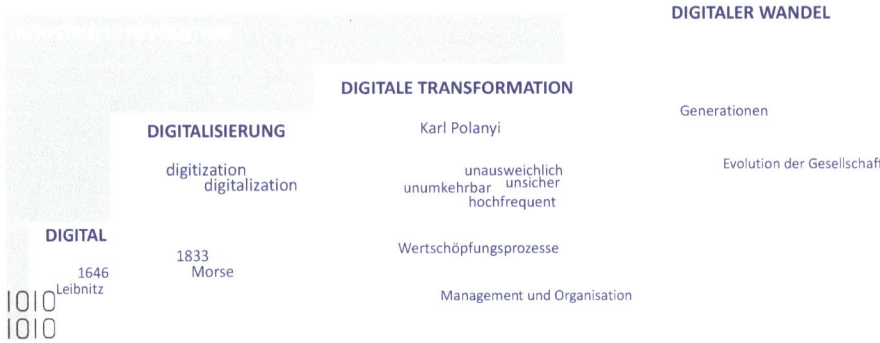

Abb. 53.1 Von der industriellen Revolution hin zum digitalen Wandel. (Eigene Darstellung)

Somit bedeutet womöglich das originäre Überführen von analog zu digital, dass der gesellschaftliche Einfluss unser Verständnis von Zweck- und Werteorientierung verändert. Gleichermaßen kann das Selbstverständnis von Zweck- und Werteorientierung das Maß an Digitalisierung beeinflussen.

53.1.2 Status quo im Gesundheitswesen

Zwischen gesetzlicher Normative und realer Operationalisierung der Digitalisierung können sich Welten auftun, wie es auch im Gesundheitswesen der Fall ist. Offensichtlich wurden seit 2018, als Deutschland in einer Studie der vorletzte Platz hinsichtlich der Digitalisierung bescheinigt wurde, eine Vielzahl von Gesetzen durch das Bundesministerium für Gesundheit (BMG) vorangetrieben. Hierunter das Krankenhauszukunftsgesetz, das Digitale-Versorgung-Gesetz, das Patientendaten-Schutz-Gesetz sowie weitere mit explizitem Digitalisierungsbezug. Gleichwohl darf nicht unterschlagen werden, dass die Historie der Digitalisierung des Gesundheitswesens – auch in Deutschland mit Blick auf das GKV-Modernisierungsgesetz aus 2004 – schon länger währt, wie die nachfolgende Abb. 53.2 zeigt.

Technisches wurde geschaffen und Versorgung – zunächst wenig interprofessionell – um die Technik herum arrangiert. Patient:innen wurden in den Mittelpunkt gestellt, jedoch zumeist ohne Rücksicht auf den Faktor Mensch, welcher für die Versorgung und Pflege ein immanent wichtiger Bestandteil ist. Dieses Konvolut wurde final in der seit 2023 verfügbaren Digitalisierungsstrategie kondensiert, welche zudem der Forschung über eine verstärkte Gesundheitsdatennutzung ein Sprachrohr bieten will (Bundesministerium für Gesundheit 2023).

53.1.3 VUCA und BANI als Kontrapunkte einer nicht-reaktiven Strategie

Chronic Care bedarf einer langfristigen Betrachtung von Versorgungsperspektiven, welche die individuelle Lebens- und Versorgungswelt der Patient:innen berücksichtigt (Siehe Beitrag 17). Strategien bieten in dieser Situation einerseits das Potenzial, Leitplanken zu geben, müssen andererseits aber ebenso auf Veränderungen reagieren können. Dass Art und Umfang von Veränderungen in der Gesellschaft stetig zunehmen, machen Begriffe wie VUCA (volatile, uncertain, complex, ambiguous) oder BANI (brittle, anxious, nonlinear, incomprehensible) deutlich. Stetigkeit scheint ein faktisch nicht mehr vorhandenes Gut zu sein und unser Leben ist mehr und mehr durch Chaos geprägt.

Mit einer sich nicht adaptierenden Strategie sowie einem trägen Gesundheitssystem erscheint es faktisch unmöglich auf die langfristigen Bedarfe in der Versorgung – hier insbesondere Chronic Care – adäquat reagieren zu können. Weiterhin muss kritisch hinterfragt werden, inwiefern die prädominante Ver(sch)wendung des Digitalisierungsbegriffs hinsichtlich der oben skizzierten Herausforderungen sowie des strategischen Zielraums situationsgerecht ist.

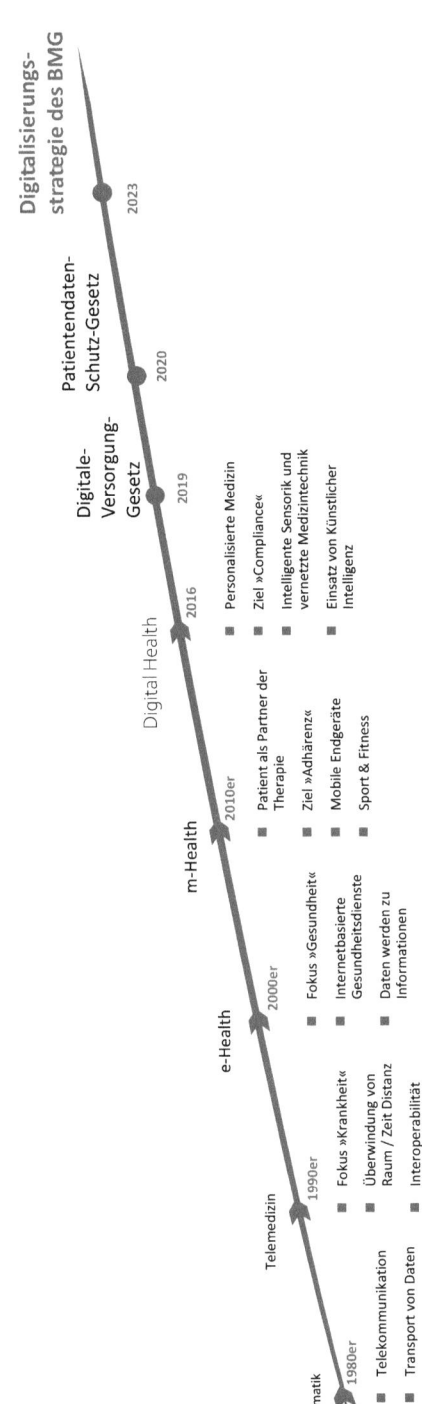

Abb. 53.2 Zeitstrahl der Entwicklung der Digitalisierung in der Gesundheitsversorgung und -forschung. (Eigene Darstellung)

Wohlmöglich bedarf das Denken einer Strategie, welche sich des zuvor Genannten widmet, keiner solitären Abwälzung auf die Digitalisierung. Die Autoren werden hierzu im nachfolgenden Kapitel eine Purpose-orientierte Entwicklungslinie eröffnen, welche durch Digitalisierung Unterstützung finden kann, jedoch das gesellschaftliche Gemeinwohl im Fokus hat.

53.2 Purpose-Orientierung für eine zukunftsorientierte digitale Gesundheitsversorgung

Die Ausarbeitung einer Entwicklungslinie für eine digital unterstützte Gesundheitsversorgung muss die Frage zulassen, welcher Sinn und Zweck dieser zugrunde liegen soll. VUCA bzw. BANI benennen wesentliche Aspekte unserer Zeit, welche berücksichtigt werden müssen. Dem Begriff der Digitalisierung als unterstützendem Lösungsbaustein haben wir uns bereits gewidmet und werden uns nunmehr dem Purpose-Begriff zuwenden.

53.2.1 Purpose Economy

Organisationen haben in aller Regel einen Sinn und Zweck, für den sie existieren. Das können ganz unterschiedliche Dinge sein, beispielsweise die Herstellung von Verbrauchsgütern oder die Durchführung von Dienstleistungen. Dabei findet in aller Regel ein Austausch von Leistungen statt, beispielsweise Dienstleistung gegen Geld. In dieser Konstellation stehen jeweils unterschiedliche Personen miteinander in Kontakt, die verschiedene Bedürfnisse haben und die jeweils gegenseitig befriedigt werden.

Nähern wir uns der Thematik am Beispiel eines Krankenhauses. Es liegt auf der Hand, dass ein Krankenhaus Gesundheitsdienstleistungen erbringt und damit für kranke oder verletzte Menschen eine wichtige Funktion erfüllt. Darüber hinaus ist ein Krankenhaus auch Arbeitgeber für viele Menschen, die durch die Erbringung von Gesundheitsdienstleistungen ihren Lebensunterhalt finanzieren.

An dieser Stelle kommt der Purpose ins Spiel. Der Begriff *Purpose* bezeichnet das *Wofür*, für das eine Person oder eine Organisation da ist. Im Falle des Krankenhauses ist also anzunehmen, dass der Purpose des Krankenhauses darin besteht:

1. eine bestmögliche Gesundheitsversorgung für die Menschen der jeweiligen Region sicherzustellen und
2. sinnstiftende und auskömmliche Arbeitsplätze für Menschen in Gesundheitsberufen bereitzustellen.

In der Regel ist es allerdings so, dass in einem Krankenhaus nicht nur Beschäftigte und Patient:innen miteinander interagieren, sondern noch weitere Stakeholder Einfluss auf die Aktivitäten des Krankenhauses nehmen (vgl. Abb. 53.3). Das ist zum einen der Staat als

Abb. 53.3 Stakeholder in Gesundheitsunternehmen. (Eigne Darstellung)

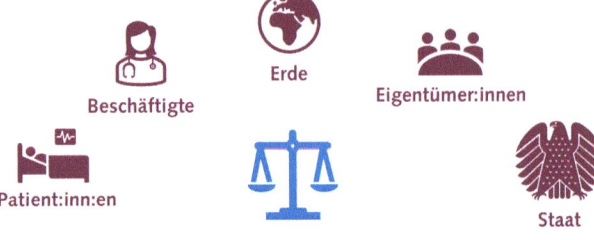

gesetzgeberische Instanz, der die rechtlichen Rahmenbedingungen für die Gesundheitsversorgung festlegt, sowie indirekt auch der Planet Erde, die zwar nicht direkt ein Stakeholder ist, aber als Lebensgrundlage aller Menschen indirekt wichtige Rahmenbedingungen für verantwortungsvolles Handeln im Krankenhaus vorgibt.

Zum anderen sind es aber auch die Eigentümer:innen, die das letzte Wort über die unternehmerischen Entscheidungen haben. Die Rolle der Eigentümer:innen soll nachfolgend etwas detaillierter betrachtet werden.

In vielen Unternehmen ist es so, dass die -Rolle der Eigentümer:innen mit dem Recht einhergeht, beliebig viel Geld aus dem Unternehmen zu entnehmen. Durch komplexe Eigentumsstrukturen wie Exchange-traded funds (ETFs) ist es nicht unüblich, dass Eigentümer:innen nicht einmal mehr wissen, von welchen Unternehmen sie Anteile besitzen. Die einzige Information, die für viele Anleger:innen transparent einsehbar ist, ist die Wertentwicklung ihres Depots. Und das ist nicht verwunderlich, denn in der Regel investieren Menschen in ETFs, um ihr Vermögen gewinnbringend anzulegen.

Richten wir den Blick darauf, wer die unternehmerischen Entscheidungen trifft und wie die Unternehmensgewinne verwendet werden. Im Falle des Krankenhauses, welches als Aktiengesellschaft geführt und von Kleinanleger:innen in Form von ETFs gehalten wird, trifft die unternehmerische Entscheidung nicht der Kleinanleger selbst, sondern der oder die ETF-Manager:in. Der Erfolg der ETF-Manager:in wird, wie oben beschrieben, an der Wertentwicklung des ETFs gemessen. Da verwundert es nicht, dass sie sich bei unternehmerischen Entscheidungen ausschließlich daran orientieren, ob die jeweilige Entscheidung zu einer Wertsteigerung des Investments beiträgt oder nicht.

Das Unternehmen wandelt sich auf diese Weise von einem Purpose-Unternehmen, welches in erster Linie einen gesellschaftlichen Mehrwert leisten möchte, zu einem Finanz-Unternehmen, welches in erster Linie die Interessen der Eigentümer:innen befriedigen soll. Die Gesundheitsversorgung ist kein Selbstzweck mehr, sondern wird Mittel zum Zweck.

53.2.2 Gestaltung von Purpose-Unternehmen im Gesundheitswesen

Das Gesellschaftsrecht bietet zahlreiche Möglichkeiten, um den Purpose des Unternehmens so tief in der Unternehmenskonstitution zu verankern, dass sich daraus ein völlig neues Verständnis von Eigentum ergibt. All diesen gesellschaftsrechtlichen Gestaltungsmöglichkeiten von Purpose-Unternehmen ist gemein, dass diese eine Vermögensbindung vorsehen und die Eigentümerschaft an die Wertefamilie gebunden ist. Vermögensbindung bedeutet dabei, dass das Vermögen des Unternehmens nicht mehr aufgrund der Eigentümerschaft ohne Gegenleistung an die Eigentümer ausgeschüttet werden kann, sondern zur Verwirklichung des Purpose an das Unternehmen gebunden ist. Abgesehen davon können Purpose-Unternehmen wie jedes andere Unternehmen am Markt agieren (Hoffmann und Schumacher 2022).

Eine geeignete Rechtsform allein reicht allerdings noch nicht aus, um unternehmerischen Erfolg zu erreichen. Die gesellschaftsrechtliche Unternehmenskonstitution ist lediglich das Fundament, auf dem der gesellschaftliche Mehrwert des Unternehmens aufgebaut werden kann. Fünf Handlungsfelder dürften dabei eine entscheidende Rolle spielen.

Handlungsfeld 1: Prozessentwicklung
Die Versorgungsprozesse im Gesundheitswesen müssen so gestaltet sein, dass sie unter möglichst geringem Ressourcenaufwand ein bestmögliches Ergebnis erzielen. Die besondere Bedeutung des sparsamen Umgangs mit Ressourcen ergibt sich dabei nicht nur aus finanziellen Gründen, sondern insbesondere auch aus Gründen der ökologischen Nachhaltigkeit. Die Menschheit muss es früher oder später schaffen, die Transformation von der Abfallwirtschaft zur Kreislaufwirtschaft zu meistern und dies wird umso einfacher, je geringer der Ressourcenverbrauch insgesamt ist (Hoffmann und Khaladj 2022).

Handlungsfeld 2: Standardisierung und Automatisierung von Prozessen
Effiziente und effektive Versorgungsprozesse sind ein wichtiger Schritt in Richtung einer guten Gesundheitsversorgung. Allerdings wird allein durch optimierte Prozesse nicht das Problem der Personalknappheit gelöst, die sich aus demografischen Gründen in den nächsten Jahren noch weiter verschärfen wird. In den letzten Jahren und Jahrzehnten sind aber zahlreiche Technologien entstanden, die einzelne Prozessschritte oder ganze Prozesse eigenständig umsetzen können und auf diese Weise menschliche Arbeitskraft entlasten. Die Standardisierung und Automatisierung von Prozessen – im Volksmund auch als *Digitalisierung* bezeichnet – ist ein fester Bestandteil bei der Gestaltung von Versorgungsprozessen.

Handlungsfeld 3: Transformationale Führung
Das Gesundheitswesen ist einerseits in einem hohen Maße geprägt von der Verarbeitung unterschiedlichster Informationen und andererseits von einem raschen Wandel. Sehr schnell müssen Entscheider:innen auf veränderte Umgebungsbedingungen reagieren. Diese Anforderung erfordert geeignete Kommunikations- und Führungsstrukturen, um einerseits schnell und andererseits auch richtig zu entscheiden. Hierarchische Führungsstrukturen, wie sie in vielen Industrieunternehmen etabliert sind, können dies nicht leisten. Stattdessen entstehen in immer mehr Unternehmen dezentrale Führungsstrukturen bis hin zu Selbstführung, die schnelle Entscheidungen unter bestmöglicher Nutzung des in der Belegschaft vorhandenen Wissens ermöglichen.

Handlungsfeld 4: Qualifizierung

Die Anforderungen an Beschäftigte im Gesundheitswesen werden sich in den nächsten Jahren teilweise rapide verändern. Das erfordert Qualifizierungsmaßnahmen nicht nur von jungen Menschen, die sich in der Berufsausbildung/Akademisierung befinden, sondern auch von bereits berufstätigen Menschen, die die Bewältigung der neuen Anforderungen erlernen müssen.

Handlungsfeld 5: Purpose Economy

Eine Unternehmenskonstitution, bei der die Gesundheitsversorgung und die Schaffung sinnstiftender und auskömmlicher Arbeitsplätze im Vordergrund steht und die finanziellen Interessen der Eigentümer:innen nur eine nachgeordnete Rolle spielen, ist ein wichtiger Erfolgsfaktor.

53.2.3 Purpose:Health e.V.

Das *Netzwerk Purpose:Health e.V.* ist eine Initiative, die sich zum Ziel gesetzt hat, die Transformation des Gesundheitswesens zu gestalten. Die Mitglieder befinden sich größtenteils etwa in der Mitte ihrer beruflichen Karriere und bringen daher nicht nur Kompetenzen mit, die für kluge Veränderungskonzepte erforderlich sind, sondern aufgrund der noch bevorstehenden beruflichen Betätigung auch die Motivation, tatsächlich etwas zu verändern.

Zu den Hauptaktivitäten des Netzwerks gehören die Vernetzung von Menschen, die Innovator:innen völlig neue Wege gehen und von anderen Menschen profitieren können, die bereits ähnliche Erfahrungen gemacht haben. Darüber hinaus führt das Netzwerk Forschungsprojekte durch, um die Herausforderungen und Lösungsstrategien rund um die Transformation des Gesundheitswesens besser zu verstehen.

53.2.4 Purpose-orientierte Gesundheitsversorgung und Chronic Care

Chronic Care spielt eine zentrale Rolle bei der Bewältigung der langfristigen medizinischen Bedürfnisse von chronisch Kranken. Die Versorgung dieser kann von Unternehmensstrukturen profitieren, die in erster Linie dem Purpose dienen und durch moderne Prozess-, Führungs- und Kommunikationsstrukturen eine leistungsfähige Gesundheitsforschung ermöglichen. Die Digitalisierung bietet wiederum weitere Möglichkeiten zur Überbrückung von Raum-Zeit-Distanzen bei der Versorgung im Rahmen von Chronic Care und dient als Unterstützer für den Grundgedanken einer Purpose-orientierten Gesundheitsversorgung.

Purpose-Orientierung hat das Potenzial, den Versorgungspfad von Chronic Care Patient:innen zu verbessern, indem es nach Zweck- und Sinnorientierung fragt und ein selbstbestimmtes Leben fördern will. Der Versorgungpfad verbindet verschiedene Gesundheitsdienstleister, welche den Purpose-Prinzipien folgen, um die Handlungsfähigkeit sowie das allgemeine Wohlbefinden zu verbessern. Im Fokus steht somit nicht nur die situative Betrachtung eines singulären Zeitpunktes, sondern die Befähigung von Einzelnen zur longitudinalen Adressierung aller Herausforderungen zur Führung eines selbstbestimmten Lebens.

Das Patient-Empowerment ist ein wesentliches Element zum Umgang mit chronischen Erkrankungen und der Förderung der Quality of Life (Siehe Beitrag 18 & 19). Den individuellen Weg der Patient:innen Purpose-orientiert entwickeln zu können, bedarf einer entsprechenden Edukation des medizinischen Fachpersonals. Gemeinsam müssen diese mit ihren Patient:innen Werte, Zweck, Sinn und Ziele zur weiterführenden Versorgung eruieren und das Ergebnis operationalisieren. Dieser Prozess ermutigt die Patient:innen, sich auf das zu konzentrieren, was ihnen – über ihre Krankheit hinaus- wirklich wichtig ist, hin zu einem selbstbestimmten Leben. Digitalisierung und Daten können diesen Prozess unterstützen, indem die individuelle Geschichte von Patient:innen im Sinne einer Biografie besser mit einbezogen werden kann. Beispielhaft sei an dieser Stelle die Elektronische Patientenakte (ePA) nach § 291a SGB V benannt.

Ziele sind der wesentliche Ankerpunkt, für Purpose-orientierte Unternehmen ebenso wie für die Versorgenden und die Patient:innen. Diese müssen realistisch und sinnvoll sein und sollten immer eine aktive Rolle der Patient:innen vorsehen. Digitalisierung im Sinne von Personalized Care macht sich die stetig wachsende Menge an Gesundheitsdaten zunutze. Deren Auswertung etwa durch Künstliche Intelligenz können die Identifikation relevanter Ziele sowie deren Monitoring unterstützen z. B. die Ableitung personalisierter Behandlungspläne oder auch die frühzeitige Erkennung von Komplikationen. Darüber hinaus erleichtern digitale Tools die Fernüberwachung und das Feedback in Echtzeit.

Im Rahmen von Chronic Care priorisiert Purpose also das Wohlbefinden, die Sicherheit, die Zufriedenheit und die Selbstbestimmtheit von Patient:innen und macht sich mithilfe von Digitalisierung Daten zunutze. Diese Förderung der Verbesserung von Outcomes der Patient:innen wird durch eine Verbesserung der Kollaboration begleitet: Interprofessionelle Zusammenarbeit mit dem Sinn und Zweck einer allumfassenden Versorgung zu einem fairen Preis. Somit negiert Purpose den Effizienzbegriff nicht, sondern strebt die Maximierung von Effekten durch ein Minimum an ressourcenbezogener Verschwendung an, z. B. die Optimierung von personellen Ressourcen, die Reduktion von Wartezeiten sowie die Optimierung intra- und interorganisationaler Prozesse.

53.3 Ausblick

Es erscheint nachvollziehbar, dass wir für eine zukunftsfähige Gesundheitsversorgung einen Wandel brauchen. Der Fachkräftemangel wird bestehen bleiben und ebenso der demografische Wandel. Wie so häufig wird alleinig in der Digitalisierung der Hebel zur Änderung gesehen, erlöst uns das doch davon, das Gesamtsystem als großes Ganzes hinterfragen zu müssen. So bietet die Digitalisierungsstrategie des BMG für das Gesundheitswesen wenige Bausteine und verwehrt sich einer maßgeblichen Revolution. Dies erscheint offensichtlich, ist Digitalisierung nie ein Selbstzweck und bräuchte schlichtweg zunächst eine Versorgungsstrategie. Das strategische Vorgehen ist ein zentraler Ankerpunkt, denn ohne Strategie gibt es auch keinen Purpose. Die Strategie *konfiguriert* die Purpose-Ziele, welche nachgelagert zu kommunizieren und zu operationalisieren sind.

Jede Strategie bringt Änderungen mit sich. Der Mensch erträgt diese zumeist nur in geringen Dosen und meist auch nur dann, wenn Sinn und Zweck für das eigene Wohl klar identifiziert werden können. Dies ist nicht immer möglich, sodass es einerseits einer gemeinwohlorientierteren Edukation bedarf und andererseits eines strukturierten Vorgehens – *Change-Management* genannt. Purpose-Orientierung bedeutet, den Faktor Mensch noch einmal stärker in den Fokus zu nehmen. Veränderungen sind frühzeitig zu identifizieren und adäquat zu kommunizieren.

Die Entwicklungslinie für eine zukünftige, digital unterstützte Gesundheitsversorgung darf sich dem Schaffen von Kompetenzen nicht entziehen. Im Sinne der Selbstbestimmungstheorie wird Wohlbefinden bzw. Motivation dadurch gefördert, dass Autonomie nicht eingeschränkt wird, soziale Verbundenheit gefördert wird und es keine Kompetenzüberforderung oder Kompetenzunterforderung gibt. *Learning on the job* ist ein typisches Muster. Hierbei bringt sich der Faktor Mensch jedoch nur das bei, was er subjektiv als relevant empfindet. Dieses Empfinden muss nicht zwingend mit den Unternehmenszielen übereinstimmen und könnte den angestrebten Purpose sogar konterkarieren. Purpose-orientierte Gesundheitseinrichtungen identifizieren und managen Kompetenzen entlang von Rollen in Form einer Kompetenzmatrix. Nur so lassen sich Aus- und Weiterbildungsbedarfe für Mitarbeitende hinreichend ableiten.

Die immer stärker werdende Forcierung von Digitalisierung muss uns vor Augen führen, dass sich Interkationen verändern. Dies führt zu einer derzeit wahrgenommenen Reduktion von *Mensch-Mensch-Interaktion* hin zu einer *Mensch-Technik-Interaktion*. Diese neue Form der Interaktion zwischen Mensch und Technik muss aktiv gestaltet werden. Wir müssen vermeiden, dass der Mensch durch Technik Konfrontation empfindet. Ebenso ist eine Ko-Existenz beider nicht wertschöpfend für ein Purpose-orientiertes Zielbild. Kooperation und Kollaboration zwischen Mensch und Technik erlaubt es, eine Effizienz zu generieren, welche wiederum in eine Stärkung der Mensch-Mensch-Interaktion investiert werden kann.

Abschließend muss eine Purpose-orientierte Entwicklungslinie, welche digitale Innovationen mit einbezieht, immer auch unter ethischen Gesichtspunkten bzw. solchen der Technikfolgenabschätzung betrachtet werden. Frühzeitig müssen Effekte solcher Innovationen auf den Purpose, hier also Sinn und Zweck im Rahmen von Chronic Care, bewertet werden. Mehr und mehr müssen *Patient-Reported Experience Measures* sowie *Patient-Reported Outcome Measures* mit einbezogen werden und ebenso neue Verfahren entwickelt werden, um die Sichtweise von Mitarbeitenden zu berücksichtigen.

Literatur

Bundesministerium für Gesundheit (Hrsg) (2023) Gemeinsam Digital: Digitalisierungsstrategie für das Gesundheitswesen und die Pflege. https://www.bundesgesundheitsministerium.de/fileadmin/Dateien/3_Downloads/D/Digitalisierungsstrategie/BMG_Broschuere_Digitalisierungsstrategie_bf.pdf. Zugegriffen am 04.08.2023

Ebert C, Duarte CHC (2018) Digital transformation. IEEE Softw 35(4):16–21. https://doi.org/10.1109/MS.2018.2801537

Hoffmann F, Khaladj N (2022) Digital Health als Funktionsbereich in Krankenhäusern: Erfahrungen nach zweijährigem Betrieb der Stabsstelle für medizinische Prozessentwicklung am Klinikum Darmstadt. Gesundheitsökonomie & Qualitätsmanagament. https://doi.org/10.1055/a19085409

Hoffmann F, Schumacher H (2022) Rechtliche Gestaltungsmöglichkeiten der Purpose Economy im Gesundheitswesen. Public Health Forum 30(3):180–184. https://doi.org/10.1515/pubhef-2022-0034

Oswald G, Saueressig T, Krcmar H (Hrsg) (2022) Digitale Transformation: Fallbeispiele und Branchenanalysen, 2., überarb. Aufl. Springer Gabler, Wiesbaden

Ethische Aspekte des Einsatzes technischer Systeme bei vulnerablen Personen

Arne Manzeschke und Galia Assadi

Inhaltsverzeichnis

54.1	Digitalisierte Lebenswelten – Digitalisierte Sorge	470
54.2	Zum gedanklichen Ort der Ethik – Was muss man wissen, um ethisch zu urteilen?	471
54.3	Zum Verhältnis von Menschen und Maschinen – Rollen und Relationen	472
54.4	Der Mensch als vulnerables Wesen	474
	54.4.1 Vulnerabilität als Störfaktor	475
	54.4.2 Vulnerabilität als anthropologische Konstante	475
54.5	Ethik und Vulnerabilität – Wie kann und soll Technik einen verantwortungsvollen Umgang mit Vulnerabilität ermöglichen?	476
54.6	Technik als Antwort auf die Erkenntnis der Vulnerabilität	477
Literatur		478

A. Manzeschke (✉)
Evangelische Hochschule Nürnberg, Ethik und Anthropologie, Nürnberg, Deutschland
E-Mail: arne.manzeschke@evhn.de

G. Assadi
Wissenschaftliche Mitarbeiterin am Institut für Pflegeforschung, Gerontologie und Ethik, Nürnberg, Deutschland
E-Mail: galia.assadi@evhn.de

© Der/die Autor(en), exklusiv lizenziert an Springer-Verlag GmbH, DE, ein Teil von Springer Nature 2024
D. Schmitz et al. (Hrsg.), *Chronic Care – Wissenschaft und Praxis*,
https://doi.org/10.1007/978-3-662-68415-3_54

54.1 Digitalisierte Lebenswelten – Digitalisierte Sorge

Seit ihren Anfängen mit einfachsten, der Natur entnommenen, Werkzeugen bis zu den rezenten Robotern, ‚Genscheren' oder künstlichen Intelligenzen ist die menschliche Entwicklungsgeschichte immer auch eine technische gewesen. Die Entwicklung und Nutzung technischer Instrumente bestimmt nachhaltig das Verhältnis, das Menschen zu ihrer inneren (z. B. Selbstverständnis) und äußeren Natur (z. B. Körper) einnehmen, und verändert es kontinuierlich. Technik erweitert den menschlichen Möglichkeitsraum und strukturiert ihn zugleich, indem sie Möglichkeiten ihrer Handhabung und ihres Einsatzes vorgibt und andere ausschließt. Auf diese Weise bestimmt Technik mit darüber, wie Menschen handeln, welche Entscheidungen sie treffen und in welchen Ordnungen sie zusammenleben können – also am Ende darüber, wer sie sind. Konsequent können wir Menschen in von uns technisierten Lebenswelten uns selbst zunehmend nur noch auf der Basis von technisch erstellten Wahrnehmungen, Urteilen und Handlungen verstehen (Adam et al. 2016). Dieser Umstand, der bei der Etablierung von Technik oftmals ausgeblendet wird, rückt durch die Digitalisierung als neuartige Technologie[1] jedoch zunehmend ins gesellschaftliche Bewusstsein[2]. Menschen schaffen digitalisierte Lebenswelten (Gransche und Manzeschke 2020), deren Gewinne an Sicherheit, Komfort oder Gesundheit sie nicht missen möchten, deren Risiken und Grenzen sie aber möglichst vermeiden wollen. Die Entwicklung und Etablierung von digitalen Geräten und Strukturen bedarf deshalb einer verantwortlichen Gestaltung und entsprechender Reflexions-, Deliberations- und Evaluationsprozeduren auf Mikro-, Meso- und Makroebene der Gesellschaft. Um diese Verantwortung wahrzunehmen, müssen wir Menschen in unseren jeweiligen Rollen und Status einerseits antizipierend reflektieren und trotz aller Unwägbarkeiten handeln. Andererseits müssen wir versuchen, retrospektiv zu verstehen, wie wir an den Punkt gekommen sind, an dem wir jetzt technologisch stehen, was er für uns bedeutet und welche Alternativen wir warum ausgeschlagen haben. Zusätzlich stellen sich gerade in Bezug auf das Gesundheitswesen noch einmal höhere Anforderungen, weil die Entscheidungen, die wir dort treffen, kranke, also besonders abhängige und verletzliche Personen treffen.

Was kann uns bei der ethischen Orientierung unterstützen? Welche Arten des Wissens benötigen wir, welche Formen der Reflexion können uns Wege aufzeigen, die wir betreten sollten, aber auch Abwege, die zu betreten mit signifikanten Verlusten verbunden wäre? Diese Fragen sollen einem Modus der Reflexion zugeführt werden, der nicht auf fertige Antworten abzielt, sondern den von den Fragen Betroffenen die Möglichkeit eröffnet, eigene für sie und ihren Kontext *stimmige Antworten* zu finden. Diese Form der ethischen

---

[1] Zum Technikbegriff (Grunwald 2013, S. 13–17). Zur Differenzierung zwischen *Technik* und *Technologie* vgl. Wiegerling (2000).

[2] Die Aufmerksamkeit, welche die generative KI, z. B. ChatGBT, Lamda u. a., erfahren hat, illustriert den Tatbestand recht gut: Forschungen zu KI gibt es seit nunmehr siebzig Jahren. Von den transformativen oder auch disruptiven Potentialen ist seit den 1990er Jahren die Rede. Doch erst jetzt, wo die Technologie breiten Massen bekannt und für sie nutzbar wird, wird in der Breite der Gesellschaft erkannt, dass hier grundstürzende Veränderungen anstehen können.

Reflexion bedarf keiner vorgefertigten Expertenurteile, die lediglich umzusetzen wären, sondern Orientierungsinstrumente, mit denen das nötige Wissen gewonnen und die je eigene ethische Entscheidungsfindung und Verantwortlichkeit unterstützt werden kann.

54.2 Zum gedanklichen Ort der Ethik – Was muss man wissen, um ethisch zu urteilen?

Um diese Form ethischer Reflexion zu ermöglichen, wird die Perspektive verändert. So soll deutlich werden, was in (vorschnellen) ethischen Analysen der Technisierung im Gesundheitswesen oftmals (zu) kurz kommt: die Reflexion auf die Bedingungen der Möglichkeit fundierter ethischer Urteile. Diese können sich, um orientierende Wirkung in der Lebenswirklichkeit der involvierten Menschen zu entfalten, nicht einfach in der *Anwendung* traditioneller theoretischer Reflexionsformen auf aktuelle Situationen erschöpfen. Bezogen auf den Kontext der technischen Assistenz für chronisch kranke Menschen bedeutet das eine fundierte Auseinandersetzung mit den bestehenden technischen Möglichkeiten. Somit kann die Gefahr gebannt werden durch hypothetische Reflexionen, die theoretische Optionen, jedoch nicht technische Realitäten widerspiegeln (wie z. B. im Fall der sog. *Pflegeroboter,* Manzeschke und Assadi 2023), Ängste zu schüren und das vorherrschende Orientierungsdefizit zu vergrößern. Aufzuklären ist über die anthropologischen und ethischen Implikationen der je in Frage stehenden Technik, um digitale Mündigkeit auf unterschiedlichen Akteursebenen zu ermöglichen. Hierzu braucht es Wissen über digitale Systeme und Strukturen, das sich nicht in ihrer Nutzung erschöpft, sondern grundlegender Wechselwirkungen, Optionen und Limitationen aus unterschiedlichen Perspektiven beleuchtet. Des weiteren gilt es, den Kontext, in dem Technik eingesetzt werden soll, zu analysieren und dessen spezifische Charakteristika zu identifizieren (Böhme 1997). Wichtige Erkenntnisse zum Verständnis dessen, was sich zwischen Mensch und Technik ereignet, können auch gewonnen werden, wenn anthropologischen Fragestellungen nachgegangen wird, da diese dabei helfen zu verstehen, welche Vorstellungen des Menschlichen und des (guten) menschlichen Lebens den sozio-technischen Strukturen und Praktiken eingeschrieben sind. So kann untersucht werden, ob und in welcher Form ein Technisierungsvorhaben diese Vorstellungen berührt. Um fundiert zu urteilen, ist eine möglichst umfassende Kenntnis des Gegenstands der Urteilsbildung unerlässlich, weswegen es von zentraler Bedeutung ist, das Geschehen zwischen Mensch und digitaler Technik detailliert zu beleuchten. Interaktion(en) zwischen Mensch und Technik sind systematisch und konkret zu beschreiben, um zu verstehen, welche Aktionen, Reaktionen und Wechselwirkungen auftreten. Hierzu ist ein methodisches Vorgehen nötig, mit dem die oftmals abstrakt skizzierten Mensch-Technik-Verhältnisse (z. B. der Roboter assistiert, das System unterstützt Nutzende) konkret beschrieben und auf ihre Implikationen hin untersucht werden können.

Der analytische Fokus auf technische Systeme und ihre ethischen Implikationen wird hier von Anfang an um ihre Umwelten und damit verbundene Dynamiken erweitert, wie z. B. die Ökonomisierung, die gerade im Gesundheitswesen starke Veränderungen bewirkt hat (Maio 2014). Um jede dieser Dynamiken in ihren jeweiligen Effekten zu verstehen, müssen sie zunächst getrennt voneinander analysiert werden. Um jedoch zu ethisch robusten Urteilen, verantwortbaren Handlungen und Haltungen in digitalisierten Welten zu gelangen, muss in einem zweiten Schritt der Komplexität der Strukturen und Dynamiken bestmöglich Rechnung getragen werden. Hierzu stellen wir Elemente eines Instruments vor, mit dem die Interaktion(en) zwischen Menschen und technischen Systemen konkret beschrieben und auf ihre anthropologischen Implikationen hin untersucht werden können.

54.3 Zum Verhältnis von Menschen und Maschinen – Rollen und Relationen

In die Entwicklung, Gestaltung und Anwendung von Mensch-Technik-Verhältnissen fließen durch Sozialisation in einem breiten Sinne (dahinter stehen langwellige Elemente wie Mentalität, Kultur, Tradition, aber auch eher kurzwellige wie Konventionen, Üblichkeiten, zeitgeistige Aufmerksamkeiten u. a.) erworbene Annahmen über Menschen und Technik ein, die sowohl den Entwickelnden, als auch den Nutzenden nicht vollumfänglich bewusst sind bzw. sein können. Bewusste und unbewusste Vorstellungen leiten Konstruktions- und Nutzungsprozesse, indem sie das Handeln, Denken und Fühlen der Menschen orientieren und Einfluss nehmen auf die Interpretation der Situation und die Auswahl einer passenden Verhaltensoption. Implizite Vorstellungen von Menschen (Menschenbilder) und Maschinen (Maschinenbilder) nehmen dadurch mittelbaren Einfluss auf die Mensch-Technik-Interaktion und entscheiden somit über ein Gelingen bzw. Mißlingen. Allerdings wird man im weiteren Sinne in Rechnung stellen müssen, dass der Einfluss nicht nur die eine konkrete Interaktion betrifft, sondern die Technik in ihrer Medialität (Hubig et al. 2013) das gesamte Selbst- und Weltverhältnis der Menschen graduell verändert.

Menschen- und Maschinenbilder erzielen ihre orientierende Wirkung, indem sie die Komplexität des Sozialen und des Technischen reduzieren, was durch drei Konstruktionsprinzipien ermöglicht wird:

1. Menschen- und Maschinenbilder verknüpfen bestimmte Annahmen, die als charakteristisch für Menschen bzw. Maschinen erachtet werden, bündeln diese zu Typen (mittels *Abstraktion*) und schließen andere mögliche und plausible Optionen implizit aus *(Selektion)*.
2. Damit wird der Fokus auf spezifische Aspekte bzw. Verhaltensweisen von Menschen bzw. technischen Systemen gelegt *(Reduktion)*, wodurch andere, für das Gelingen der Interaktion potenziell relevante Informationen, systematisch ausgeblendet werden. So werden z. B. erkrankte Personen primär auf ihre Krankheit reduziert.
3. Die selektierten Aspekte werden wiederum oftmals als statische bzw. ahistorische Qualitäten von Mensch bzw. Technik gedeutet *(Fixierung)*. Das erhöht die Gefahr, die reale Dynamik, Flexibilität und Variabilität menschlichen Lebens und menschlicher Lebensformen und Interaktionsbeziehungen sowohl mit Menschen als auch mit technischen Systemen inadäquat zu interpretieren.

Bei mangelnder Passung zwischen den Menschen- und Maschinenbildern von Konstrukteuren technischer Systeme und deren Nutzenden können diese Bilder eine erfolgreiche Entwicklung und Implementierung behindern und Orientierungsprobleme erzeugen, weswegen sie kritisch reflektiert und gegebenenfalls korrigiert werden sollten. Diese kritische Reflexion ist eine Form der aktiven Orientierung in und über zunehmend komplexe Mensch-Maschine-Verhältnisse, die dem Umstand Rechnung trägt, dass menschliche Orientierung immer schon eine Form des Orientiertseins voraussetzt (Stegmaier 2008). Die erworbene Orientierung beeinflusst die Wahrnehmung, die emotionale und rationale Deutung, die ethische Evaluation der Situation ebenso wie den praktischen Umgang mit dieser und lässt sich nur durch gezielte Analyse identifizieren.

Um diese Form der Analyse zu ermöglichen, schlagen wir ein Orientierungsraster vor, das die konkrete Beschreibung und Analyse des Anwendungsfalls (*Use Case Szenario*), des Mensch-Technik-Verhältnisses und der Menschen und technischen Systemen zugewiesenen Rollen ermöglicht. Hierdurch wird ein anthropologisch und technisch informiertes Verständnis konkreter Mensch-Technik-Relationen gewonnen, das als Grundlage ethischer Evaluation dient. Um zu beurteilen, was sich zwischen Menschen und Technik konkret ereignet, und ob diese Ereignisse wünschenswert oder verhinderungswürdig erscheinen, muss eine möglichst konkrete Beschreibung des jeweiligen Anwendungsfalls erstellt werden, aus der ersichtlich wird, welche (soziale) Zielsetzung mit dem Einsatz eines technischen Systems verfolgt wird. Je detaillierter die Beschreibung, desto fundierter können das Mensch-Technik-Verhältnis und dessen Implikationen verstanden werden. Diese verbale Darstellungsform wird in einem Anwendungsfalldiagramm *(Use Case Diagramm)* formalisiert. Bei dieser aus dem Bereich der Informatik stammenden Form der Modellierung (Kecher 2005) wird jede einzelne Aktion, die auf Seiten des Systems ausgeführt wird, dargestellt. Somit werden einerseits die abstrakten Zielsetzungen, die im Use Case Szenario benannt werden (z. B. Technik soll einen Beitrag zur Förderung der Autonomie leisten/ Technik soll Partizipation ermöglichen), in Form diskreter (technischer) Aktionen und Interaktionen beschrieben und andererseits die Zusammenhänge zwischen einzelnen Aktionen auf menschlicher und technischer Seite verdeutlicht. Dieser Zugriff ermöglicht ein präzises Verständnis der Funktionsweise technischer Systeme ebenso wie der Erwartungshaltungen an Nutzende und technische Systeme. Ferner lassen sich Fragen bezüglich der technischen und sozialen Möglichkeitsbedingungen, die gegeben sein müssen, um Interaktionen in der geplanten Form zu realisieren, anschließen, die sonst oftmals unbewusst vorausgesetzt werden bzw. im Rahmen der ethischen Analyse nicht explizit adressiert werden. Um ein fundiertes Verständnis der Menschen- und Maschinenbidler, die im *Use Case Szenario* und im *Use Case Diagramm* artikuliert werden, zu gewinnen, werden diese mit Hilfe des *Rollenbegriffs* erschlossen. Das Konzept der Rolle wird sowohl in technischen als auch nicht-technischen Disziplinen genutzt, um (soziale und/oder technische) Interaktionsordnungen zu erläutern. Die multidisziplinäre Verwendung und strukturelle Analogie der Rollenkonzepte eröffnet eine interdisziplinäre Verständigung, wobei jedoch die Unterschiede zwischen den disziplinären Konzeptionen beachtet werden müssen. Der Rollenbegriff fungiert in vierfacher Hinsicht als ein Scharnier, das die Verbindung oftmals isoliert und dualistisch konzipierter Bereiche explizit zu Tage treten lässt und somit reflektierbar macht:

1. Verbindung zwischen Mensch und Technik (Der Rollenbegriff ist in beiden Domänen vertreten).
2. Verbindung zwischen Mensch und Gesellschaft (Erwerb und Internalisierung der an die Rolle gekoppelten Erwartungen durch Sozialisationsprozesse).
3. Verbindung zwischen konkreter Interaktionssituation und sozialer Ordnung (Die adäquate Ausübung der Rolle stabilisiert die soziale Ordnung, wohingegen deviantes Verhalten diese Ordnung in Frage stellt).
4. Verbindung zwischen Vergangenheit und Gegenwart – da sich in gegenwärtigen Rollendarstellungen in der Vergangenheit entwickelte und stabilisierte Erwartungen ausdrücken, treten die oftmals exkludierten historischen und sozialen Möglichkeitsbedingungen von Mensch-Technik-Interaktionen deutlicher zu Tage.

Mit dem Rekurs auf Rollen und den durch sie artikulierten Erwartungen können zugeschriebene Potenziale, Bedürfnisse und Defizite der RolleninhaberInnen erschlossen werden. Die Potenziale und Defizite, die mit den Rollen von Mensch und Maschine verknüpft werden, lassen ihrerseits Rückschlüsse auf mit ihnen verknüpfte und sich in ihnen artikulierende Normen zu. Verhaltensnormen formulieren die Regeln, welche mit einer Rolle verknüpft sind und verweisen ihrerseits auf abstrakte Werte (wie z. B. Freiheit, Gerechtigkeit, Gleichheit). Der Zugriff über Normen und Werte ermöglicht ferner die Reflexion auf den Kontext der jeweiligen Interaktion, da sowohl Normen als auch Werte immer auf einen spezifischen historischen und sozialen Geltungsbereich verweisen.

Diese strukturierte Analyse von Mensch-Technik-Verhältnissen lässt das jeweilige Geschehen zwischen Mensch und Technik besser verstehen, das ethisch beurteilt werden soll. Die Reflexionsbasis wird entscheidend erweitert um individuelle ebenso wie strukturelle Aspekte des jeweiligen Einsatzkontextes, die für die ethische Beurteilung relevant sind. Im vorliegenden Fall handelt es sich, abstrakt gesprochen, um das Gesundheitswesen, da hier die Frage nach der Legitimität des Einsatzes technischer Systeme bei vulnerablen Gruppen geklärt werden soll. Dazu wird zunächst der Begriff der Vulnerabilität skizziert.

54.4 Der Mensch als vulnerables Wesen

Die begrifflichen Ursprünge von Vulnerabilität liegen im Bereich der Katastrophenforschung und somit in technischen Zusammenhängen, in denen der Begriff Ende der 1970er-Jahre erstmals konzeptionell ausgearbeitet wurde (O'Keefe et al. 1976). Anwendung fand er primär im Bereich der Analyse komplexer Systeme (wie z. B. Klima), wobei insbesondere die Identifikation von möglichen systematischen Schwachstellen im Zentrum des Interesses stand. Ausgehend von diesen Anfängen in der Klima- und Umweltforschung diffundierte der Begriff in den letzten Jahrzehnten in human- und sozialwissenschaftliche Disziplinen. Anthropologisch betrachtet stellen sich im Zusammenhang mit der Reflexion auf menschliche Vulnerabilität eine Reihe von Leitfragen: Wird Vulnerabilität als Ausnahmesituation oder als regulärer Zustand verstanden? Ist Vulnerabilität binär oder graduell zu verstehen? Wie ist Vulnerabilität begründet und wie wird ihr begegnet? Orientiert man sich an diesen Fragestellungen, können vereinfacht zwei Positionen unterschieden werden.

54.4.1 Vulnerabilität als Störfaktor

In Theorien, die den Menschen vor allem durch seine Autonomiefähigkeit charakterisieren und ihn somit primär als animal rationale skizzieren (z. B. Kant, Hegel, Rawls, Beauchamps and Childress), wird Vulnerabilität als ein Ausnahmezustand gedacht, der den Menschen mit Aspekten seiner biologischen, psychologischen und sozialen Verfasstheit konfrontiert, die durch vernünftige Reflexion nicht überwunden werden können. Da die physische und psychische Integrität des autonomen Menschen in diesen Theorien meist unhinterfragt vorausgesetzt wird, erscheinen Vulnerabilität, Krankheit und Abhängigkeit als Störfälle, deren Behebung oder, falls das nicht möglich ist, deren Linderung angestrebt werden soll.

Somit können einerseits vulnerable von nicht-vulnerablen Gruppen unterschieden werden (binäre Klassifikation). Technik wird hierbei als ein assistierendes Instrument im Dienste der Überwindung bzw. Minderung von vulnerablen Zuständen gedacht, als ein Werkzeug zur Wiederherstellung eines *Normalzustands* körperlicher Integrität und Autonomie. Sollte das nicht möglich sein, wird Technik oftmals als Hilfsmittel zur Reduktion von menschlicher Abhängigkeit gedacht bzw. als Substitution menschlicher Unterstützung, wenn diese nicht verfügbar ist. Diese Sichtweise erinnert an die in den technikorientierten Disziplinen verbreitete Vorstellung, die Vulnerabilität als analytische Kategorie zur Identifikation des Bedrohungspotenzials der Funktionstüchtigkeit von Systemen fasst (Wachsmuth et al. 2012). Aus der Perspektive von Technikfolgenabschätzung leistet eine Vulnerabilitätsanalyse einen Beitrag zur Beantwortung der Frage danach, wie Bedrohungen der Systemfunktionalität ausgeschlossen und Resilienzpotenziale gestärkt bzw. aufgebaut werden können.

Bezogen auf menschliche Vulnerabilität kommt Technik die Aufgabe zu, den Möglichkeitsverlust zu kompensieren und den Menschen wieder in die Lage zu versetzen, am Alltag selbstbestimmt zu partizipieren. Vulnerabilität wird primär als Gefahr verstanden und dementsprechend wird Technik als Instrument der Gefahrenabwehr konstruiert, um das unerwünschte und doch unabwendbare Faktum der Vulnerabilität zumindest partiell zu beherrschen.

54.4.2 Vulnerabilität als anthropologische Konstante

Während autonomiezentrierte Theorien Vulnerabilität als störendes Faktum denken, das im Idealfall mit Hilfe von Technik überwunden werden soll, konzipieren relationale Theorien diese als unhintergehbares Charakteristikum menschlicher Existenz (Levinas 2008; Waldenfels 2000). Relationale Theorien betonen, dass sich Körperlichkeit und Vulnerabilität nur zusammen denken lassen und Vulnerabilität als Möglichkeitsbedingung von Körperlichkeit verstanden werden muss. Ausgehend von der These, dass sich subjektives Leben nur als bedingtes Leben verstehen lässt und somit auf stützende Normen und Beziehungen angewiesen ist, wird jedes Leben prinzipiell als vulnerabel und gefährdet charakterisiert (Butler 2009). Vulnerabilität wird als ambivalentes Charakteristikum der conditio humana verstanden, das die unhintergehbare Abhängigkeit von anderen Menschen betont, zugleich diese jedoch auch als Offenheit und somit als Chance für Wachstum, Lernen und Entwicklung thematisiert (Matthews und Tobin 2016). Vor diesem Hintergrund erscheint Technik nicht allein als Instrument zur Erfüllung menschlicher Zielsetzungen, sondern als Möglichkeitsbedingung menschlicher Existenz. Technik gestaltet Beziehungen, die Menschen zu sich selbst und zu anderen unterhalten (müssen). Technische Strukturen, die als gesellschaftliche Bedingungen menschlichen Lebens verstanden werden können, entscheiden somit mit darüber, wer das vulnerable Wesen Mensch sein kann und wie solche Menschen miteinander leben können. Hierbei entscheidet Technik u. a. darüber, welche Aspekte des Menschlichen als relevant erachtet werden, welche ausgeblendet werden (da sie technisch nicht erfasst werden können) und welche als vernachlässigbar gelten.

Um zu verstehen, wie wir ethisch verantwortlich handeln und in welches Verhältnis zu Menschen und Technik wir treten sollen, müssen wir demnach zuerst Antworten auf die Frage finden, wie wir uns selbst verstehen.

54.5 Ethik und Vulnerabilität – Wie kann und soll Technik einen verantwortungsvollen Umgang mit Vulnerabilität ermöglichen?

Der Status, der Vulnerabiliät auf anthropologischer Ebene zugeschrieben wird, entscheidet mit darüber, welche ethische Fragen aufgeworfen werden, welche ethischen Verpflichtungen wir zu erfüllen suchen und welche Grenzen wir als nicht verhandelbar erachten. Strukturell analog zu den Unterschieden im Bereich der Anthropologie lassen sich auch im Bereich der Ethik zwei Denktraditionen unterscheiden. Diese können ebenfalls durch das Begriffspaar Autonomie und Rationalität charakterisiert werden. Sie akzentuieren entweder die Autonomie des Menschen als Möglichkeitsbedingung ethischen Urteilens und Handelns oder seine Relationalität, Sozialität und Vulnerabilität, die Grundlage des Handels und Entscheidens ebenso wie die Ursache von Verpflichtung darstellen. Um die erwähnten Unterschiede zu illustrieren, werden diese nachfolgend kurz gelistet.

Ethik der Autonomie
- Fokus auf individueller Autonomie
- Körperliche Integrität
- Gerechtigkeit (gedacht als Leistungs- oder Verteilungsgerechtigkeit zwischen als isoliert konzipierten Akteuren)

- Fokus auf konkrete Handlungen bei gleichzeitiger Problematik, ermöglichende Strukturen in das ethische Kalkül zu inkludieren
- Vermeidung von Manipulation und Täuschung
- Datenschutz und Datensicherheit als aus der Achtung der Privatsphäre resultierende Obligationen
- Verantwortung gekoppelt an Souveränität. Wer die konkrete Handlung ausführt, gilt als Verantwortlicher.

Relationale Ethik
- Fokus auf ermöglichende Beziehungen. Erfassung der vulnerablen Person in ihrem Beziehungsnetzwerk
- Leiblichkeit (Relationalität, Offenheit, Empfindungsfähigkeit)
- Gerechtigkeit in Hinblick auf Strukturen, die möglichst vielfältige Lebens- und Erfahrungsformen ermöglichen
- Die Relation zwischen Caregiver und Caretaker wird nicht nur unter dem einseitigen Fokus der Veränderung auf Seiten des Care takers thematisiert, sondern auch ihr Einfluss auf den Care giver wird erkennbar.
- Diskriminierungsverbot
- Komplexitätssensibilität
- Betonung und Wertschätzung von Emotionen als Ressource für Denken und Handeln und nicht als deren Störfaktor

54.6 Technik als Antwort auf die Erkenntnis der Vulnerabilität

Die Unterstützung von chronisch kranken Personen darf schnell mit Einverständnis rechnen. Das ändert sich auch durch den Einsatz von technischen Systemen prima facie nicht. Ein genauerer Blick auf unsere Konzepte von Vulnerabilität zeigt jedoch schnell, dass hier differenzierter, am Ende wohl dialektischer gedacht werden muss. Der Einsatz technischer Systeme verschärft vielmehr die Problemlage und die Notwendigkeit zu einer umfassenden Analyse der sozio-technischen Arrangements und der diese vorantreibenden Selbstverständnisse und Motivlagen. Ohne ein konkretisiertes, fundiertes, anthropologisch und technisch informiertes Verständnis von Mensch-Technik-Verhältnissen, bleiben ethische Urteile meist abstrakt und erweisen sich in der Praxis als wenig anschluss- und tragfähig. Wir plädieren für eine anthropologische Reflexion, die der ethischen Reflexion notwendigerweise vorgelagert werden sollte, insbesondere da digitale Technologien uns auch auf anthropologischer Ebene herausfordern, indem sie bisher gültige Unterscheidungen zwischen Mensch und Maschine in Frage stellen. Resultat dieser Form der Reflexion stellt ein konkretisiertes, unterschiedliche Perspektiven vereinendes Szenario dar, das nicht nur abstrakt benennt, was technische Systeme praktisch leisten sollen (das System assistiert etc.), sondern durch die Analyse auf der Mikroebene einzelner Aktionen zwischen Mensch und System die Interaktion zwischen Mensch und Technik für Konstrukteure und Nutzende erst verständlich werden lässt. Dieses Szenario dient als Grundlage der ethischen Evaluation, die mit Hilfe eines etablierten Modells wie bspw. MEESTAR (Manzeschke et al. 2013) vollzogen werden kann. Diese Form ethischer Evaluation benötigt ein konkretes Szenario, das anhand unterschiedlicher moralischer Dimension bewertet wird. Zusätzlich bietet MEESTAR eine Integration unterschiedlicher sozialstruktureller Perspektiven (individuell, organisational, gesellschaftlich) wodurch Technik sowohl in Bezug auf ihre konkreten Implikationen für die jeweiligen Nutzenden als auch in Hinblick auf ihre gesellschaftlichen Effekte evaluiert werden kann.

Literatur

Adam MH, Gellai S, Knifka J (2016) Technisierte Lebenswelt: Über den Prozess der Figuration von Mensch und Technik. Transcript, Bielefeld

Böhme G (1997) Ethik im Kontext. Über den Umgang mit ernsten Fragen. Suhrkamp, Frankfurt am Main

Butler J (2009) Gefährdetes Leben. Suhrkamp, Frankfurt am Main

Gransche B, Manzeschke A (Hrsg) (2020) Das geteilte Ganze. Horizonte Integrierter Forschung für künftige Mensch-Technik-Verhältnisse. Springer VS, Wiesbaden

Grunwald A (2013) „Technik". In: Armin Grunwald (Hrsg) Handbuch Technikethik. J. B. Metzler, Stuttgart-Weimar, S 13–17

Hubig C, Huning A, Ropohl G (Hrsg) (2013) Nachdenken über Technik: Die Klassiker der Technikphilosophie und neuere Entwicklungen. Edition sigma, Baden-Baden

Lévinas E (2008) Totalität und Unendlichkeit. Versuch über die Exteriorität. Karl Alber, Freiburg/München

Kecher C (2005) UML 2.0. Das umfassende Handbuch. Rheinwerk-Verlag, Bonn

Maio G (2014) Geschäftsmodell Gesundheit. Wie der Markt die Heilkunst abschafft. Suhrkamp, Frankfurt am Main

Manzeschke A, Assadi G (2023) Künstliche Emotion – Zum ethischen Umgang mit Gefühlen zwischen Mensch und Technik. Ethik in der Medizin. Springer

Manzeschke A, Weber K, Rother E, Fangerau H (2013) Ethische Fragen im Bereich altersgerechter Assistenzsysteme: Ergebnisse der Studie. VDI/VDE Innovation, Berlin

Matthews S, Tobin B (2016) Human vulnerability in medical contexts. Theor Med Bioeth 37(1):1–7

O'Keefe P, Westgate K, Wisner B (1976) Taking the naturalness out of natural disasters. Nature 260

Stegmaier W (2008) Philosophie der Orientierung. Walter de Gruyter, Berlin/New York

Wachsmuth J et al (2012) Sektorale Vulnerabilität: Energiewirtschaft. In: Schuchardt B, Wittig S (Hrsg) Vulnerabilität der Metropolregion Bremen-Oldenburg gegenüber dem Klimawandel (Syntheseberich). nordwest2050- Berichte Heft 2, Projektkonsortium, S 95–112

Waldenfels B (2000) Das leibliche Selbst. Vorlesungen zur Phänomenologie des Leibes. Suhrkamp, Frankfurt am Main

Wiegerling (2000) Der Titel lautet: Klaus Wiegerling: „Technik". In: Ralf Schnell (Hrsg) Metzler Lexikon Kultur der Gegenwart. J. B. Metzler, Stuttgart-Weimar, S 501–502

Instrumente zur Evaluation der Nützlichkeit und Wirksamkeit digitaler Technologien

Patrizia Held und Ulrike Lindwedel

Inhaltsverzeichnis

55.1	Hintergrund – Problemstellung	479
55.2	Instrumente zur Bewertung der Nützlichkeit	480
55.3	Instrumente zur Evaluation der Wirksamkeit	482
55.4	Zusammenfassung und Fazit	483
Literatur		484

55.1 Hintergrund – Problemstellung

Digitale Technologien sind zu einem wesentlichen Element in der Gesundheitsversorgung geworden, um die Lücke zwischen der medizinischen Versorgung und dem Selbstmanagement chronisch Kranker zu schließen (siehe Beitrag 36). Zur Beurteilung der Wirksamkeit und Nützlichkeit solcher Technologien sind geeignete Evaluationsinstrumente erforderlich, die sicherstellen, dass digitale Lösungen tatsächlich einen Mehrwert und Nutzen für die Versorgung bieten und auf Akzeptanz bei allen Beteiligten stoßen. Aufgrund der Diversität chronisch kranker Menschen, die nicht zuletzt mit unterschiedlichen Beeinträchtigungen bzw. Kompetenzen einhergehen, stoßen Evaluationen zur Wirksamkeit und Nützlichkeit jedoch auf Herausforderungen, für welche kein einheitliches Vorgehen vorgeschlagen werden kann. Es ist wichtig, den Technikeinsatz multiperspektivisch und transdisziplinär zu betrachten, um die Auswirkungen sowie den tatsächlichen Mehrwert für die individuelle Versorgung chronisch kranker Menschen zu evaluieren.

P. Held · U. Lindwedel (✉)
Hochschule Furtwangen, Institut Mensch Institut Mensch, Technik und Teilhabe, Furtwangen, Deutschland
E-Mail: patrizia.held@hfu.eu; ulrike.lindwedel@hfu.eu

© Der/die Autor(en), exklusiv lizenziert an Springer-Verlag GmbH, DE, ein Teil von Springer Nature 2024
D. Schmitz et al. (Hrsg.), *Chronic Care – Wissenschaft und Praxis*,
https://doi.org/10.1007/978-3-662-68415-3_55

In diesem Kapitel werden verschiedene Instrumente zur Bewertung der Nützlichkeit und Wirksamkeit digitaler Technologien im Kontext von Chronic Care und vor dem Hintergrund der großen Heterogenität chronischer kranker Menschen vorgestellt und diskutiert.

55.2 Instrumente zur Bewertung der Nützlichkeit

Die Voraussetzung für das Schaffen einer hohen Nützlichkeit und Akzeptanz von digitalen Gesundheitstechnologien liegt im Verstehen der Nutzer:innen und des Nutzungskontextes. Insbesondere im Kontext von Chronic Care führt Kenntnislosigkeit über die Nutzer:innen dazu, dass Angebote und deren zugrunde liegende Technik an den Bedürfnissen chronisch kranker Menschen vorbeientwickelt werden. Der alleinige Einbezug von Expert:innen reicht nicht aus, um die Lebenswelt der Betroffenen zu verstehen. Nützlichkeit und Nutzbarkeit von digitalen Technologien entsteht vor allem durch das Verstehen der Problemsituation sowie den Motivationen und Bedürfnissen der Nutzer:innen in den spezifischen Nutzungskontexten. So muss die Nutzerakzeptanz durch kontinuierliche Nutzerforschung von Anfang an sichergestellt und konsequent mitgedacht werden. Holtzblatt und Breyer (2014) sprechen in diesem Zusammenhang von der Contexual Inquiry (CI) – einer Methode, die klassische Interviewtechniken und beobachtende Ansätze kombiniert. Nutzungskontextanalysen helfen dabei, den Kontext und die Rahmenbedingungen, in denen eine Technologie eingesetzt werden soll, zu verstehen und Erkenntnisse über die tatsächlichen Bedürfnisse, Anforderungen, Erwartungen der Nutzer:innen zu erhalten.

Um die Nützlichkeit digitaler Technologien bei chronisch kranken Menschen zu erheben, kann auf unterschiedliche Instrumente zurückgegriffen werden. Diese beziehen sich auf verschiedene Aspekte zur Erfassung bzw. Sicherstellung der Nützlichkeit, wie Akzeptanz- und Usabilitykriterien, User Experience (Nutzungserlebnis), Zugänglichkeit und in den letzten Jahren verstärkt Partizipation im Sinne einer aktiven Einbindung der Betroffenen in Entwicklungsprozesse. Die Akzeptanz digitaler Technologien durch die Nutzer:innen ist ein entscheidender Faktor für ihren Erfolg in der chronischen Krankenversorgung. Diese wird durch ein positives Nutzungserlebnis sichergestellt. Die Sicherstellung und Überprüfung der Nutzungsakzeptanz von digitalen Technologien in der chronischen Krankenversorgung ist zu jedem Zeitpunkt von Bedeutung. Die Evaluation und Bewertung der Nutzungsakzeptanz, kann beispielsweise mittels Technology Acceptance Model (*TAM*) (Holden und Karsh 2010) oder der Unified Theory of Acceptance and Use of Technology (*UTAUT*) (Venkatesh et al. 2003) ermittelt werden. Diese Instrumente messen Faktoren wie die wahrgenommene Nützlichkeit und Benutzerfreundlichkeit sowie soziale Einflüsse auf die Akzeptanz digitaler Technologien. Das Health Information Technology Acceptance Model (*HITAM*) (Kim und Park 2012) ist speziell auf die Bewertung der Akzeptanz von Gesundheitstechnologien ausgerichtet. Mithilfe der *TPB* (Theory of planned Behaviour) (Ajzen 1991) können ebenfalls Aussagen über die Akzeptanz getroffen werden. In Bezug auf die Akzeptanz digitaler Technologien für chronisch kranke Menschen kann die TPB verwendet werden, um zu verstehen, wie wahrscheinlich es ist, dass sie diese Technologien annehmen und nutzen.

Je nach spezifischem Kontext und Zielsetzung können auch weitere Instrumente oder modifizierte Versionen der genannten Instrumente eingesetzt werden. Es ist wichtig, die geeigneten Instrumente entsprechend der spezifischen Anforderungen der Zielgruppe auszuwählen. Überdies wird die Akzeptanz von weiteren Faktoren bestimmt, wie Angst, Technik-Selbstwirksamkeit, Innovationsfähigkeit sowie Vertrauen (AlQudah et al. 2021). Für eine hohe Nutzungsakzeptanz empfiehlt es sich zudem, bereits zum Zeitpunkt der Entwicklung von digitalen Gesundheitstechnologien die Nutzergruppe über alle Entwicklungsphasen der zu entwickelnden Lösung hinweg aktiv einzubeziehen. Dies hat einen fundamentalen Einfluss auf die Akzeptanz und Adaption der Technologie, da durch die aktive Einbindung der Betroffenen ihre Bedürfnisse, Anforderungen und Perspektiven in den Vordergrund der Entwicklung gestellt werden und ermöglicht eine nutzerzentrierte und realitätsnahe Gestaltung von Technologien, die auf die spezifischen Herausforderungen und Lebensumstände dieser Personen zugeschnitten sind. Auch fördert die Einbindung das Empowerment und die Selbstbestimmung, da die Betroffenen die Möglichkeit bekommen, ihre eigene Situation zu verbessern und an Entscheidungen teilzuhaben, die ihr Leben beeinflussen.

Die Nutzerkzeptanz wird zudem durch eine leichte Bedienbarkeit beeinflusst, welche im Entwicklungsprozess sowohl durch die Gebrauchstauglichkeit (Usability) einer Technologie, als auch durch das Nutzungserlebnis (User Experience) erfasst werden kann. Die Usability ist objektiv messbar, die User Experience beruht hingegen auf dem subjektiven Gefühl, das Nutzer:innen vor und nach der Nutzung einer Technik empfinden. Die Evaluation dieser Kriterien dient dazu, potenzielle Schwachstellen der Technologie aus Sicht der Betroffenen zu identifizieren und das Nutzungserlebnis zu verbessern. Dies stellt bei chronisch kranken Menschen jedoch eine komplexe Aufgabe dar, da Faktoren wie Multimorbidität oder Heterogenität berücksichtigt werden müssen. Nicht zuletzt deshalb bietet sich ein Mixed-Methods-Ansatz an, um der Komplexität und Individualität gerecht zu werden.

Aus qualitativer Perspektive können beispielsweise durch strukturierte oder halbstrukturierte Interviews und Fragebögen gezielte Informationen über die Erfahrungen und Einschätzungen der chronisch kranken Nutzer:innen gesammelt werden. Ergänzend können bei Personen ohne kognitive Beeinträchtigungen standardisierte Fragebögen zur Usability-Bewertung eingesetzt werden. Standarisierte Fragebögen wie die System Usability Scale (SUS) oder der Post-Study System Usability Questionnaire (PSSUQ) dienen der subjektiven Bewertung der Gebrauchstauglichkeit durch die Nutzer:innen. Bei kognitiven Beeinträchtigungen spielen hingegen ethnografische Methoden, wie Beobachtungsstudien, eine wichtige Rolle. Darüber hinaus kann eine professionelle Einschätzung der Usability durch Expert:innen erfolgen, wertvolle Empfehlungen zur Verbesserung der Nutzungserfahrung geben. Allerdings ist hierbei die fehlende Lebenswelterfahrung zu beachten, weshalb der Einbezug von Expert:innen lediglich als Ergänzung zur tatsächlichen Nutzergruppe betrachtet werden sollte.

Unabhängig von der Instrumentenwahl ist eine kontinuierliche Evaluierung und Anpassung der Technologien an die Bedürfnisse der chronisch kranken Menschen im Rahmen eines iterativen Vorgehens essenziell und trägt maßgeblich zur Entwicklung bzw. Auswahl einer Lösung bei, die von den Betroffenen tatsächlich gebraucht, akzeptiert und letzten Endes genutzt werden kann.

55.3 Instrumente zur Evaluation der Wirksamkeit

Die Messung der Effektivität digitaler Technologien in Chronic Care ist ein komplexes Unterfangen. Eine einheitliche Bewertung ihrer Effektivität wird durch die Vielzahl digitaler Möglichkeiten erschwert. Zudem sind chronische Krankheiten oft komplex und vielschichtig. Sie erfordern eine langfristige Betreuung, die verschiedene Aspekte der Gesundheit und des Wohlbefindens der Patient:innen umfasst. Die Effektivität digitaler Technologien muss daher anhand verschiedener Parameter gemessen werden. Dazu zählen beispielsweise gesundheitsbezogene Indikatoren wie die Lebensqualität oder der Gesundheitsstatus, verhaltensbezogene Indikatoren wie das Selbstmanagement, die Zufriedenheit oder die Gesundheitskompetenz, versorgungsbezogene Indikatoren wie die Hospitalisierungsrate oder Anzahl der ärztlichen Kontakte sowie systembezogene Indikatoren wie die Technologieübernahme, Technologienutzung oder Usability und Accessibility (Zanaboni et al. 2018). Überdies hat jede erkrankte Person individuelle Bedürfnisse und Lebensumstände. Was für eine erkrankte Person wirksam sein kann, funktioniert möglicherweise nicht für eine andere. Daher müssen digitale Technologien in Bezug auf ihre Anpassungsfähigkeit an unterschiedlichen Patient:innenprofile und -bedürfnisse bewertet werden.

Zudem erfordert die Bewertung der Effektivität digitaler Technologien oft eine Langzeitperspektive. Digitale Technologien können sich im Laufe der Zeit als wirkungsvoll erweisen, indem sie beispielsweise die Selbstmanagementfähigkeiten der Patient:innen verbessern oder Krankenhausaufenthalte reduzieren. Insgesamt ist die Messung der Effektivität digitaler Technologien in Chronic Care eine komplexe Aufgabe, die ein umfassendes Verständnis der Technologien, der Krankheitsbilder und der individuellen Bedürfnisse der Patient:innen erfordert.

Aus quantitativer Sicht stellen randomisierte kontrollierte Studien (RCT), bei der digitale Interventionen mit Standardbehandlungen oder anderen Interventionen verglichen werden, den Status Quo dar und eignen sich insbesondere für Wirksamkeitsstudien im Kontext Chronic Care (Zanaboni et al. 2018). RCTs ermöglichen eine Bewertung der Effektivität anhand objektiver klinischer Ergebnisse. Darüber hinaus können auch Instrumente zur Erfassung von patientenbezogenen Kriterien eingesetzt werden. Dies sind beispielsweise Fragebögen zur Lebensqualität, Symptomskalen oder kognitive Tests, um die subjektive Wahrnehmung der Patient:innen zu erfassen. Je nach chronischer Erkrankung gestaltet sich die Messung anhand subjektiver Bewertungsskalen jedoch nicht immer einfach. Der Nachweis der Wirksamkeit des Technikeinsatzes bei chronisch kranken

Menschen kann daher mit einer Reihe von Herausforderungen verbunden sein. Chronisch kranke Menschen bilden eine heterogene Gruppe mit unterschiedlichen Krankheitsbildern, Schweregraden und individuellen Bedürfnissen. Die Wirksamkeit einer Technologie kann daher von Person zu Person variieren. Die Messung der Wirksamkeit einer Technologie über einen längeren Zeitraum kann herausfordernd sein, da Faktoren wie die Langzeit-Compliance, Änderungen im Krankheitsverlauf und andere externe Einflüsse berücksichtigt werden müssen. Überdies beinhalten Technologien für chronisch kranke Menschen oftmals komplexe Interventionen, die verschiedene Komponenten umfassen, wie beispielsweise Selbstmanagement-Tools, Überwachungssysteme und Kommunikationsplattformen. Die spezifische Wirkung jeder einzelnen Komponente isoliert zu betrachten und die Gesamtwirkung der Intervention zu bewerten ist nicht trivial möglich. Auch hängt die Wirksamkeit einer Technologie stark von Kontextfaktoren ab, wie beispielsweise dem sozialen Umfeld oder der Integration in die bestehende Gesundheitsversorgung. Weiterhin sind bei der Nutzung von Technologien im Gesundheitsbereich stets ethische Aspekte und der Schutz der Privatsphäre, aber auch Daten von großer Bedeutung. Der Nachweis der Wirksamkeit einer Technologie muss mit den rechtlichen und ethischen Rahmenbedingungen im Einklang stehen. Überdies nehmen auch die persönliche Einstellung zur Technik und die Motivation zur Nutzung Einfluss auf die Wirksamkeit einer Technologie. Es kann herausfordernd sein, neben den Nutzer:innen alle weiteren an der Versorgung Beteiligten dazu zu motivieren, die Technologie kontinuierlich zu nutzen und aktiv in ihren Versorgungsalltag zu integrieren.

Die Berücksichtigung dieser Herausforderungen ist entscheidend, um die Wirksamkeit des Technikeinsatzes bei chronisch kranken Menschen zu bewerten und sicherzustellen, dass die Technologie tatsächlich einen positiven Einfluss auf die Gesundheit und das Wohlbefinden der Nutzer:innen hat.

55.4 Zusammenfassung und Fazit

Die Evaluation der Nützlichkeit und Akzeptanz digitaler Technologien für chronisch kranke Menschen macht eine ganzheitliche Betrachtung erforderlich. Dabei ist es wichtig, sowohl die jeweilige spezifische chronische Erkrankung als auch das Versorgungsarrangement zu berücksichtigen. Die Auswahl der Instrumente hängt von den spezifischen Zielen der Evaluation und den vorhandenen Kompetenzen der chronisch Kranken ab. Es braucht flexible methodische und methodologische Ansätze, um den komplexen Bedürfnissen chronisch kranker Menschen gerecht zu werden. Aufgrund der Vielzahl individueller Faktoren erscheint es notwendig, qualitative Ansätze zu verwenden und diese als gleichwertig anzuerkennen, um ein umfassendes Verständnis in Bezug auf die individuellen Bedürfnisse zu erlangen. Zudem kann eine partizipative Einbindung chronisch kranker Menschen bereits zum Zeitpunkt der Technikentwicklung dazu beitragen, dass die entwickelten Lösungen besser auf ihre Bedürfnisse abgestimmt sind, ihre Akzeptanz und Adoption erhöhen und letztendlich ihre Lebensqualität verbessern.

Literatur

Ajzen I (1991) The therory of planned behavior. Organ. Behav Hum Decis Process 50(2):179–211

AlQudah A, Al-Emran M, Shaalan K (2021) Technology acceptance in healthcare: a systematic review. Appl Sci 11(22):10537

Holden R, Karsh B-T (2010) The technology acceptance model: its past and its future in health care. J Biomed Inf 43(1):159–172

Holtzblatt K, Beyer H (2014) Contextual design. In: The Interaction Design Foundation IxDF. The encyclopedia of human-computer interaction, 2. Aufl. Chapter 8.

Kim J, Park H-A (2012) Development of a health information technology acceptance model using consumers' health behavior intention. J Med Internet Res 14(5):e133

Venkatesh V, Morris M, Davis G, Davis F (2003) User acceptance of information technology: toward a unified view. MIS Q 27(3):425

Zanaboni P, Ngangue P, Mbemba G, Schopf T, Bergmo T, Gagnon M-P (2018) Methods to evaluate the effects of Internet-based digital health interventions for citizens: systematic review of reviews. J Med Internet Res 20(6):e10202

Teil V
Implementierung von Chronic Care

Implementierung transdisziplinärer didaktischer Konzepte

Daniela Schmitz und Jan-Hendrik Ortloff

Inhaltsverzeichnis

56.1	Grundzüge einer transdisziplinären und transprofessionellen Didaktik	487
56.2	Rahmenbedingungen für transdisziplinäre didaktische Konzepte	488
56.3	Konzeption transdisziplinärer didaktischer Konzepte	489
56.4	Leitfragen zur Implementierung transdisziplinärer didaktischer Konzepte	490
Literatur		492

56.1 Grundzüge einer transdisziplinären und transprofessionellen Didaktik

Transdisziplinäres Lernen überschreitet traditionelle Grenzen und inkludiert die beteiligten Disziplinen innerhalb des Lernprozesses. Als Ergebnis dieser Prozesse werden disziplinäre Theorien und Methoden in die gemeinsame Lehre und Forschung integriert und rekonfiguriert.

Damit Lehrende und Lernende eine transdisziplinäre Orientierung und Denkweise entwickeln können, bedarf es der Auseinandersetzung mit Werten, Normen, konzeptionellen Fertigkeiten und Wissen, das über der etablierten Disziplinengrenzen im Wissenschaftssystem hinausgeht. Budwig und Alexander (2020) verweisen darauf, dass die

D. Schmitz (✉)
Department für Humanmedizin, Universität Witten/Herdecke, Witten, Deutschland
E-Mail: Daniela.Schmitz@uni-wh.de

J.-H. Ortloff
Fakultät für Gesundheit, Witten/Herdecke University, Witten, Deutschland
E-Mail: Jan-Hendrik.Ortloff@uni-wh.de

© Der/die Autor(en), exklusiv lizenziert an Springer-Verlag GmbH, DE, ein Teil von Springer Nature 2024
D. Schmitz et al. (Hrsg.), *Chronic Care – Wissenschaft und Praxis*, https://doi.org/10.1007/978-3-662-68415-3_56

Implementierung transdisziplinärer Konzepte durch die Konzentration auf disziplinäre Strukturen, Ausbildungen und Wissensordnungen der Lehrenden und Lernenden erschwert wird.

Disziplinär eng geführte Lehrgänge müssen sich mit Zielkonflikten auseinandersetzen, die in disziplinären versus transdisziplinären Wissensbeständen und methodischen Zugängen liegen. Zudem sind Initiativen für transdisziplinäre Lernräume durch administrativ-juristische Hürden erschwert, da auch die disziplinäre Verortung und der richtige Zeitpunkt transdisziplinärer Ansätze ungeklärt ist. Offen ist, ob es zunächst einer disziplinären Verortung bedarf, um zu transdisziplinärem Denken befähigt zu werden, oder ob möglichst frühe transdisziplinäre Lernmöglichkeiten angeboten werden sollten, um disziplinäre Engführungen zu vermeiden (Vilsmayer 2021).

Transdisziplinäre Didaktik greift Problemstellungen zu diversen Themenfeldern auf, die nicht disziplinär lösbar sind und konzipiert dazu Lernarrangements mit dialogischen Formaten, die unterschiedliche Wissensarten einbeziehen (Philip und Schmohl 2021). Zur Realisierung müssen diese Lernarrangements die unterschiedlichen Perspektiven integrieren und Partizipationsmöglichkeiten beinhalten. Die Lernprozesse finden iterativ und kollaborativ statt und sind durch kontinuierliche Interaktion, innere Reflexion und Handlungen mit Externen geprägt.

Transprofessionalität hingegen beschreibt eine Zusammenarbeit verschiedener Berufsgruppen, die über disziplinäre Grenzen hinausgeht und die spezialisierten Wissensstände vereint, um übergreifende Problemlösungen zu entwickeln (Schmitz und Schmohl 2021). Die transprofessionelle Kooperation geht über tradierte Zuständigkeiten und Kompetenzbereiche hinaus, sodass etablierte Hierarchien in Frage gestellt werden. Eine transprofessionelle Didaktik fokussiert das Ziel, universelle Fähigkeiten im Bereich Kommunikation, Kooperation und Kollaboration zu entwickeln.

56.2 Rahmenbedingungen für transdisziplinäre didaktische Konzepte

Wesentliche Rahmenbedingungen transdisziplinärer Konzepte sind Zeit, Strukturen und Wicked Problems. Der Faktor Zeit beinhaltet Zeiträume für die Entwicklung und Abstimmung gemeinsamer Lehrpläne und Curricula als auch die Vorbereitung und Implementierung von Lehrinhalten von den beteiligten Fakultäten, Lehrenden und Lernenden. Zudem auch Zeiten, um Vorwissen und Vorerfahrungen zu erheben sowie transdisziplinären Erfahrungen zu reflektieren. Bezüglich der Strukturen weist Yeung (2021) darauf hin, dass transdisziplinäres Lernen kein Stunden- oder Tagesereignis ist, da die Lernenden nach einer Veranstaltung wieder in ihre disziplinären Strukturen zurückkehren und das neue, transdisziplinär Gelernte dort nicht anwenden können.

Wicked Problems sind perspektivenvielfältig, unvorhersehbar als auch komplex und ihre Bearbeitung erfolgt mittels reflexiver Praxis (Daneshpour und Kwegyir-Afful 2022).

Sie bilden die Grundlage für transdisziplinäre Lerninhalte wie zum Beispiel planetare Gesundheit, One Health, Klimawandel, Ernährungssicherheit, öffentliche Gesundheit oder soziale Gerechtigkeit. Transdisziplinäre didaktische Konzepte beinhalten oft agile Vorgehensweisen mit grob formulierten Zielen. Gestaltungsorientierte Ansätze wie der Design Based Research verzahnen die Entwicklung innovativer Lösungen für praktische Bildungsprobleme mit der Gewinnung wissenschaftlicher Erkenntnisse (Euler 2021). Die Umsetzung erfolgt aus der Perspektive, wie erstrebenswerte und noch zu präzisierende Ziele mit noch zu entwickelnden Interventionen umsetzbar sind, statt alleinig die Wirksamkeit einer Intervention zu erheben.

Ansätze transdisziplinärer Didaktik gehen mit erweiterten Rollen der Beteiligten einher und intensiveren Diskussions- und Reflexionsprozesse. Basis für die Entwicklung und Umsetzung gemeinsamer Konzepte sind Vertrauen, Verständnis, Respekt sowie eine abgestimmte Auswahl disziplinärer Lerninhalte (Velez et al. 2022).

Van der Voorde (2018) fasst die Herausforderungen zusammen. Die disziplinären Fachsprachen müssen angepasst und die Methoden auf einen Konsens abgestimmt werden. Auch die Lernumgebung spielt eine Rolle, denn Institutionen sind disziplinär organisiert und führen zu institutionellen Zwängen. Karrierewege folgen disziplinären Logiken, wodurch inter- und transdisziplinäre Fähigkeiten wenig Anerkennung finden.

Transdisziplinäre Lehre bedarf Kenntnisse unterschiedlicher Disziplinen und flexibler Strukturen als auch zielführender transdisziplinärer Konzepte, die longitudinale Elemente sowie Reflexionen umfassen. In der Literatur wird unter transprofessioneller Ausbildung verstanden, wenn Lernende klinischer Professionen mit Lernenden aus anderen Professionen gemeinsam lernen. Hingegen meint transprofessionelles Lernen, wenn Lehrende aus unterschiedlichen Professionen sich fortbilden. Beide Ansätze sollen am Beispiel reflektierender Praxis Lücken zwischen Unterrichtsaktivitäten und klinischer Versorgung schließen (Field et al. 2020).

Eine echte, den Anforderungen an dieses Konzept umgesetzte transdisziplinäre Didaktik erfordert Reformen bisheriger Curricula, bestehender Wissensordnungen und institutioneller Strukturen (Vilsmayer 2021). Hinzu kommt die Abstimmung mit außeruniversitären Partnern und Akteuren aus Politik, Wirtschaft, Kultur und Zivilgesellschaft.

56.3 Konzeption transdisziplinärer didaktischer Konzepte

Grundsätzlich müssen Anknüpfungspunkte identifiziert werden, wenn unterschiedliche Disziplinen zusammen lernen. Dazu bieten sich Elemente an, die das Lernen anhand authentischer Situationen und Problemstellungen vorsehen oder das Erkennen von Mustern intendieren (McGregor 2017). Langfristig ist eine Integration anzustreben, die regelmäßige Reflexionszeitpunkte über die Lernerfahrungen und Schwierigkeiten beinhaltet, sodass erworbene transdisziplinäre Fähigkeiten angewandt werden können.

Zielgruppen sind prinzipiell Lernende aller Fächer. Die Etablierung von Learning Communities kann eine Umsetzungsmöglichkeit darstellen, damit Studierende Einfluss, Bedürfnisse, Ereignisse und Verbindungen für das gemeinsame Lernen teilen (McGregor 2017). Für die Planung bedarf es Kenntnisse über die Zielgruppe, ihrer Interessen, Vorwissen, Vorerfahrungen und Lerngewohnheiten.

Lehr-Lernziele umfassen Fähigkeiten zur Zusammenarbeit, zur Kommunikation, zur Reflexion, Überzeugungen und Einstellungen sowie Fähigkeiten zur Metakognition. Die Integration der disziplinären Perspektiven sowie der Methoden sind unter Berücksichtigung der Zielgruppe im Team abzustimmen. Die Lernformen können individuen-, prozess- oder gruppenorientiert konzipiert werden. So eignen sich unter anderem:

- Service Learning, welches akademische Lernen mit studentischem Engagement verbindet
- Problembasiertes Lernen, welches regelbasiert anhand vorgegebener Handlungsschritte Problemlösungen unterstützt
- Projektbasiertes Lernen anhand authentischer Projekte mit gesellschaftlichen Akteuren
- Formen forschenden Lernens, in denen Studierende anhand eigener Fragestellungen Probleme erforschen
- Erfahrungsbasiertes Lernen, welches sich mit realen Problemen auseinandersetzt
- Design Thinking, als kreativ und zeitgleich analytischer Prozess, der Problemlösungen aus der Perspektive zukünftiger Nutzer:innen generiert
- Transformatives Lernen, in dem individuelle Vorannahmen kritisch reflektiert werden, um diese zu verändern
- Ansätze aus der Citizen Science, verstanden als Projekte, an denen interessierte Bürger:innen beteiligt werden sowie auch in Reallaboren bzw. Living Labs, in denen Innovationen unter realen Bedingungen erprobt werden.

56.4 Leitfragen zur Implementierung transdisziplinärer didaktischer Konzepte

Ausgangspunkt für Ansätze zur Implementierung transdisziplinärer didaktischer Konzepte ist die Frage, wie Veränderungen aus der Perspektive der Beteiligten zur Routine werden. Die Normalisierungsprozesstheorie analysiert diese Veränderungsprozesse auf dem Weg zu neuen Routinen und erklärt, warum Veränderungen zur Routine werden oder nicht.

Wood (2017) hat sich speziell mit Veränderungen und nachhaltiger Implementierung von Wandel im Bildungsbereich befasst. Veränderungen, die nur in strategischen Plänen bestehen und in Berichten als erfolgreich beschrieben werden, hat er als *Zombie Innovationen* charakterisiert, die nie in der Praxis zum Tragen kommen. Zur Implementierung transdisziplinärer didaktischer Konzepte wurden die von Wood vorgeschlagenen Leitfragen thematisch angepasst und in Klammern auf die Begriffe der Normalisierungsprozesstheorie verwiesen:

1. Individuelle Ziele und Sinnvorstellungen, die mit der Veränderung verbunden sind (Kohärenz): „was bedeutet eine Implementierung transdisziplinäre Konzepte für mich?" ist die leitende Frage als Ausgangspunkt. Diese lässt sich in weitere Teilfragen zergliedern:
   - Was ist neu an transdisziplinärer Didaktik für mich?
   - Welche Ziele verbinde ich damit?
   - Hat die Implementierung transdisziplinärer Konzepte ein klares Ziel?
   - Kann ich die geplante Veränderung in Worte fassen?
   - Haben wir (in meinem Arbeitsbereich etc.) ein gemeinsames Ziel?
   - Welche potenziellen Vorteile bietet eine Implementierung transdisziplinärer didaktischer Konzepte in unserem Lehrbereich?
2. Einbeziehung von Betroffenen und Beteiligten an der Veränderung (Kognitive Partizipation): Der zweite Schritt ist von der Frage geprägt, wer in welcher Form an der Umsetzung beteiligt sein wird. Beteiligte können sich an den folgenden Leitfragen zur konzeptionellen Strukturierung der Veränderung orientieren:
   - Wen betrifft die Implementierung transdisziplinärer didaktischer Konzepte?
   - Wer macht was mit wem? Wer muss wann wie informiert werden?
   - Was erwarten Andere von mir? Was erwarte ich von ihnen?
   - Was denken die Beteiligten, transdisziplinäre Didaktik gestaltet sein soll?
   - Welche Formen der Zusammenarbeit sind dazu notwendig?
3. Planung und Durchführung einer gemeinsamen Umsetzung der Veränderungen (kollektives Handeln): In diesem Schritt, geht es um die Frage, wie die transdisziplinären didaktischen Konzepte umgesetzt werden können und wie sie mit bisherigen Routinen vereinbar sind:
   - Wie können die transdisziplinären Konzepte mit der täglichen Arbeit bzw. anderen Lehrkonzepten vereinbaren?
   - Welche Kompetenzen und Ressourcen benötigen wir selbst und die Lernenden?
   - Wie werden Aufgaben zur Umsetzung verteilt, zugewiesen und unterstützt?
4. Reflexion und Bewertung der Veränderung (reflexives Monitoring): der letzte Schritt des Veränderungsprozesses behandelt die Frage, wie die Veränderung und ihre Auswirkungen bewertet werden:
   - Welche Auswirkungen hat die erlebte Umsetzung für mich?
   - Mit welchen Maßstäben lässt sich das bewerten?
   - Wie reflektieren wir diese Veränderungen?
   - Welche Konsequenzen hat es für die Lehrpraxis in meinem Bereich?

Durch die gemeinsame Diskussion und Reflexion der Fragen im Team des Arbeitsbereichs, der an der Implementierung beteiligt ist, können förderliche und hinderliche Aspekte der Umsetzung identifiziert und die Implementierung vorangetrieben werden. Der Fragenkatalog kann zudem themenspezifisch konkretisiert werden und ist vorbereitend einsetzbar für den Implementierungsprozess, praxisbegleitend zur individuellen Reflexion sowie innerhalb der beteiligten Teams.

Literatur

Budwig N, Alexander JA (2020) A transdisciplinary approach to student learning and development in university settings. Front Psychol 11. https://doi.org/10.3389/fpsyg.2020.576250

Daneshpour H, Kwegyir-Afful E (2022) Analysing transdisciplinary education: a scoping review. Sci Educ 31:1047–1074

Euler D (2021) Gestaltungsorientierte Lehrforschung. In: Phlipp T, Schmohl T (Hrsg) Handbuch Transdisziplinäre Didaktik. Transcript, Bielefeld, S 119

Field J, Hervey T, Valachovic R (2020) ADEA-ADEE shaping the future of dental education III: from interprofessional education to transprofessional learning: reflections from dentistry, applied linguistics, and law. J Dent Educ 84(1):105–110

McGregor SLT (2017) Transdisciplinary pedagogy in higher education: transdisciplinary learning, learning cycles and habits of minds. In: Gibbs P (Hrsg) Transdisciplinary higher education. A theoretical basis revealed in practice. Springer, Cham, S 3–16

Phlipp T, Schmohl T (2021) Transdisziplinäre Didaktik. In: Phlipp T, Schmohl T (Hrsg) Handbuch Transdisziplinäre Didaktik. Transcript, Bielefeld, S 13–24

Schmitz D, Schmohl T (2021) Transprofessionalität. In: Phlipp T, Schmohl T (Hrsg) Handbuch Transdisziplinäre Didaktik. Transcript, Bielefeld, S 357–367

Velez AL, Hall RP, Lewis SN (2022) Designing transdisciplinarity: exploring institutional drivers and barriers to collaborative transdisciplinary teaching. J Public Aff Educ 28(2):138–155

Vilsmayer U (2021) Transdisziplinarität. In: Phlipp T, Schmohl T (Hrsg) Handbuch Transdisziplinäre Didaktik. Transcript, Bielefeld, S 333–346

van der Voorde M (2018) Universities: enhancing the education, research and innovation base. ERUDITIO 2(4):112–122

Wood P (2017) Overcoming the problem of embedding change. Manag Educ 31(1):33–38

Yeung E, Carlin L, Sandassie S (2021) Transdisciplinary training: what does it take to address today's "wicked problems"? Innov Educ 3:4

Forschungsgeleitete Ansätze einer Chronic Care Science

Manfred Fiedler, Simone Hatebur und Daniela Schmitz

Inhaltsverzeichnis

57.1	Herausforderungen der Versorgungsforschung bei chronischen Erkrankungen	494
57.2	Inter-/transdisziplinares Forschungsverständnis	494
57.3	Ethnografische Forschungsansätze bei Menschen mit chronischen Krankheiten	496
	57.3.1 Living Labs – Reallabore	496
	57.3.2 Partizipative Forschung	497
	57.3.3 Krankheitsverlaufs und lebensphasenbezogene Forschung	498
	57.3.4 Cultural Approach	498
Literatur		499

M. Fiedler (✉) · D. Schmitz
Department für Humanmedizin, Universität Witten/Herdecke, Witten, Deutschland
E-Mail: manfred.fiedler@uni-wh.de; Daniela.Schmitz@uni-wh.de

S. Hatebur
Fakultät für Gesundheit, Witten/Herdecke University, Witten, Deutschland
E-Mail: simone.hatebur@uni-wh.de

57.1 Herausforderungen der Versorgungsforschung bei chronischen Erkrankungen

Die Versorgungsforschung im Bezugsfeld chronischer Erkrankung hat sich aufgrund des vielfältigen kontextuellen Bezugs in der Versorgung wesentlich mit der Frage komplexer Interventionen auseinanderzusetzen. Komplexe Interventionen zeichnen sich dadurch aus, dass erstens Einzelinterventionen im unmittelbaren Bezug zueinander stehen und sich in Hinsicht auf Durchführung und Wirkung gegenseitig beeinflussen, dass zweitens in der Regel mehr als eine Berufsgruppe bei der Durchführung beteiligt ist und dass drittens die Wechselwirkung mit den Umfeldbedingungen des jeweiligen Versorgungssettings eine große Rolle spielen.

In diesem Kontext ist zu unterscheiden zwischen categorical approach und non-categorical approach. Die Unterscheidung ist von Bedeutung in Hinsicht auf die Frage einerseits, welche krankheitsspezifischen Faktoren bei Krankheitsbewältigung und gesundheitlichen Interventionen relevant sind (categorical), andererseits, in Bezug auf die Umfeldbedingungen bei chronischen Erkrankungen (non-categorial approach), die eine besondere Bedeutung haben, da sich die Erkrankungssituation für die Betroffenen in Bezug auf die je eigene Lebenssituation individualisiert normalisiert und damit auch spezifisch typisiert.

Die unzweifelhaft notwendige krankheitskategorische Forschung stellt damit *nur* ein Forschungsfeld dar, in dem vor allem Medizin, Psychologie, Pflege- und Therapiewissenschaften Bezüge haben. Der non-categorical approach erweitert diese Forschung vor allem um den alltags-/lebensweltlichen Bezug chronischer Erkrankung. Im Vordergrund stehen Familienforschung, Nachbarschaftsforschung, Sozialökologie oder Sozialarbeit, gesundheitswissenschaftliche Subdisziplinen wie Sozialmedizin, Umweltpsychologie oder Palliative Care.

Deutlich werden inter-/transdisziplinäre Zusammenhänge in beiden approaches. Diese gilt vor allem bei der Forschung zu komplexen Interventionen. Insbesondere im non-categorical approach lassen sich klassische Methoden der Evidenzbasierung, wie Randomized Controlled Trials (RCT) nur begrenzt einsetzen. Qualitative Methoden wie ethnografische, biografische Forschung, Action-in-Action-Research oder teilnehmende Beobachtung haben herausragende Bedeutung. In Hinsicht auf die Evaluation komplexer Intervention im Feld Chronic Care ist daher von wissenschaftsbasierter Wirksamkeit zu sprechen.

57.2 Inter-/transdisziplinares Forschungsverständnis

Inter- und transdisziplinäre Forschung können zu einem breiteren Erkenntnisgewinn beitragen, sind jedoch oft der Kritik konzeptioneller Konfusion ausgesetzt, teuer und oberflächlich zu sein und benötigen daher förderliche Rahmenbedingungen.

Interdisziplinäre Forschung integriert Theorien, Methoden und empirische Daten aus unterschiedlichen Disziplinen. Die Wahl der *richtigen Theorien* und Methoden erfolgt in interdisziplinärer Abstimmung. So können Fragestellungen zu Chronic Care aus zwei oder mehr Disziplinen gemeinsamen beforscht werden. Im Rahmen kompetitiver Drittmittel wird interdisziplinäre Forschung gerne in den Bereichen Klima, Umwelt und Gesundheit adressiert. Durch die Verfügungstellung dieser Ressourcen wird zugleich auch über Inhalte, Fragestellungen und Problemdefinitionen einzureichender Forschungsvorhaben entschieden. Forschende können sich in die vorgegebenen Themen einschreiben und im Nachhinein eine Gegenstandsangemessenheit rekonstruieren (Arnold et al. 2014). Damit ein gemeinsames Problemverständnis hergestellt werden kann, müssen die Beteiligten zum einen ihre eigene Disziplin und disziplinäre Perspektive vertreten als auch die eigenen disziplinären Grenzen reflektieren und zum anderen die Ergebnisse interdisziplinärer Forschung in ihre Disziplin rückkoppeln. Interdisziplinäre Publikationen und Qualifikationen bedürfen zudem auch einer disziplinären Rückkopplung, „denn akademische Abschlüsse und Würden werden üblicherweise disziplinär verliehen […] [und] Disziplinen definieren sich u. a. über die gemeinsame Fachliteratur, mit der sich die Mitglieder der jeweiligen Scientific Community aufeinander beziehen" (Arnold et al. 2014, S. 116).

Transdisziplinäre Forschung umfasst Forschungsansätze, die Lösungen für gesellschaftlich relevante Probleme suchen, indem sie Wissen, Methoden und Expertisen aus unterschiedlichen Disziplinen nutzen, als auch außeruniversitäre Praxisfelder integrieren (Krainer 2021). Krainer zufolge erscheint die Wahl transdisziplinäre Forschungsansätze aus fünf Anforderungen notwendig:

1. Einer Entgrenzung durch zunehmende, gesellschaftliche Komplexität: Forschungsfragen zu gesellschaftlich relevanten Problemstellungen lassen sich nicht immer entlang disziplinärer und universitärer (getrennter) Fakultätsstrukturen bearbeiten; sie überschreiten deren Grenzen.
2. Gesellschaftliche Verantwortung von Wissenschaft und erwartete konkrete Beiträge zur Lösung gesellschaftlicher Problemstellungen.
3. Transformationspotenzial von Wissenschaft: Wissenschaft hinterfragt sich in ihrer Gestaltungskraft, wie sie gesellschaftliche Prozesse gestalten kann, ohne sich politisch instrumentalisieren zu lassen und ihre Neutralität und Unabhängigkeit zu verlieren (Krainer 2021). Die Frage des Nutzens transdisziplinärer Forschung ist dahingehend zu beantworten, wem transdisziplinäres Wissen nützt und wem es nützen sollte.
4. Kooperation und Ko-Kreation: transdisziplinär Forschende kooperieren im Rahmen ihrer Forschung mit Akteur:innen der Zivilgesellschaft und ko-kreieren Wissen zur Lösung gesellschaftlicher relevanter Problemstellungen, indem die jeweiligen Rationalitäten, Sprachen und Perspektiven der beteiligten Wissenschaften sowie der Praxis integriert werden. Es wird nicht über Betroffene geforscht, sondern mit ihnen. Dies erfordert eine entsprechende Haltung der Forschenden, ermöglichender Rahmenbedingungen sowie entsprechender didaktischer Konzepte kooperativen Lernens, transdisziplinärer Kompetenzen um mit unterschiedlichen Disziplinen und Praxispartnern zu kommunizieren sowie ko-kreierenden Handelns (siehe Beitrag 57).

5. Entgrenzung von Wissenschaft und Praxis: durch die zunehmende Akademisierung von Praxisfeldern ist Wissenschaft nicht mehr nur an akademische Einrichtungen gebunden. Als Folge dieser Entgrenzung sind Fragen über Expertisebereiche zu klären. Im Rahmen transdisziplinärer Forschung kommen Expert:innen aus Wissenschaft und Praxis zusammen, Expert:innen aus der Praxis verfügen über das praxisrelevante Wissen, welches sich Wissenschaft erst erschließen muss (Krainer 2021). Zudem ist eine entsprechende Partizipation der Praxis erforderlich.

Ein transdisziplinäres Forschungsverständnis ist durch diese Rahmenbedingungen geprägt. Neben methodischen und forschungspraktischen Fragestellungen umfasst dies auch transdisziplinäre Festlegungen einer gegenstandsangemessenen Theoriebildung, die als mögliches Ergebnis transdisziplinärer Forschung komplexe Phänomene erklärt und versteht.

Die in den folgenden Abschnitten dargestellten Forschungsansätze können im Rahmen transdisziplinärer Forschung zu Chronic Care Anwendung finden.

57.3 Ethnografische Forschungsansätze bei Menschen mit chronischen Krankheiten

57.3.1 Living Labs – Reallabore

Living Labs (Bezeichnung gebräuchlich im englischsprachigen Raum) und Reallabore (als Kunstwort aus Realität und Labor) sind Forschungsformate, die transdisziplinäre Forschung und ihre Ziele umsetzen und mit transformativen Ansätzen bzw. Praxiszielen (als auch Bildungszielen; siehe Beitrag 03) verknüpfen, um so die Lücke zwischen Forschung und Praxis zu schließen. Herausforderungen und Probleme der alltäglichen, gesellschaftlichen Lebenswelt werden in ihnen beforscht, um wünschenswerte gesellschaftliche Problemlösungen mit wissenschaftlichen Methoden zu entwickeln und zu erproben. Kerncharakteristika sind die Forschungsorientierung, Transformativität, Transdisziplinarität & Partizipation, zivilgesellschaftliche Orientierung und ihr Modellcharakter (Parodi und Steglich 2021). Sie zeichnen sich durch eine Vielfalt mehrerer transdisziplinärer Projekte unter einem Dach mit unterschiedlichsten Real-Experimenten in diversen Settings aus, indem Lösungsansätze unter Beteiligung unterschiedlicher Akteur:innen empirisch erprobt werden. Im Zuge dessen sind weitere transdisziplinäre Aufgaben unter diesem Dach, das Monitoring neuer Themen, die Integration von Ergebnissen zwischen den Projekten als auch der Aufbau langfristiger Kooperation (Beecroft et al. 2018). Damit Reallabore ihre Potenziale entfalten können, benötigen sie ein adäquates Forschungsdesign, dass sich nach Beecroft und anderen (2018) anhand folgender Prinzipien orientiert:

1. Herstellung von Problem- und Themenangemessenheit basierend auf Interessen von Akteur:innen aus Wirtschaft und Praxis als Grundlage für die Zusammenarbeit
2. Gestaltung räumlicher Angemessenheit, als Bezugsrahmen für die beteiligten Personen passend zu den Zielen und Themen

3. Herstellung zeitlicher Angemessenheit für transformative Forschungsansätze sowie von zeitlichen Passungen von Forschung und anderen Abläufen in der Praxis, Umsetzungs- und Reflexionsprozesse
4. Etablierung angemessener Akteur:innenrollen zu Umfang, Ausmaß und Intensität der Beteiligung der Akteur:innen an Aktivitäten im Reallabor
5. Förderung einer experimentell-reflexiven Arbeitsweise, Lernfähigkeit zu ermöglichen, indem Tätigkeit und Rollen reflektiert werden und ein gewisses Maß an Flexibilität vorhanden ist

Forschungsansätze zu Chronic Care greifen diese fünf Designprinzipien auf und müssen insbesondere auf zeitliche und räumliche Aspekte geeignete Designs finden. Dabei geht es auch um Fragen der Partizipation im Reallabor, wann und von wem wird diese als erfolgreich bewertet, was sind die Partizipationsgegenstände und -ziele, wie kann Partizipation ablaufen und wer soll partizipieren?

57.3.2 Partizipative Forschung

Das Ziel partizipativer Forschung liegt darin, soziale Wirklichkeit partnerschaftlich mit Akteur:innen dieser Wirklichkeit zu beforschen und zu beeinflussen. Wissenschaft und Praxis forschen gemeinsam und kooperieren transdisziplinär. Als Verknüpfung von Forschungsdesign bzw. Untersuchungskonzept mit einer Form von Intervention kann sie als Variante der Interventionsforschung als auch Aktionsforschung eingeordnet werden. Im nordamerikanischen Raum werden Fragen partizipativer Gesundheitsforschung mit dem Ziel der Gesundheitsförderung sowie Verbesserung ungleicher Gesundheitschancen mit dem Ansatz des Community-Based Participatory Research nachgegangen. Akteur:innen aus der Community sind zum einen die Zielgruppe zum zu erforschenden Gesundheitssystem als auch professionelle Akteur:innen. Die Umsetzung des Forschungsansatzes ist zeitaufwändig, erfährt Kritik hinsichtlich der Güte von Forschung durch Beteiligung von Lai:innen und erfordert, langfristige Partnerschaften mit Communities aufzubauen die auf Vertrauen und einem common ground basieren. Eine Information über die geplante Forschung und das Einholen des Einverständnisses zur Teilnahme stellen noch keine partizipative Forschung dar. Partizipation kann in verschieden Spielarten (Teilhabe am Forschungsprozess von Mitbestimmung über teilweise bis hin zu vollständiger Entscheidungskompetenz inklusive der damit einhergehenden Befähigung und Ermöglichung hierzu) umgesetzt werden.

Je nach Modell können auch beratende oder einbeziehende Aktivitäten als partizipative Forschung verstanden werden. Grundlegende Fragen für die Konzeption der Partizipation sind 1. wer partizipiert an der Forschung, 2. woran bzw. an welchen Prozessen wird partizipiert sowie 3. wie und in welcher Form wird partizipiert (von Unger 2012). Forschungsansätze zu Chronic Care müssen zu Frage 1 Samplingstrategien für die Zielgruppen: Betroffene, Angehörige sowie professionell interaktionsnahe als auch Rahmenbedingungen gestaltende Versorgende festlegen. Zu 2. sind bezogen auf die jeweilige Fragestellung Rollen und Aufgaben im Forschungsprozess auszuwählen, wie zum Beispiel in welchem Ausmaß können die Forschungspartner:innen an der Auswahl von Erhebungsmethoden, an der Auswertung und Verwertung von Forschung partizipieren? Die Antwort auf Frage drei zu Forschungen rund um Chronic Care hängt mitunter davon ab, in welchem Ausmaß zeitlicher und in inhaltlicher Intensität bzw. Arbeitsbelastung chronisch kranke Menschen an Forschung partizipativ mitwirken können und wollen.

57.3.3 Krankheitsverlaufs und lebensphasenbezogene Forschung

Besondere Bedeutung hat die Krankheitsverlaufsforschung. Diese folgt überwiegend einem categorical approach, wie etwa bei der Forschung zu den Schweregraden demenzieller Erkrankungen. Krankheitsverlaufsforschung soll Erkenntnisse über den Einsatz von spezifischen Interventionen und deren Einfluss auf die jeweiligen Krankheitsphasen ermöglichen. Das gilt nicht nur bei allen progressiv verlaufenden Erkrankungen, sondern insbesondere bei regelmäßig letal verlaufenden Erkrankungen. Diese Erkenntnisse sind dabei die Entscheidungsgrundlagen, wann ein Wechsel des Versorgungskonzeptes hin zu einer Palliativversorgung erfolgt.

Lebensverlaufsphasenbezogene Forschung zielt auf die Beeinflussung der Krankheitsentstehung und des -verlaufs unter Berücksichtigung biografischer Aspekte. In Bezug und Identifikation von Risikopopulationen lassen sich lebensphasenbezogene Interventionen identifizieren und in Hinsicht auf deren Angemessenheit evaluieren. Auch wenn die Forschung meist nicht direkt krankheitsbezogen ist, spielt etwa die Epidemiologie eine bedeutende Rolle, etwa im Kontext lebensphasenbezogener sozialer Determinanten und deren Bedeutung für Förderung von Gesundheit und die Entstehung von Erkrankungen.

57.3.4 Cultural Approach

Der Cultural Approach ist unter Würdigung eines weiten Verständnisses des Kulturbegriffs auch in Deutschland zunehmend Gegenstand der Forschung geworden. Wie beeinflussen kulturelle Normen (siehe Beitrag 29) die Versorgungsarrangements? Themen wie Diskriminierung, Stigmatisierung oder Misshandlung spielen eine bedeutende Rolle. Dabei geht es um mehr als migrantische Forschung (siehe Beitrag 28). Kulturelle Diversität als Merkmal moderner Gesellschaften verlangt einen Forschungsbezug zur Selbstdefinition der kulturellen, gruppenbezogenen Zugehörigkeit als Teil der personellen Identität und den daraus abgeleiteten unterschiedlichen Versorgungsbezügen. Welche Bedeutung hat zum Beispiel Spiritualität bei der Krankheitsbewältigung oder auch in der End-of-Life-Phase? Welche Bedeutung hat die Achtung von Körpergefühl, Scham und Nähe im Kontext von professioneller Intervention für die Lebensqualität chronisch kranker Menschen (Quality of Life-Forschung)? Welche Bedeutung hat dies für Lebensstilforschung, quartiers-/milieubezogene Versorgungsforschung mit Bezug etwa auf Krankheitserleben und Krankheitsbewältigung.

Literatur

Arnold M, Gaube V, Wieser B (2014) Interdisziplinär forschen. In: Dressel G, Berger W, Heimerl K, Winiwarter V (Hrsg) Interdisziplinär und transdisziplinär forschen, Praktiken und Methoden. transcript, Bielefeld, S 105–119

Beecroft R, Trenks H, Rhodius R, Benighaus C, Parodi O (2018) Reallabore als Rahmen transformativer und transdisziplinärer Forschung. Ziele und Designprinzipien. In: Defila R, Di Giulio A (Hrsg) Transdisziplinär und transformativ forschen, Eine Methodensammlung. Springer VS, Wiesbaden-Heidelberg, S 75–100

Krainer L (2021) Theoriebildung in transdisziplinärer Forschung. In: Schmohl T , Phlipp T. (Hrsg) Handbuch Transdisziplinäre Didaktik. transcript, Bielefeld, S 313–322

Parodi O, Steglich A (2021) Reallabor. In:Schmohl T , Phlipp T. (Hrsg) Handbuch Transdisziplinäre Didaktik. transcript, Bielefeld, S 255–266

Unger, Hella von (2012) Partizipative Gesundheitsforschung: Wer partizipiert woran? Forum Qualitative Sozialforschung/Forum: Qualitative Social Research, Vol 13, No 1 (2012): Participatory Qualitative Research. https://doi.org/10.17169/fqs-13.1.1781

Praxisgeleitete Herausforderungen in der Chronic Care Practice

Manfred Fiedler und Jan-Hendrik Ortloff

Inhaltsverzeichnis

58.1 Sicherung der würdevollen Versorgung und Fachkräftemangel 501
58.2 Veränderung der multiprofessionellen und interinstitutionellen Zusammenarbeit – Arbeitsteilung zwischen Tradition und kohärenten Versorgungsbedarfen 503
58.3 Adäquate Rahmenbedingungen für die Versorgung 504
Literatur 505

58.1 Sicherung der würdevollen Versorgung und Fachkräftemangel

Die Anforderungen im Gesundheitswesen sind komplex und dynamisch. Dies betrifft Institutionen im Allgemeinen als auch Akteur:innen der Gesundheitsfachberufe im Speziellen, da immer mehr ältere Menschen von immer weniger jungen Menschen versorgt werden. Laut der koordinierten Bevölkerungsvorausberechnung werden im Jahr 2040 ca. 25 % der Bevölkerung älter als 67 Jahre und 18 % jünger als 20 Jahre sein (Statistisches

---

M. Fiedler (✉)
Department für Humanmedizin, Universität Witten/Herdecke, Witten, Deutschland
E-Mail: manfred.fiedler@uni-wh.de

J.-H. Ortloff
Fakultät für Gesundheit, Witten/Herdecke University, Witten, Deutschland
E-Mail: Jan-Hendrik.Ortloff@uni-wh.de

© Der/die Autor(en), exklusiv lizenziert an Springer-Verlag GmbH, DE, ein Teil von Springer Nature 2024
D. Schmitz et al. (Hrsg.), *Chronic Care – Wissenschaft und Praxis*, https://doi.org/10.1007/978-3-662-68415-3_58

Bundesamt 2023). Zudem ist der Mangel an verfügbaren Fachkräften von gesellschaftlichem Interesse und politischer Brisanz, da einerseits immer mehr Menschen pflegebedürftig sind und andererseits weniger Fachkräfte zur Verfügung stehen, deren beruflichen Aufgaben zunehmend breit gefächert (digital, koordinativ und schnittstellenübergreifend etc.) aufgestellt sind. Dadurch wird die Frage aufgeworfen, wie eine zukunftsfähige, würdevolle Versorgung trotz Fachkräftemangel erfolgen kann. Auch wenn es derzeit keinen flächendeckenden Fachkräftemangel gibt, können bereits heute in manchen Regionen und (Gesundheits-) Branchen offene Stellen nicht mit geeigneten Fachkräften besetzt werden. Dies wird u. a. durch die statistische Engpassanalyse der Bundesagentur für Arbeit untermauert, anhand derer für zahlreiche Gesundheitsfachberufe Engpässe in den Kategorien Vakanzzeit, Arbeitsuchenden-Stellen-Relation, berufsspezifische Arbeitslosenquote, Abgangsrate aus Arbeitslosigkeit, veränderter Anteil sozialversicherungspflichtig beschäftigter Ausländer:innen und Entwicklung mittlerer Entgelte berechnet wurden (Bundesagentur für Arbeit o. J.). Als Ursache für diese Engpässe werden seit Jahren diverse Faktoren gesehen, die von nicht besetzten Stellen durch Nachwuchsmangel über einen hohen Anteil an Teilzeitbeschäftigten bis hin zur mangelnden Attraktivität der Berufsbilder reichen. Der Fachkräftemangel bezieht sich jedoch nicht nur auf die quantitativen Faktoren der unbesetzten Stellen, sondern auch auf die qualitativen Arbeitsbedingungen der Akteur:innen sowie die Situation der Betroffenen. Die Gesundheitsfachkräfte haben den direkten Bezug zu den Betroffenen, sind in deren Situation eingebunden und leisten Emotionsarbeit, um die mit der Krankheitssituation entstehenden Belastungssituationen in der Versorgung zu bewältigen. Aus diesem Grund benötigt die Sicherung einer würdevollen Versorgung neben den zwischenmenschlichen Kompetenzen auch genügend zeitliche, materielle und personelle Ressourcen sowie Qualitätsstandards, die durch die jeweiligen Gesundheitsfachberufe selbst (mit-)definiert werden müssen.

Damit ist die Frage zur Entwicklung der Tätigkeitsfelder verbunden, die enge Bezüge zur Diskussion um die Akademisierung der Gesundheitsberufe aufweist. Eine Neuorganisation der Tätigkeitsfelder ist nicht einfach eine Erweiterung der Handlungsräume durch Übernahme bisher berufsfeldfremder Tätigkeiten. Dies ist auch deshalb nicht zielführen, da der Fachkräftemangel nicht auf einzelne Berufsgruppen beschränkt ist. Eine formell und inhaltlich gut durchdachte Akademisierung kann dazu beitragen, dass die Entscheidungskompetenz an den Schnittstellen erhöht, Prozesse beschleunigt und die Prozessqualität sowie die fachliche Expertise im originären Berufsfeld verbessert werden. Studien wie z. B. zu Magnet Hospitals (Aiken et al. 2008) zeigen, dass dadurch der Gesundheitszustand erhöht und die Mortalität gesenkt werden kann. Partizipation in diesem Zusammenhang verlangt deshalb, dass diese Veränderungsprozesse in einem interprofessionellen Diskurs aus einer gemeinsamen transprofessionellen Perspektive heraus stattfinden.

58.2 Veränderung der multiprofessionellen und interinstitutionellen Zusammenarbeit – Arbeitsteilung zwischen Tradition und kohärenten Versorgungsbedarfen

Arbeitsteilungen stellen für die Gesundheitseinrichtungen eine zukünftige Herausforderung dar. Starre gewachsene Strukturen und Hierarchien sind noch nicht überwunden. Die in den letzten Jahren in den Einrichtungen stattgefundene zunehmende betriebswirtschaftliche Orientierung hat zunächst zur Bedeutungszunahme des Managements geführt. Da Gesundheitsversorgung eine personelle Dienstleistung ist, stellt das Gesundheitsfachpersonal aus dieser Perspektive vornehmlich einen Kostenfaktor und sekundär ein Humankapital dar. Diese Funktionalisierung hat auch dazu beigetragen, dass wir eine Entfremdung vom Tätigkeitsfeld (Becker 2016), womöglich sogar eine Entfremdung vom Berufsfeld erfahren.

Um die vorgenannten Veränderungen zu bewerkstelligen, bedarf es, salopp gesprochen, der Kompetenz, des Verstandes und des Herzens der Fachkräfte. Tatsächlich ist eine moderne Organisationsentwicklung immer partizipativ und nicht-hierarchisch angelegt. Mit der hohen Kompetenz für das praktische Handlungsfeld sind Gesundheitseinrichtungen besonders gefordert, innovative Veränderungen mit den betroffenen Fachkräften und im Handlungsfeld unter Einbezug der Betroffenen durchzuführen. Dem Management kommt dabei mehr eine moderierende, unterstützende Funktion zu sowie die Aufgabe, eine innovationsfreudige, lösungsorientierte Atmosphäre zu schaffen, die nicht oder wenigstens nicht allein auf den sogenannten ökonomischen Sachzwängen beruht.

Bereits die Enquete-Kommission Demographischer Wandel (2004) hat ab den 1990er-Jahren zur Bewältigung der demografischen Herausforderungen die bessere Zusammenarbeit der unterschiedlichen Versorgungsakteure gefordert. Der Gesetzgeber hat mit dem Gesundheitsmodernisierungsgesetz von 2003 den ersten vorsichtigen Einstieg in Modelle der integrativen Versorgung gewagt, denen immer wieder einzelne gesetzgeberische Schritte zu dessen Etablierung gefolgt sind.

So wichtig die gesetzliche Öffnung ist, so bedeutend ist aber auch, dass angesichts zunehmender Knappheit der Ressourcen die Einrichtungen nach innen und nach außen fähig zur Kooperation sind. Gerade für die zunehmende Zahl der chronisch kranken Menschen ist es unerlässlich, dass deren fachlich und prozessual zusammenhängende Versorgung vernetzt gedacht ist und als intra- und interinstitutionelle Kooperation gelebt wird. So ergab eine Studie des Centrums für Krankenhausmanagement, dass Patient:innen in der postklinischen Rehabilitation nicht austherapiert und damit der Rehabilitationserfolg eingeschränkt waren (von Eiff 2011). Das durch die politischen Rahmenbedingungen geforderte kompetitive Verhalten ist nicht nur ökonomisch, sondern auch für den Behandlungserfolg nicht ausdrücklich förderlich.

Kooperation meint insbesondere die angemessene Kommunikation. Gerade für chronisch kranke Menschen, die eine individuelle Krankheitsbiografie haben, ist die Präsenz von solchen personenbezogenen Informationen, die mehr als nur medizinische Befunde beinhalten, entscheidend für eine hochwertige und kontinuierliche Versorgung, gerade dann, wenn eine neue Einrichtung hinzutritt. Entscheidend werden hier digitale Informationswege wie die elektronische Patientenakte sein. Das Entwicklungsniveau ist jedoch sehr unterschiedlich, denn wenn digitale Medien in der realen Praxis bspw. aus einem Faxgerät bestehen, macht dies einen Nachholbedarf mehr als deutlich.

58.3 Adäquate Rahmenbedingungen für die Versorgung

Die Versorgung chronisch kranker Menschen findet über weite Strecken im Lebensumfeld der Betroffenen statt. Der kommunalbasierten Versorgung kommt daher eine besondere Bedeutung zu. Dem steht jedoch entgegen, dass die kommunalen Institutionen national und international sehr unterschiedlich entwickelt sind. Gerade in Deutschland hat sich in der Pandemie gezeigt, dass nach jahrelangem Sparkurs große Defizite vorhanden sind. Die Politik ist gefordert, die gesundheitspolitischen Kompetenzen der Kommunen gezielt zu stärken, zumal alle anderen institutionellen Akteur:innen in Deutschland den Bezug zur kommunalen Ebene zunehmend verloren haben. Dies gilt umso mehr, da zusätzliche Herausforderungen durch den Klimawandel auf die Kommunen zukommen. Das Thema Umwelt und Gesundheit (siehe Beitrag 52) gewinnt zunehmend praktische Relevanz, etwa in Hinsicht auf das Management von umweltbedingten Gesundheitskrisen über die Verringerung von gesundheitsrelevanten Umweltemissionen bis hin zu einer nachhaltigen gesunden Stadt.

Die Gesundheitspolitik wird vorgeblich von der Einsicht getragen, dass die jahrzehntelange Marktordnungspolitik das Gesundheitswesen volkswirtschaftlich nicht besser und nicht wirtschaftlicher gemacht hat, wenn etwa das Ende des Fallpauschalensystems im Krankenhaus proklamiert wird (n.n. 2022). Die Gefahr besteht jedoch, dass das jahrzehntelange ordnungspolitische Denken auch die neu ordnenden Reformen bestimmt. Wenn etwa für die Krankenhausversorgung die sogenanntem ambulanz-sensitiven Leistungen als Sparpotenzial in der Krankenhausversorgung gehandelt wird, gleichzeitig aber die ambulante fachärztliche Versorgung schon heute kapazitativ maximal ausgelastet ist, dann werden Antworten gegeben, bei denen die Fragestellung unklar ist, oder die von falschen Leitkonzepten geleitet sind.

Deutlicher werden die Anforderungen bei Patient:innen, die zwischen ambulanter, teilstationärer und stationärer Versorgung wechseln und die zudem kontinuierlich auf unterschiedliche Formen therapeutischer, die Selbstbestimmung fördernden Leistungen angewiesen sind. Beispielsweise bei Psychiatriepatient:innen sind die sektoral orientierten Gesundheitsreformen ein Relikt eines überholten gesundheitspolitischen Paradigmas.

Die Zunahme der Zahl chronisch kranker Menschen korrespondiert mit einer Abnahme des Potenzials an professioneller, aber auch familiärer Unterstützungsleistungen. Die Erkenntnis, dass ein massiver Mangel an Versorgungskapazitäten bevorsteht, hat noch nicht ausreichend Platz im politischen Reformdenken eingenommen. Die organisatorische Trennung von Leistung, Finanzströmen und Zuständigkeiten ist für die zukünftige Versorgung chronisch kranker Menschen nicht nur hinderlich, sondern könnte die Versorgungssicherheit im Ernstfall zukünftig für alle bedrohen. Die Forderung zur Fähigkeit zur Kooperation und in Netzwerken zu denken, gilt daher auch für die Gesundheitspolitik und für die Institutionen der Systemsteuerung.

Literatur

Aiken LH, Buchan J, Ball J, Rafferty AM (2008) Transformative impact of magnet designation: England case study. J Clin Nurs 17(24):3330–3337. https://doi.org/10.1111/j.1365-2702.2008.02640.x

Becker K (2016) Loyale Beschäftigte – Ein Auslaufmodell? Zum Wandel der Beschäftigtenorientierungen in der stationären Pflege unter marktzentrierten Arbeitsbedingungen. Pflege & Gesellschaft 21(2):145–159

Bundesagentur für Arbeit (o.J.) Engpassanalyse: Berichtsjahr 2022. https://statistik.arbeitsagentur.de/DE/Navigation/Statistiken/Interaktive-Statistiken/Fachkraeftebedarf/Engpassanalyse-Nav.html

von Eiff W (2011) Medizinische Rehabilitation: Kürzere Akut-Verweildauern erhöhen Aufwand in der Reha. Dtsch Ärztebl 108(21):1164–1166

Enquetekommission Demographischer Wandel (2004) Herausforderungen unserer älter werdenden Gesellschaft an den einzelnen und die Politik: Zwischenbericht (BT-Drucksache 12/7876)

n.n (2022) DRG-Reform Lauterbach: Ohne Fallpauschalen sollen Kliniken raus aus dem Hamsterrad. Ärztezeitung. https://www.aerztezeitung.de/Wirtschaft/Lauterbach-Ohne-Fallpauschalen-raus-aus-dem-Hamsterrad-434656.html. Zugegriffen am 29.09.2023

Statistisches Bundesamt (2023) 15. koordinierte Bevölkerungsvorausberechnung: Annahen und ERgebnisse. https://www.destatis.de/DE/Themen/Gesellschaft-Umwelt/Bevoelkerung/Bevoelkerungsvorausberechnung/begleitheft.html

Stichwortverzeichnis

A
Abiltiy 445
Absicherung, strukturelle 108
Abwehrmechanismus 126
Adhärenz 202
AEDL-Pflegemodell 344
Akademisierung 502
  von Public Health 416
Akzeptanz 227
Allgemeine ambulante Palliativversorgung (AAPV) 179
Alltagsversorgung 343
Altersdiabetes 31
Ambient Assisted Living 207, 222, 308
Ambulatorium 390
Angebot der Gesundheitsversorgung 408
Angehörige 341
Anhaltszahl 270
animal rationale 475
Annahme eines Kontinuums 127
Ansatz
  biomedizinischer 112
  präventiv-kurativer 51
Anwendungsfalldiagramm 473
Äquivalenzprinzip 355
Arbeitgeber
  Haushalt 341
Arbeitslinie 327
Architektur 129
Architekturpsychologie 129
Arzneimittelinteraktion 197–199, 201, 204
Ärztlichen Leitung Rettungsdienst *(ÄLRD)* 186
Arztpraxis 307
Assistenzsystem 222
Aufbauorganisation 295

Auswirkung, langfristige 39
Automatisierung von Prozessen 463
Autonomie 156, 476

B
Baby-Boomer 335
Bagatellerkrankung 424
Barriere 235
Barrierefreiheit 133
Bedarf 382
Bedürfnis 382
Begleiterkrankung 12, 393
Behandlungskette 247
Behandlungsstrategie 76
Beitragsbemessungsgrenze 358
Belastung, ökonomische der Gesellschaft 46
Belastungssituation 39
Bereich, pflegesensitiver 266
Berliner Altersstudie 197
Betreuung
  hauswirtschaftliche 340
  langfristig medizinische 40
Betriebstypenlehre 390
Bevollmächtigten 365
Bewältigung 153
  von Symptomen 40
Bewältigungsarbeit 104, 106
Bewältigungshandlung 327
Bewältigungskompetenz 274
Bewältigungsmechanismus 150
Bewegungsapparat 36
Bewertung
  des Gesundheitssystems 402
  kognitive 152

Biografie 143
Biografiearbeit 344
Bismarcksche Sozialgesetzgebung 376
Blick, ressourcenorientierter 216
Bronchitis, chronische 56
Burden of disease-Studie 88

C
Care-Begriff 10
categorical approach 494
Chancengleichheit 353
Change 303
Change Management 306
Chronic Care 10
Chronische Krankheit (ChK) 39
Co-Design 215
Common Ground 27, 101
Community Based Research 18
Community Health Nursing 417
Community-Based Participatory Research 497
Compliance 32, 483
conditio humana 476
Consumerism 384
Coping 152
courtesy stigma 319
Crossdisciplinarity 17
Cultural Change 175
Cultural Change 323
Cultural Competency 242
Cultural Equity 242
Cultural Sensitivity 242

D
Dame Cicely Saunders 177
Daseinsvorsorge 391
Daten, Informationen und Formen 285
Datenschutz 226
Datensicherheit 226
Demenz 94
Deming-Kreis 295
Demografie, doppelte 379
Denken, systematisches 107
Design Based Research 489
Design, partizpatives 214
Design-Empowerments 217
Dienstleistung, haushaltsbezogene 338
Dienstleistungsunternehmen, haushaltsnahes 341

Digital Health 224
Digitale Gesundheitsanwendung (DiGAs) 308
Digitale Pflegeanwendung (DiPAs) 308
Digitale-Versorgung-und-Pflege-Modernisierungs-Gesetz 302
Digitalisierung 458
　in der Pflege 308
Digitalisierungsstrategie 304
Dimension der Bewertung 402
DIN 18040 130
Disability-Adjusted Life Years (DALYs) 88
disease 93
Disease Management Programme 260
Diskriminierung 317
Disposition, genetische 12
Distress 137
Disziplinarität 16
Disziplinierung 319
Diversität am Lebensende 183
Diversitätskompetenz 175
Diversitätsmerkmal 236
DiversityKAT 237
Dokumentation 291
Drei Welten Konzept 146

E
early integration 180
Effektivität im Gesundheitswesen 402
Effizienz im Gesundheitswesen 402
Eigenschaft von Disziplinen 16
Einflussfaktor 78
Einkommensäquivalenz 371
Einkommensarmut 136
Einrichtung, therapeutische 309
Einschränkung der alltäglichen Lebensführung 11
Einwilligungsfähigkeit 366
Einzelleistungsvergütung 386
Einzelpraxis 390
Elektronische Patientenakte (ePA) 310
Emergency Care 185
Emergency Severity Index 188
Empowerment 157
Entwicklung, nachhaltige 450
Entzündungsreaktion 54
Erkrankung
　chronische 10, 60, 61
　genetisch determinierte 53
Erleben, lebensweltliche 174

Stichwortverzeichnis

Erlösoptimierung 392
Ernährung 137, 453
Ernährungssituation 36
Erwachsenenbildung 155
Erwartung 474
Erweiterte Wirtschaftlichkeitsrechnung (EWR) 397
Ethik 476
Europäische Gesundheitsindikatoren 406
Evaluation, ethische 478
Evidencebased Public Health 416
Experten-Laien-Kommunikation 27
Expertenstandards 266
Expert*innenorganisation 303
Externalisierung 395

F
Fachkräftemangel 502
Faktor, gesundheitsförderlicher 136
Faktor Mensch 305
Familien- und Lebensform, plurale 325
Finalprinzip 355
Finanzierung, paritätische 357
Folgeerkrankung 12
Forschung
   interdisziplinäre 495
   partizipative 497
   transdisziplinäre 495
Fragebogen oder Erhebung, standardisierter 409
Free-Rider-Verhalten 378
Führung, transformationale 463
Führungskompetenz 268
Fürsorgeprinzip 355

G
Gebrechlichkeit 35
Geldleistung 358
Gelenkbelastung 34
Gelenkbeschwerde 54
Gemeinschaftspraxis 390
Gesetzliche Krankenversicherung (GKV) 356
Gesundheits- und Krankheitskonzept 117
Gesundheitsdatennutzungsgesetz 302
Gesundheitsförderung 430
Gesundheitsgerechtigkeit 431
Gesundheitsinfrastruktur 95
Gesundheitskompetenz 236

Gesundheitskonferenz 427
Gesundheitskrise, inzidentelle öffentliche 442
Gesundheitsmonitoring 41
Gesundheitsparameter 223
Gesundheitspflege, öffentliche 10
Gesundheitspolitik 504
Gesundheitspolitik, evidenzbasierte 403
Gesundheitsschutz am Arbeitsplatz 248
Gesundheitsverhalten 12
Gewalt, symbolische 322
Global Prepardness Monitoring Board 445
Grenzarbeit 25
Grenze monodisziplinärer Perspektiven 15
Großschadensereignis 442, 443
Gruppenversicherung 371
Gut, politisches 383

H
Habitus 321
Haltung im Design 214
Haltung, wertschätzende 146
Handeln, interprofessionelles 277
Haupt- und Nebendiagnose 91
Hauptdiagnose 92
Haushaltsarbeit" 339
Haushaltsbezogene Dienstleistung (HDL) 338
Haushaltsstil 339
Haushaltswissenschaft 338
Häuslichkeit 335
Healing Environment 132
Health Equity 353
Health Equity 323
Health Justice 353
Health Technology Assessment 405
Healthy Worker Effect 137
Heilung, symbolische 120
Hilfe zur Selbsthilfe 283
HITAM (Health Information Technology Acceptance Model) 480
Hitzeaktionsplan 452
Home Treatment 270, 298
Human Resource Development 271
Humankapital 503
Humankapitaltheorie 272

I
Ich-Du-Beziehung 145
Ich-Identität 318

Identität
  psychische 120
  soziale 120
Identität 318
  personale 318
  soziale 318
illness 93
Immunabwehr. 54
Implementierungsprozess 492
Indikatorensatz für den Gesundheitsrahmenbericht der Länder 407
Individualversicherung 371
Infektionswelle 442, 444
Informations- und Kommunikationstechnologie (IKT) 224
Informationssystem Gefahrenabwehr NRW 447
Infrastruktur 374
Inklusion 148
Institutionalisierung 317
Integrität, psychische 121
Intensive Care 185
Interdisziplinärer Versorgungsnachweis (IVENA) 447
Interdisziplinarität 17
Interpersonalität 274
interprofessional collaboration (IPC) 278
interprofessional education (IPE) 278
interprofessional practice (IPP) 278
Interprofessionalität 274
Interprofessionell 277
Intersektionalität 236
Intervention
  komplexe 297
  singuläre 297
  soziale 136
Invertierung 267
Inzidenzrate 407
IVENA 447

J
Job-Demand-Resources-Modell 272

K
Kalkül, betriebswirtschaftliches 162
Kapitaldeckungsverfahren 370
Kassenwettbewerb 377, 378
Kauorgan 59

Kausalprinzip 355
Kernkompetenz 268
Kitwood 145
Klimafreundliche Krankenhaus 454
Klimawandel 452, 454
Knochenumbau 34
Kohärenz 240, 282
Kohärenzgefühl 150, 153
Ko-Kreation 495
Kommune 433
Kommunikation 117, 287
Kommunikationsstil 290
Komorbidität 12, 77, 196
Kompetenz 268
  interdisziplinäre 19
Kompetenzentwicklung 268
Kompetenzrahmen 279
Konflikt, intrapsychischer 126
Konstruktion, soziale 119
Kontagiösität 444
Kopfpauschale 385, 386
Kopfprämie 371
Korporatismus 373, 379
Kostendämpfung 377
Kosten-Effektivitäts-Analyse 405
Kostenerstattungsprinzip 359
Kosten-Minimierungs-Analyse 405
Kosten-Nutzen-Analyse 405
Kosten-Nutzwert-Analyse 405
Krankenhaus 305
Krankenhausfinanzierung 377
Krankenhauszukunftsgesetz 302
Krankheit 112
Krankheits- und Behandlungsvorstellung 236
Krankheitserleben, subjektives 143
Krankheitslast 88
Krankheitstheorie, subjektive 127
Krankheitsverlauf 181
Kulturkompetenz 268
Kund*innenorientierung 171

L
labeling 173
Langzeitversorgung 250
Lazarus 152
Learning Communities 490
Lebensbedingung, gleichwertige 355
Lebensbedrohende Einsatzlage 443
Lebensführung, veränderte 52

Lebensjahre, gesunde 45
Lebensphasenanalyse 139
Lebensqualität 32, 89, 333
    gesundheitsbezogene 409
    mundgesundheitsbezogene 63
Lebensumweltbedingung 12
Lebenswelt
    digitalisierte" 470
Lebenswelt" 470
Lebenszeitprävalenz 43
Leistungserfassung in der Pflege 270
Leitfunktion, konzeptionelle 102
Leitplanke der Aushandlung 105
Lernarrangements 488
Lernprozess 124
Lernumgebung 489
Living Labs 18, 208, 496
Loneliness 137
Long Term Care 250

M
Make-Tools 214
Managementphase 106
Manchester Triage Scale 188
MANV (Massenanfall von Verletzten) 443
Marktökonomie 383
Marktordnungspolitik 378
Maschinenbild 472
Maßnahme
    medizinische 57
Maßnahme
    freiheitsentziehende 367
Massenanfall von Verletzten (MANV) 443
Medikalisierung 119
Medikalisierung 320
Medikamentengebrauch 46
Medizinisches Versorgungszentrum (MVZ) 390
MEESTAR 211, 478
Menschen- und Grundrecht 167
Menschen- und Maschinenbild 473
Menschenbild 472
Menschenwürde, universale 169
Mensch-Umwelt-Dialektik 130
Metabolisierung 200
Methodenpluralität 19
Migrationshintergrund 234
Mitversicherung von Familienangehörigen 357
Modell, bio-psycho-soziales 94, 113, 173, 292
(Mono-)Disziplinarität 17

Moral Hazard 378
Morbidität 407
Mortalitätsrate 408
Multidisziplinarität 17
Multimorbidität 12, 41, 66, 291
Multiprofessionell 23
Muskelabbau 34

N
Nachfrage, angebotsinduzierte 384
Nationaler Kompetenzbasierter Lernzielkatalog
    Medizin (NKLM 2.0) 304
Nebendiagnose 92
Netzwerkarbeit, soziale 158
New Public Health 414
Nicht-Marktökonomie 383
non-categorical approach 494
Normalisierungsprozesstheorie 490
Normalismus, flexibler 316
Notärzt*inn 443

O
Objektförderung 356
Öffentlicher Gesundheitsdienst (ÖGD) 425
ÖGD (Öffentlicher Gesundheitsdienst) 425
Ökosystem 450
One Health 449
Opioid-Krise 445
Oralchirurgische 67
Organisation 302
    fraktale 296
Organisationsebene 6
Organisationsentwicklung 267
Organkomplikation 32
Orientierung 473
    ethischen 470
Orientierungsrahmen,
    professionsübergreifender 100
Osteoporose 37
Osteo-Sarkopenie 35
Over-the-Counter-drugs (OTC) 197

P
Palliative Care 178
Pandemie 441, 453
Panel, sozialökonomisches 376
Panoptismus 320

Paradigma, bio- und akutmedizinische 162
Partizipation 332, 433, 496
partizipativ 228
Pathologie, orale 62
Patient Journey 302
Patient-Centred-Care 139
Patientendaten-Schutzgesetz (PSDG) 309
Person 167
Person
   mit Demenz 144
Persona-Ansatz 447
personal assets 271
Personalassessment 273
Personalbedarfsberechnung 270
Personalbemessung 271
Personalplanung 269
Personenebene 6
Personenzentrierung 170
Person-Umwelt-Kongruenz 131
Perspektivenpluralität 19
Pflege 235
   familienzentrierte 328
   stationären 225
Pflegebedürftigkeit 11, 377
Pflege-Dokumentationssystem 308
Pflegeoase 146
Pflichtversicherung 358
Pharmakodynamik 200
Phasen des Erleidens 106
Placebo-Forschung 119
Planetary Health Diet 454
Pluridisziplinarität 17
Point of Care (PoC) 308
Poliklinik 390
Polypharmazie 195, 196
Potenzialanalyse 273
Prävalenz 41
   der Polypharmazie 196
Prävalenzrate 407
Prävention 47, 235, 247
   des postoperativen Delirs 190
präventivmedizinisch 114
Preis, administrierter 378
Primärprävention 55, 247
Primärversorgung 249
Primary Care 249, 426
Prinzip der Gegenseitigkeit 370
Privatsphäre 226
Privatversicherung 370
Problem Based Learning 18

Programmcharakter 25
   der Leistungserbringung 162
Protonormalismus 316
Prozessentwicklung 463
Prozessperspektive, strukturell-interaktive 102
Psychocdukation 157
Purpose 461
Purpose Economy 461

Q
QALYs 405
Qualifizierung 464
Qualität 342, 410
Qualitätsmanagement (QM) 295
Quartier 432
Quartiersgesundheitsarbeit 428

R
Randomisierte kontrollierte Studie
   (RCT) 482
Ratio Essendi 107
Rationalität 476
Readiness 445
Reaktion auf Stressoren 125
Reallabor 18
Reflexion, ethische 471, 477
Regenerationsfähigkeit 35
Rehabilitation 235
   berufliche 249
   medizinische 249
   soziale 249
Reife, digitale 305
Reifegradmodell 305
Relevanz der Evaluationsmethoden 402
Resilienz 151, 272
Ressourcenorientierung 344
Rettungskette 186
Risikoevaluation, präoperative 190
Risikofaktor 12, 91, 114, 150, 409
Risikofaktorenmodell 12, 114
Risikoreduktion 51
Risikoselektion 392
Rolle 473
   der Kommunen 425
   pflegender Angehöriger 328
Rolle" 474
Rollenstress 101
Routinedaten 234

S

Sachleistung 358
Sachleistungsprinzip 359, 371
SAHGE-Beruf 343
Salutogenese 136
Sarkopenie 35
Schaden, metabolischer 56
Schmerz, chronischer 125
Schnittstellenanalyse 257
Schnittstellenmanagement 259
Schutzfaktor 150
SECI-Modell 287
Sekundärprävention 52
Sekundärversorgung 249, 424
Selbstbehalten 378
Selbstbestimmung 332, 343
Selbstqualifikation, kooperative 108
Selbststigmatisierung 138
Selbstverwaltung, soziale 352, 377
Separation 148
Services of Public Interest 391
Setting, klinisches 225
Shareholder Value 395
Sicherstellungsauftrag 357, 373
sickness 93
Smart Home 207
Social Design 214
Solidarität 352
somatisch 111
Sorge, familiale 327
Soziale Arbeit 435
Sozialepidemiologie 136
Sozialhygiene 414
Sozialisierungsprozess 240
Sozialmedizin 136
Sozialpsychologie, maligne 168
Sozialraumanalyse 436
Sozialstaat 352
Sozialversicherung 370
Spezialisierte ambulante Palliativversorgung (SAPV) 179
Sprache, professionsspezifische 26
StadtGesundheit 430
Stakeholder 395
Starrheit konditionaler Regulationsmechanismen 162
Stellung, soziale 138
Stigmamanagement 318
Stigmatisierung 138, 317
Störung, somatoforme 57

Strategie 114
Strategieempfehlung 82
Stressor 152
Strukturqualität 265
Subjektförderung 356
Subjektivierung 170
Subkulturalität 138
Subsidiarität 352
Surveyuntersuchung 234
Symptomlinderung 182
Systemebene 6

T

TAM (Technology Acceptance Model) 480
Teamleistung 183
Technology Push 210
Teilhabe 335, 343, 351, 433
Telemedizin 224
Therapie, klientenzentrierte 170
Therapieleitlinie 197
Todesursachenstatistik 43
Total-Pain-Konzept 182
TPB (Theory of planned Behaviour) 481
Trägervielfalt 389
Trajectory Work Model 102
Transdisziplinarität 17
Transferleistung 359
Transformation, digitaler 458
Transformationspotenzial 495
Transformativität 496
Transition 254
Traumazentrum 187
Triage 188

U

Umwelt, gebaute 129
Umweltgesundheit 449
Umweltpsychologie 129
Ungleichheit
 ökonomische 354
 soziale 354
Universal Design 130
UN-Menschenrechtserklärung 169
Uno-actu-Leistung 383
Unsicherheitsbewältigung 103
Unterstützung, soziale 137
Unterstützungsbedarf 364
Unterstützungssystem, technisches 207

Unterwünschte Arzneimittelwirkung (UAW) 199
Upcoding 392
Urban Health 430
Ursache, veränderbare und nicht-
    veränderbare 50
Ursache von Krankheiten 50
Usability 480
User Experience 480
*UTAUT (Unified Theory of Acceptance and Use
    of Technology)* 480
Utilitarismus 353

V
Validation 146
Verhalten, herausforderndes 172
Verhaltensanalyse 124
Verhaltensprävention 247
Verhältnisprävention 247
Verlaufskurvenkonzept 102
Verlust 183
Versäulung 294
Verschreibungskaskade 198
Versorgung
    fragmentierte 100
    gute 44
    integrierte 260
    multiprofessionelle 84
    sektorenübergreifende 260
    stationäre 247
Versorgungsarrangement 14
Versorgungsbruch 254
Versorgungsnutzer*in 236
Versorgungsoutcome 235

Versorgungssetting 13, 240
Versorgungssituation 44
Verwirklichungschance 376
Virusinfektion 33
Vorsorgevollmacht 364
vulnerabel 447
Vulnerabilität 78, 474

W
Wandel, demografische 379
Wechselwirkung 80
Wellbeing 382
Wicked Problems 488
Widerstandsressource 127
Willensbestimmung, freie 365
Willingness 445
Wissen
    explizites 286
    implizites 286
Wissensberuf 288
Wissenskooperation 288
Wissensmanagement 286
Wissenstransfer 287
Wissenstransfermethode 289
Wohlbefinden 123
Wohnbedingung 333
Wohnform 331

Z
Zahnmedizin 59
Ziel, kohärentes 96
Zivilisationskrankheit 114

If you have any concerns about our products,
you can contact us on
ProductSafety@springernature.com

In case Publisher is established outside the EU,
the EU authorized representative is:
**Springer Nature Customer Service Center GmbH
Europaplatz 3, 69115 Heidelberg, Germany**

Printed by Libri Plureos GmbH
in Hamburg, Germany